全国中医药行业高等教育"十四五"规划教材
全国高等中医药院校规划教材（第十一版）

生理学

（新世纪第五版）

（供中医学、针灸推拿学、中西医临床医学、护理学等专业用）

主　编　赵铁建　朱大诚

中国中医药出版社
·北 京·

图书在版编目（CIP）数据

生理学 / 赵铁建，朱大诚主编. —5 版. —北京：
中国中医药出版社，2021.6（2025.9 重印）
全国中医药行业高等教育"十四五"规划教材
ISBN 978-7-5132-6845-5

Ⅰ.①生⋯　Ⅱ.①赵⋯ ②朱⋯　Ⅲ.①人体生理学—
中医学院—教材　Ⅳ.①R33

中国版本图书馆 CIP 数据核字（2021）第 053574 号

融合出版数字化资源服务说明

全国中医药行业高等教育"十四五"规划教材为融合教材，各教材相关数字化资源（电子教材、PPT 课件、视频、复习思考题等）在全国中医药行业教育云平台"医开讲"发布。

资源访问说明

扫描右方二维码下载"医开讲 APP"或到"医开讲网站"（网址：www.e-lesson.cn）注册登录，输入封底"序列号"进行账号绑定后即可访问相关数字化资源（注意：序列号只可绑定一个账号，为避免不必要的损失，请您刮开序列号立即进行账号绑定激活）。

资源下载说明

本书有配套 PPT 课件，供教师下载使用，请到"医开讲网站"（网址：www.e-lesson.cn）认证教师身份后，搜索书名进入具体图书页面实现下载。

中国中医药出版社出版

北京经济技术开发区科创十三街 31 号院二区 8 号楼
邮政编码　100176
传真　010-64405721
北京盛通印刷股份有限公司印刷
各地新华书店经销

开本 889×1194　1/16　印张 19.5　字数 508 千字
2021 年 6 月第 5 版　2025 年 9 月第 8 次印刷
书号　ISBN 978-7-5132-6845-5

定价　78.00 元
网址　www.cptcm.com

服 务 热 线　010-64405510　微信服务号　zgzyycbs
购 书 热 线　010-89535836　微商城网址　https://kdt.im/LIdUGr
维 权 打 假　010-64405753　天猫旗舰店网址　https://zgzyycbs.tmall.com

如有印装质量问题请与本社出版部联系（010-64405510）

全国中医药行业高等教育"十四五"规划教材
全国高等中医药院校规划教材（第十一版）

《生理学》
编 委 会

主　编

赵铁建（广西中医药大学）　　　　　朱大诚（江西中医药大学）

副主编

徐　颖（上海中医药大学）　　　　　周乐全（广州中医药大学）

郭　健（北京中医药大学）　　　　　高剑峰（河南中医药大学）

储利胜（浙江中医药大学）

编　委（以姓氏笔画为序）

王冰梅（长春中医药大学）　　　　　王桂英（河北中医学院）

尤行宏（湖北中医药大学）　　　　　甘贤兵（安徽中医药大学）

刘云霞（承德医学院）　　　　　　　刘红霞（滨州医学院）

汝　晶（云南中医药大学）　　　　　杜　联（成都中医药大学）

李　育（南京中医药大学）　　　　　李玉明（首都医科大学）

杨　英（内蒙古医科大学）　　　　　吴智春（山东中医药大学）

张义伟（宁夏医科大学）　　　　　　张雨薇（黑龙江中医药大学）

陈　懿（湖南中医药大学）　　　　　陈天琪（贵州中医药大学）

明海霞（甘肃中医药大学）　　　　　单德红（辽宁中医药大学）

施文荣（福建中医药大学）　　　　　彭　岳（广西中医药大学）

韩　曼（陕西中医药大学）　　　　　曾　群（山西中医药大学）

谭俊珍（天津中医药大学）　　　　　樊守艳（海南医学院）

编写秘书

郑　洋（广西中医药大学）

匡海学（黑龙江中医药大学教授、教育部高等学校中药学类专业教学指导委员会主任委员）

吕志平（南方医科大学教授、全国名中医）

吕晓东（辽宁中医药大学党委书记）

朱卫丰（江西中医药大学校长）

朱兆云（云南中医药大学教授、中国工程院院士）

刘　良（广州中医药大学教授、中国工程院院士）

刘松林（湖北中医药大学校长）

刘叔文（南方医科大学副校长）

刘清泉（首都医科大学附属北京中医医院院长）

李可建（山东中医药大学校长）

李灿东（福建中医药大学校长）

杨晓航（陕西中医药大学校长）

肖　伟（南京中医药大学教授、中国工程院院士）

吴以岭（河北中医药大学名誉校长、中国工程院院士）

余曙光（成都中医药大学校长）

谷晓红（北京中医药大学教授、教育部高等学校中医学类专业教学指导委员会主任委员）

冷向阳（长春中医药大学校长）

张忠德（广东省中医院院长）

陆付耳（华中科技大学同济医学院教授）

阿吉艾克拜尔·艾萨（新疆医科大学校长）

陈　忠（浙江中医药大学校长）

陈凯先（中国科学院上海药物研究所研究员、中国科学院院士）

陈香美（解放军总医院教授、中国工程院院士）

易刚强（湖南中医药大学校长）

季　光（上海中医药大学校长）

周建军（重庆中医药学院院长）

赵继荣（甘肃中医药大学校长）

郝慧琴（山西中医药大学党委书记）

胡　刚（江苏省政协副主席、南京中医药大学教授）

侯卫伟（中国中医药出版社有限公司董事长）

姚　春（广西中医药大学校长）

徐安龙（北京中医药大学校长、教育部高等学校中西医结合类专业教学指导委员会主任委员）

高秀梅（天津中医药大学校长）

高维娟（河北中医药大学校长）

郭宏伟（黑龙江中医药大学校长）

唐志书（中国中医科学院副院长、研究生院院长）

彭代银（安徽中医药大学校长）

董竞成（复旦大学中西医结合研究院院长）

韩晶岩（北京大学医学部基础医学院中西医结合教研室主任）

程海波（南京中医药大学校长）

鲁海文（内蒙古医科大学副校长）

翟理祥（广东药科大学校长）

秘书长（兼）

陆建伟（国家中医药管理局人事教育司司长）

侯卫伟（中国中医药出版社有限公司董事长）

办公室主任

周景玉（国家中医药管理局人事教育司副司长）

李秀明（中国中医药出版社有限公司总编辑）

办公室成员

陈令轩（国家中医药管理局人事教育司综合协调处处长）

李占永（中国中医药出版社有限公司副总编辑）

张峘宇（中国中医药出版社有限公司副总经理）

芮立新（中国中医药出版社有限公司副总编辑）

沈承玲（中国中医药出版社有限公司教材中心主任）

编审专家组

组　长

余艳红（国家卫生健康委员会党组成员，国家中医药管理局党组书记、局长）

副组长

张伯礼（天津中医药大学教授、中国工程院院士、国医大师）

秦怀金（国家中医药管理局副局长、党组成员）

组　员

陆建伟（国家中医药管理局人事教育司司长）

严世芸（上海中医药大学教授、国医大师）

吴勉华（南京中医药大学教授）

匡海学（黑龙江中医药大学教授）

刘红宁（江西中医药大学教授）

翟双庆（北京中医药大学教授）

胡鸿毅（上海中医药大学教授）

余曙光（成都中医药大学教授）

周桂桐（天津中医药大学教授）

石　岩（辽宁中医药大学教授）

黄必胜（湖北中医药大学教授）

前　言

为全面贯彻《中共中央 国务院关于促进中医药传承创新发展的意见》和全国中医药大会精神，落实《国务院办公厅关于加快医学教育创新发展的指导意见》《教育部 国家卫生健康委 国家中医药管理局关于深化医教协同进一步推动中医药教育改革与高质量发展的实施意见》，紧密对接新医科建设对中医药教育改革的新要求和中医药传承创新发展对人才培养的新需求，国家中医药管理局教材办公室（以下简称"教材办"）、中国中医药出版社在国家中医药管理局领导下，在教育部高等学校中医学类、中药学类、中西医结合类专业教学指导委员会及全国中医药行业高等教育规划教材专家指导委员会指导下，对全国中医药行业高等教育"十三五"规划教材进行综合评价，研究制定《全国中医药行业高等教育"十四五"规划教材建设方案》，并全面组织实施。鉴于全国中医药行业主管部门主持编写的全国高等中医药院校规划教材目前已出版十版，为体现其系统性和传承性，本套教材称为第十一版。

本套教材建设，坚持问题导向、目标导向、需求导向，结合"十三五"规划教材综合评价中发现的问题和收集的意见建议，对教材建设知识体系、结构安排等进行系统整体优化，进一步加强顶层设计和组织管理，坚持立德树人根本任务，力求构建适应中医药教育教学改革需求的教材体系，更好地服务院校人才培养和学科专业建设，促进中医药教育创新发展。

本套教材建设过程中，教材办聘请中医学、中药学、针灸推拿学三个专业的权威专家组成编审专家组，参与主编确定，提出指导意见，审查编写质量。特别是对核心示范教材建设加强了组织管理，成立了专门评价专家组，全程指导教材建设，确保教材质量。

本套教材具有以下特点：

1.坚持立德树人，融入课程思政内容

将党的二十大精神进教材，把立德树人贯穿教材建设全过程、各方面，体现课程思政建设新要求，发挥中医药文化育人优势，促进中医药人文教育与专业教育有机融合，指导学生树立正确世界观、人生观、价值观，帮助学生立大志、明大德、成大才、担大任，坚定信念信心，努力成为堪当民族复兴重任的时代新人。

2.优化知识结构，强化中医思维培养

在"十三五"规划教材知识架构基础上，进一步整合优化学科知识结构体系，减少不同学科教材间相同知识内容交叉重复，增强教材知识结构的系统性、完整性。强化中医思维培养，突出中医思维在教材编写中的主导作用，注重中医经典内容编写，在《内经》《伤寒论》等经典课程中更加突出重点，同时更加强化经典与临床的融合，增强中医经典的临床运用，帮助学生筑牢中医经典基础，逐步形成中医思维。

3.突出"三基五性",注重内容严谨准确

坚持"以本为本",更加突出教材的"三基五性",即基本知识、基本理论、基本技能,思想性、科学性、先进性、启发性、适用性。注重名词术语统一,概念准确,表述科学严谨,知识点结合完备,内容精炼完整。教材编写综合考虑学科的分化、交叉,既充分体现不同学科自身特点,又注意各学科之间的有机衔接;注重理论与临床实践结合,与医师规范化培训、医师资格考试接轨。

4.强化精品意识,建设行业示范教材

遴选行业权威专家,吸纳一线优秀教师,组建经验丰富、专业精湛、治学严谨、作风扎实的高水平编写团队,将精品意识和质量意识贯穿教材建设始终,严格编审把关,确保教材编写质量。特别是对32门核心示范教材建设,更加强调知识体系架构建设,紧密结合国家精品课程、一流学科、一流专业建设,提高编写标准和要求,着力推出一批高质量的核心示范教材。

5.加强数字化建设,丰富拓展教材内容

为适应新型出版业态,充分借助现代信息技术,在纸质教材基础上,强化数字化教材开发建设,对全国中医药行业教育云平台"医开讲"进行了升级改造,融入了更多更实用的数字化教学素材,如精品视频、复习思考题、AR/VR等,对纸质教材内容进行拓展和延伸,更好地服务教师线上教学和学生线下自主学习,满足中医药教育教学需要。

本套教材的建设,凝聚了全国中医药行业高等教育工作者的集体智慧,体现了中医药行业齐心协力、求真务实、精益求精的工作作风,谨此向有关单位和个人致以衷心的感谢!

尽管所有组织者与编写者竭尽心智,精益求精,本套教材仍有进一步提升空间,敬请广大师生提出宝贵意见和建议,以便不断修订完善。

国家中医药管理局教材办公室

中国中医药出版社有限公司

2023 年 6 月

编写说明

全国中医药行业高等教育"十三五"规划教材、全国高等中医药院校规划教材(第十版)《生理学》自2016年8月出版发行以来,在全国各中医药院校中得到普遍使用,受到广大师生的好评,同时在使用过程中也发现一些问题。本次修订在保持原教材基本内容和框架不变的前提下进行了部分调整和修订,并将所有插图进行了彩色修订,部分图片进行了更新,采用四色制版印刷。来自全国30所中西医高等院校教研室主任和骨干教师组成编委会,于2021年2月线上召开编写会议,确定编写原则,修订编写大纲,制定具体方案;2021年4月线上召开定稿会议,对修订稿进行逐章逐节讨论,逐句逐字反复斟酌,最后书稿成型。本教材主要供中医药院校中医学、针灸推拿学、中西医临床医学、护理学等专业使用。

本版教材编写吸取了以往各版教材的优点,又结合本学科的进展,内容有所更新,并且本次修订中注重紧密结合临床实际。比如,生命活动的基本特征中增加了衰老的内容;机体生理功能的调节中增加了免疫调节的内容;动脉脉搏中对一些内容和图形进行了修改;补充了与尿液浓缩和稀释有关的内容;有关下丘脑调节肽的内容也做了一定的修正;等等。鉴于本教材主要面向中医药院校的学生,故在部分章节开始处加入了一段中医学对相关内容的描述。本教材各章后列出复习思考题,以便于学生预习、总结、复习。为体现新时代教育"立德树人"的根本任务,教材中还融入了课程思政内容。

本教材的编写分工,第一章由高剑峰、韩曼编写,第二章由施文荣、陈天琪编写,第三章由王冰梅、张雨薇编写,第四章由王桂英、张义伟、吴智春、汝晶编写,第五章由明海霞、刘云霞编写,第六章由周乐全、尤行宏编写,第七章由彭岳、甘贤兵编写,第八章由储利胜、陈懿、谭俊珍编写,第九章由徐颖、曾群编写,第十章由单德红、李玉明、李育、刘红霞编写,第十一章由郭健、杨英编写,第十二章由杜联、樊守艳编写,最后由赵铁建、朱大诚对全书修订稿进行了统稿和审定。

为进一步适应新时期中医药教育转型和中医药人才培养的需要,推动信息技术与教育教学的深度融合,本次全国中医药行业高等教育"十四五"规划教材《生理学》除纸质教材外,还配套有教材数字化资源。数字化工作以本教材编写大纲为核心,依托中医药行业教育云平台同步建设了教材数字化,包括电子教材、教学课件、课程介绍与教学大纲、知识点等教学资源,另设作业测试、师生交流、教学管理、数据分析、辅助功能等栏目。数字化建设能充分挖掘平台在线、便捷、大容量、互动、多种表现形式的特点,拓展教学资源,为教师教学手段的更新服务,为学生知识、能力、素质协调发展创造条件。

在教材修订中所有编者都认真负责、默契配合，为本教材的顺利完稿和付印付出了辛勤的汗水。在此向各位编者及所在院校表示诚挚的谢意！并特别向上一版的编委会表示衷心的感谢！恳切希望同仁和读者在教材使用过程中提出宝贵意见，以便再版时修正。

《生理学》编委会

2021 年 5 月

目　录

第一章

绪　论

扫一扫，查阅本章数字资源，含PPT、音视频、图片等

第一节　生理学的研究内容

一、生理学的研究对象和任务

生理学（physiology）是研究正常生命活动规律的科学，是生物学的一个重要分支。根据研究对象的不同，其可分为植物生理学、动物生理学和人体生理学。人体生理学是研究正常人体生命活动规律的科学，简称生理学。生命活动是组成人体各器官、各系统功能活动的综合表现，如心脏的跳动、血液循环、肌肉的收缩与舒张、神经传导兴奋、消化系统对食物的消化与吸收、肺的呼吸、腺细胞的分泌等。生理学的任务是研究机体各种功能活动的发生原理、发展过程、活动规律，各种功能活动之间的联系，环境因素改变对它们的影响，以及整体状态下它们的相互协调与统一等。

生理学既是以解剖学和组织胚胎学为基础，又是后续学习病理生理学、药理学和临床学科的基础，所以是承前启后的重要医学基础课程之一。中医药学有着数千年的历史，具有丰富的实践经验和独特的理论体系。早在《黄帝内经》中，就有许多关于人体功能活动的描述与记载，如心主血脉、肺主气、肾主水等。阴阳学说、经络学说阐述了人体各种功能活动以及各组成部分间的相互依存、对立、转化、协调统一的关系。医疗实践不断证明这些学说在当今仍具有很高的学术价值及临床指导意义，如针刺麻醉的研究促进了神经系统生理学，尤其是痛觉生理学的发展，活血化瘀研究促进了微循环、血液流变学的发展等。中医药院校学生学习生理学的目的是掌握正常人体生命活动的规律及原理，为后续医学基础和临床课程的学习提供必备的基础知识和技能；同时，也为继承和发扬中医药学、加速中医药现代化提供必要的思路与方法。

近年来，随着现代科学技术的发展，研究机体功能的方法、角度不同，生理学不断产生新的分支，有些已成为新的独立学科，如生物化学、营养学等；有些与其他科学的研究结合，产生了一些新兴学科，如神经生物学；特别是分子生物学技术在医学中的广泛应用，对生命活动的认识逐步深入，如细胞周期调控与细胞凋亡、受体生理学、离子通道、转录因子及自由基学说等。

二、生理学的研究方法

生理学是一门实验性很强的学科，生理学的知识主要从实验研究中获得。生理学实验是通过人为控制实验条件，观察生命活动现象，分析生命活动规律的一种研究手段。实验研究一般由三个部分组成，即受试对象（人或动物）、被试因素及实验效应（常用观测指标来反映）。生理学的

研究一般以具有生命活动的机体、器官、组织或细胞为研究对象。现代生理学大量应用各种研究的新技术、新方法，全面深入地揭示生命活动规律和本质，其研究包括人体实验和动物实验两部分。人体实验多为在不影响人体健康的前提下进行的人体实验观察，也称"无损伤检查"，如体温、血压、心电的测量或血液、尿液的检验等。动物实验是生理学研究的主要手段，分为急性实验和慢性实验两类。

1. 急性实验 又分为在体实验与离体实验两种。

（1）在体实验 该实验是在实验动物清醒或麻醉条件下进行手术，暴露所需要进行实验的器官，施加各种因素进行各种预定的观察、记录等。在体实验的优点是实验条件易于控制、观察分析较为客观，如解剖暴露动物的迷走神经和心脏，电刺激迷走神经，观察心跳频率和心肌收缩力的变化等。

（2）离体实验 该实验是将动物的某些器官（如心脏）、组织（如神经干）或细胞，用手术的方法取出，置于适宜的人工环境中进行观察，并分析它们的活动规律和原理。离体实验的优点是排除无关因素的影响，单纯观察和研究某一因素对该器官、组织或细胞功能的影响。如将蛙心离体后置于任氏液中，观察其在不同温度中兴奋节律的变化等。

2. 慢性实验 通常是指在无菌条件下，对动物施行手术，暴露、破坏、切除或移植某些器官，待手术创伤恢复后，动物在清醒或接近正常生活状态下，观察其功能缺损、功能紊乱等表现，以分析各器官、组织在正常状态下的功能活动规律的实验。慢性实验的最大优点是实验动物处于清醒状态，各器官间保持了自然关系，其各种功能接近常态，如巴甫洛夫创造的多种消化瘘管（如唾液、胰液、胆汁等瘘管）对食物化学性消化的研究。但慢性实验方法复杂，影响因素较多。

三、生理学研究的三个水平

人体的各种功能活动是以相应的结构为基础的。在结构上，人体是由器官、系统组成的。器官、系统是由组织细胞构成，细胞又是由许多分子所构成，特别是一些生物大分子（如核酸、蛋白质）在机体生命活动中发挥着重要的作用。为了探讨生命活动的过程、规律及原理，将生理学的研究分为三个水平：整体水平；器官、系统水平；细胞、分子水平。

1. 整体水平 以人或动物的完整机体作为研究对象，探讨机体功能活动的过程、机体内各种功能活动的相互关系，以及环境、社会因素对人体功能活动的影响。这些都属于整体水平的研究范畴，如人体各种生理正常值的确定就是通过对大量人体整体的调查与测量得到的。

2. 器官、系统水平 了解一个器官或一个功能系统的活动规律和原理，以及它们在整体活动中的地位与作用，主要是研究器官和系统的活动规律。如食物在口腔、胃肠的消化与吸收，以及神经、体液因素对它们活动的影响等。

3. 细胞、分子水平 细胞是组成人体最基本的结构与功能单位。人体的各种功能活动最终都体现在细胞内进行的物理变化与化学反应，如腺细胞的分泌、神经细胞的生物电活动、肌细胞的收缩等。细胞水平的研究成果对揭示生命活动的本质是十分重要的。随着分子生物学的发展，人类对生命活动的本质认识已经进入到分子水平。生理学研究领域也深入到构成细胞的各种分子，特别是生物大分子（核酸与蛋白质）的理化特性及功能研究。如肌细胞的收缩是由特殊蛋白质分子排列方式的改变而形成的；心肌细胞的电生理学特性决定了它们的机械收缩特性及心动周期的活动等。

必须指出，三个水平的研究是人为地将研究内容按层次加以区分，是人类认识生命的组成部分。整体功能活动绝不是各组成部分功能活动机械、简单的总和，而是在整体条件下协调统一的结果。同样，细胞、器官的功能活动也不是各自独立地进行，而是相互联系、补充、协调统一的。所以，对于每一项研究成果都必须进行综合而客观的评价，才能得出符合客观实际的结论。

第二节 生命活动的基本特征

由生物大分子如蛋白质等所组成的，具有生命活动的物体称为生物体（机体）。它包括简单的生物体（单细胞生物）、高等生物和人体。每个生物体都可以进行各自具有不同特点的多种生命活动（功能活动），但最基本的生命活动是新陈代谢、兴奋性、适应性、生殖与衰老。

一、新陈代谢

新陈代谢（metabolism）是生命活动的最基本表现，它是生物体内部物质代谢和能量代谢以及生物体与外环境进行物质和能量交换的生命现象。物质代谢又分为合成代谢与分解代谢两种。

在生命活动进行过程中，机体需要不断地从外界获取营养物、原材料等小分子物质，在体内经过化学变化合成大分子物质及机体的组成部分，如细胞、组织及体液的组成成分等。与此同时，体内的组成部分、大分子物质又不断地被破坏或分解，并将代谢产物排出体外。机体将小分子物质合成大分子物质的过程称为合成代谢，在合成代谢中有能量的储存；大分子物质被分解成小分子物质的过程称为分解代谢，在分解代谢过程中有能量的释放，供给生命活动及维持体温的需要。在生命活动进行过程中，这种物质形式的转变过程称为物质代谢。合成代谢与分解代谢是物质代谢的两个相互对立而又统一的过程。物质代谢过程中伴随能量的储存、释放、转移和利用的过程称为能量代谢。

机体在不断地与环境进行着物质交换及体内物质形式、能量的转换过程中完成各种生命活动。新陈代谢一旦停止，生命也将结束。

二、兴奋性

机体所处的环境是经常发生变化的。这些变化被机体、组织或细胞所感受，即引起它们的功能活动发生相应的改变，并与变化了的环境相适应。这是一切有生命活动的生物体都具有的能力。

能被机体、组织、细胞所感受的生存环境条件的改变，称为**刺激**（stimulus），如电、温度、压力、化学刺激等。由刺激引起机体内部代谢过程及外部活动的改变称为**反应**（reaction，response）。反应可有两种表现形式：一种是由安静转变为活动，或由活动较弱转变为活动加强，称为**兴奋**（excitation）。兴奋的表现形式多种多样，如腺细胞的分泌、肌细胞的收缩、神经细胞产生神经冲动等。由于这些不同改变之前均先出现生物电变化，即出现**动作电位**（action potential，AP），故动作电位通常被认为是发生兴奋的客观指标。接受刺激后能产生动作电位的细胞称为**可兴奋细胞**（excitable cell），如肌细胞、神经细胞及腺细胞。另一种反应与兴奋相反，它们可表现为活动的减弱或静止，这种反应称为**抑制**（inhibition）。刺激究竟引起兴奋还是抑制，一方面取决于刺激的质和量，另一方面取决于组织、细胞的功能状态和特性。

机体、组织或细胞对刺激发生反应的能力，称为**兴奋性**（excitability）。新陈代谢是兴奋性的基础。新陈代谢停止，兴奋性也就消失，机体、组织或细胞对刺激也就不会做出任何反应。因此，兴奋性是刺激与反应这种机体与环境之间相互依存关系的基础，也是机体生存的一个必要条件。兴奋性是一种能力，因此它可以有高低之分，并且还是可以测量的。不同组织细胞的兴奋性高低不同，如神经细胞兴奋性就高于肌细胞。即便是同一种细胞，在不同的功能状态下，其兴奋性也会发生相应的变化。

三、适应性

生物体长期生存在一特定的生活环境中，在客观环境的影响下，可以逐渐形成一种与环境相适应的、适合自身生存的反应模式。生物体所产生的这种适应环境的能力和特性，称为**适应性**（adaptability）。

适应性是生物体在进化过程中，逐渐发展和完善起来的。人类不但对自己所生存的环境具有被动适应的能力，而且还能主动地利用科学技术的成果改造自然环境，以达到主动适应环境的目的。

四、生殖

生物体生长发育到一定阶段后，能够产生与自己相近似的子代个体的功能称为**生殖**（reproduction）。由于人类及高等动物在进化过程中已经分化为雄性与雌性两种个体，它们分别产生雄性和雌性生殖细胞，两性生殖细胞的结合才能产生子代个体。人类或生物通过生殖功能实现了种属的延续，即生命活动的延续。如果生殖功能丧失，种系则不能延续，物种将被淘汰，所以生殖也是生命活动的特征之一。

近年来，随着**克隆**（clone）技术的不断成熟与发展，人类无性繁殖成为可能，虽然它对人类生命活动将会产生什么影响还存在争议，但是，可以肯定的是，它在推进基因动物研究、攻克遗传性疾病、生产可供移植的内脏器官与组织等的研究中将会发挥重大作用，从而造福于人类。

五、衰老

衰老（decrepitude）又称老化，是机体随年龄增长而发生的一系列组织结构退行性改变及生理功能和适应能力逐渐减退的过程，即生理性老化。某些疾病或其他因素加速了衰老的过程，则称为病理性老化。衰老具有全身性、进行性、内在性和衰退性的特点。

机体在衰老过程中，组织器官的基本改变包括结构和功能两个方面。结构的基本改变表现为细胞萎缩、数量减少，细胞内脂褐素沉积，细胞间质增多，组织纤维化和硬化，致使器官体积缩小，体重减轻。功能的改变主要是机体稳态调节范围变窄，反应力、适应力、免疫力和贮备力下降。在生命的过程中，机体组织器官的衰老会引起各项功能活动的降低。衰老的速度随着年龄增长而逐渐加快。衰老是不可避免的过程，到了一定的年龄，或者遇到重大疾病等，生物体就会死亡。这是生命自然的规律。

第三节　机体的体液、内环境与稳态

一、体液与内环境

体液（body fluid）是机体内液体的总称（图1-1）。正常成年人的体液约占体重的60%，其中40%分布在细胞内，称为**细胞内液**（intracellular fluid），另外20%分布于细胞外，称为**细胞外液**（extracellular fluid）。细胞外液中组织液约占15%，血浆约占5%。此外，还有少量的淋巴液、脑脊液等也属细胞外液。细胞外液是组织、细胞直接接触的生存环境，故将细胞外液称为机体的**内环境**（internal environment），以区别机体生存的外部自然环境。

外环境的变化不能直接作用于组织细胞，必须通过细胞外液即内环境才能对组织细胞产生影响。

细胞内液以细胞膜与组织液、血浆等相隔开，而组织液则以毛细血管壁与血液中的血浆相隔开。细胞膜与毛细血管壁均是具有一定通透性的半透膜。细胞内液是各种细胞进行生命活动的理化反应场所，在新陈代谢过程中所需要的各种物质直接从细胞外液中摄取，而细胞内生成的多种代谢产物也要排放到细胞外液中去。因此，细胞外液可以认为是机体内所有细胞得到物质供应与排放代谢产物的公共场所。细胞外液也是生命活动进行中最为活跃的场所，尤其血浆不停地循环流动，成为沟通各部分体液与外环境的媒介。所以，血浆成分及其理化性质的改变能直接反映组织代谢的情况。因此，血液学检验已成为临床诊治疾病的重要依据。

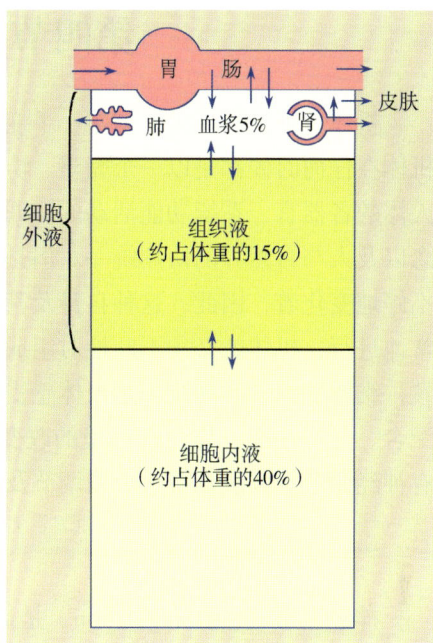

图 1-1 体液分布示意图

二、稳态

内环境是机体组织细胞直接的生存空间。在生命活动进行过程中，组织细胞与内环境之间不停地进行着多种物质交换，因而内环境的量、组成成分及理化特性等会不断地改变。由于内环境的相对稳定又是细胞进行正常生命活动的必要条件，因此，机体必须将多变的内环境不断地通过多种调节途径使其在组成成分、相互比例、酸碱度、温度、渗透压等方面保持相对稳定，即保持稳态。**稳态**（homeostasis）是一种相对的、动态的稳定状态，内环境的各项指标都必须经常维持在一个正常的生理范围内，不能过高或过低。稳态是在多种功能系统相互配合下实现的一种动态平衡。例如，由于组织细胞大量消耗 O_2，排出 CO_2，导致内环境中 O_2 及 CO_2 分压不断改变，而肺的呼吸活动可以使之保持相对稳定。通过消化系统对食物的消化、吸收与肾脏、汗腺排泄功能的平衡，可以实现内环境中水及营养物、代谢产物的相对稳定。内环境稳态的实现是生命活动正常进行的必要条件，稳态的破坏或失衡将会引起机体功能的紊乱而出现疾病。从某种意义上说，临床治疗就是通过物理、化学等手段将失衡的内环境调整至正常水平，重新实现稳态，如酸中毒用碱性药物去中和、脱水时补液等。

随着生理学研究和相关科学的发展，当前关于稳态的概念已不再局限于内环境稳态的实现，它还包括机体内各器官、各功能系统生理活动等处于动态的平衡与稳定，如交感神经系统与副交感神经系统、体内产热与散热、心脏与血管活动的协调平衡等。它们同样也是通过各种调节机制实现的，尤其是反馈调控在其中起着重要的作用。稳态概念的提出，使人类对生命活动规律的认识又上升到一个新的层次。显然，对机体不同层次、不同水平稳态的认识及调节机制的逐步深入了解，必将对临床诊治疾病产生指导性的影响。

第四节　机体生理功能的调节

机体所处的环境因素繁多、千变万化，机体的功能状态又是多种多样的。但是，一个正常的机体在任何时候都是以一个完整、协调、统一的整体而存在的。机体的完整统一性可表现为组成人体的各器官、系统功能活动的协调统一，以及机体和环境的统一。中医学则更强调人体整体观念以及人与自然界的协调统一。但是，人体在生存活动中，其功能活动状态及生存的环境都是在不停地变化着，因此，这种自身及其与环境的协调统一随时都在被破坏。为了使生命活动能够正常地进行，机体就必须不断地对组成机体的各部分的功能活动进行调整，使其相互配合，协调一致，维持稳态，实现统一。人体感受内、外环境的变化，并相应地调整各种功能活动，使其相互配合、保持稳态，以适应环境的改变，这种功能活动称为**调节**（regulation）。人体调节方式主要有神经调节、体液调节、免疫调节及自身调节 4 种。

一、神经调节

神经调节（neuroregulation）是通过神经系统的活动对机体生理功能进行的调节。它是通过**反射**（reflex）活动来实现的，是机体最主要的调节方式。所谓反射是指在中枢神经系统的参与下，机体对刺激产生的规律性的反应。反射是高级的、适应意义明显的反应活动，它不同于普通细胞、组织或器官对刺激所做出的简单的反应。反射活动必须经过**反射弧**（reflex arc）来完成。反射弧是反射活动的结构基础，它由感受器、传入神经、反射中枢、传出神经及效应器五部分组成。反射弧的完整是反射活动进行的必要条件，反射弧的五个部分缺一不可，如果其中任何一个部分被破坏或缺损，反射活动将消失。

人类和动物具有多种反射，大致可分为两大类，即**条件反射**（conditioned reflex）与**非条件反射**（unconditioned reflex）。

非条件反射是指先天的、生来就具有的反射，它的反射弧是固定的，是人与动物所共有的反射活动，如吸吮反射、吞咽反射、瞳孔对光反射、屈肌反射等。条件反射是个体出生后，在生活过程中、一定条件下，在非条件反射的基础上新建立的反射弧所完成的反射，如望梅止渴。条件反射的优越性在于可使大量无关刺激成为某种环境变化即将到来的信号，使机体可以提前调节相关的功能活动。因此，条件反射具有更大的预见性、适应性、灵活性，大大提高了机体对环境的适应能力。

神经调节的特点：反应迅速、精确，作用局限而短暂。

二、体液调节

体液调节（humoral regulation）是指体内某些特殊的化学物质（激素、生物活性物质、代谢产物等）通过体液运输途径对机体功能活动进行的调节。根据调节范围的大小，其可分为全身性体液调节和局部性体液调节两类。

1. 全身性体液调节　全身性体液调节是指内分泌腺或内分泌细胞分泌的激素，通过血液循环或体液途径运送到相应的靶器官或靶细胞，对其功能活动进行的调节。由于内分泌腺和内分泌细胞的活动直接或间接地受神经系统的调节，故这类体液调节可视为神经调节的一个传出环节，称为神经 – 体液调节。例如，肾上腺髓质受交感神经节前纤维末梢支配，交感神经兴奋时，肾上腺髓质分泌肾上腺素和去甲肾上腺素，从而使神经与体液因素共同参与机体功能调节。此外，某些神经元也可分泌激素，由神经元分泌激素的方式称为神经分泌。

2. 局部性体液调节 局部性体液调节也称为**旁分泌**（paracrine）调节，是指某些散在的内分泌细胞（如胃肠道内的）或其他具有分泌功能的细胞，在所处环境因素变化时，分泌的激素或其他生物活性物质，经组织液扩散，对自身（自分泌）或相邻细胞功能活动所进行的调节。除激素外，组织细胞代谢产生的组胺、乳酸、CO_2、各种细胞因子、某些气体分子（如 NO、CO、H_2S 等）呈现的调节作用也视为局部性体液调节。

体液调节的特点：反应相对迟缓，作用范围广泛，持续时间较长。

三、免疫调节

免疫调节（immune regulation）是指免疫细胞及其释放的细胞因子，通过体液运输作用于机体的某些组织或器官，对其活动所进行的调节，是机体自身对免疫应答的一种生理性反馈过程。免疫系统接受来自内外环境的各种刺激后，释放免疫调节因子，促使机体做出适应性反应。因此，免疫系统不仅是机体的一种防御系统，也是机体的感受和调节系统。

免疫调节是依靠**免疫系统**（immune system）来实现的。免疫调节通过免疫系统中的免疫细胞和免疫分子之间，以及与其他系统如神经 – 内分泌系统之间的相互作用，维持机体生理功能的动态平衡与相对稳定。免疫系统的功能包括免疫防御功能、免疫自稳功能和免疫监视功能。

免疫调节的特点：多系统参与，调节幅度和范围较大，具有网络性和复杂性。

四、自身调节

自身调节（autoregulation）是指某些组织或器官不依赖神经、体液调节，自身对组织环境的改变可以做出一些适应性的反应。例如，离体蛙心灌流实验时，可以观察到在一定范围内，当增加心房灌流液时，蛙心的收缩力加强，心室射出的灌流液也相应增多，从而使心脏的输出量与输入量保持相对平衡。

自身调节的特点：调节的幅度、范围都比较小，对刺激感受的灵敏性也较低，但是对于局部器官、组织的生理功能的调节仍具有重要的意义。

第五节　机体功能活动的自动控制

机体功能活动的调节过程与工程技术的控制过程具有极其相似的调节原理和规律。机体内存在多种控制系统，对机体各种活动进行调节。这些控制系统分为非自动控制和自动控制两大类。控制系统都主要由控制部分和受控部分组成。体内的控制系统包括神经中枢、内分泌腺和细胞信息传递中的控制部分等，受控系统主要包括组织和细胞、参与反应的酶、信息传递中的某些信息分子等。由于机体的功能活动受非自动控制调节较少，现只介绍自动控制系统对机体功能活动的调节。自动控制系统是一闭合环路，存在反馈和前馈两种调节形式。

一、反馈控制系统

每一个自动控制系统都是一个闭合回路，即控制部分 – 受控部分 – 监测装置 – 比较器 – 控制部分，将此闭合回路联系称为反馈联系（图 1–2）。

与机体的对应关系表明，控制部分（反射中枢或内分泌细胞）与受控部分（效应器、靶细胞）两者之间也存在着双向联系。由控制部分发出的调节受控部分活动的信息，称为控制信息；

由受控部分返回的修正控制部分活动的信息，称为反馈信息。此即控制信息到达受控部分，同时受控部分也会不断地有反馈信息回输至控制部分。反馈信息在不同的控制系统中，其传递信息的形式可以不同，但主要是电信号（神经冲动）及化学信号（激素或生物活性物质）等。由受控部分将信息通过反馈联系传回到控制部分的过程称为**反馈**（feedback）。反馈又分为负反馈与正反馈。

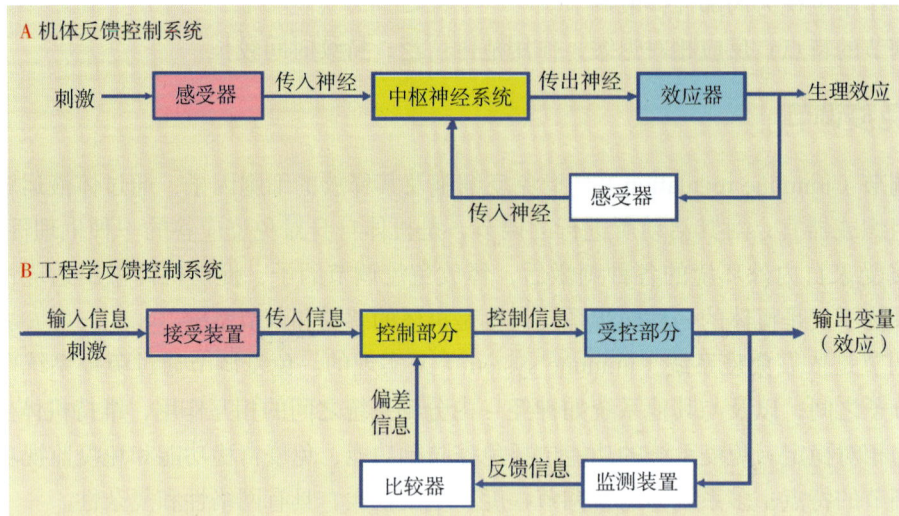

图1-2　机体反馈控制系统与工程学反馈控制系统比较示意图

（一）负反馈控制系统

负反馈（negative feedback）是指受控部分发出的反馈信息调节控制部分的功能，最终使受控部分的活动向其原活动相反的方向改变。当体内某受控部分活动超出正常范围时，可通过负反馈控制机制使该活动下调或减弱，反之则可以通过负反馈控制机制使其活动增强。如体温、血压和血液中激素水平的调节等都属于负反馈调节。负反馈调节的作用是维持体内某些功能活动处于相对稳定的状态，因而是可逆的过程，并具有加强或减弱的双向调节的特点。负反馈控制系统在机体内各种调节活动中最常见，机体各种功能活动的正常进行和内环境稳态的维持就是通过相应的负反馈控制系统发挥其作用来实现的。

负反馈控制都有一个**调定点**（set point）。调定点是指自动控制系统所设定的一个工作点，使受控部分的活动只能在这个设定的工作点附近的小范围内变动。如正常人体体温的调定点约为37℃，当各种原因使体温偏离调定点时，即可通过负反馈控制，使体温回到正常水平，从而维持体温的相对稳定。调定点并非永恒不变，而是在一定情况下可以发生变动，这就称为重调定。

（二）正反馈控制系统

正反馈（positive feedback）是指受控部分发出的反馈信息，通过反馈联系到达控制部分后，促进或上调了控制部分的活动，最终使受控部分的活动向其原活动相同的方向改变。因此，正反馈不是维持系统的稳态或平衡，而是打破原先的平衡状态，使整个调控系统处于一种不断重复与加强的状态。如排尿反射、血液凝固和分娩过程都属正反馈调控。正反馈控制能使一些生理活动过程快速完成。也有观点认为，正常机体中的一些正反馈机制可看成是维持整个机体稳态的一个组成部分，例如，血液凝固的结果是血凝块的形成，使出血停止，全身血量的稳态能得以维持。

二、前馈控制系统

前馈控制（feed-forward control）是指控制部分在反馈信息尚未到达之前已收到纠正信息（前馈信息）的影响，及时纠正其指令可能出现的偏差，使受控部分的活动更加准确和迅速。虽然负反馈控制是维持机体稳态的一种重要的自动控制系统，但它存在调节效果滞后、有较大波动的不足。负反馈信息回输到控制部分，只有与原有的调节信息出现较大的偏差后，才会启动负反馈调控系统，而且纠偏过程中往往由于矫枉过正会出现一系列调节效果的波动。负反馈系统对偏差信息敏感度越高，则出现的波动就越大；敏感度越低，则滞后越久。由于机体自动控制系统内还存在前馈控制系统，因而可以弥补负反馈的不足。例如，条件反射活动是一种前馈控制系统活动。当人们进入食堂进餐前，即可有许多视觉、听觉、嗅觉信号直接进入消化中枢，使消化系统提前启动消化功能，即为前馈调控的表现。

前馈控制的主要意义是可以在生理效应未出现变化之前，控制部分就对受控部分可能出现的变化进行调节。同负反馈控制比较，前馈控制更为快速，可避免负反馈调节可能出现的较大波动与滞后反应。

复习思考题

1. 机体体液是由哪些部分组成的?
2. 简述机体功能的调节方式及其各自特点。
3. 分别描述正反馈和负反馈及其生理意义。

　　细胞是构成人体的基本结构和功能单位。体内所有的生理功能和生化反应，都是在细胞及其产物的物质基础上进行的。人体的细胞有 200 多种，不同细胞的结构和功能有很大的差异，但其功能活动有许多共同的特征。随着高分辨形态学研究技术及分子生物学方法的运用，对机体的结构与功能从细胞水平、亚细胞水平和分子水平不同层次开展了大量的研究，揭示出众多生命现象机制，积累了极其丰富的科学资料。

　　细胞生理学的主要内容包括细胞膜的基本结构与跨膜物质转运功能、细胞的跨膜信号转导功能、细胞的生物电现象与肌肉的收缩功能等。

第一节　细胞膜的基本结构和物质转运功能

　　人类及高等动物由数量众多、高度分化的多种细胞所构成。组成人体的细胞，其形态各异，分布于机体的特定部位，执行其特定的功能，但绝大多数细胞有许多共同的结构和功能。

一、细胞膜的结构和化学组成

　　将细胞内部与外部环境分隔开的一层生物膜，称为**细胞膜**（cell membrane）。细胞膜是一种半透膜，在电镜下可见有三层结构：其内外两侧各有一层致密带，中间夹有一层透明带，每层厚约 2.5nm，膜的总厚度约为 7.5nm。此种结构不仅见于各种细胞的细胞膜，亦见于细胞内各种细胞器的膜性结构，如核膜、线粒体膜、高尔基复合体膜、内质网膜等。因此，它是细胞最基本的膜结构形式，故称为单位膜或生物膜。

　　细胞膜主要由脂类、蛋白质和一定量的糖类组成。各种物质分子在膜中的存在和排列形式是决定膜的基本生物学特性的关键因素。关于细胞膜的分子排列结构，最为公认的是由 Singer 等人在 1972 年提出的**液态镶嵌模型**（fluid mosaic model）。此学说的基本内容为：细胞膜是以液态脂质双分子层为基本骨架，其中镶嵌着具有不同生理功能的蛋白质（图 2-1）。

（一）细胞膜的脂质双分子层

　　膜的脂质有三类：磷脂类占脂质总量的 70% 以上；其次是胆固醇，含量低于 30%；还有少量的糖脂。脂质以双分子层的形式包被在细胞表面。每个磷脂分子的一端为亲水性极性基团磷酸基和碱基，朝向膜的外表面或内表面；而磷脂分子中两条较长的脂肪酸烃链（疏水性非极性基团）则在膜的内部两两相对。脂质分子的这种定向而整齐的排列是由脂质分子本身的理化特性和热力学定律所决定的。

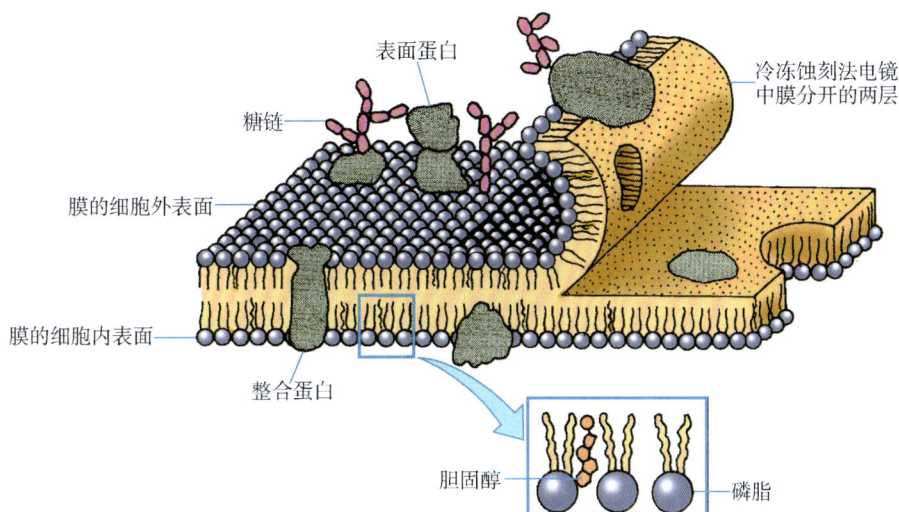

图 2-1　细胞膜的液态镶嵌模型

　　脂质的熔点较低，这决定了膜中脂质分子在体温条件下是溶胶状态的，即膜具有一定程度的流动性。脂质双分子层在热力学上的稳定性和流动性，使细胞可以承受相当大的张力，在外形改变时不致破裂；而且即使膜结构发生较小的断裂，也可以通过自动融合而修复，仍保持连续的双分子层的形式。

（二）细胞膜的蛋白质

　　细胞膜的蛋白质含量在不同种类的细胞中差别很大。通常情况下，功能活跃的细胞，其膜蛋白含量较高；而功能简单的细胞，含量则相对较低。例如，小肠黏膜上皮细胞膜中膜蛋白约占细胞膜重量的 80%，而在构成神经纤维髓鞘的施万细胞膜中，膜蛋白仅约占膜重量的 25%。根据膜蛋白在膜上存在方式的不同，可将其分为表面蛋白和整合蛋白两类。表面蛋白以非共价结合形式直接与膜两侧的磷脂分子极性头部连接或间接地与整合蛋白连接，从而暂时地附着在膜的表面；整合蛋白则是以 α 螺旋、α 螺旋束或者 β 折叠的结构形式，经肽链一次或多次反复贯穿整个脂质双分子层，持久地整合于膜上，两端露出在膜两侧。

　　不同的膜蛋白具有不同的分子结构和功能。细胞膜所具有的各种功能，在很大程度上取决于膜所含的蛋白质。细胞膜蛋白质的功能包括：①参与物质的跨膜转运：如载体蛋白、通道蛋白、离子泵等。②参与信息传递：如分布在膜外表面的受体蛋白能将环境中的特异性化学物质或信号传递到细胞内，引起细胞功能的相应改变。③与能量转化有关：如腺苷三磷酸（ATP）酶能分解 ATP 而提供生理活动所需的能量。膜内侧存在着腺苷酸环化酶系统，既与能量转化有关，又起信息传递的作用。

（三）细胞膜的糖类

　　细胞膜含有少量的糖类，不超过细胞膜重量的 10%，主要是一些寡糖和多糖链。它们都以共价键形式和膜的脂质或蛋白质结合，形成糖脂或糖蛋白，其糖链大多数裸露在细胞膜的外侧。由于这些糖链具有特异的化学结构，使所在的细胞或所结合的蛋白质具有特异性，可作为所在细胞或所结合的蛋白质的特异性标志。如有的作为抗原决定簇，表示某种免疫信息；有的作为膜受体的"可识别"部分，能特异性地与某种递质、激素或其他化学分子相结合。表 2-1 概括了细胞膜的结构与功能。

表 2-1 细胞膜的结构与功能

	要点	说明
结构	脂质双层液态镶嵌	以液态脂质双分子层为基本骨架，镶嵌不同功能的蛋白质和糖类
功能	屏障	脂质双分子层构成了细胞内容物和细胞环境之间的屏障
	转运	膜上含有载体、通道、离子泵等，起着转运物质的作用
	识别	膜外侧有特异性糖链，可作为细胞的"标志"
		膜上有特殊的受体，能识别和传递化学信息
	信号转导	膜对离子有选择通透性，通过生物电活动传递信息

二、细胞膜的物质转运功能

细胞膜的物质转运功能是细胞维持正常代谢、进行各项生命活动的基础。一个细胞在新陈代谢过程中，不断有各种各样的物质进出细胞，除极少数脂溶性高，能够直接通过脂质层进出细胞的分子外，大多数小分子物质或离子的跨膜转运都与镶嵌在膜上的各种特殊的蛋白质分子有关，这些小分子或离子的跨膜转运根据其是否顺电化学势能梯度，是否消耗能量，分为被动转运和主动转运两大类。而某些大分子物质、物质团块通过细胞膜与伪足形成、膜暂时断裂和再融合等更为复杂的生物学过程有关。

（一）被动转运

溶液中的所有物质粒子都处于不断的热运动中，将两种含有同种物质不同浓度的溶液放在一起，溶液中的粒子由高浓度向低浓度方向移动，直到均匀分布，这种现象称为**扩散**（diffusion）。物质跨细胞膜的扩散受膜对该物质通透的难易程度（通透性）、膜两侧该物质的浓度差，以及温度等的影响。膜的通透性是扩散的先决条件，浓度差是扩散的动力、是决定扩散方向和扩散速率的重要因素。由于跨膜电位的存在，带电粒子（离子）的扩散速度还受到膜两侧电场力的影响。

细胞内液和细胞外液为含有多种溶质的溶液，各种溶质的扩散方向与扩散速率主要取决于各溶质的电化学势能梯度。若这种扩散是顺电化学势能梯度和不消耗能量的跨细胞膜转运方式，则称为**被动转运**（passive transport）。被动转运分为单纯扩散和易化扩散两种形式。

1. 单纯扩散 由于细胞膜是以脂质双分子层为基架的，因而细胞内液和细胞外液中只有脂溶性高，非极性或极性弱的小分子物质才可能扩散。在生物体中，细胞外液和细胞内液中的脂溶性非极性或极性弱的小分子顺浓度差跨膜转运，称为**单纯扩散**（simple diffusion），如人体内 O_2、CO_2 等物质就是通过这种方式进行转运的。

2. 易化扩散 体内不溶于或难溶于脂质的小分子物质不能直接跨膜转运，但在细胞膜中的某些特殊蛋白质协助下，也能顺电化学势能梯度跨膜转运，这种转运形式称为**易化扩散**（facilitated diffusion）。根据参与转运的蛋白质不同，易化扩散可分为由通道介导和载体介导两种不同类型。

（1）通道介导的易化扩散 介导这一过程的膜蛋白是通道蛋白，转运的物质是带电离子（如 Na^+、K^+、Ca^{2+}、Cl^- 等）。通道蛋白是膜整合蛋白之一，其内部有一条贯通膜内外的水相孔道，使离子能顺利通过，故这种蛋白质孔道称为**离子通道**（ion channel），简称通道。由于通道有各自的离子选择性，故分别被命名为 Na$^+$ 通道、K$^+$ 通道、Ca^{2+} 通道等。离子通道可被某些药物或毒物选择性阻断，这些物质被称为通道阻断剂。如 Na$^+$ 通道阻断剂为**河鲀毒素**（tetrodotoxin，TTX）；K$^+$ 通道阻断剂有**四乙胺**（tetraethyl ammonium，TEA）；Ca^{2+} 通道阻断剂有**维拉帕米**（verapamil）等。

离子跨膜扩散的动力来自膜两侧离子浓度差和电位差（亦称电化学梯度）所形成的扩散势能，离子扩散的条件是离子通道必须是开放的。离子通道大多有"闸门"，在未激活时是关闭的，在一定条件下"门"被打开允许离子通过，这一过程称为门控，时间一般都很短，以数个或数十个毫秒计算。门控离子通道分为三类：①**电压门控通道**（voltage-gated channel）：这类通道在膜去极化至一定电位时开放，因此也称为电压依从性通道。②**配体门控通道**（ligand-gated channel）：这类通道受膜环境中某些化学物质的影响而开放，也称为**化学门控通道**（chemically-gated channel）。一般来说，配体来自细胞外液，如激素、递质等。有些细胞内因子也能从细胞内激活离子通道。③**机械门控通道**（mechanically-gated channel）：这类通道当膜的局部受牵拉变形时被激活，如触觉的神经末梢、听觉的毛细胞等都存在类似的通道。

除上述门控离子通道外，还有一类被称为非门控"通道"。非门控"通道"总是处于开放状态，外在因素对之无明显影响。这类通道在维持静息膜电位上特别重要。

细胞膜上除了离子通道外，还存在**水通道**（water channel）。水的跨膜转运主要是由渗透压差所驱动的。由于细胞膜是脂质双分子层结构，脂质分子间的间隙很小，对水的通透性非常低，所以在大部分细胞，水的跨膜转运速率非常缓慢。在某些组织，水能快速跨膜转运与细胞膜上存在一种称为水通道的特殊膜蛋白——**水孔蛋白**（aquaporin，AQP）有关。目前至少已鉴定出 10 多种水孔蛋白。每种水通道都有不同的组织分布和功能特点，如 AQP$_1$ 主要分布在红细胞、肾小管，AQP$_2$、AQP$_3$ 分布于集合管等。

（2）载体介导的易化扩散 介导这一转运过程的膜蛋白是载体蛋白。它们具有一个至数个与某种被转运物质相结合的位点，当与某种物质分子选择性地结合时，载体蛋白的变构作用使被结合的底物移向膜的另一侧并发生解离。载体转运的物质主要是一些小分子有机物，如葡萄糖、氨基酸等。

以载体为中介的易化扩散有以下特点：①结构特异性高：即每一种载体蛋白只能转运具有某种特定结构的物质，如葡萄糖载体只能转运右旋葡萄糖，而不能或不易转运左旋葡萄糖。②饱和现象：在浓度差较小的范围内载体蛋白转运某一物质的量与该物质的浓度差成正比；但当某一物质浓度增加到某一限度时，载体蛋白的数目和能与转运物结合位点数是有限的，因此转运该物质的能力不再增加，即出现饱和现象。③竞争性抑制：如果有两种结构相似的物质都能与同一载体结合，两物质之间将发生竞争性的转运能力下降；其中，浓度较低或结合力较小的物质更容易受到抑制。

（二）主动转运

细胞膜通过本身的某种耗能过程将某些物质分子或离子逆浓度差或逆电位差进行的跨膜转运过程，称为**主动转运**（active transport）。其特点是需要细胞额外供能。主动转运消耗的能量几乎都是由 ATP 水解提供的。介导主动转运的膜蛋白是**离子泵**（ion pump）。根据能量利用的形式不同，主动转运分为原发性主动转运和继发性主动转运。

1. 原发性主动转运 细胞直接利用分解 ATP 产生的能量将离子逆电化学梯度进行跨膜转运

的过程，称为**原发性主动转运**（primary active transport）。在细胞膜的主动转运中，对 Na^+、K^+ 的主动转运研究得最为充分。细胞膜上存在着一种"钠－钾泵"（sodium–potassium pump）结构，简称钠泵。钠泵的作用是逆电化学梯度差主动地把细胞内的 Na^+ 移出膜外，同时把细胞外的 K^+ 移入膜内，因而形成和保持了 Na^+、K^+ 在膜两侧的特殊分布，这种分布对维持细胞的正常兴奋性必不可少。钠泵转运时所消耗的能量，由分解 ATP 提供。钠泵是细胞膜的脂质双分子层中镶嵌着的一种特殊蛋白质，它本身具有 ATP 酶活性，可以分解 ATP 释放出能量，实现 Na^+、K^+ 进行主动转运。因此，钠泵又称为 Na^+-K^+ 依赖式 ATP 酶。钠泵是由 2 个 α 亚单位和 2 个 β 亚单位组成的二聚体蛋白质，肽链多次穿越脂质双分子层，是一种整合蛋白质。α 亚单位是催化亚单位，转运 Na^+、K^+ 和催化 ATP 分解的功能主要由这一亚单位完成；β 亚单位是一种糖蛋白，其作用还不太清楚。α 亚单位上有 3 个 Na^+、2 个 K^+ 和 1 个 ATP 分子的结合位点，可表现为 E1 和 E2 两种主要构象。当 α 亚单位与 ATP 结合时，构象为 E1，离子结合位点朝向细胞内侧，此时 α 亚单位对 K^+ 亲和力较低而对 Na^+ 亲和力较高，使已结合的 2 个 K^+ 释放到细胞内，并与细胞内 3 个 Na^+ 结合；结合 Na^+ 后，α 亚单位的 ATP 酶活性被激活，ATP 分解，α 亚单位被磷酸化，构象由 E1 转变为 E2，离子结合位点朝向细胞外侧，这时 α 亚单位对 Na^+ 亲和力降低而对 K^+ 亲和力增高，使已结合的 3 个 Na^+ 释放到细胞外，并与胞外 2 个 K^+ 结合；结合 K^+ 后，α 亚单位发生去磷酸反应，再次与另 1 个分子的 ATP 结合并触发构象改变由 E2 回到 E1，从而完成了钠泵的一个转运周期（图 2-2）。钠泵活动时，它泵出 Na^+ 和泵入 K^+ 两个过程是耦联在一起进行的。在一般情况下，每分解 1 个分子 ATP，可泵出 3 个 Na^+，同时泵入 2 个 K^+。由于钠泵的这种活动使细胞外正电荷净增而导致膜外电位升高，因此也将钠泵称为**生电钠泵**（electrogenic sodium pump）。

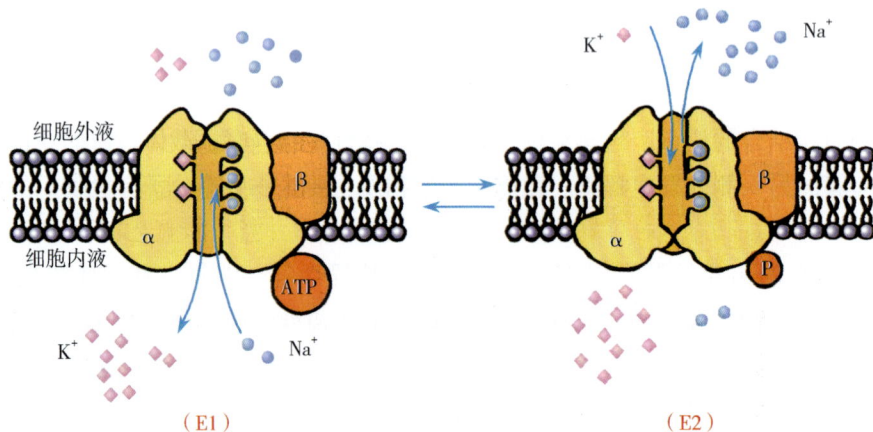

图 2-2　钠泵主动转运示意图

人体细胞新陈代谢所释放的能量大约 25% 用于钠泵的转运，钠泵活动的生理意义是：①造成细胞内高 K^+，这是许多代谢过程的必需条件。②钠泵将 Na^+ 排出细胞，将减少水分子进入细胞，对维持细胞的正常体积有一定意义。③钠泵活动形成的 Na^+ 和 K^+ 跨膜浓度梯度是细胞生物电的基础，也为继发性主动转运提供势能准备。

原发性主动转运是人体最重要的物质转运形式，除钠泵外，目前了解较多的还有钙泵、H^+-K^+ 泵等，这些离子泵蛋白在分子结构上和钠泵类似，都以直接分解 ATP 为能量来源，将有关离子进行逆浓度差的转运。

2. 继发性主动转运　物质在进行逆电化学梯度的跨膜转运时，所需的能量并不直接来自 ATP

的分解，而是来自 Na^+ 在膜两侧的电化学势能差，是钠泵利用分解 ATP 释放的能量建立的。这种类型的转运称为**继发性主动转运**（secondary active transport）或协同转运。小肠上皮、肾小管上皮等对葡萄糖、氨基酸等营养物质的吸收就属于继发性主动转运。小肠腔内葡萄糖的主动转运必须首先与 Na^+ 一起结合于协同转运体，伴随着 Na^+ 由上皮细胞的管腔膜进入细胞内，之后再由基底膜的载体介导扩散至组织液。Na^+ 之所以能跨管腔膜进入胞内，是由于在细胞的基底膜上有钠泵存在，依靠钠泵的活动将胞内的 Na^+ 排入周围组织液中，造成胞内 Na^+ 浓度低于肠腔液中的 Na^+ 浓度，于是 Na^+ 能够不断由肠腔液顺浓度差进入细胞，由此释放的势能则用于葡萄糖分子逆浓度差进入细胞内。被转运的物质分子与 Na^+ 移动的方向相同的称为正向协同转运（同向转运），方向相反的称为反向协同转运（逆向转运）。

（三）胞纳与胞吐

上述两种物质跨膜转运，主要涉及小分子物质与离子。对于大分子物质或物质团块，细胞可通过膜的更为复杂的结构和功能变化使之跨膜转运，这种转运过程需要细胞耗能，也是一种主动转运，可分为胞纳与胞吐两种过程。

胞纳（endocytosis）是指细胞外的大分子物质或某些物质团块（如细菌、病毒、异物、血浆中的脂蛋白颗粒、大分子营养物质等，简称胞纳物）进入细胞的过程。如果进入细胞的胞纳物是固体物质，则此过程称为**吞噬**（phagocytosis）；如进入细胞的胞纳物为液体，则此过程称为**胞饮**（pinocytosis）。胞纳进行时，首先是细胞周围的胞纳物被细胞膜所"接触"，接着引起接触处的膜发生内陷或伸出伪足，进而包绕胞纳物，然后出现膜结构的融合和断离，形成囊泡，最后胞纳物连同包被它的那部分膜整个进入胞内。

有些胞纳物，如低密度脂蛋白、某些多肽激素、抗体、细菌毒素以及一些病毒等，纳入细胞时，先由膜上特异性受体（一种镶嵌蛋白质）识别并与之结合，然后通过膜的内陷形成囊泡，囊泡脱离膜而进入细胞内。这种特别的胞纳方式称为**受体介导胞纳作用**（receptor mediated endocytosis）。

胞吐（exocytosis）是指大分子物质团块由细胞内排出的过程。胞吐主要见于细胞的分泌活动，如神经末梢释放神经递质、内分泌细胞分泌激素、外分泌腺分泌酶原颗粒和黏液等都属于胞吐。不同细胞的各种分泌物大多在粗面内质网中合成，然后在高尔基复合体中加工，在输送过程中逐渐被膜性结构所包被，形成分泌囊泡，囊泡再逐渐移向特定部位的质膜内侧，暂时储存。当膜外的特殊化学信号或膜两侧电位的改变或局部膜中 Ca^{2+} 通道的开放引起 Ca^{2+} 内流，触发囊泡逐渐向质膜内侧移动，囊泡膜和质膜接触，融合，并在融合处出现裂口，一次性将囊泡内容物全部排出，而囊泡的膜则变成细胞膜的组成部分。除了上述调节性胞吐之外，一些细胞在静息状态下，分泌囊泡可自发地与细胞膜融合持续不断将囊泡内的大分子物质排出细胞，例如小肠黏膜杯状细胞分泌黏液的过程，这种胞吐形式称为持续性胞吐。胞吐作用也称为胞裂外排。

胞纳、胞吐过程不仅是物质转运的一种形式，而且也是细胞膜和细胞内膜性结构生成、移位和更新不可缺少的中间环节。

第二节　细胞的跨膜信号转导功能

人体虽然是由许多形态各异、功能不同的细胞所组成的，但多细胞生物作为一个整体，细胞间必须具备完善的信息传递系统以协调所有细胞的功能活动。细胞间传递信息的物质多达数百种，包括各种神经递质、激素、**细胞因子**（cytokines）、气体分子（如 NO、CO）等信号物质。这些细胞外信号物质通称为**配体**（ligand），它们通常由特定的细胞合成和释放，与其邻近或远距离的靶细胞受体相结合，引起相应的效应。细胞外信息以信号形式传递到膜内，引发靶细胞相应的功能效应，这一过程称为**跨膜信号转导**（transmembrane signal transduction），是细胞的基本功能之一。所谓**受体**（receptor）是指存在于细胞膜或细胞内的特殊蛋白质，即细胞接受信息的装置，能特异性识别生物活性分子（配体）并与之结合，进而引发特定的生物效应。

根据受体分子结构、信号分子和信号转导途径的不同，跨膜信号转导方式大体上可以分为三大类：①G 蛋白耦联受体介导的信号转导。②酶耦联受体介导的信号转导。③离子通道介导的信号转导。

一、G 蛋白耦联受体介导的信号转导

G 蛋白耦联受体介导的信号转导是由膜受体（G 蛋白耦联受体）、鸟苷酸结合蛋白（G 蛋白）、G 蛋白效应器、第二信使、蛋白激酶等存在于细胞膜、胞浆及核中一系列信号分子的连锁活动来完成的。

由于这类膜受体都要通过 G 蛋白才能发挥作用，故统称 G 蛋白耦联受体介导的信号转导，其过程大致如图 2-3 所示。

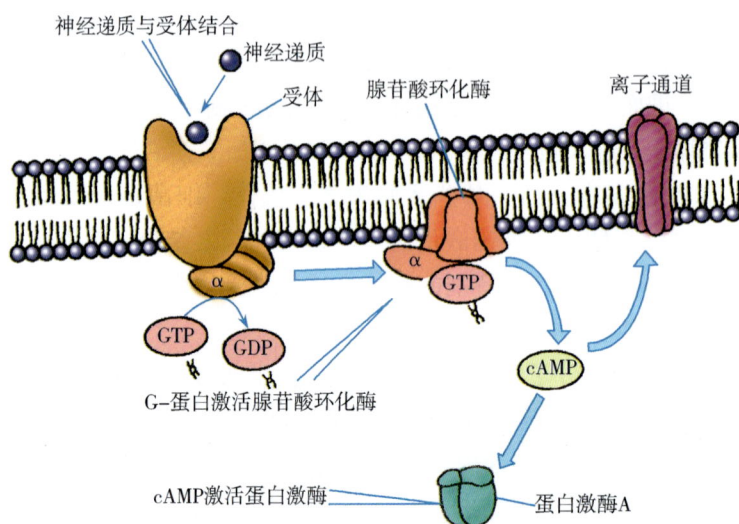

图 2-3　由 G 蛋白耦联受体介导的跨膜信号转导示意图

G 蛋白耦联受体介导的信号转导有多种方式，当不同的配体与膜受体结合后，可通过激活 G 蛋白进而激活不同的 G 蛋白效应器，在胞内催化产生环腺苷酸（cAMP）、三磷酸肌醇（IP$_3$）、甘油二酯（DG）等第二信使，分别通过不同的途径激活不同的蛋白激酶或离子通道而发挥信号转导的作用（如 cAMP-PKA 途径、IP$_3$-Ca^{2+} 途径、DG-PKC 途径、G 蛋白 – 离子通道途径）。体内含氮类激素大多是通过这类转导方式发挥作用的（见第十一章内分泌）。

二、酶耦联受体介导的信号转导

酶耦联受体介导的信号转导过程中的酶耦联受体可分为两类：一类为酪氨酸激酶的受体；另一类为具有鸟苷酸环化酶的受体。

1. 通过酪氨酸激酶受体介导的信号转导　当细胞外的信号分子与相应受体蛋白的胞外结构域

结合时，或者激活受体蛋白胞内具有酪氨酸激酶活性的结构域（体内大部分生长因子和部分肽类激素，如表皮生长因子、肝细胞生长因子，胰岛素等，是通过激活该类型受体将信号转导至细胞核，从而一起基因转录的改变，最终影响细胞的生长和增殖），或者受体蛋白在胞内侧与酪氨酸蛋白激酶形成复合物，导致胞内酪氨酸蛋白激酶被激活并导致下游信号蛋白酪氨酸残基磷酸化产生特定生物效应（激活该类型受体的配体主要是各种细胞因子和肽类激素，如促红细胞生成素、生长激素、催乳素、白介素、干扰素等，受体本身并没有蛋白激酶活性，但可结合并激活酪氨酸蛋白激酶）。

2. 通过鸟苷酸环化酶受体介导的信号转导 这类受体也称受体鸟苷酸环化酶，当配体与这类受体结合时，将激活鸟苷酸环化酶（GC）的活性。GC 催化鸟苷三磷酸（GTP）生成环磷酸鸟苷（cGMP），进而结合并激活 cGMP 依赖性蛋白激酶 G（PKG），使底物蛋白磷酸化。受体鸟苷酸环化酶的一个重要配体是心房钠尿肽。

还有一种存在于胞浆中的可溶性 GC 是一氧化氮（NO）的受体。20 世纪 80 年代后期发现的一种气体信号分子——NO，参与神经递质引起的血管舒张反应。后证实它广泛存在于中枢和外周神经系统中，与多种机体功能的调节有关。

三、离子通道介导的信号转导

有些受体本身就是离子通道的组成部分，能直接操纵离子通道的启闭，引起跨膜离子流动而实现化学信号的跨膜转导，这种途径称为**离子通道介导的信号转导**（signal transduction mediated by ion channel）。这种受体也称为**促离子型受体**（ionotropic receptor）。典型的例子是肌肉的 N_2- 胆碱能受体，它是由 4 种亚单位组成的 $\alpha\alpha\beta\gamma\delta$ 五聚体，每个亚单位都由若干跨膜区段组成，共同围成一个离子通道，乙酰胆碱（ACh）的结合位点在 α 亚单位的细胞膜外侧（图 2-4）。当骨骼肌终板膜上 N_2- 胆碱能受体与 ACh 结合后，发生构象变化及通道的开放，Na^+ 和 K^+ 经通道的跨膜流动造成膜的去极化，并以终板电位的形式将信号传给周围肌膜，引发肌膜的兴奋和肌细胞的收缩。神经元细胞膜上 A 型 $\gamma-$ 氨基丁酸受体与配体结合后，造成 Cl^- 通道开放，Cl^- 的跨膜流动使膜产生抑制性突触后电位，进而引起神经元的抑制效应。其他如甘氨酸受体、谷氨酸受体等，都是由数目和种类各异的亚单位组成的类似通道。

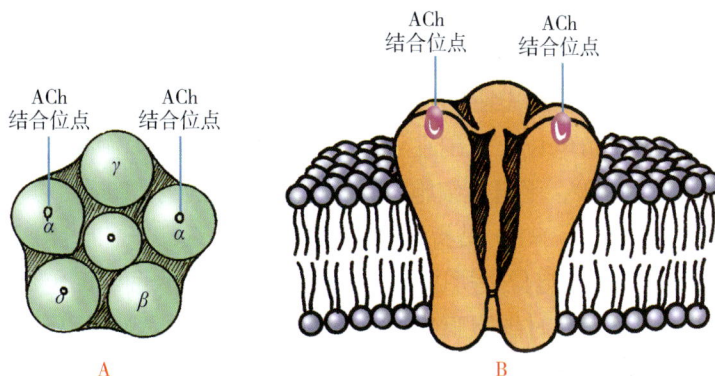

图 2-4 N_2- 乙酰胆碱受体结构模式图

A: 由 5 个亚单位组成的 N_2- 胆碱能受体；

B: 中间为离子孔道区，受体埋在细胞膜内

除了细胞外的信使物质以外，一些细胞内的信使物质如 cAMP、cGMP、IP_3 等，它们的受体

位于细胞内的各种膜结构之上，也属于离子通道型。

电压门控通道和机械门控通道不称为受体，但它们是接受电信号和机械信号的另一种类型"受体"，通过通道的开启、关闭以及由此造成的离子跨膜流动把信号传递到胞内。例如，心肌细胞 T 管膜上的 L 型 Ca^{2+} 通道是一种电压门控通道，动作电位发生时，T 管膜的去极化可激活这种 Ca^{2+} 通道，其开放不仅引起 Ca^{2+} 的内流，而且内流的 Ca^{2+} 还作为第二信使，进一步激活肌质网上的 Ca^{2+} 释放通道，使肌质网内的 Ca^{2+} 释放，引起胞浆 Ca^{2+} 浓度升高，进而促发肌细胞的收缩，从而实现动作电位（电信号）的跨膜信号转导。由于离子通道受体直接操纵离子通道的开关，因此大多介导快速的信号转导，且路径简单。

总之，细胞的功能及其调控机制是非常复杂的，不能靠单一信号转导来完成。各种信号转导途径之间存在着复杂的信号网络。只有在网络中各条信号通路相互协调，细胞才能对各种刺激做出迅速而准确的反应。

第三节　细胞的生物电现象

机体的细胞在进行生命活动时都伴随有电变化，称为细胞的**生物电现象**（bioelectricity phenomenon）。生物电是一种普遍存在又十分重要的生命现象，机体细胞的多种活动，如腺细胞的分泌、肌细胞的收缩等都是以生物电活动为基础。在正常情况下，细胞膜内外两侧存在一定的电位差，称为**膜电位**（membrane potential）。细胞的膜电位主要表现为两种形式：一种是细胞在安静状态下相对稳定的静息电位；另一种是细胞受到刺激时膜电位一过性的迅速、短暂变化的动作电位。此外，某些细胞如感受器细胞还可产生局部电位。临床上诊断疾病时广泛应用的心电图、脑电图、肌电图、胃肠电图和视网膜电图等都是在器官水平上记录到的生物电，它们是在细胞生物电现象基础上发生总和的结果。

一、静息电位

（一）静息电位的测定和概念

如图 2-5 所示，将一参考电极放在细胞外液中，另将一微电极（测量电极）插入神经细胞内，通过示波器可观察到细胞膜两侧存在有电位差，这种测量方法称为细胞内记录法。如将细胞外的电极接地，则记录到的电位是以细胞外为零电位的膜内电位。各种细胞的膜内电位在静息状态下是稳定的、分布均匀的负电位，范围在 $-10 \sim -100mV$ 之间，例如骨骼肌细胞的静息电位约 $-90mV$，神经细胞约 $-70mV$，平滑肌细胞约 $-55mV$，红细胞约 $-10mV$。

静息电位（resting potential，RP）是指细胞在静息状态下存在于细胞膜两侧的电位差。由于在记录膜电位时是以细胞外为零电位，所以膜内负值越大，表示膜两侧的电位差越大，静息电位也就越大。通常把静息电位存在时细胞膜电位内负外正的状态称为**极化**（polarization）；若膜电位增大称为**超极化**（hyperpolarization），如由静息电位的 $-70mV$ 变化为 $-80mV$；膜电位减小称为**去极化**（depolarization），如由静息电位的 $-70mV$ 变化为 $-60mV$；去极化至零电位后膜电位如进一步变为正值（内正外负），则称为反极化或称**超射**（overshoot）；细胞膜去极化后再向静息电位方向恢复的过程称为**复极化**（repolarization）。

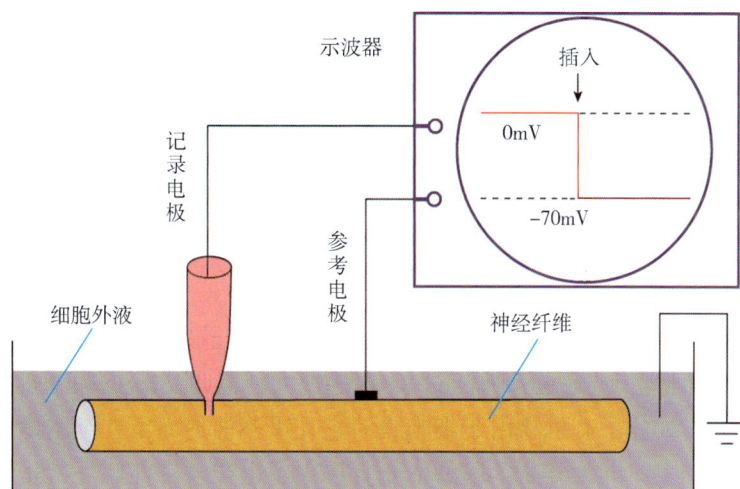

图 2-5　神经纤维静息电位测定示意图

（二）静息电位的产生机制

1. 细胞膜内外离子分布及膜对离子的通透性　生物电的产生与细胞膜两侧带电荷的离子分布有关。细胞膜内外离子分布很不均匀，膜外有较多的 Na^+ 和 Cl^-，膜内有较多的 K^+ 和带负电荷的有机物大分子（表 2-2）。据测定，各类细胞 Na^+ 浓度膜外为膜内的 $7 \sim 12$ 倍，而膜内的 K^+ 浓度为膜外的 $20 \sim 40$ 倍。因此细胞膜两侧各种离子的不均衡分布形成不同离子的浓度差，为离子被动跨膜移动提供了势能储备。

细胞膜两侧离子的分布与膜对各种离子的通透性有关（离子通透性的高低可用离子的电导来表示，它是电阻的倒数）。根据细胞膜结构液态镶嵌模型学说，镶嵌于脂质双分子层中的各种通道蛋白质，分别对某种离子有选择性的通透能力，这种通透能力在不同生理条件下是可变的。根据膜对物质转运形式的通道学说，膜对离子通透能力的大小取决于离子通道开放、关闭状态以及通道开放的数量等。各种离子通道开放或关闭的状态不同，决定着膜的功能特性的差异。例如，在安静时，膜对 K^+ 的通透性最大，对 Cl^- 次之，对 Na^+ 的通透性很小，而对带负电荷的大分子有机物则几乎不通透；而兴奋时，膜对 Na^+ 的通透性突然增大。

上述细胞膜内外离子种类不同，离子浓度也存在差别，细胞膜对各种离子的通透性又有选择性差异，因此使细胞膜两侧产生浓度差，为膜电位的形成提供条件。

表 2-2　枪乌贼大神经和哺乳类动物骨骼肌细胞内液及外液中主要离子的浓度和平衡电位

组织	细胞外液（mmol/L）	胞质（mmol/L）	平衡电位（mV）	静息电位（mV）
枪乌贼大神经				-60
Na^+	440	50	+50	
K^+	20	400	-75	
Cl^-	560	52	-60	
有机负离子		385		
哺乳动物骨骼肌				-90
Na^+	145	12	+67	

续表

组织	细胞外液（mmol/L）	胞质（mmol/L）	平衡电位（mV）	静息电位（mV）
K^+	4	155	-98	
Cl^-	120	4	-90	
有机负离子		155		

2. 静息电位与 K^+ 平衡电位　如上所述，正常时细胞膜内 K^+ 浓度高于膜外，Na^+ 浓度则膜外高于膜内。在这种情况下，K^+ 必然有一个顺浓度差向膜外扩散的趋势，而 Na^+ 有向膜内扩散的趋势。但是在安静时细胞膜 K^+ 通道开放，对 K^+ 通透性大，因此，K^+ 向膜外扩散。当 K^+ 向膜外扩散时，膜内带负电的大分子有机物由于细胞膜对它几乎不通透而留在细胞内。这样随着 K^+ 的外移，膜外正电荷数增多，电位升高，膜的两侧就产生了电位差，即膜外带正电、膜内带负电。由于膜内外 K^+ 浓度差的存在，K^+ 将不断向膜外扩散，使膜两侧电位差逐渐加大；然而，这种逐渐加大的膜两侧的电位差使同性电荷相斥的力量也不断增加，即阻止 K^+ 外流的力量也不断加大。所以，K^+ 的外流不会无限制地进行下去。当浓度差（即促使 K^+ 外流的动力）和电位差（即阻止 K^+ 外流的阻力）使 K^+ 移动的效应达到平衡时，K^+ 的跨膜净通量为零。于是，由 K^+ 外流所造成的膜两侧的电位差也稳定于某一数值不变，这种内负外正的电位差称为 K^+ 的平衡电位。根据 Nernst 公式，K^+ 平衡电位（E_K）的数值可由膜两侧原有的 K^+ 浓度算出，即：

$$E_K = \frac{RT}{ZF} \cdot \ln \frac{[K^+]_o}{[K^+]_i}$$

式中 E_K 是 K^+ 的平衡电位，R 是气体常数，T 为绝对温度，Z 是离子价数，F 是法拉第常数；式中只有 $[K^+]_o$ 和 $[K^+]_i$ 是变数，分别代表膜外和膜内的 K^+ 浓度。若室温以 27℃ 计算，再把自然对数转换成常用对数，则上式可简化为：

$$E_K = 59.5 \lg \frac{[K^+]_o}{[K^+]_i} (mV)$$

由 Nernst 公式计算得到的 K^+ 平衡电位的数值，与实际测得的静息电位的数值非常接近，由此也证明，安静时膜两侧的静息电位主要是由 K^+ 外流所造成的。为了进一步证明这一点，在实验中人为地改变细胞外液中 K^+ 的浓度，使 $[K^+]_o/[K^+]_i$ 比值发生改变，结果静息电位的数值也发生相应的变化。这一结果与根据 Nernst 公式计算得到的预期值基本一致（图 2-6）。由此可见，大多数细胞的静息电位主要由细胞内 K^+ 的外流所产生。K^+ 外流的动力是细胞膜内、外的浓度差，外流的条件是安静时细胞膜对 K^+ 有通透性。

通常静息电位的实际测量值要比 K^+ 平衡电位的理论值要小一些。如表 2-2 显示，枪乌贼大神经的静息电位是 -60mV，其 K^+ 平衡电位的数值为 -75mV；哺乳动物骨骼肌的静息电位是 -90mV，K^+ 平衡电位

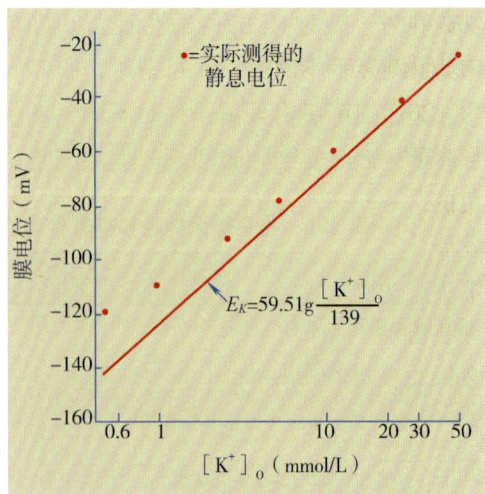

图 2-6　改变细胞外液 K^+ 的浓度对蛙缝匠肌静息电位的影响

是 –98mV。实验已经证明，这是由于在安静时膜不仅对 K^+ 有通透性，而且对 Na^+ 也有较小的通透性，Na^+ 移入膜内将抵消一部分 K^+ 外流所造成的膜内负电位。另外，安静时细胞膜对 Cl^- 也有一定的通透性，但一般认为，细胞膜对 Cl^- 不存在原发性主动转运，因此，Cl^- 在膜两侧的分布是被动的，主要不是由它决定膜电位，而是由膜电位决定它在膜内外的分布，所以 Cl^- 平衡电位总是非常接近静息电位。考虑到膜两侧是 K^+、Na^+、Cl^- 的混合离子溶液，而且膜对这些离子都有不同程度的通透性（分别以 P_K、P_{Na} 和 P_{Cl} 表示），膜两侧平衡电位（E）的计算，根据上述 Nernst 公式做以下的补充，即：

$$E_K=59.5\lg\frac{P_K[K^+]_o+P_{Na}[Na^+]_o+P_{Cl}[Cl^-]_i}{P_K[K^+]_i+P_{Na}[Na^+]_i+P_{Cl}[Cl^-]_o}(mV)$$

细胞膜内外的 Na^+ 和 K^+ 均处于不平衡状态，各自都有推动其通过细胞膜的化学驱动力，但在静息时，细胞膜主要对 K^+ 的通透性较高，所以细胞的静息电位就接近 K^+ 的平衡电位。

对于静息电位形成的机制，还应考虑细胞膜上钠泵对 Na^+、K^+ 不等比例的转运以及其他离子转运机制的作用。钠泵活动本身具有生电作用，也影响静息电位，其转运结果是 3 个 Na^+ 移出细胞外，同时 2 个 K^+ 移入细胞内，导致膜内的负值增大，但一般来说，钠泵的生电作用对静息电位形成的作用并不是很大。

二、动作电位

（一）动作电位的概念和特点

在静息电位的基础上，给细胞一个有效的刺激，细胞膜电位会发生一次迅速的、短暂的、可向远端传播的电位波动，称为**动作电位**（action potential，AP）。动作电位可向周围扩布，是各种可兴奋细胞发生兴奋时具有的特征性表现，因此，动作电位常作为兴奋的指标。实验观察到：哺乳动物的神经纤维和肌细胞在静息时，其静息电位值为 –70 ～ –90mV。当细胞受到足够强度的刺激时，膜内外的电位差迅速减小直至消失，而且可进一步出现膜两侧电位极性的倒转现象，即膜外为负电位、膜内为正电位，如果以膜外电位值为零，则膜内电位值为 +20 ～ +40mV。然而，这种膜电位极性倒转现象只是暂时的，它很快就恢复到受刺激前膜外正、膜内负的极化状态，即静息电位水平。在动作电位发生和发展过程中，膜内、外电位差从静息值逐步减小乃至消失，这个过程称为去极化；进而膜两侧电位倒转，成为膜外负电位、膜内正电位，称为反极化或超射；此后膜电位恢复到膜外正电位、膜内负电位的静息状态，称为复极化。在示波屏上显示的动作电位曲线可分为上升支和下降支。上升支又称去极相，包括膜电位的去极化和反极化两个过程；下降支又称复极相，即膜电位的复极化过程（图 2–7）。

各种可兴奋细胞的动作电位均由去极相和复极相

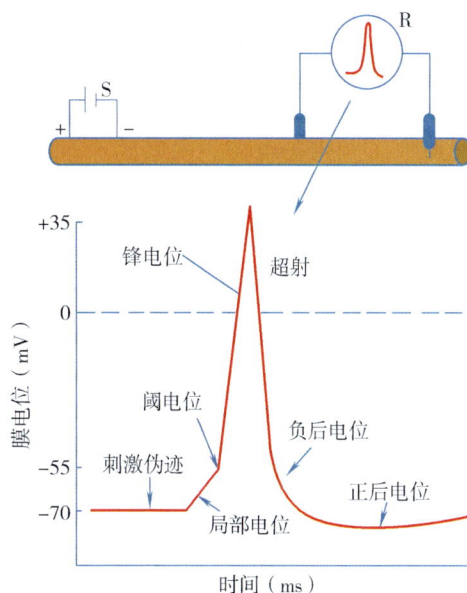

图 2–7　测量单一神经纤维静息电位和动作电位的实验模式图

R：记录仪器；S：电刺激器

组成，但是它们的形状、幅度和持续时间各不相同。例如，神经纤维的动作电位时程很短，呈尖锋状，锋电位持续时间仅约 1ms；骨骼肌细胞的动作电位时程略长，为数毫秒，但波形仍呈尖锋状。在锋电位的下降支恢复到静息电位水平以前，膜电位还要经历一段微小而缓慢的波动，称为**后电位**（after-potential）。一般是先有一段持续 5 ～ 30ms 的负后电位，再出现一段延续更长的正后电位。而心室肌细胞的动作电位则可持续约 300ms，复极化过程还形成一个平台期。

细胞动作电位具有以下特征：①**"全或无"定律**（all or none law）：当给予细胞阈下刺激时，动作电位不会出现，刺激强度达到阈值时就可引发动作电位，且动作电位的大小和形状不随刺激强度改变而变化。②不衰减传导：动作电位产生后并不局限于受刺激部位，而是迅速向周围传播，直至整个细胞膜都依次产生动作电位，在传播过程中其幅度和波形不因传导距离的加大而改变。

（二）动作电位的产生机制

1. 去极相（上升支） 动作电位的去极化过程主要是由于细胞膜的 Na^+ 通道大量开放，胞外 Na^+ 快速内流形成。

细胞膜 Na^+ 通道属于电压依赖性通道，随膜电位的变化可经历 3 种不同状态：①在静息电位时，膜电位较高，Na^+ 通道大多关闭，对 Na^+ 几乎无通透性，但能接受刺激而开放，称为备用状态。②当细胞受到有效刺激时，膜电位降低到一定的临界值（阈电位），Na^+ 通道开放，膜对 Na^+ 通透性增大引起 Na^+ 内流，此时通道呈**激活**（activation）状态。③由于细胞膜去极化而引起细胞膜两侧电位差的减少，导致 Na^+ 通道关闭，任何强度的刺激都不能使之开放，通道处于**失活**（inactivation）状态，膜对 Na^+ 的通透性消失。

当细胞在静息电位的基础上受刺激时，膜电位减少，当到达临界值时，Na^+ 通道由于被激活发生变构，大量 Na^+ 通道开放，膜对 Na^+ 的通透性突然增大，并超过膜对 K^+ 的通透性，这时大量 Na^+ 迅速流入膜内，于是膜内负电位也随着正电荷的进入而迅速被抵消，进而使膜内出现正电位，形成动作电位上升支。由于 Na^+ 通道具有正反馈式开放特点，产生再生性的 Na^+ 内流，使细胞膜迅速去极化，形成锋电位陡峭的上升支直至峰值。在动作电位发生的过程中，细胞膜两侧 Na^+ 的浓度差以及由静息时 K^+ 外移造成的外正内负的电位差是 Na^+ 内流的动力，而 Na^+ 内流所造成的膜内正电位，则形成了 Na^+ 进一步内流的阻力。随着 Na^+ 内流的增加，这种阻力也不断增大，另外，随着膜电位的降低，Na^+ 通道也进入失活状态。当 Na^+ 内流的动力与阻力达到平衡时，膜上 Na^+ 的净通量为零，这时膜两侧的电位差达到了一个新的平衡点，即 Na^+ 的平衡电位（E_{Na}），这一过程可被 Na^+ 通道的阻滞剂河鲀毒素（TTX）所阻断。将膜内、外 Na^+ 的浓度代入 Nernst 公式可计算出 Na^+ 平衡电位的数值，此数值与实验中实际测得的动作电位的超射值很接近。

2. 复极相（下降支） 动作电位的复极化过程主要是由于细胞的 K^+ 通道开放，胞内 K^+ 外流形成。

动作电位上升支达到峰值后迅速转入复极化过程，并形成快速下降的锋电位降支。这是因为膜上 Na^+ 通道开放的时间很短，它很快就进入失活状态，即 Na^+ 通道关闭，从而使膜对 Na^+ 的通透性变小。这时，膜对 K^+ 的通透性进一步增大，并很快超过对 Na^+ 的通透性，于是膜内 K^+ 又由于浓度差和电位差（膜内带正电）的推动而向膜外扩散，使膜内电位由正值向负值发展，直至回到初始安静时接近于 K^+ 平衡电位的静息电位水平。由此形成动作电位的复极相，Na^+ 通道的失活状态解除，恢复到可被激活的备用状态；膜对 K^+ 的通透性也恢复正常，细胞又能接受新的刺激。

细胞膜对 Na^+、K^+ 通透性的改变是动作电位产生的关键因素。实验发现细胞膜去极化可使 Na^+ 通道和 K^+ 通道开放，且随去极化程度的增大而增加。但去极化时开放的 K^+ 通道不同于参与静息电位形成的 K^+ 通道，它能被膜电位去极化激活，具有一定的延迟并逐渐增大作用，在去极化全过程中保持开放，并不失活。而 Na^+ 通道的开放和关闭均比 K^+ 通道快，上述离子通道功能状态的改变是由膜电位决定的，因此，这类通道称为电压依赖性通道。

复极后，膜电位虽已恢复到静息电位水平，细胞膜对 Na^+、K^+ 的通透性也恢复，但是膜内、外的离子分布尚未恢复。此时细胞内 Na^+ 浓度稍增加，细胞外 K^+ 浓度也增加（据估计，神经纤维每兴奋一次，进入胞内的 Na^+ 量大约使膜内 Na^+ 浓度增加 1/80000，逸出的 K^+ 量也近似这个数值）。这种膜内 Na^+ 增多，膜外 K^+ 增多的状态激活了细胞膜上的钠泵，使之加速运转，将细胞内多余的 Na^+ 运至细胞外，将细胞外多余的 K^+ 运回细胞内，从而使细胞膜内外的离子分布恢复到原始安静时的水平。

细胞膜对离子的通透性可用膜电导（电阻的倒数）来表示，图 2-8 表示神经动作电位的产生与细胞膜 Na^+、K^+ 电导的关系。

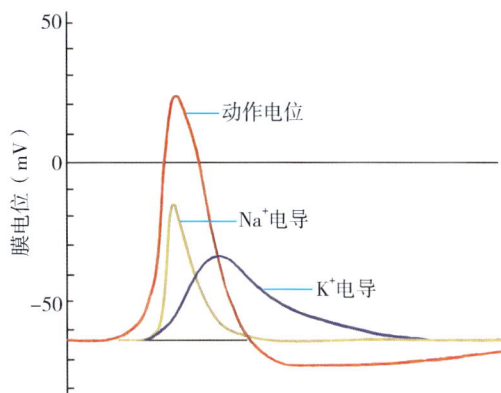

图 2-8 神经动作电位和与它有关的膜对 Na^+、K^+ 通透性（电导）改变的关系

三、局部电位及动作电位的引起和传导

（一）局部电位的概念

如果刺激强度太小不足以引起细胞兴奋产生动作电位，则在刺激停止后膜电位又复极到静息电位水平，这样形成的膜电位波动称为**局部电位**（local potential）。去极化的局部电位是由去极化电紧张电位和少量钠通道开放 Na^+ 内流产生的电位叠加形成。局部电位具有下列特点：①以电紧张的形式扩布，其电位幅度随传播距离的增加而减小，因而不能进行远距离传播。②在一定范围内，局部电位的幅度可随刺激的增强而增大，不具有"全或无"的特征。③局部电位没有不应期，可产生**时间总和**（temporal summation）和**空间总和**（spatial summation）（详见第十章第二节）。如果局部电位经过总和使静息电位减小（去极化）到阈电位时，细胞膜便可产生一次动作电位。局部电位也是机体内常见的一种反应形式，如肌细胞的终板电位、感受器细胞的感受器电位、神经元突触处的突触后电位等均为局部电位。表 2-3 所列为局部电位与动作电位的比较。

表 2-3 局部电位与动作电位的比较

项目	局部电位	动作电位
刺激强度	阈下刺激	阈刺激或阈上刺激
开放的 Na^+ 通道	较少	多
电位变化幅度与刺激强度的关系	①小（在阈电位以下波动）。②分级性反应，随阈下刺激强度的增加而增大	①大（达阈电位以上）。②"全或无"现象，单个阈下刺激不能产生动作电位，阈刺激或阈上刺激产生动作电位的幅度相等

项目	局部电位	动作电位
不应期	无	有
可总和性	有（包括时间和空间总和）	无
传播特点	呈电紧张扩布，随时间和距离延长迅速衰减，不能向远处传播	能以局部电流的形式连续而不衰减地向远处传播

（二）刺激引起动作电位的条件

刺激是指能引起细胞、组织或机体发生反应的内、外环境变化。刺激的种类很多，有化学、机械、温度以及声、光、电等。实验证明，并不是任何刺激都能引起组织细胞的反应，要使细胞发生反应，必须达到一定的刺激量。刺激量通常包括三个参数，即一定的强度、一定的持续时间以及一定的时间 – 强度变化率。

由于电刺激的这三个参数很容易控制，且重复性好，对组织的损伤性小，故生理学实验中常选用电脉冲作为人工刺激，因此在实验室中常采用各种形式的电刺激。用神经或肌肉组织进行实验时，一般采用不同波宽的方波脉冲作为刺激，测定在不同波宽条件下，各自能引起组织兴奋所需的最小刺激强度。结果发现：在一定范围内，方波波宽越小（即作用的持续时间越短），能引起组织兴奋所需的刺激强度越大（即方波振幅越大）；方波的波宽越大，则能引起组织兴奋所需的刺激强度越小。将实验结果描绘为强度 – 时间曲线如图 2–9。在曲线上的任何一点都代表一个具有一定强度和一定持续时间的能引起组织发生兴奋反应的最小刺激量。该曲线表明：当刺激强度低于某一临界值时，即使刺激时间无限长，也不能引起细胞兴奋，表现为曲线的右下支与横坐标平行；同样，当作用时间短于某一临界值时，即使刺激强度无限大，也不能引起细胞兴奋，表现为曲线左上支与纵坐标平行。在刺激作用时间足够长的条件下，能引起兴奋的最小刺激强度，称为基强度。用基强度做刺激引起细胞兴奋所需的最短作用时间称为利用时。图中所示**时值**（chronaxie）是指在保持强度 – 时间变化率不变的条件下，两倍基强度的刺激引起组织兴奋的最短刺激持续时间。时值和基强度可作为衡量组织兴奋性高低的指标。但时值的测定较为复杂，不便于应用，最简便的方法就是采用阈值作为指标。一般所指阈值是强度**阈值**（threshold intensity），即在刺激作用时间和强度 – 时间变化率都固定不变的条件下，能引起组织细胞兴奋所需的最小刺激强度，又称阈强度。达到阈强度的刺激称为**阈刺激**（threshold stimulus）。阈值大，表示组织细胞的兴奋性低；阈值小，表示兴奋性高。强度小于阈值的刺激称为阈下刺激，它不能引起组织细胞兴奋。强度大于阈值的刺激称为阈上刺激，能够引起兴奋。

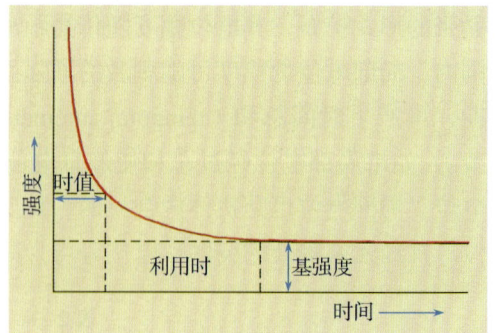

图 2–9　可兴奋组织的强度 – 时间曲线

神经纤维受到阈强度的刺激，细胞膜两侧电位差减小，处于去极化状态。当这个去极化使膜电位达到某个临界值时，细胞膜上的电压门控 Na^+ 通道快速被激活，大量 Na^+ 通道开放，使膜对 Na^+ 的通透性突然增大，Na^+ 大量内流，出现动作电位的上升支。而膜的去极化又导致更多的 Na^+ 通道开放，有更多的 Na^+ 内流，这种正反馈式或称为再生性循环过程使细胞膜迅速、自动地去极化，直至达到 Na^+ 的平衡电位。当膜电位去极化达到某一临界值时，出现膜上的 Na^+ 通道大量开放，Na^+ 大量内流而产生动作电位，膜电位的这个临界值称为**阈电位**（threshold potential）。阈刺激和阈电位的概念不同，但结果相同，都是使细胞产生动作电位，并且两者都能反映细胞的兴奋性。阈电位一般比静息电位的绝对值小 10 ～ 20mV，在神经细胞和肌细胞，阈电位为 −50 ～ −70mV。

（三）细胞兴奋后兴奋性的变化

细胞受到刺激发生兴奋，即爆发动作电位时，其本身的兴奋性会随时间发生一系列的变化（图 2-10）。首先，当细胞受刺激而发生兴奋后的较短时期内，如果再给予刺激，无论强度多大，都不会再发生兴奋，即兴奋性降低到零，这一时期称为**绝对不应期**（absolute refractory period，ARP）。此后，进入另一个时期，只有进行阈上刺激才有可能产生新的兴奋，说明这时细胞的兴奋性正在逐渐恢复，但仍低于正常，这一时期称为**相对不应期**（relative refractory period，RRP）。相对不应期之后，细胞的兴奋性又稍高于正常水平，此时只要给予一定的阈下刺激就可能发生新的兴奋，这一时期称为**超常期**（supranormal period，SNP）。最后，细胞的兴奋性又转入低于正常的时期，称为**低常期**（subnormal period）。综上所述，细胞在一次兴奋后，其兴奋性要经历一个周期性变化的过程，在经历这些变化之后，细胞的兴奋性才完全恢复正常。绝对不应期大约相当于锋电位发生的时间，所以锋电位不会发生叠加，而且产生锋电位的最高频率也受到绝对不应期的限制。如果绝对不应期为 2ms，则理论上锋电位的最大频率不可能超过每秒 500 次。相对不应期和超常期大约相当于负后电位出现的时期；低常期相当于正后电位出现的时期。

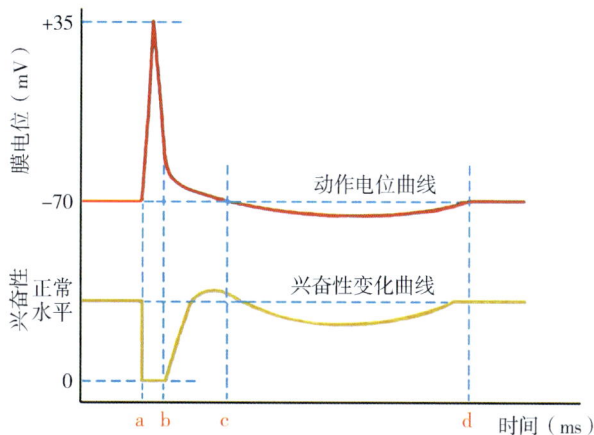

图 2-10 动作电位与兴奋性变化的时间关系
ab：锋电位——绝对不应期；bc：后电位的前部分——相对不应期、超常期；cd：后电位的后部分——低常期

（四）动作电位在同一细胞上的传导

可兴奋细胞的细胞膜任何一处产生的动作电位都可沿着细胞膜向周围传播，使整个细胞膜都依次产生一个与原先被刺激部位同样的动作电位，即兴奋传播到全部细胞膜。

细胞膜发生动作电位的部位呈现膜内正电位、膜外负电位；而邻近的安静部位则是膜内负电位、膜外正电位。这样，在膜的兴奋部位与邻近的静息部位之间存在着电位差，由于电位差的驱动使膜外正电荷由静息部位向兴奋部位移动，膜内的正电荷由兴奋部位向静息部位移动，形成

局部电流（local current）。静息部位在局部电流的刺激下，膜发生去极化，使膜电位减小，当减小到阈电位时，该部位即可爆发动作电位，于是兴奋由最初部位传导到邻近部位。这样的过程在膜上连续进行下去，最终使整个细胞膜都依次产生动作电位，完成兴奋在整个细胞上的传导。这是可兴奋细胞如骨骼肌、心肌和神经细胞兴奋传导的共同原理。但神经细胞具有较长的轴突，由于神经轴突髓鞘的有无，兴奋的传导又有其不同的特点。如有髓鞘神经纤维的轴突外面包有高电阻的髓鞘，电流不易通过，只有朗飞结处的轴突无髓鞘，与细胞外液直接接触，允许离子做跨膜扩散。因此，有髓鞘神经纤维产生兴奋时，只在朗飞结处的轴突膜出现膜内外的离子跨膜扩散，兴奋只能在一个个朗飞结处相继产生，这种传导方式称**跳跃式传导**（saltatory conduction）（图 2–11）。所以，有髓鞘神经纤维的兴奋传导速度要比无髓鞘神经纤维快。

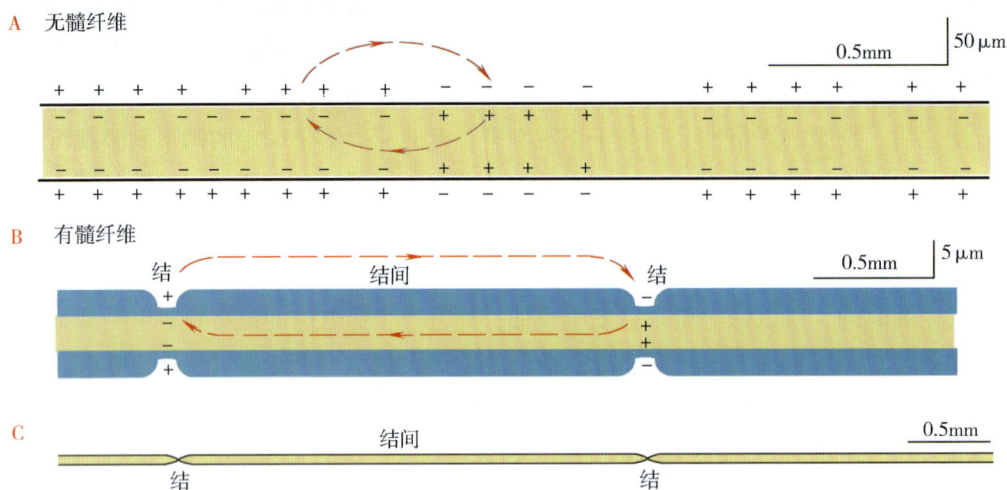

图 2–11　神经冲动传导机制的模式

A：无髓鞘神经纤维的传导；B：有髓鞘神经纤维的"跳跃式"传导；

C：为按比例绘制的有髓纤维。红色虚线箭头表示局部电流的方向

第四节　肌肉的收缩功能

　　人体的肌肉组织可根据其结构和收缩特点的不同分为骨骼肌、心肌和平滑肌。其中骨骼肌和心肌在光学显微镜下显现明暗交替的横纹，又称为横纹肌。不同肌肉组织在功能和结构上各有特征，故舒缩的形式和特点也有差别。但从分子水平来看，各种肌肉收缩活动都与细胞内所含的收缩蛋白（主要是肌球蛋白和肌动蛋白等）的相互作用有关；收缩和舒张过程的调控也有许多相似之处。

一、横纹肌

（一）横纹肌细胞的结构特征

　　横纹肌细胞在结构上最主要的特点是含有大量的肌原纤维和高度发达的肌管系统，而且这些结构在排列上是高度规则有序的。

　　1.肌原纤维和肌节　每个肌细胞都含有上千条直径为 1.5μm 左右，沿细胞长轴走行的**肌原纤维**（myofibril）。在光学显微镜下可见每条肌原纤维的全长都呈现规则的明、暗交替，分别称为

明带和暗带（图 2-12）。平行的各肌原纤维，明带和暗带又都分布在同一水平上，这就使骨骼肌和心肌细胞呈现横纹的外观，故又称横纹肌。暗带的长度比较固定，在暗带中央有一段相对透明的区域，称为 H 带，它的长度随肌肉所处状态的不同而有变化。在 H 带中央又有一条横向的暗线，称为 M 线。明带的长度是可变的，它在肌肉舒张时较长，并且在一定范围内可因肌肉受被动牵引而变长，在肌肉收缩、缩短时随之变短。明带中央也有一条横向的暗线，称为 Z 线。肌原纤维上相邻的两条 Z 线之间的区域，是肌肉收缩和舒张的最基本单位，称为**肌节**（sarcomere）（图 2-13A）。

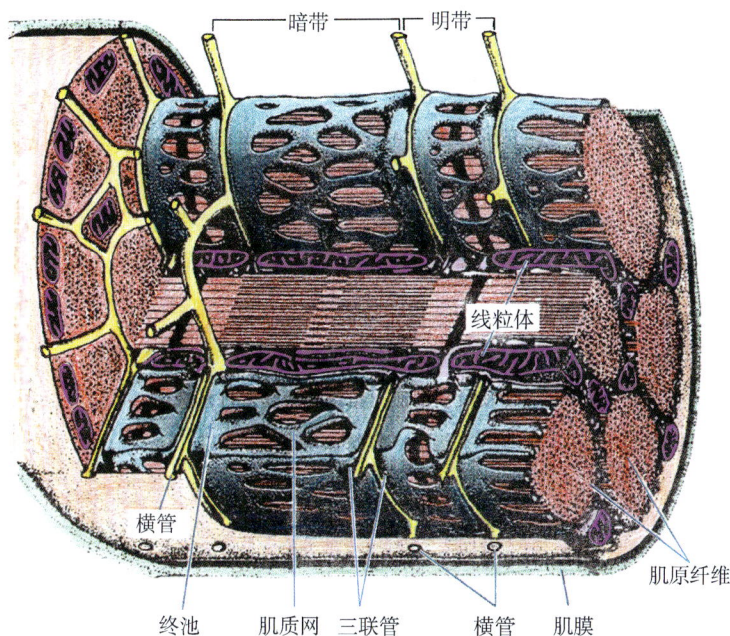

图 2-12　骨骼肌细胞的肌原纤维和肌管系统

电子显微镜下可见肌节的明带和暗带包含有细的、纵向平行排列的丝状结构，称为肌丝。暗带中的肌丝较粗，称为粗肌丝，其直径约 10nm，长度与暗带相同。实际上暗带的形成就是由于粗肌丝的存在，M 线则是把成束的粗肌丝固定在一起的结构。明带中的肌丝较细，直径约 5nm，称为细肌丝。它们由 Z 线结构向两侧明带伸出，每条细肌丝的长度为 1.0μm，其游离端在肌节总长度小于 3.5μm 的情况下，有一段伸入暗带与粗肌丝相互重叠。如果两侧 Z 线伸入暗带的细肌丝未能相遇而隔有一段距离，这就形成了 H 带。肌肉被动拉长时，细肌丝由暗带重叠区被拉出，肌节长度增大，同时明带的长度也增大，H 带相应增宽。

2. 肌管系统　包绕在每一条肌原纤维周围的膜性囊管状结构称为**肌管系统**（sarcotubular system）。这些囊管状结构实际是由来源和功能都不相同的两套独立的管道系统所组成，一套是走行方向和肌原纤维相垂直的管道，称为**横管**或 **T 管**（T tubule），是由肌细胞的表面膜向内凹入而成，凹入的部分形成闭合的管道而不与胞质相通。它们穿行在肌原纤维之间，并在 Z 线的附近形成环绕肌原纤维的管道；横管之间可相互交通，且内腔通过肌膜凹入处的小孔与细胞外液相通。另一套肌管系统是纵管，也称**肌质网**（sarcoplasmic reticulum，SR）或 **L 管**（L tubule）；它们的走行方向和肌原纤维平行，但主要包绕每个肌节的中间部分，它们也相互沟通，但不与细胞外液或胞质沟通，只是在接近肌节两端的横管时管腔出现膨大，称为**连接肌质网**（junctional SR，

JSR）或**终池**（terminal cistern），使纵管以较大的面积和横管相靠近。JSR 内的 Ca^{2+} 浓度比肌质中高几千倍，JSR 膜上有 **ryanodine 受体**（ryanodine receptor，RyR），是一种非电压门控的 Ca^{2+} 通道。每一横管和来自两侧肌节的纵管终池，构成所谓三联管结构。横管和纵管的膜在三联管结构处并不接触，中间为约 12nm 的胞质隔开，说明它们之间要进行某种形式的信息转导才能实现功能上的联系。横管系统的作用是将肌细胞膜兴奋时出现的电变化沿 T 管膜传入细胞内，肌质网和终池的作用是通过 Ca^{2+} 的贮存、释放和再积聚，触发肌丝的滑动，使肌节收缩和舒张，而三联管结构正是把肌细胞膜的电变化和胞内的收缩过程衔接或耦联起来的关键部位。Ca^{2+} 被认为是兴奋 - 收缩耦联的因子。

（二）横纹肌细胞的收缩机制

目前公认的肌肉收缩机制是 Huxley 等在 1954 年提出的**肌丝滑行学说**（myofilament sliding theory）。其主要内容是：横纹肌收缩时在外观上虽然表现为整个肌肉或肌纤维的缩短，但在肌细胞内并无肌丝或它们所含的蛋白质分子结构的缩短，只是由 Z 线发出的细肌丝主动向粗肌丝间隙滑行，向暗带中央移动，结果使相邻的 Z 线都互相靠近，肌节长度变短，造成整个肌原纤维、肌细胞乃至整条肌肉长度的缩短。直接观察表明，肌肉收缩时并无暗带长度的变化，只能看到明带长度的缩短；与此同时暗带中央 H 带也相应地变窄。这说明细肌丝在肌肉收缩时也没有缩短，只是它们向暗带中央移动，和粗肌丝发生了更大程度的重叠。细肌丝向粗肌丝滑行的机制已从组成肌丝的蛋白质分子结构的水平得到阐明。

1. 肌丝的结构 粗肌丝由**肌球蛋白**（myosin，亦称肌凝蛋白）分子组成，它们在粗肌丝中呈独特的有规则的排列。一条粗肌丝大约含有 200 个肌球蛋白分子，每个分子长 150nm，呈长杆状，其一端有膨大呈球形的头部。每个分子由 6 条肽链构成，包括一对重链和两对轻链。两条重链的尾部相互缠绕形成肌球蛋白的杆状部分，都朝向 M 线聚合成束，形成粗肌丝的主干；两条重链的末端分别结合一对轻链，构成头部，球形的头部连同与它相连的一小段称作"桥臂"的杆状部分一起从肌丝中向外伸出，形成**横桥**（cross bridge）（图 2-13B）。横桥有规则地裸露在 M 线两侧的粗肌丝主干的表面。当肌肉安静时，横桥与主干的方向相垂直，由粗肌丝表面突出约 6nm，其分布位置也严格有序，即每个横桥都能分别同环绕它们的 6 条细肌丝相对，有利于它们之间的相互作用。横桥有两个主要特性：一是在一定条件下可以和细肌丝上的肌动蛋白分子呈可逆性地结合，同时出现横桥向 M 线方向扭动；二是具有 ATP 酶的活性，可分解 ATP 获得能量，作为横桥扭动和做功的能量来源。

细肌丝由肌动蛋白、原肌球蛋白和肌钙蛋白 3 种蛋白分子组成。其中**肌动蛋白**（actin，亦称肌纤蛋白）占 60%，它与肌丝滑行有直接的关系，故和肌球蛋白一同被称为收缩蛋白。肌动蛋白分子单体呈球状，在细肌丝中聚合成两条链并相互缠绕成螺旋状，成为细肌丝的主干（图 2-13C），在主干上存在能与粗肌丝的横桥相结合的位点。细肌丝中另外两种蛋白分子，即原肌球蛋白和肌钙蛋白，不直接参与肌丝滑行，但可影响和控制收缩蛋白之间的相互作用，故称为调节蛋白。**原肌球蛋白**（tropomyosin）分子呈长杆状，由两条肽链缠绕成双螺旋结构，在细肌丝中和肌动蛋白双螺旋并行。**肌钙蛋白**（troponin，亦称原宁蛋白）分子呈球形，含有 3 个亚单位，即 TnT、TnC 及 TnI，以一定的间隔出现在原肌球蛋白的双螺旋结构上。静息时，肌钙蛋白的 TnT、TnI 分别与原肌球蛋白和肌动蛋白紧密相连，使原肌球蛋白保持在遮盖肌动蛋白上横桥的结合位点的位置，对两者的结合起阻碍作用。TnC 具有 Ca^{2+} 的结合位点，每分子 TnC 可结合 4 个 Ca^{2+}。

2. 肌丝滑行的过程 根据上述粗、细肌丝的分子结构和功能特点，目前公认的肌丝相互滑行的基本过程为：当胞浆中 Ca^{2+} 浓度升高时，Ca^{2+} 迅速与 TnC 结合，引起肌钙蛋白构型改变，3个亚单位间的连接由松散状态变得坚固，导致 TnI 与肌动蛋白的结合减弱和原肌球蛋白向肌动蛋白双螺旋沟槽的深部移动，肌动蛋白分子上能与肌球蛋白横桥结合的位点暴露（图 2-13D）。横桥与肌动蛋白结合后，ATP 酶被激活，水解 ATP 而释放出能量，引起横桥扭动，牵引肌动蛋白丝向 M 线方向移动。ATP 分解后，原来的横桥复位，并迅速与肌动蛋白分离。在 ATP 不断补充的情况下，横桥又重新和细肌丝的下一位点结合，重复上述的反应，如此周而复始，依次将细肌丝向 M 线方向牵拉。横桥与肌动蛋白结合、扭动、复位的过程称为**横桥周期**（cross-bridge cycling）。横桥的这种循环在一个肌节以至于整个肌肉中都是非同步进行的，这样才可能使肌肉产生恒定的张力和连续的缩短。在一定肌节长度内，细肌丝滑动距离越大，肌张力也越大。活动的横桥数目愈多，肌张力和缩短的距离愈大。能参与循环的横桥数目以及横桥循环活动的进行速率，是决定肌肉缩短程度、缩短速度以及所产生张力的关键因素。当 Ca^{2+} 浓度下降到临界阈值（10^{-7}mol/L）以下时，Ca^{2+} 与肌钙蛋白脱离，肌钙蛋白的 TnI 亚单位又重新与肌动蛋白连接，原肌球蛋白也恢复到原来位置，在肌肉弹性的被动牵引下，肌丝复位，肌肉松弛。

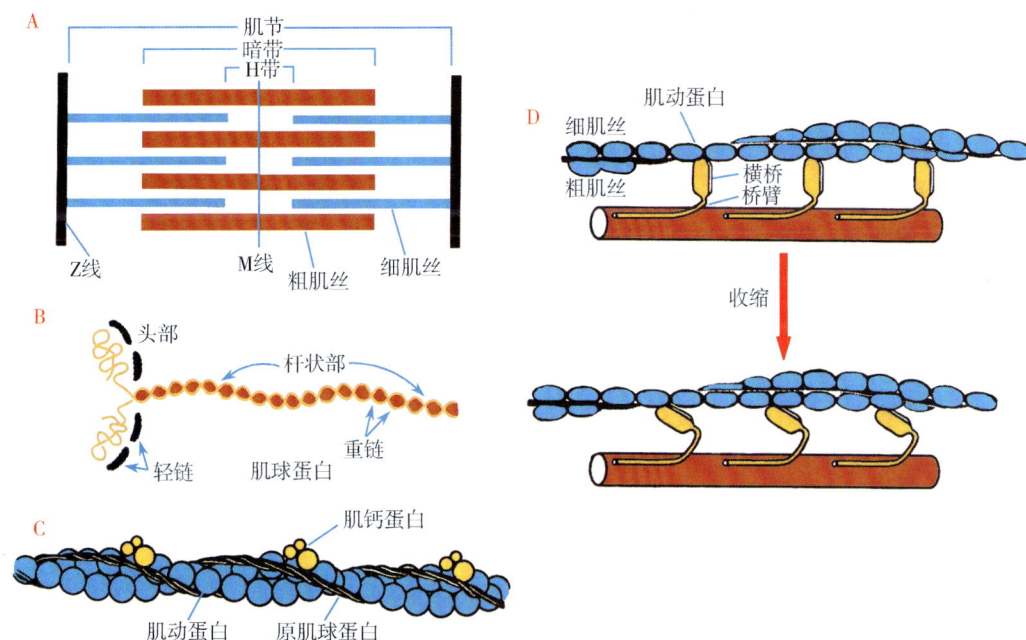

图 2-13 横纹肌的肌丝结构和肌丝滑行示意图

A：肌节的组成；B：肌球蛋白的分子组成；C：细肌丝的构成；D：横桥扭动

（三）横纹肌细胞的兴奋 – 收缩耦联

当肌细胞发生兴奋时，首先在肌膜上出现动作电位，然后才发生肌丝滑行、肌节缩短、肌细胞的收缩反应。这种将以膜的电变化为特征的兴奋和以肌丝滑行为基础的收缩联系起来的中介过程称为**兴奋 – 收缩耦联**（excitation-contraction coupling）。目前认为，其基本过程包括：①肌膜上的动作电位通过横管系统向肌细胞的深处传导，激活肌膜和横管膜上的 L 型钙通道。②激活的L 型钙通道通过变构作用（骨骼肌）或内流的 Ca^{2+}（心肌）激活终池膜上的钙释放通道，通道开放，Ca^{2+} 释放入胞浆，使胞浆内的 Ca^{2+} 浓度从安静时的低于 10^{-7}mol/L 升高至 10^{-5} mol/L。③胞

浆内 Ca^{2+} 浓度的升高启动肌丝滑行过程，肌肉收缩。④胞浆内 Ca^{2+} 浓度升高的同时激活纵管膜上的钙泵，将胞浆的 Ca^{2+} 回收入肌质网，使得胞浆 Ca^{2+} 浓度降低，肌肉即舒张（图 2-14）。

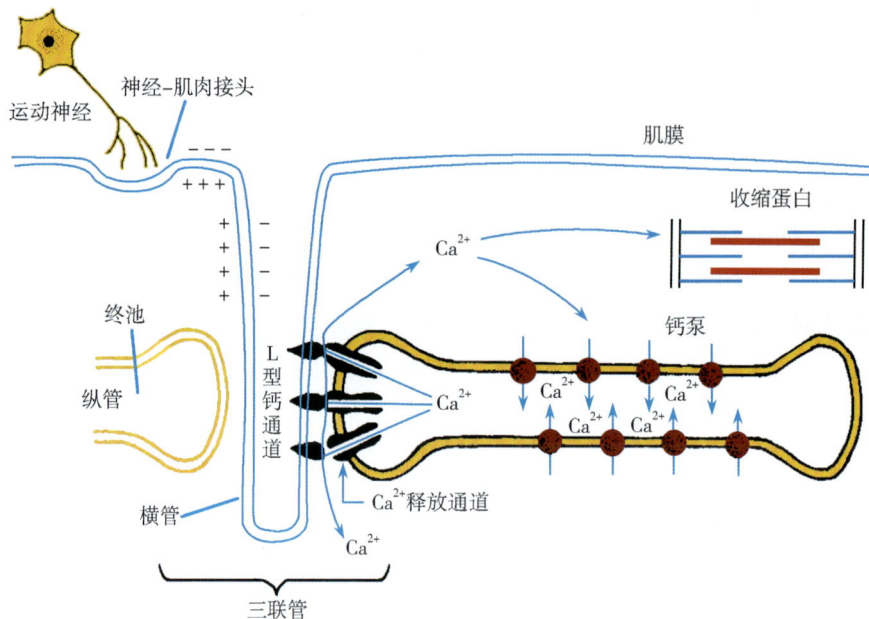

图 2-14　骨骼肌的兴奋 – 收缩耦联示意图

骨骼肌细胞收缩时，胞浆内增加的 Ca^{2+} 几乎 100% 来自肌质网释放；而在心肌，由肌质网释放的 Ca^{2+} 占 80% ～ 90%，经 L 型钙通道内流的 Ca^{2+} 占 10% ～ 20%。两者释放 Ca^{2+} 的机制不同。骨骼肌横管膜上的 L 型钙通道可能对终池膜的钙释放通道的开口起堵塞作用，表现为肽链结构正好两两相对。在骨骼肌兴奋时，横管膜的去极化激活膜上的 L 型钙通道发生变构，消除对终池膜上钙释放通道的堵塞，使终池中的 Ca^{2+} 大量进入胞浆。但在心肌，当去极化使 L 型钙通道激活时，内流的 Ca^{2+} 激活终池膜上钙释放通道，再引起终池内 Ca^{2+} 的释放。也就是说，心肌细胞肌质网释放 Ca^{2+} 依赖于细胞外内流的 Ca^{2+} 触发；在无 Ca^{2+} 溶液中，动作电位不能引起心肌细胞收缩。这种经 L 型钙通道内流的 Ca^{2+} 触发肌质网释放 Ca^{2+} 的过程，称为**钙触发钙离子释放**（calcium induced Ca^{2+} release，CICR）。

骨骼肌收缩后，胞浆中的 Ca^{2+} 几乎全部被肌质网膜中的钙泵回收。在心肌，大部分 Ca^{2+} 被肌质网的钙泵回收，还有一部分依赖于肌膜上的 Na^+–Ca^{2+} 交换体和钙泵排出胞外。

（四）影响横纹肌收缩效能的因素

肌肉收缩效能表现为收缩时所产生的张力大小、肌肉缩短的程度，以及产生张力或肌肉缩短的速度。横纹肌的收缩效能取决于肌肉收缩前或收缩时所承受的负荷和肌肉自身的收缩能力。

1. 前负荷　前负荷（preload）决定了肌肉在收缩前的长度，亦即肌肉的**初长度**（initial length）。在生理学实验中，可以测定在不同的初长度情况下肌肉收缩产生的张力。将肌肉在安静时牵拉到一定长度时，会产生一定的**被动张力**（passive force）；在此基础上施加刺激，又可记录到一个收缩期张力，此张力为被动张力与肌肉收缩产生的**主动张力**（active force）之和，即**总张力**（total force）。将肌肉固定于不同的初长度，然后分别记录在不同初长度时被动张力和施加刺激后的总张力，可得到被动张力、总张力与肌肉长度的关系曲线。将这两条曲线中各同等长度时的张力数值相减，即可得到主动张力与肌肉长度的关系曲线（图 2-15A）。该曲线说明肌肉的初长度和张力的关系。它表明，肌肉前负荷存在着一个**最适初长度**（optimal initial length），在这一初长度下肌肉收缩可以产生最大的主动张力；大于或小于这个初长度，收缩张力都会下降。肌肉长度－张力关系曲线的这一特点与肌节长度的变化有关。图 2-15B 曲线表示肌节的长度与主动张力的关系，在曲线的 d 点，肌节的长度最长，粗、细肌丝完全不重叠，肌肉收缩时的主动张力为零；在曲线的 c 点和 b 点，肌节的长度分别为 2.2μm 和 2.0μm，粗、细肌丝处于最适重叠状态（M 线两侧各 0.1μm 范围内无横桥），即所有的横桥都能与细肌丝接触，肌肉等长收缩时的主动张力亦达最大值；在曲线的 a 点，肌节长度为 1.6μm，细肌丝穿过 M 线，造成两侧细肌丝相互重叠并发生卷曲，影响部分横桥与细肌丝的接触，肌肉收缩产生的张力相应减小。以上结果表明，肌肉收缩产生的张力与细肌丝能够接触的横桥数目成比例，最适肌节长度应是 2.0 ～ 2.2μm。处于最适初长度时，肌肉收缩可以产生最大的主动张力。

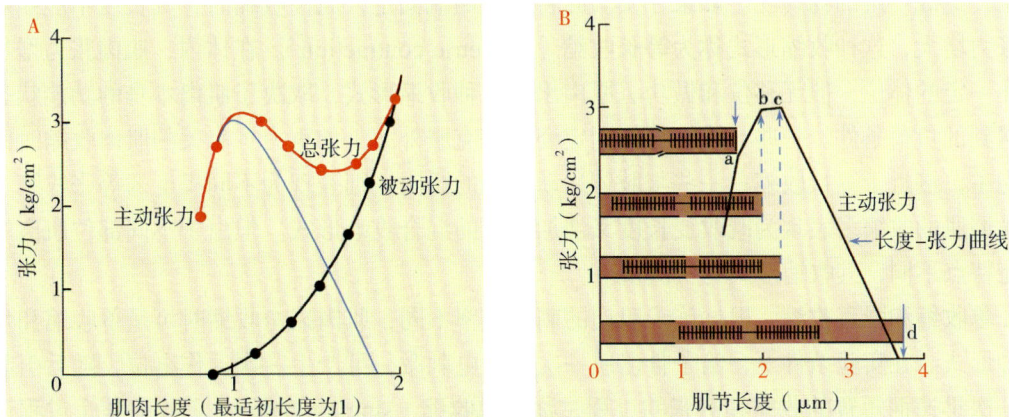

图 2-15　肌肉初长度对肌肉收缩的影响

2. 后负荷　肌肉开始收缩后所遇到的负荷称为**后负荷**（afterload）。使肌肉前负荷不变，然后改变后负荷，同时测定在不同后负荷情况下肌肉收缩产生的张力和缩短的速度，可得到图 2-16 所示的张力－速度曲线。该曲线表明，随着后负荷的增加，收缩张力增加而缩短速度减小。当后负荷增加到使肌肉不能缩短时，肌肉可产生最大等长收缩张力（P_0）；当后负荷为零时，肌肉的缩短可达到最大缩短速度（V_{max}）。肌肉的缩短速度取决于横桥周期的长短，而收缩张力则取决于与肌动蛋白结合的横桥的数目。横桥周期的长短决定于肌球蛋白 ATP 酶的活性和收缩时的负荷。当后负荷为零时，横桥周期最短，其周期的长短只取决于肌球蛋白 ATP 酶的活性。当有后负荷存在时，横桥头部摆动速度减慢，横桥周期变长，参与活动的横桥的数目增加，故能产生和维持较大的张力来克服负荷的阻力。

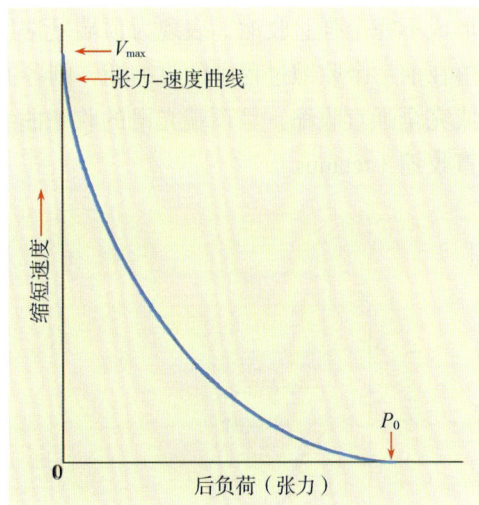

图 2-16　肌肉的张力－速度曲线

3. 肌肉收缩能力　肌肉收缩能力（contractility）是指与前负荷和后负荷无关的肌肉本身的内在特性，与收缩和舒张过程各环节的肌肉内部功能状态有关，如兴奋－收缩耦联过程中胞浆内

Ca^{2+}的水平和肌球蛋白的 ATP 酶活性等。许多神经递质、体液物质、病理因素和药物都能调节和影响肌肉收缩能力。

（五）骨骼肌收缩的外部表现

肌肉收缩的效应为长度的缩短和（或）张力的增加，表现为等张收缩和等长收缩。根据刺激频率的不同，又可以出现单收缩和强直收缩等收缩形式。

1. 等张收缩和等长收缩 当肌肉发生兴奋出现收缩时，根据肌肉的长度与张力的改变，可分为等张收缩和等长收缩两种形式。将肌肉标本一端固定，另一端处于游离状态，电刺激引起肌肉兴奋，于是肌肉开始以一定的速度缩短，这种收缩的特点是肌肉收缩时长度明显缩短但张力始终不变，这种收缩形式称为**等张收缩**（isotonic contraction）。肌肉长度缩短可使躯体对抗某种阻力而移位，完成一定的物理功。如果在实验时将肌肉两端固定，肌肉收缩时，其长度不能缩短，但肌肉张力增大，这种收缩形式称为**等长收缩**（isometric contraction）。在体内，肌肉张力增加可保持躯体一定的体位，但无移位和做功。肌肉出现何种收缩形式，取决于肌肉本身的功能状态和肌肉所遇到的负荷条件。一些与维持身体固定姿势和克服外力（如重力）有关的肌肉收缩时以产生张力为主，接近于等长收缩；一些与肢体运动有关的肌肉，则表现为不同程度的等张收缩。在整体内骨骼肌的收缩多表现为既改变长度又增加张力的混合收缩形式。但由于不同部位肌肉的附着或功能特点不同，其收缩形式有所侧重。

2. 单收缩和强直收缩 根据施予肌肉的刺激频率不同，肌肉兴奋收缩时可呈单收缩和强直收缩两种形式。在实验条件下，给予骨骼肌一次单个电刺激，可产生一次动作电位，随后引起肌肉发生一次迅速而短暂的收缩和舒张的过程，称为**单收缩**（single twitch）。单收缩整个过程可分为收缩期和舒张期。如果给肌肉以连续的短促刺激，随着刺激频率的不同，肌肉收缩会出现不同的形式。当频率较低时，后一个刺激落在前一个刺激引起的收缩过程结束之后，则只引起一连串各自分开的单收缩。随着频率增加，若后一个刺激落在前一个刺激引起的收缩过程中的舒张期，则形成不完全强直收缩，表现为顶端呈锯齿状的收缩曲线。若刺激频率再增加，每一个后续的刺激落在前一个收缩过程中的收缩期，则各次收缩的张力变化和长度缩短完全融合或叠加起来，就形成完全强直收缩，呈顶端光滑的收缩曲线（图 2-17）。不完全强直收缩与完全强直收缩均称为**强直收缩**（tetanus）。

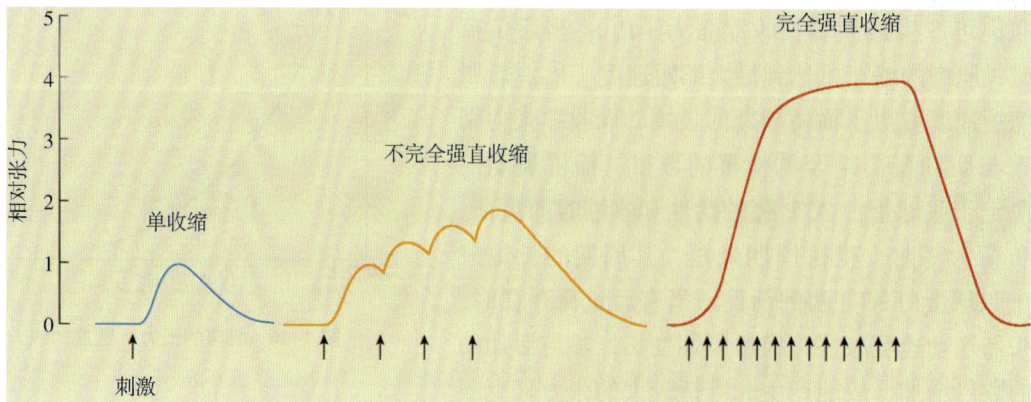

图 2-17 不同频率的刺激对肌肉收缩形式的影响

骨骼肌每次受刺激而兴奋时，其绝对不应期甚短，约为 1ms，故能接受较高频率的刺激而再次兴奋；而机械性收缩过程可达 100ms 以上，因此有可能在收缩过程中接受新的刺激并发生新的兴奋和收缩，新的收缩可与前次尚未结束的收缩发生总和。这是强直收缩产生的基础。强直收缩较单收缩能产生更大程度的张力和缩短。在整体内，骨骼肌收缩都属于强直收缩，但其持续时间可长可短，这是由支配骨骼肌的传出神经冲动所决定的。

二、平滑肌

平滑肌细胞广泛分布于血管壁和许多中空脏器（如呼吸道、消化道等）的管壁。平滑肌的收缩为这些器官的运动提供动力；它还具有持续性或紧张性的收缩运动，可以保持器官的形态和功能。在细胞结构和收缩机制等方面，平滑肌与横纹肌有许多不同之处，从而具有其自身的功能特点。

（一）平滑肌细胞的结构特征

平滑肌细胞呈长梭形，长 40 ～ 60μm，中间部最大直径为 2 ～ 10μm，细胞内充满肌丝，细肌丝数量明显多于粗肌丝，二者数量之比高达 10：1 ～ 15：1（骨骼肌为 2：1）。由于没有肌原纤维和肌节结构，故细胞没有横纹，但粗、细肌丝保持相互平行、有序的排列，走行大致与细胞长轴一致。平滑肌细胞内没有 Z 线，代之的是胞质中的**致密体**（dense body）和胞膜内表面的**致密斑**（dense area）（图 2-18），它们是细肌丝的锚定点和传递张力的结构。胞内还有一种直径介于粗、细肌丝之间的中间丝，连接致密体和致密斑，形成细胞的结构网架。

平滑肌的肌膜没有向内凹入的横管，而是形成一些纵向走行的袋状凹入，使肌膜表面积增大。由于横管系统的缺乏，肌膜上的动作电位不能迅速传播到细胞深部，这可能是平滑肌收缩缓慢的原因之一。平滑肌细胞的肌质网不发达，在肌质网膜上存在两种钙释放通道，为对三磷酸肌醇（IP_3）敏感的 IP_3 受体和对 Ca^{2+} 敏感的 ryanodine 受体；此外，兴奋-收缩耦联期间增加的 Ca^{2+} 有相当多的部分来自细胞外，经肌膜上钙通道流入，因而平滑肌的收缩对细胞外 Ca^{2+} 依赖性很大。

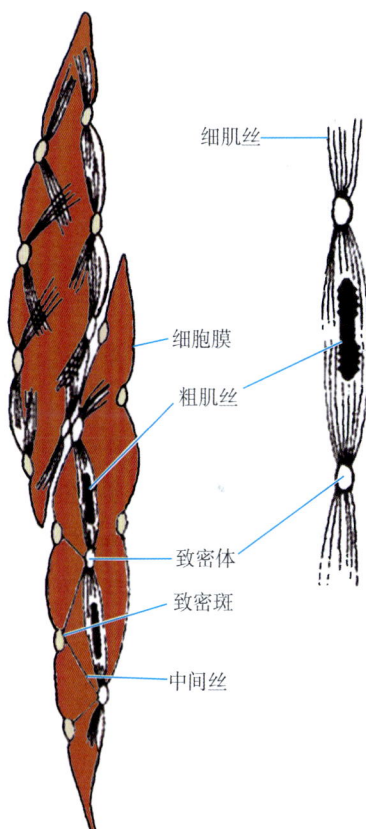

图 2-18　平滑肌细胞的结构示意图

（二）平滑肌细胞的收缩机制

平滑肌细胞的收缩也是由胞内 Ca^{2+} 浓度升高引起，通过粗、细肌丝相互滑行完成，但其兴奋-收缩耦联机制和滑行机制与骨骼肌相比有很大不同。

平滑肌细胞兴奋时，肌膜上电压门控通道或机械门控通道开放 Ca^{2+} 内流，内流的 Ca^{2+} 和胞浆内产生的三磷酸肌醇又可激活肌质网膜上相应的钙释放通道，肌质网释放 Ca^{2+} 进入胞浆，共同引起兴奋-收缩耦联过程中胞浆 Ca^{2+} 浓度的升高。平滑肌细胞中的粗肌丝由肌球蛋白构成，而细肌丝主要由肌动蛋白和原肌球蛋白构成，没有肌钙蛋白。目前认为，胞浆内 Ca^{2+} 浓度升高时，与钙调蛋白（CaM）结合生成复合物（Ca^{2+}-CaM），该复合物进一步与胞浆中的**肌球蛋白轻链激酶**（myosin light chain kinase，MLCK）结合并使之激活，活化的 MLCK 使**肌球蛋白轻链**（myosin light chain，MLC）磷酸化，从而引起肌球蛋白头部的构象改变，导致横桥与肌动蛋白结合，进入横桥周期，平滑肌细胞收缩产生张力和缩短。胞浆内 Ca^{2+} 浓度下降后，MLCK 失活，磷酸化的 MLC 在胞质内**肌球蛋白轻链磷酸酶**（myosin light chain phosphatase，MLCP）的作用下脱磷酸，横桥便与肌动蛋白解离，肌肉舒张。

平滑肌舒张的过程缓慢，这一方面是由于胞浆内 Ca^{2+} 浓度下降依赖于多种机制，既有通过肌质网膜上的钙泵回收，又有通过肌膜上钙泵及 Na^+–Ca^{2+} 交换体的活动把 Ca^{2+} 转运至胞外等；另一方面是由于胞质内 Ca^{2+} 降低后，横桥与细肌丝中肌动蛋白的结合仍继续保持一段时间，这可能是由于去磷酸化的横桥 ATP 酶活性降低，使横桥扭动的速度下降、横桥周期延长的缘故。横桥周期的延长，可使每瞬间与肌动蛋白结合的横桥数目增多，因而产生较大的张力，这对平滑肌产生紧张性收缩是很有利的。

（三）平滑肌的分类

根据肌细胞之间的相互关系和功能活动特征，通常将平滑肌分为**单个单位平滑肌**（single-unit smooth muscle）和**多单位平滑肌**（multi-unit smooth muscle）两类，但许多平滑肌的特性介于这二者之间。

单个单位平滑肌主要包括小血管、消化道、输尿管和子宫的平滑肌。这类肌肉中所有的肌细胞作为一个单位对刺激发生反应，功能活动的形式类似于合胞体。其原因是细胞间存在有大量的缝隙连接，使电信号在细胞间迅速传递。这类肌细胞中有少数细胞具有自动产生节律性兴奋的能力，即自动节律性，可发动整个肌肉的电活动和机械收缩活动。因此，外来神经冲动并不是发动这类平滑肌收缩的必要条件，而只能改变其兴奋性及调节收缩强度和频率。单个单位平滑肌的另一特征是机械牵张刺激可引发肌肉的收缩效应。这是由于肌膜上机械门控钙通道开放后，Ca^{2+} 内流使膜去极化，引发兴奋和收缩。

多单位平滑肌主要包括呼吸道和大血管的平滑肌、睫状肌、虹膜肌和竖毛肌等。肌细胞间的缝隙连接很少，因此每个肌细胞的活动都是彼此独立的。它们一般没有自律性，肌细胞活动完全受支配它们的自主神经控制，收缩强度取决于被激活的肌纤维数量和神经冲动的频率。牵张刺激通常不能引起该类平滑肌发生收缩反应。

复习思考题

1. 单纯扩散和易化扩散有何异同？请举例说明。
2. 简述动作电位的特征。
3. 试述 G 蛋白耦联受体介导的主要信号转导通路。
4. 试述横纹肌兴奋–收缩耦联的概念和基本步骤。

第三章

血 液

血液（blood）是一种在心血管系统内周而复始循环流动的液体组织。它具有运输、缓冲、防御等多种生理功能，对于内环境稳态的维持及机体各种生理功能的正常进行起着极其重要的作用。

中医学认为血是脉管中流动的红色液体，具有营养和滋润的作用。血的组成是营气和津液。《灵枢·邪客》记载："营气者，泌其津液，注之于脉，化以为血。""津液和润，变化而赤为血。"说明营气和津液对血液的生成具有重要作用。津液与血之间可以相互转化，故血的生成是以营气、津液等为物质基础，通过脏腑功能活动而完成的。《素问·五脏生成》记载："肝受血而能视，足受血而能步，掌受血而能握，指受血而能摄。"说明人体必须有血的滋养才能进行各种正常功能活动。此外，血还是神志活动的物质基础。

第一节 血液的组成和理化特性

一、血液的基本组成和血量

血液由**血浆**（plasma）和悬浮于其中的**血细胞**（blood cell，hemocyte）组成。血细胞可分为红细胞、白细胞和血小板，其中红细胞所占数量最多。

（一）血细胞比容

取一定量的血液和抗凝剂混匀后，置于比容管（图3-1）中，以3000转/分的速度离心30min，可观察到管内血液分层现象：上层淡黄色液体为血浆，下层深红色的为红细胞，两者之间有一白色薄层是白细胞和血小板。血细胞在血液中所占的容积百分比称为**血细胞比容**（hematocrit）或血细胞压积。正常成年男性血细胞比容为40%～50%，女性为37%～48%，新生儿约55%。由于红细胞的数量约占血细胞总数的99%，因此血细胞比容又可称为红细胞比容。贫血患者血细胞比容降低；红细胞增多症或严重脱水患者血细胞比容增高。

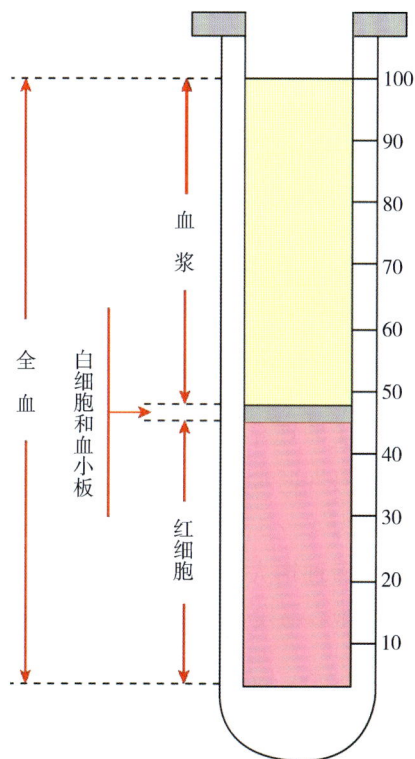

图 3-1 血液的组成示意图

（二）血浆

血浆的主要成分是水、蛋白质、小分子有机物、无机盐和一些气体等。其中水占血浆总量的91%～92%，血浆蛋白占6%～8%，无机盐约占1%，其余为小分子的有机化合物，如营养物质、代谢产物和激素等。由于蛋白质不易通过毛细血管壁，因此血浆中除蛋白质含量高于组织液以外，电解质含量等与组织液基本相同。

血浆蛋白（blood protein）是血浆中多种蛋白质的总称。用盐析法可将血浆蛋白分为**白蛋白**（albumin）、**球蛋白**（globulin）和**纤维蛋白原**（fibrinogen）。用电泳法又可将球蛋白进一步分为 α_1-球蛋白、α_2-球蛋白、β-球蛋白、γ-球蛋白等。正常成年人血浆蛋白的含量为65～85g/L，其中分子质量较小的白蛋白含量最多，为40～48g/L，球蛋白为15～30g/L，血浆白蛋白/球蛋白（A/G）比值为1.5～2.5。白蛋白和大多数球蛋白主要由肝脏产生，因此肝病时常引起A/G比值下降。

血浆蛋白主要具有运输物质，缓冲血浆pH值，形成血浆胶体渗透压，参与凝血、抗凝、纤溶，参与免疫、防御等多种生理功能。血浆蛋白被细胞吞噬后，可分解成氨基酸，用于组织蛋白的合成。

（三）血量

血量（blood volume）是指全身血液的总量，包括循环血量和储存血量。循环血量是指在心血管中循环流动的血量，占总血量的80%。其余的血液则储存在肝、脾、肺及腹腔静脉丛等处，称为储存血量。在剧烈运动或机体大失血时，储存血量可被动员用以补充循环血量，维持正常血压及心、脑等重要脏器的血液供应。正常成年人血液总量占体重的7%～8%，每千克体重70～80mL，如体重60kg的人，其血量为4.2～4.8L。血量的相对稳定对于维持正常生命活动有极其重要的意义。

二、血液的理化特性

（一）血液的密度

正常人全血的密度为1.050～1.060g/cm³，主要取决于血液中红细胞的数量；血浆密度为1.025～1.030g/cm³，主要取决于血浆蛋白的含量；红细胞密度大于血浆，为1.090～1.092g/cm³，主要取决于红细胞内血红蛋白的含量。

（二）血液的黏滞性

血液具有一定的黏滞性（也称黏度），这是由于血液内部分子或颗粒之间的摩擦所形成的。血液黏滞性通常是在体外测定血液与水相比的相对黏滞性。若以水的黏滞性为1计，全血的相对黏滞性为4～5。全血黏滞性的大小主要取决于所含红细胞的数量。因此，当红细胞数量增多时，血液黏滞性增大。血液黏滞性是形成血流阻力的重要因素之一。当某些疾病导致血流速度缓慢时，红细胞容易发生叠连，使血液黏滞性增大，从而增加了血流阻力，影响血液循环的正常进行。

（三）血浆渗透压

1.渗透现象与渗透压　用半透膜将两种不同浓度的溶液隔开时，可见水分子从低浓度溶液一侧通过半透膜向高浓度溶液一侧扩散，此现象称为**渗透**（osmotic）。渗透现象的产生必须具备两个条件：一是有半透膜存在，半透膜是指一种只允许水分子自由通过，而溶质分子不能通过的薄膜；二是半透膜两侧单位体积内溶质分子数目不相等。产生此渗透作用的力量称为渗透压，即溶液中溶质颗粒对水的吸引力。渗透压的高低与溶液中溶质的颗粒数目成正比，而与溶质的种类和颗粒的大小无关。生物体内渗透压单位通常用毫渗透摩尔 mOsm/（kg·H_2O）表示，简称毫渗。

2. 血浆渗透压的形成与数值 血浆中存在着大量的溶质颗粒。晶体颗粒有 Na^+、葡萄糖、尿素等各种无机盐和小分子有机物；胶体颗粒有各种血浆蛋白，如白蛋白、球蛋白等。机体的毛细血管壁和细胞膜则构成了两种最重要的半透膜。因此，血浆中也存在渗透压。

正常情况下，**血浆渗透压**（plasma osmotic pressure）约为 300mOsm/（kg·H_2O），相当于5790mmHg，由晶体渗透压和胶体渗透压两部分组成。由溶解于血浆中的晶体物质形成的渗透压，称为**晶体渗透压**（crystal osmotic pressure）。由于晶体物质（主要是 NaCl）分子较小，在水溶液中大部分又起到电离作用，颗粒数目较多，形成的渗透压大。血浆晶体渗透压的 80% 来自Na^+ 和 Cl^-，因此血浆晶体渗透压主要由 NaCl 形成。由血浆中的蛋白质形成的渗透压，称为**胶体渗透压**（colloid osmotic pressure）。血浆胶体渗透压一般不超过 1.5mOsm/（kg·H_2O）。在血浆蛋白质中，白蛋白的分子质量小，数量多，故血浆胶体渗透压主要由白蛋白形成。

由于水及晶体物质能自由通过毛细血管壁，因此，血浆与组织液中晶体物质的浓度几乎相等，故它们的晶体渗透压也基本相等。水分子易通过细胞膜，但晶体物质不易通过细胞膜，故血浆晶体渗透压的相对稳定，对于保持血细胞（特别是红细胞）内外的水平衡、维持血细胞的正常形态和功能有重要作用。如果血浆晶体渗透压升高，可因细胞内水移出细胞而致细胞皱缩；如果血浆晶体渗透压降低，可因水移向细胞内导致细胞肿胀，甚至破裂。

血浆蛋白质一般不能通过毛细血管壁，组织液的蛋白质含量很低，故血浆胶体渗透压高于组织液的胶体渗透压，从而形成一种吸引组织液中水向血管内回流的作用。因此，血浆胶体渗透压虽然很小，但对于维持血管内外水的平衡及血量的保持具有重要作用。如果血浆蛋白质减少，血浆胶体渗透压下降，会导致组织液回流减少，液体滞留在血管外，从而引起组织水肿。相反，在大量呕吐或腹泻时，因水分丢失过多而导致血浆胶体渗透压升高，组织间隙的水会移向血浆，则引起组织脱水（图 3-2）。

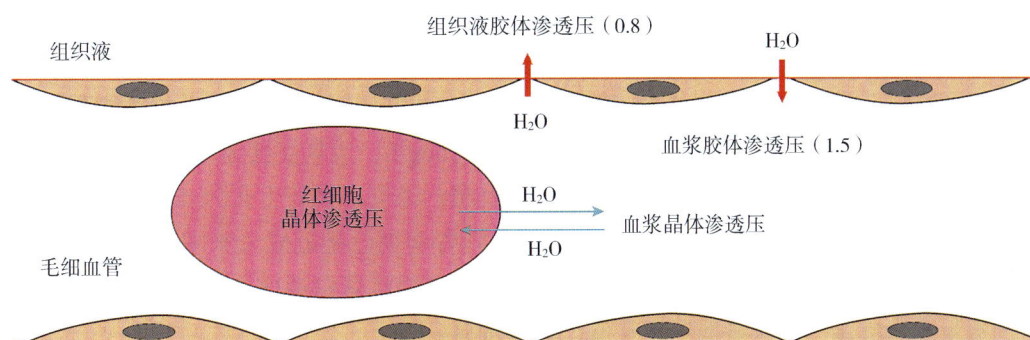

图 3-2 血浆晶体渗透压与胶体渗透压作用示意图

图中数字的单位为 mOsm/（kg·H_2O）

渗透压与血浆渗透压相等的溶液，称为等渗溶液，如 0.9%NaCl 溶液（又称生理盐水）和 5%葡萄糖溶液。低于血浆渗透压的溶液称为低渗溶液，如 0.42%NaCl 溶液；高于血浆渗透压的溶液称为高渗溶液，如 10% 的葡萄糖溶液。能使悬浮于其中的红细胞保持正常体积和形态的溶液，称为等张溶液。0.9%NaCl 溶液和 5% 葡萄糖溶液既是等渗溶液，也是等张溶液。1.9% 的尿素溶液虽然是等渗溶液，但尿素能自由通过细胞膜，如将细胞置于其中会导致溶血。因此，等张溶液是等渗的，而等渗溶液不一定是等张溶液。在实验中，若将红细胞置于低渗溶液中，血浆中水会移向红细胞，使其膨胀甚至破裂。红细胞破裂导致血红蛋白逸出的现象，称为溶血。反之，若将红细胞置于高渗溶液中，会因红细胞内水移向血浆，致红细胞皱缩。因此，在临床给患者输液时一般应选用等渗溶液。若因某些疾病需要输入高渗溶液时，一定要在密切监护下少量、缓慢地输入。

（四）血浆酸碱度

正常人血浆 pH 值为 7.35 ～ 7.45。当血浆 pH 值低于 7.35 时为酸中毒，高于 7.45 为碱中毒。如血浆 pH 值低于 6.9 或高于 7.8，都将危及生命。

血浆 pH 值能保持相对的恒定，主要是因为血浆中存在一系列具有缓冲酸碱作用的缓冲对。血浆中的主要缓冲对有 $NaHCO_3/H_2CO_3$、蛋白质钠盐 / 蛋白质、Na_2HPO_4/NaH_2PO_4，其中最主要的是 $NaHCO_3/H_2CO_3$，只要两者比值保持在 20∶1，血浆 pH 值就可以稳定在正常范围。红细胞中的主要缓冲对为 $KHCO_3/H_2CO_3$、血红蛋白钾盐 / 血红蛋白、氧合血红蛋白钾盐 / 氧合血红蛋白、K_2HPO_4/KH_2PO_4。当各种原因导致体内酸、碱物质增高时，由于这些缓冲对的缓冲作用，可使血浆 pH 值变化不至于过大。加上肺和肾脏能不断地排出体内过多的酸或碱，故正常情况下，pH 值的波动范围极小。

第二节　血细胞生理

一、红细胞

（一）红细胞的形态和数量

红细胞（erythrocyte，red blood cell，RBC）直径 7 ～ 8μm，呈双凹圆盘形，周边较厚，中央较薄。红细胞有较大的表面积，利于气体交换。成熟红细胞内无细胞核，充满大量**血红蛋白**（hemoglobin，Hb）。红细胞无线粒体，糖酵解是其获得能量的唯一来源。

红细胞是血液中数量最多的血细胞。我国成年男性的红细胞数量为（4.0 ～ 5.5）$\times 10^{12}/L$；成年女性为（3.5 ～ 5.0）$\times 10^{12}/L$；新生儿可高达 $6.0 \times 10^{12}/L$ 以上。红细胞内的功能蛋白质主要是血红蛋白。我国成年男性血红蛋白正常值为 120 ～ 160g/L；成年女性为 110 ～ 150g/L。年龄、性别和居住地的海拔高度均可影响红细胞数量和血红蛋白浓度。如新生儿的红细胞数和血红蛋白量均较高，随着年龄的增长，二者数值逐渐下降，到青春期已接近成人水平；由于性激素的影响，男、女红细胞数值出现差异；高原居民红细胞数量与血红蛋白量均高于平原居民。当血液中红细胞的数量和血红蛋白的含量低于正常值，称为贫血。

（二）红细胞的生理特性

1. 可塑变形性　在血液循环中，红细胞通过直径比它小的毛细血管或血窦孔隙时，可发生卷曲变形，通过后又恢复原状，这一特性称为**可塑变形性**（plastic deformation）。这种可塑变形能力与红细胞膜的弹性、流动性、表面积成正比，与红细胞黏滞度成反比。因此，当红细胞内血红蛋白浓度增高或变性等均可使红细胞黏滞度增大而不易变形，无法通过微循环，导致小血管淤滞栓塞。

2. 渗透脆性　红细胞在低渗盐溶液中发生膨胀、破裂，甚至溶血的特性，称为**渗透脆性**

（osmotic fragility），可表示红细胞对低渗盐溶液具有的抵抗能力。渗透脆性小，表示红细胞对低渗溶液的抵抗能力大；反之，渗透脆性大，则表示抵抗力小，易破裂。

正常人的红细胞一般在 0.42% 的 NaCl 溶液中开始溶血，在 0.35% 的 NaCl 溶液中完全溶血。某些患溶血性疾病的患者，红细胞开始溶血和完全溶血的 NaCl 溶液浓度均比正常人高，表明红细胞渗透脆性大。初生的红细胞渗透脆性小，抵抗力大，不易破裂；相反，衰老的红细胞渗透脆性大，易破裂。

3. 悬浮稳定性 将抗凝的血液置于垂直竖立的血沉管内，红细胞因密度大于血浆而下沉，但正常时下沉速度缓慢，故红细胞能相对稳定地悬浮于血浆中，这种特性称为**悬浮稳定性**（suspension stability）。通常以第一小时末血沉管中出现的血浆柱的高度（mm）来表示红细胞沉降的速度，称为**红细胞沉降率**（erythrocyte sedimentation rate，ESR），简称血沉。成年男性血沉的正常值（魏氏法）为 0～15mm/h，女性 0～20mm/h。红细胞沉降率愈快，表示红细胞的悬浮稳定性愈小。

红细胞具有悬浮稳定性，是因为红细胞与血浆之间的摩擦力以及红细胞彼此之间相同膜电荷所产生的排斥力阻碍了红细胞的下沉。双凹圆盘形的红细胞，其表面积 / 容积比值大，故产生的摩擦力也大，因此下沉缓慢。某些疾病（如活动性肺结核、风湿热等）血沉加快，主要是因为红细胞彼此以凹面相贴，重叠在一起，形成**红细胞叠连**（rouleaux formation of erythrocyte）。红细胞叠连后，其表面积 / 容积的比值减小，与血浆的摩擦力也减小，血沉加快。血沉快慢和红细胞发生叠连的难易主要取决于血浆而非红细胞本身。通常血浆中白蛋白、卵磷脂增多，红细胞叠连减少，血沉减慢；而血浆中球蛋白、纤维蛋白原含量增多，可加速红细胞叠连使血沉加快。

（三）红细胞的功能

红细胞的生理功能主要是运输 O_2 和 CO_2。红细胞运输 O_2 和 CO_2 的功能由其中的血红蛋白来完成，因此，红细胞一旦破裂，致血红蛋白逸出，则丧失运输气体的作用。

红细胞内有多种缓冲对，它们能有效缓冲体内过多的酸、碱物质，维持血浆 pH 值的相对稳定。

（四）红细胞的生成及其调节

1. 红细胞的生成过程 血细胞的生成均起源于**造血干细胞**（hemopoietic stem cells）。血细胞的生成过程称为**造血**（hemopoiesis）。在胚胎发育初期，造血器官主要是卵黄囊，继而依次由肝、脾、骨髓造血。出生后，骨髓成为人体主要的造血器官，但在造血需要增加时，肝、脾可参与代偿性造血以补充骨髓功能的不足。成人的造血骨髓仅位于一些扁骨、椎骨和长骨近端骨骺处的红骨髓。若成年后还出现骨髓外造血现象，则是造血功能紊乱的表现。

红细胞的生成与其他血细胞一样，经历三个阶段：造血干细胞阶段，定向祖细胞阶段，前体细胞阶段。在造血干细胞阶段，造血干细胞可通过自我更新维持自身数量恒定，同时，受骨髓造血微环境影响及体液因子调控，向多系祖细胞、各定向祖细胞分化。在定向系祖细胞阶段，造血细胞进一步分化就已经限定了，分别为红系定向祖细胞（CFU-E）、粒 - 单核系祖细胞（CFU-GM）、巨核系祖细胞（CFU-MK）和淋巴系祖细胞（CFU-L）。在前体细胞阶段，血细胞已发育成形态可辨的各系幼稚细胞，这些幼稚细胞进一步分化成熟，成为具有特殊功能的各类终末成熟的血细胞。

红细胞的生成过程经历造血干细胞→多系造血祖细胞→红系定向祖细胞→原红细胞→早幼红细胞→中幼红细胞→晚幼红细胞→网织红细胞→成熟红细胞。

2. 红细胞生成所需物质　红细胞的主要成分是血红蛋白。合成血红蛋白的基本原料是蛋白质和铁。维生素 B_{12} 和叶酸是幼红细胞在发育、成熟过程中所需的辅助因子。另外，红细胞的生成还需要氨基酸、维生素 B_6、维生素 B_2、维生素 C、维生素 E 和微量元素等。

（1）铁　铁是合成血红蛋白必需的原料。正常成年人每日合成血红蛋白需要 20～30mg 铁。其中 5% 来自从食物中吸收的铁，95% 来自衰老红细胞破坏后释放的铁。

衰老的红细胞被巨噬细胞吞噬后，血红蛋白被分解释放出铁，铁聚集成铁黄素颗粒沉积于巨噬细胞内，血浆中的转铁蛋白穿行在巨噬细胞和幼红细胞之间，将铁运至骨髓参与红细胞的生成。这个过程也称为体内铁的再利用循环。不论何种原因造成体内缺铁或铁代谢紊乱，均可导致血红蛋白合成减少，红细胞体积变小，产生"低色素小细胞性贫血"，即**缺铁性贫血**（iron deficiency anemia）。

（2）维生素 B_{12}　维生素 B_{12} 是一种含钴的红色化合物，又称钴胺素，主要存在于动物性食物中。食物中的维生素 B_{12} 必须在胃内与胃黏膜壁细胞分泌的内因子结合，形成复合物才能在回肠远端被吸收。先天缺乏内因子或后天由于胃大部分切除以及萎缩性胃炎等造成内因子缺乏，均可导致维生素 B_{12} 吸收障碍，从而影响红细胞 DNA 的合成，使细胞核发育障碍，引起巨幼红细胞性贫血。

（3）叶酸　人体每天约需 50μg 叶酸，均由食物中获取。叶酸缺乏可使红细胞 DNA 合成障碍而出现与维生素 B_{12} 缺乏相似的巨幼红细胞性贫血。维生素 B_{12} 参与叶酸的活化，维生素 B_{12} 缺乏时可引起叶酸的相对不足。

3. 红细胞生成的调节　目前已证明主要有两种造血调节因子，分别调节不同发育阶段红系祖细胞的生长：一种是由白细胞产生的糖蛋白，称为**爆式促进因子**（burst promoting activator，BPA），它可加强早期红系祖细胞的增殖活动，晚期红系祖细胞对 BPA 不敏感；另一种是**促红细胞生成素**（erythropoietin，EPO），主要促进晚期红系祖细胞的发育、增殖，启动珠蛋白合成，使血红蛋白合成增加，加速红细胞各阶段的分化及网织红细胞释放。EPO 是一种糖蛋白，主要由肾皮质肾小管周围的间质细胞合成，肝脏也可合成少量 EPO。当组织细胞低氧时，肾脏合成 EPO 增加，EPO 刺激骨髓的红系祖细胞增殖分化，红细胞生成增加，从而缓解低氧状况。

此外，雄激素对红细胞生成也有促进作用。它既可以促进肾脏产生 EPO，又能增加骨髓红系祖细胞的数量。成年男性的红细胞数量和血红蛋白含量高于女性，可能与雄激素的不同有关。甲状腺激素、生长激素、糖皮质激素等也可促进红细胞的生成。

（五）红细胞的寿命与破坏

红细胞平均寿命约 120 天。红细胞的破坏存在血管外和血管内两种方式。血管外破坏的场所主要在脾脏和肝脏。衰老红细胞变形能力减弱，脆性增高，难以通过比它直径小的毛细血管及微小孔隙，因此容易被滞留于脾而被网状内皮系统中的巨噬细胞所吞噬，血红蛋白被分解释放出铁，铁可被再利用以合成新的红细胞，脱铁血色素则转为胆红素在肝脏被排入胆汁，最后排出体外。当脾功能亢进时，可因红细胞破坏过多，造成脾性贫血。血管内破坏是指在血流湍急处，衰老的红细胞因机械冲击而破裂，释放出血红蛋白与血浆中的触珠蛋白（一种 α_2 球蛋白）结合，被肝脏摄取，经脱铁后转为胆色素。当严重溶血时，血浆中血红蛋白浓度过高，超出触珠蛋白与之结合的能力，导致未能与触珠蛋白结合的血红蛋白经肾脏从尿排出，出现血红蛋白尿。当尿中血红蛋白浓度过高时，可引起肾小管堵塞，造成急性肾功能衰竭。

二、白细胞

（一）白细胞的数量和分类

白细胞（leukocyte，white blood cell，WBC）是一类无色、有核的细胞。正常成年人白细胞总数为（4.0～10.0）×10⁹/L。生理情况下，白细胞数目变动范围很大：新生儿高于成年人；进食、疼痛、情绪激动及剧烈运动时均可升高；女性在月经、妊娠和分娩期，白细胞也有所升高；另外，白细胞数目有昼夜变动，下午较清晨时高。

根据胞浆内有无特殊颗粒可将白细胞分为粒细胞和无粒细胞，粒细胞根据胞浆颗粒的嗜色特性又可分为中性粒细胞、嗜酸性粒细胞和嗜碱性粒细胞；无粒细胞又可分为单核细胞和淋巴细胞。各类白细胞的分类、正常值及主要功能见表 3-1。

表 3-1 正常成年人各类白细胞的分类、正常值及主要功能

名称	正常值（×10⁹/L）	百分比（%）	主要功能
中性粒细胞	2.0～7.0	50～70	吞噬细菌与衰老红细胞
嗜酸性粒细胞	0.02～0.5	0.5～5	限制超敏反应；参与蠕虫免疫
嗜碱性粒细胞	0～0.1	0～1	释放组胺与肝素
淋巴细胞	0.8～4.0	20～40	参与特异性免疫
单核细胞	0.12～0.8	3～8	吞噬各种病原微生物和衰老红细胞，释放多种细胞因子

（二）白细胞的生理特性和功能

除淋巴细胞外，其他白细胞均有一定的变形能力，白细胞可通过变形运动穿过毛细血管壁进入组织，这一过程称为**白细胞渗出**（diapedesis）。白细胞具有向某些化学物质游走的特性，称为**趋化性**（chemotaxis）。一些抗原抗体复合物、机体的代谢产物、细菌产生的肽类、脂类物质、激肽释放酶等均可使白细胞产生趋化性。白细胞到达细菌、异物周围后，通过识别、黏着，然后伸出伪足包绕之，以吞噬的方式将其吞入胞内，胞内的溶酶体释放水解酶将细菌、异物进一步消化分解。白细胞还可分泌白细胞介素、干扰素、肿瘤坏死因子等多种细胞因子，通过自分泌、旁分泌作用参与炎症和免疫反应的调控。

白细胞的功能是参与机体的防御和免疫反应，防止病原微生物的入侵。但各类白细胞的具体生理功能又有所不同。

1. 中性粒细胞 中性粒细胞（neutrophil）是白细胞中最多的一种。血液中的中性粒细胞约有一半随血液循环，称为循环池，通常白细胞计数反映这部分中性粒细胞的数量；另一半则附着在血管壁上，称为边缘池。这两部分细胞可相互交换，保持动态平衡。另外，骨髓中还储备了大量成熟的中性粒细胞。当机体需要时，边缘池和骨髓储备的中性粒细胞可大量进入血液循环发挥其防御功能。中性粒细胞在血液中仅能停留 6～7h，当其穿过血管壁进入组织发挥作用后，就不再返回血流。

中性粒细胞的变形能力、趋化性以及吞噬能力都很强，在血液的非特异性免疫中起着十分重要的作用，是机体抵御病原微生物，特别是化脓性细菌入侵的第一道防线。当有细菌、异物入侵时，中性粒细胞在趋化物质的吸引下，游走到病变部位，包围并吞噬细菌、异物，防止它

们在体内扩散。中性粒细胞胞浆内的颗粒富含各种水解酶、吞噬素和溶菌酶等，能将吞噬物进一步消化分解。中性粒细胞在吞噬了数十个细菌后，会出现自身解体，并释放出各种溶酶体酶溶解周围组织形成脓液。另外，中性粒细胞还可吞噬、清除抗原、抗体复合物以及衰老、坏死的细胞和组织碎片等。如果中性粒细胞的数量明显减少时，机体的抵抗力下降，而易发生感染。

2. 嗜酸性粒细胞　嗜酸性粒细胞（eosinophil）有微弱的吞噬能力，但因缺乏溶菌酶，故基本上无杀菌作用。其主要功能有：①抑制嗜碱性粒细胞在速发型超敏反应中的作用：当嗜碱性粒细胞被激活时，释放催化因子，使嗜酸性粒细胞聚集于该病变局部，进而嗜酸性粒细胞从三方面发挥作用：一是产生和释放前列腺素 E，抑制嗜碱性粒细胞合成和释放生物活性物质；二是吞噬嗜碱性粒细胞排出的颗粒，使其不能发挥作用；三是释放组胺酶等，破坏嗜碱性粒细胞所释放的组胺等活性物质。②参与对蠕虫的免疫反应：嗜酸性粒细胞可借助抗体和补体黏着在蠕虫上，释放颗粒内所含酶类，损伤虫体。因此，超敏反应或某些寄生虫感染时，常伴血液中嗜酸性粒细胞数目的升高。

3. 嗜碱性粒细胞　嗜碱性粒细胞（basophil）是数量最少的一类白细胞，其功能与肥大细胞类似，胞浆内充满大小不等的颗粒，颗粒内含肝素、组胺、白三烯以及超敏慢反应物质等。当嗜碱性粒细胞释放这些物质时，会引起超敏反应。其中组胺、超敏性慢反应物质可使毛细血管通透性增加，支气管、消化道等处的平滑肌收缩，出现荨麻疹、哮喘、腹痛、腹泻等超敏反应。白三烯也有很强的扩张血管和引起平滑肌痉挛的作用。此外，嗜碱性粒细胞还能释放一种被称为嗜酸性粒细胞趋化因子 A 的小肽物质，它能吸引嗜酸性粒细胞聚集于局部以减轻超敏反应。

4. 单核细胞　单核细胞（monocyte）是血细胞中体积最大的细胞。血液中的单核细胞是尚未成熟的细胞，它在血液中停留 2～3 天后便穿出血管壁进入周围组织中，这时细胞体积增大，活性增强，转化成**巨噬细胞**（macrophage）。巨噬细胞内含有更多的非特异性酯酶，具有更强的吞噬能力。被激活的巨噬细胞能合成和释放多种细胞因子，如白细胞介素、干扰素、肿瘤坏死因子等，调节其他细胞的生长；巨噬细胞参与摄取、加工处理抗原并激发免疫反应；巨噬细胞还是免疫效应细胞，活化的巨噬细胞能杀伤病原体和肿瘤细胞；巨噬细胞还可识别、清除衰老和破损的细胞。单核细胞在组织中还可发育成**树突状细胞**（dendritic cell），树突状细胞不直接参与宿主的防御功能，但具有强大的抗原提呈能力，为目前所知功能最强的抗原提呈细胞，是机体特异性免疫应答的始动者。

5. 淋巴细胞　白细胞中具有免疫功能的细胞是**淋巴细胞**（lymphocyte）。它们执行机体的特异性免疫功能，在免疫应答中起关键作用。淋巴细胞在机体特异性免疫应答过程中起核心作用。根据发生过程、形态结构、表面标志与功能等不同，淋巴细胞可分为 T 细胞、B 细胞和自然杀伤细胞（NK 细胞）三大类，各类又可进一步分为各种亚型。T 细胞主要执行**细胞免疫**（cellular immunity）功能，当 T 细胞受抗原刺激变成致敏细胞后，可通过直接接触、产生淋巴因子或与 B 细胞协同等方式杀死靶细胞；B 细胞主要执行**体液免疫**（humoral immunity）功能，当 B 细胞受到抗原刺激变成免疫活性细胞后，可转变为浆细胞，产生各种抗体，通过体液运输，与相应的抗原发生免疫反应，达到消除抗原的目的；NK 细胞是先天免疫中一类重要的淋巴细胞，通过释放细胞毒和淋巴因子，在抗肿瘤、抗感染、免疫调节和造血调控等方面都有重要作用。

（三）白细胞的生成与调节

白细胞的发育成熟过程同其他血细胞一样，都起源于骨髓中的造血干细胞，经历定向祖细胞、可识别的前体细胞等阶段，最后成为具有多种细胞功能的成熟白细胞。

刺激白细胞生长发育、分化增殖的造血调节因子是由淋巴细胞、单核细胞、成纤维细胞和内皮细胞合成和分泌的。由于有些造血调节因子在体外可刺激造血细胞生成集落，故又称**集落刺激因子**（colony stimulating factor，CSF）。促进白细胞生成的 CSF 有粒 – 巨噬细胞集落刺激因子（GM–CSF）、粒系集落刺激因子（G–CSF）、巨噬系集落刺激因子（M–CSF）以及多系集落刺激因子（IL–3）等。另外，还发现一类抑制白细胞生成的抑制因子，如乳铁蛋白和转化生长因子 – β 等。

（四）白细胞的寿命

各种白细胞的寿命相差较大。一般来说，中性粒细胞在血液循环中停留 6 ～ 8h，进入组织后 4 ～ 5 天衰老死亡。嗜酸性粒细胞停留 6h，嗜碱性粒细胞在血液中也仅停留几个小时，之后游出血管壁进入组织行使其功能或死亡。单核细胞进入组织转变为巨噬细胞，在组织中可生存 3 个月左右。约有 10% 的巨噬细胞仍能复制 DNA 并有增殖能力。各种淋巴细胞的寿命各不相同：大淋巴细胞数天到 60 天不等；T 淋巴细胞的寿命较长，可生存 100 天以上；B 淋巴细胞寿命较短，一般只能生存 3 ～ 4 天。

三、血小板

血小板（thrombocyte，blood platelet）是骨髓中成熟的巨核细胞胞质脱落而成的具有生物活性的胞质小片，无细胞核，有完整的质膜。游离于血浆中，未激活的单个血小板呈双凸扁盘形，直径 2 ～ 4μm；血管损伤时被激活黏附的血小板，伸出丝状伪足而呈不规则形。电镜下血小板的超微结构包括大小不等的颗粒、管道系统、溶酶体及线粒体等。血小板内的颗粒有两种：一种是 α– 颗粒，内含凝血因子、**血小板因子**（platelet factor，PF）、纤维蛋白原等；另一种为致密体，内含 5– 羟色胺（5-HT）、ATP、ADP、Ca^{2+}、肾上腺素等。这些生物活性物质都与血小板的功能有关。此外，血小板还有两套特有的膜系统：开放管道系统和致密管道系统。前者与细胞表面通连，有利于血小板摄取物质和释放颗粒内容物；后者是封闭小管系统，不与外界相通，有收集 Ca^{2+} 和前列腺素的功能。

（一）血小板的数量

正常成年人的血小板数量是（100 ～ 300）×10⁹/L，可有生理范围的波动。午后、进食、剧烈运动后、妊娠中晚期血小板的数量均可升高；静脉血中较动脉血中的数量多；冬季较春季多。当血小板数量少于 50×10⁹/L，称为血小板过少，此时人体可出现异常自发性出血现象，如皮肤、黏膜出现瘀点，甚至大块紫癜或瘀斑；当血小板高于 1000×10⁹/L 时，称为血小板过多，可使血黏度升高，易形成血栓，导致心肌梗死、脑血管栓塞等血栓性疾病。

（二）血小板的生理特性

1. 黏附 血小板与非血小板表面的黏着称为**血小板黏附**（platelet adhesion）。血小板并不能黏附于正常内皮细胞的表面，只有当血管内膜受损暴露胶原组织，血小板才黏着于胶原组织上。参与黏附过程的成分包括血小板膜糖蛋白、胶原组织、抗血管性假血友病因子（vWF）和纤维蛋白原等。黏附是血小板发挥止血和凝血作用的起始步骤。如果血小板的黏附功能受损，则可能产生出血倾向。

2. 聚集 血小板发生黏附后，又相互黏着聚合在一起，称为**血小板聚集**（platelet aggregation）。

血小板聚集的途径：① ADP 途径：尤其是由血小板释放出来的内源性 ADP 是引起血小板聚集最重要的物质。少量 ADP 可诱导血小板发生可逆性聚集，称为第一聚集时相。继之血小板出现短暂的解聚，同时血小板致密体释放内源性 ADP，进一步使血小板发生不可逆性聚集，称为第二聚集时相。ADP 引起血小板聚集还必须有 Ca^{2+} 和纤维蛋白原的存在，且要耗能。②血栓烷 A_2（TXA_2）途径：血小板被激活后，膜磷脂酶 A_2 也被激活，裂解膜磷脂，释放出花生四烯酸，经一系列酶的催化生成 TXA_2，可使血小板释放内源性 ADP，导致血小板发生不可逆的聚集。③血小板激活因子途径：白细胞和巨噬细胞在吞噬异物时可释放血小板激活因子，后者可使血小板发生不可逆性聚集。④其他：胶原、凝血酶等均可促使血小板发生聚集。

3. 释放　当血小板黏附、聚集在血管壁的同时，将储存在 α - 颗粒、致密体和溶酶体中的活性物质释放出来的过程，称为**血小板释放**（platelet release）。释放的物质有 ADP、Ca^{2+}、儿茶酚胺、5-HT、纤维蛋白原等。此外，血小板还可临时合成并即时释放一些物质，如 TXA_2。5-HT 可使小动脉收缩，TXA_2 可降低血小板内 cAMP 浓度，促进血小板的聚集。阿司匹林具有减少 TXA_2 生成、抗血小板聚集的作用，因此，每日口服小剂量的阿司匹林对预防冠心病和脑血栓有一定的作用。

4. 吸附　血小板有吸附血浆中多种凝血因子于其表面的特性，使受损血管局部的凝血因子浓度升高，促进血液凝固过程。

5. 收缩　血凝块形成后，在 Ca^{2+} 参与下，通过血小板收缩蛋白的作用，使血凝块收缩形成坚实的止血栓，封闭创口，加强止血。

（三）血小板的功能

1. 参与生理性止血　血小板参与生理性止血的全过程，与其黏附、聚集、释放、吸附及收缩等生理特性有关。正常人小血管破损后引起的出血在数分钟内自行停止，称为**生理性止血**（physiological hemostasis）。临床检验**出血时间**（bleeding time）是消毒后用一次性采血针刺破耳垂或指尖，使血液自然流出，到出血自然停止的时间。出血时间可反映生理性止血功能的状态，正常值为 1～3min。生理性止血包括三个过程：①血管收缩：黏附于损伤部位的血小板释放 5-HT、儿茶酚胺、TXA_2 等引起受损血管局部及附近小血管收缩，使局部血流减少，起到立即止血或减少出血的作用。②血小板血栓形成：血管内膜损伤暴露内膜下组织而激活血小板，使血小板黏附、聚集于血管破损处，形成一个松软的血小板血栓，堵塞伤口，实现初步止血。③血液凝固：血管受损也可激活凝血系统，在局部迅速发生血液凝固，使血浆中可溶的纤维蛋白原变成不溶性的纤维蛋白，并交织成网，加固止血栓，从而达到有效止血。通常在凝血系统激活的同时也有抗凝和纤维蛋白溶解系统的激活，以限制凝血过程，防止血凝块不断增大及破损区以外发生凝血。

生理性止血虽然分为以上三个过程，但这三个过程相继发生并相互重叠，彼此密切相关、相互促进，使生理性止血能及时而快速地进行。血小板在生理性止血过程中居于中心地位，当血小板减少或功能降低时，出血时间就会延长，甚至出血不止。

2. 促进凝血　血小板有很强的促凝血作用，其机制主要包括以下几方面：①血小板质膜表面能吸附多种凝血因子，加速凝血过程。②血小板提供的磷脂表面促使凝血的发生，如血小板因子 3（PF_3），参与凝血酶原激活物形成，并使凝血酶原的激活加速 20000 倍。③血小板内的收缩蛋白收缩，可使血块收缩。

3. 对血管壁的修复支持作用　正常情况下，血小板能够融入血管内皮细胞，以填补内皮细胞脱落留下的空隙，从而维持血管屏障，使红细胞不能逸出血管外而发生出血倾向。此外，血小板还可释放**血管内皮生长因子**（vascular endothelial growth factor，VEGF）和**血小板源生长因子**（platelet-derived growth factor，PDGF），促进血管内皮细胞、平滑肌细胞和成纤维细胞的增殖，从而促进受损血管的修复。当血小板减少至 50×10^9/L 以下时，毛细血管壁脆性增加，微小创伤便可引起皮肤和黏膜下出血，临床上称为血小板减少性紫癜。

（四）血小板的生成与调节

生成血小板的巨核细胞也是起源于骨髓的造血干细胞，经历巨核系祖细胞、原巨核细胞、幼巨核细胞，最后发育成成熟的巨核细胞。成熟的巨核细胞质伸向骨髓腔并脱落成血小板进入血液。一个巨核细胞可脱落产生 2000 ～ 7700 个血小板。从原始巨核细胞到血小板释放入血，需 8 ～ 10 天。进入血液中的血小板，一半以上随血液循环，其余储存在脾。

近年来研究发现，巨核系祖细胞主要受**血小板生成素**（thrombopoietin，TPO）的调节。TPO能刺激造血干细胞向巨核系祖细胞分化，并特异性地促巨核系祖细胞增殖分化，以及巨核细胞的成熟与释放血小板。TPO 对造血干细胞也有正性调节作用。

血小板进入血液后，平均寿命为 7 ～ 14 天，但只有最初的 2 天具有生理功能。衰老的血小板主要在肝、脾和肺组织中破坏。血小板在参与止血与凝血过程中被激活，本身也将解体释放出活性物质；此外，它还可以融入内皮细胞中，以填补内皮细胞脱落留下的空隙。所以，血小板还可能在发挥生理作用时被消耗。

第三节　血液凝固与纤维蛋白溶解

一、血液凝固

血液凝固（blood coagulation）是指血液由流动的溶胶状态变成不流动的凝胶状态的过程，简称凝血。凝血的本质是血浆中可溶性的纤维蛋白原转变为不溶性的纤维蛋白多聚体，交织成网，将血细胞网罗其中形成血凝块的过程。凝血后 1 ～ 2h，血凝块会发生收缩，析出的淡黄色液体称为**血清**（blood serum）。血清与血浆的区别在于血清中缺少纤维蛋白原和凝血发生时消耗掉的一些凝血因子，而增添了凝血时由血管内皮细胞和血小板释放出的化学物质。

（一）凝血因子

血浆与组织中直接参与血液凝固的物质，称为**凝血因子**（coagulation factor，或 clotting factor）。目前已知参与凝血的因子有 14 种，其中由国际凝血因子命名委员会按照发现的先后顺序，以罗马数字编号的有 12 种（表 3-2），即凝血因子 I ～ ⅩⅢ（F I ～ FⅩⅢ其中因子 Ⅵ 是血清中活化的因子 V，故已被取消）。此外，参与凝血的还有前激肽释放酶（PK）、高分子质量激肽原（HK）等。凝血因子的特点有：①血液中具有酶特性的凝血因子都以无活性的酶原形式存在，必须通过其他酶的水解，暴露或形成活性中心后，才具有酶的活性，这一过程称为凝血因子的激活。习惯上在被激活的因子代号的右下角标上 "a"（activated），如凝血酶原（F Ⅱ）激活成为凝血酶（FⅡa）。②除 F Ⅳ（Ca^{2+}）和血小板磷脂外，其余凝血因子均为蛋白质。③除 F Ⅲ（又称**组织因子**，tissue factor，TF）由组织损伤释放外，其余的凝血因子均存在于血浆中，而且多数在肝内合成，故肝病时常伴凝血功能障碍。④因子 Ⅱ、Ⅶ、Ⅸ、Ⅹ 的合成过程中需要维生素 K 的参与，又称维生素 K 依赖因子。故当维生素 K 缺乏时，这些因子的合成将受到影响，凝血过程发生障碍。

表 3-2　按国际命名法编号的凝血因子

凝血因子	同义名	合成部位	主要激活物	主要抑制物	主要功能
I	纤维蛋白原	肝细胞			形成纤维蛋白
II	凝血酶原	肝细胞（需维生素 K）	凝血酶原激活物	抗凝血酶	凝血酶促进纤维蛋白原转变为纤维蛋白；激活 F V、F VIII、F XI、F XIII 和血小板，正反馈促进凝血
III	组织因子	内皮细胞和其他细胞			作为 F VII a 的辅因子，是生理性凝血反应过程的启动物
IV	钙离子（Ca^{2+}）	–			辅因子
V	前加速素易变因子	内皮细胞和血小板	凝血酶和 F X_a，以凝血酶为主	活化的蛋白质 C	加速 F X_a 对凝血酶原的激活
VII	前转变素稳定因子	肝细胞（需维生素 K）	F X_a，F IX_a，F VII_a	组织因子途径抑制物，抗凝血酶	与组织因子形成 VII$_a$– 组织因子复合物，激活 F X 和 F IX
VIII	抗血友病因子	肝细胞	凝血酶，F X_a	不稳定，自发失活；活化的蛋白质 C	作为辅因子，加速 F IX_a 对 F X 的激活
IX	血浆凝血活酶成分	肝细胞（需维生素 K）	F XI_a，VII$_a$– 组织因子复合物	抗凝血酶	F IX_a 与 VIII$_a$ 形成 F X 酶复合物，激活 F X 为 F X_a
X	Stuart–Prower 因子	肝细胞（需维生素 K）	VII$_a$– 组织因子复合物，F IX_a–VIII$_a$ 复合物	抗凝血酶	形成凝血酶原激活物，激活凝血酶原，F X_a 还可激活 F VII、F VIII 和 F V
XI	血浆凝血活酶前质	肝细胞	F XII_a，凝血酶	α_1 抗胰蛋白酶，抗凝血酶	激活 F IX 为 F IX_a
XII	接触因子或 Hageman 因子	肝细胞	胶原、带负电的异物表面	抗凝血酶	激活 F XI 为 F XI_a，激活纤溶酶原，激活 PK
XIII	纤维蛋白稳定因子	肝细胞和血小板	凝血酶		使纤维蛋白单体相互交联聚合形成纤维蛋白网
–	高分子量激肽原（HK）	肝细胞			辅因子，促进 F XII_a 对 F XI 和 PK 的激活，促进 PK 对 F XII 的激活
–	前激肽释放酶（PK）	肝细胞	F XII_a	抗凝血酶	激活 F XII 为 F XII_a

（二）血液凝固过程

血液凝固是一系列复杂的酶促反应过程。目前"瀑布学说"得到了多数学者的认可。该学说认为，在凝血过程发生时，一系列凝血因子相继酶解激活，即前一因子被激活后，再引起下一因子的激活，通过一连串的催化反应，最终形成纤维蛋白血凝块，而且每步酶解反应均有放大效应，有如瀑布倾泻而下，直至血液发生凝固。

血液凝固过程分为三个基本阶段，又称三个步骤：①凝血酶原酶复合物形成。②凝血酶原转变成凝血酶。③纤维蛋白原转变成纤维蛋白。

根据凝血酶原酶复合物生成途径的不同，将血液凝固过程分为内源性凝血和外源性凝血两条途径。

1. 内源性凝血途径　参与血液凝固的因子全部来自血浆，由 F XII 被激活所启动的途径，称为**内源性凝血途径**（intrinsic pathway of blood coagulation）。首先由 F XII 接触到异物表面而被激活成 F XII a，F XII 在体外可由带负电荷的异物表面（如玻璃、白陶土、胶原纤维等）所激活，在体内以血管内皮下胶原组织的激活最为重要。F XII a 可使**前激肽释放酶**（prekallikrein，PK）生成**激肽**

释放酶（kallikrein，K），激肽释放酶又能激活 F XII，以正反馈的效应形成大量的 F XII a，F XII a 转而使 F XI 激活，成为 F XI a，F XI a 在 Ca^{2+} 的参与下将 F IX 转变为 F IX a。此外，F IX 还能被 F VII a 和组织因子复合物所激活。F IX a 再与 F VIII a、Ca^{2+}、血小板膜磷脂（PL）结合形成复合物，即可使 F X 激活成 F X a。F VIII 可以使此反应过程加快 20 万倍。在 F X a 生成后，内源性和外源性凝血过程进入相同的途径。缺乏 F VIII、F IX 和 F XI 的患者，凝血过程缓慢，轻微外伤即可引起出血不止，分别称为甲型、乙型和丙型血友病。

2. 外源性凝血途径 由来自血液之外的 F III 所启动的凝血过程的途径，称为**外源性凝血途径**（extrinsic pathway of blood coagulation）。F III 可由受损血管组织释放。在 Ca^{2+} 的存在下，F III 与 F VII 形成复合物，进一步激活 F X 成为 F X a。另外，F VII 和 F III 形成的复合物还能激活 F IX 成为 F IX a，从而将内、外源性凝血途径联系起来，共同完成凝血过程。在病理状态下，细菌内毒素、补体 C5a、免疫复合物、肿瘤坏死因子等均可刺激血管内皮细胞和单核细胞表达组织因子，从而启动凝血过程，引起弥漫性血管内凝血。

通过上述两条途径生成的 F X a，在 Ca^{2+} 的作用下与 F V a 连接在血小板磷脂表面，形成凝血酶原酶复合物，后者进一步激活凝血酶原为凝血酶，凝血酶分解纤维蛋白原形成纤维蛋白单体。在 F XIII a 和 Ca^{2+} 的作用下，纤维蛋白单体相互聚合、交联形成纤维蛋白多聚体，组成牢固的纤维蛋白网，网罗血细胞形成血凝块（图 3-3）。

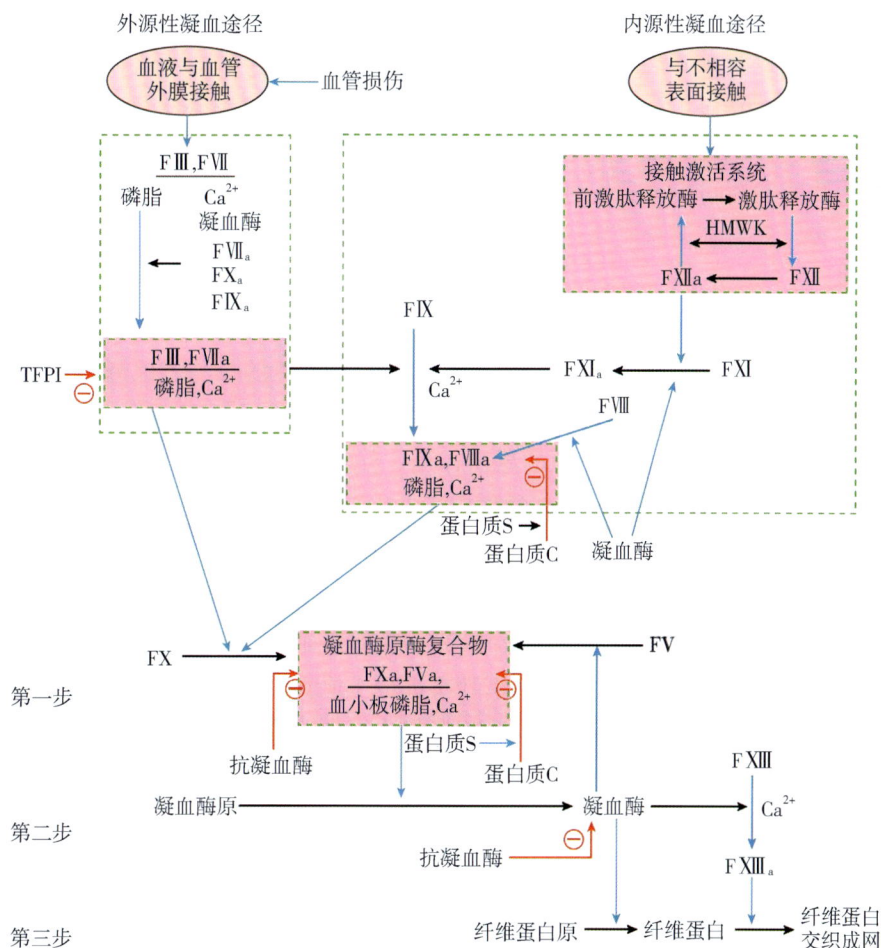

图 3-3 血液凝固过程示意图

⊖表示抑制作用；→表示促进或者酶的激活；━━表示反应的方向

二、抗凝系统

在生理情况下，机体常因轻微血管损伤而发生血液凝固。但这一过程仅限于受损局部，在血管内循环的血液并不会凝固，这是因为血液中存在很多抗凝因素：①血管内膜光滑完整，F Ⅻ及血小板不易黏附。②血液循环流动，即使凝血因子有少量被激活也会被不断稀释运走。③血管壁产生 PGI_2，有抗凝作用。④血液中有抗凝物质。

（一）体内抗凝系统

体内抗凝系统（anticoagulative system）可分为体液抗凝系统和细胞抗凝系统，其中体液抗凝系统在抗凝功能中发挥更重要的作用。主要的体液抗凝物质如下。

1. 组织因子途径抑制物 组织因子途径抑制物（tissue factor pathway inhibitor，TFPI）是体内最主要的生理性抗凝物质，由血管内皮细胞分泌。TFPI 的作用机制为：①直接抑制 F Ⅹ a 的活性。②可灭活 Ⅶ a– 组织因子（Ⅶ a–TF）复合物，从而抑制外源性凝血途径。

2. 丝氨酸蛋白酶抑制物 主要有**抗凝血酶**（antithrombin，AT）、肝素辅助因子 Ⅱ、C_1 抑制物、$α_2$– 巨球蛋白、$α_2$– 抗纤溶酶、$α_1$– 抗胰蛋白酶等，其中抗凝血酶最重要。抗凝血酶由肝细胞和血管内皮细胞产生，能与凝血酶、F Ⅸ a、F Ⅹ a、F Ⅺ a、F Ⅻ a 等分子活性中心的丝氨酸残基结合而抑制其活性。当肝素缺乏时，抗凝血酶的直接抗凝作用非常弱，不能有效地抑制凝血，但它与肝素结合后，其抗凝作用可增强上千倍。

3. 肝素 肝素（heparin）是一种酸性黏多糖，主要由肥大细胞和嗜碱性粒细胞产生，肺、心、肝、肌肉等组织中含量丰富。无论在体内还是体外，肝素的抗凝作用都很强，主要是通过增强抗凝血酶的活性而发挥间接抗凝作用；肝素还可刺激血管内皮细胞大量释放 TFPI 和其他抗凝物质抑制凝血过程；肝素还可增强蛋白质 C 的活性，从而增加纤维蛋白溶解。因此，它是临床最常用的抗凝剂。

4. 蛋白质 C 系统 主要包括蛋白质 C（protein C，PC）、凝血酶调节蛋白、蛋白质 S 和蛋白质 C 的抑制物。蛋白质 C 由肝细胞合成，其合成需要维生素 K 的参与，以酶原的形式存在于血浆中。当凝血酶与血管内皮细胞上的凝血酶调节蛋白结合后，可激活蛋白质 C，后者可水解、灭活 FVa 和 FVⅢ a；抑制 F Ⅹ a 对凝血酶原的激活作用；促进纤维蛋白溶解。此外，蛋白质 S 是蛋白质 C 活化的辅助因子，可增强蛋白质 C 的作用。

（二）促凝和抗凝

临床工作中通常需要采用各种措施防止血液凝固或促进血液凝固。

1. 促凝 如外科手术中常用温热生理盐水纱布进行压迫止血，主要是通过纱布作为粗糙表面的异物激活 F Ⅻ和血小板。凝血又是一系列的酶促反应过程，适当加温可加速凝血反应。

2. 抗凝 降低温度及增加异物表面的光滑度，可延缓凝血过程。因血液凝固过程中多个环节都需要 Ca^{2+} 的参与，通常使用枸橼酸钠、草酸铵和草酸钾作为体外抗凝剂，它们能与血浆中的 Ca^{2+} 结合而除去血浆中 Ca^{2+}，从而起到抗凝的作用。由于少量的枸橼酸钠进入血液循环后不会产生毒素，因此也常用它作为抗凝剂来处理输血用的血液。另外，维生素 K 拮抗剂如华法林可抑制 F Ⅸ、F Ⅱ、F Ⅶ、F Ⅹ等维生素 K 依赖性凝血因子的合成，在体内具有抗凝作用。肝素具有很强的抗凝作用，是临床医疗和实验研究中广泛应用的抗凝物质。

三、纤维蛋白溶解与纤溶抑制物

（一）纤维蛋白溶解

纤维蛋白溶解（fibrinolysis）简称纤溶，是指纤维蛋白被分解液化的过程。纤溶可使止血过程中形成的纤维蛋白血凝块溶解、清除，以保持血流畅通，有利于损伤组织的修复、愈合以及血管的再生，同时维持血管内的血液处于流体状态。纤溶系统主要包括**纤维蛋白溶解酶原**（plasminogen，又称纤溶酶原）、**纤溶酶**（plasmin）、**纤溶酶原激活物**（plasminogen activator）和纤溶抑制物。

纤溶的基本过程有两个阶段：纤溶酶原的激活和纤维蛋白的降解（图 3-4）。

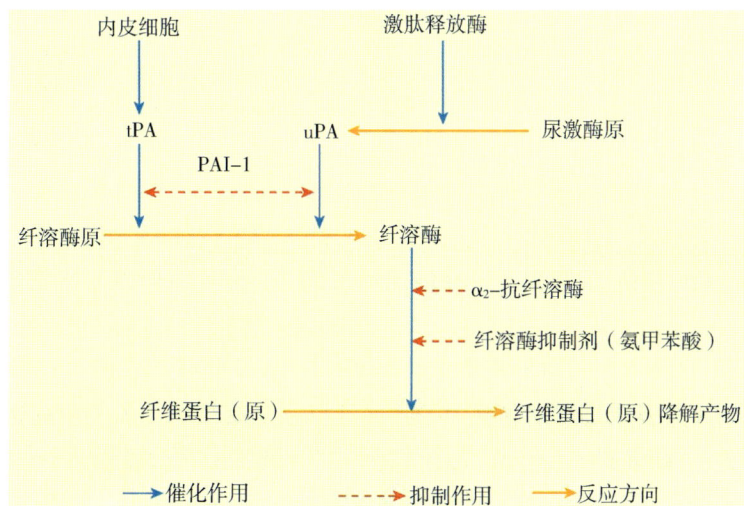

图 3-4　纤维蛋白溶解系统激活与抑制示意图

1. 纤溶酶原的激活　纤溶酶原主要由肝脏、骨髓、嗜酸性粒细胞和肾脏合成。正常情况下，血浆中的纤溶酶是以无活性的纤溶酶原形式存在的，必须在纤溶酶原激活物的作用下，才能成为有活性的酶。

纤溶酶原激活物主要包括**组织型纤溶酶原激活物**（tissue-type plasminogen activator，tPA）和**尿激酶型纤溶酶原激活物**（urokinase-type plasminogen activator，uPA）。此外，激肽释放酶等对纤溶酶原也有激活作用。tPA 主要由血管内皮细胞产生，在纤维蛋白的存在下，它激活纤溶酶原的效应可大大增强，重组人组织型纤溶酶激活剂已广泛应用于临床溶栓治疗。uPA 由肾小管、集合管上皮细胞产生，其纤溶活性略低于 tPA，现能从尿中提取或由肾细胞培养制取，用于治疗血栓病和急性心肌梗死。此外，参与内源性凝血的凝血因子和凝血物质如 F Ⅻa、F Ⅺa、PK 等也能使纤溶酶原转变成纤溶酶，此类激活物可使凝血和纤溶相互配合，保持平衡。在体外循环的情况下，由于循环的血液大量接触带负电荷的异物表面，可使激肽释放酶成为纤溶酶原的主要激活物。

2. 纤维蛋白降解　纤溶酶属于丝氨酸蛋白酶，是血浆中活性最强的蛋白水解酶。在纤溶酶的作用下，纤维蛋白和纤维蛋白原可被分解为许多可溶性的小肽，称为纤维蛋白降解产物。这些降解产物通常不再发生凝固，其中部分还有抗凝血作用。当纤溶系统功能亢进时，可因血液中凝血因子大量分解及纤维蛋白降解产物的抗凝作用而发生出血倾向。

（二）纤溶抑制物

机体内有多种物质抑制纤溶系统的活性，如 α_2- 抗纤溶酶（α_2-AP）和**纤溶酶原激活物抑制物 -1**（plasminogen activator inhibitor type-1，PAI-1）。α_2-AP 主要由肝脏产生，可通过与纤溶酶结合成复合物而抑制纤溶酶的活性。PAI-1 主要由血管内皮细胞产生，可通过抑制纤溶酶原激活物而降低纤溶过程。临床上常用药物氨甲苯酸、6- 氨基己酸和氨甲环酸（又称凝血酸）等，就是通过抑制纤溶酶的生成而达到止血的作用。

综上所述，体内存在凝血系统与抗凝系统和纤溶系统，三者相互之间存在着双向调制作用，相互依存，相互影响，相互制约，协调有序地共同作用，维持着凝血、抗凝和纤溶相互之间的动态平衡，从而保持血液的正常流动状态，使机体既不发生出血，又无血栓形成。当这种动态平衡被破坏时，可能导致临床上的血栓形成（如脑血栓等）、纤维蛋白沉积过多或出血倾向等。

第四节　血型与输血

一、血型与红细胞凝集

血型（blood group）指血细胞膜上特异性抗原的类型，但通常所说的血型是指红细胞膜上特异性抗原的类型。

若将血型不相容的两个人的血液混合，会出现红细胞彼此聚集成簇，这种现象称为**红细胞凝集**（agglutination），其实质是红细胞膜上的特异性抗原（凝集原）和相应的抗体（凝集素）发生的抗原 – 抗体反应。**凝集原**（agglutinogen）是指红细胞膜上特异性的糖蛋白或糖脂，即血型抗原。**凝集素**（agglutinin）是指血清中能与红细胞膜上的凝集原起反应的特异蛋白质，即血型抗体。发生抗原 – 抗体反应时，由于每个抗体上具有 2 ～ 10 个与抗原结合的位点，因此抗体可以在若干个带有相应抗原的红细胞之间形成桥梁，使它们聚集成簇，堵塞毛细血管。在补体的作用下，可引起聚集的红细胞破裂，血红蛋白逸出，发生溶血。溶血将损害肾小管，同时伴有超敏反应，甚至危及生命。因此血型鉴定在输血和器官移植时具有重要意义。由于血型是由遗传决定的，故血型鉴定对法医学和人类学的研究也具有重要的价值。

白细胞和血小板除了含有 A、B、H、MN、P 等与红细胞相同的血型抗原外，还有其本身特有的血型抗原。白细胞上最强的同种抗原是**人类白细胞抗原**（human leukocyte antigen，HLA）系统，可应用于器官移植、成分输血、亲子鉴定等方面的研究。人类血小板表面也有一些特异性的抗原系统，如 PI、Zw、Ko 等，与输血后血小板减少症的发生有关。

二、红细胞血型

目前已经发现 ABO、Rh、MNSs、Lutheran、Kell 等 30 多个不同的红细胞血型系统。但与临床关系最密切的是 ABO 血型系统和 Rh 血型系统。

（一）ABO 血型系统

1. ABO 血型系统的分型依据　ABO 血型系统（ABO blood group system）是 1901 年奥地利病理学家与免疫学家 Landsteiner 发现的第一个人类血型系统。ABO 血型根据红细胞膜上是否存在 A 抗原和 B 抗原而分为 4 种血型：凡红细胞膜上只含 A 抗原者称为 A 型；只含 B 抗原者称为

B 型；同时含有 A 抗原和 B 抗原者称为 AB 型；既无 A 抗原，也无 B 抗原者称为 O 型。不同血型的人血清中含有不同的抗体，但不含有与自身红细胞所含抗原相对应的抗体，即 A 型血的血清中只含抗 B 抗体；B 型血的血清中只含抗 A 抗体；AB 型血的血清中既不含抗 A 抗体，也不含抗 B 抗体；而 O 型血的血清中既含抗 A 抗体，又含抗 B 抗体。

2. ABO 血型系统的抗原和抗体 ABO 血型系统还有几种亚型，其中最重要的亚型是 A 型中的 A_1 和 A_2 亚型。A_1 型红细胞上含有 A 抗原和 A_1 抗原，而 A_2 型红细胞上仅含有 A 抗原；A_1 型血的血清中只含有抗 B 抗体，而 A_2 型血的血清中则含有抗 B 抗体和抗 A_1 抗体。同样，AB 型血中也有 A_1B 和 A_2B 两种主要亚型（表 3–3）。虽然在我国汉族人中 A_2 型和 A_2B 型者分别只占 A 型和 AB 型人群的 1%，但由于 A_1 型红细胞可与 A_2 型血清中的抗 A_1 抗体发生凝集反应，而且 A_2 型和 A_2B 型红细胞比 A_1 型和 A_1B 型红细胞的抗原性弱得多，在用抗 A 抗体做血型鉴定时，容易将 A_2 型和 A_2B 型血误定为 O 型和 B 型。因此在输血时应特别注意 A 型中亚型的存在。

血型抗体分为天然抗体和免疫性抗体两类。ABO 血型系统存在天然抗体。新生儿出生后 $2\sim 8$ 个月开始产生 ABO 血型系统的天然抗体，$8\sim 10$ 岁时达高峰。天然抗体多属 IgM，分子质量大，不能通过胎盘。因此，血型与胎儿不合的孕妇，不会使胎儿的红细胞发生聚集而破坏。当机体接受自身不存在的红细胞抗原刺激后，可产生免疫性抗体。免疫性抗体属 IgG 抗体，分子质量小，可以透过胎盘进入胎儿体内。若母亲体内因过去外源性 A 抗原或 B 抗原进入体内产生免疫性抗体时，与胎儿 ABO 血型不合的孕妇，可因母亲体内免疫性抗体进入胎儿体内而引起胎儿红细胞的破坏，发生新生儿溶血。

表 3–3　ABO 血型系统中的抗原和抗体

血型	亚型	红细胞膜上的抗原	血清中的抗体
A 型	A_1	$A+A_1$	抗 B
	A_2	A	抗 B+ 抗 A_1
B 型		B	抗 A
AB 型	A_1B	$A+A_1+B$	无
	A_2B	$A+B$	抗 A_1
O 型		无 A，无 B	抗 A +抗 B

（二）Rh 血型系统

1. Rh 血型系统的发现、分布和抗原 1940 年，Landsteiner 与 Wiener 发现人类的红细胞膜上具有和恒河猴（Rhesus monkey）红细胞膜表面同样的抗原，即 Rh 抗原，故将这种血型系统称为 **Rh 血型系统**（Rh blood group system），它是仅次于 ABO 血型的另一重要的血型系统。

目前已发现 Rh 血型系统中有 40 多种抗原，与临床关系密切的有 D、E、C、c、e 5 种，其中以 D 抗原的抗原性最强，有重要的临床意义。通常将红细胞表面存在 D 抗原的称为 Rh 阳性，无 D 抗原的称为 Rh 阴性。我国汉族人和其他大部分民族的 Rh 阳性约占 99%，Rh 阴性占 1%。但在某些少数民族中，Rh 阴性的人数较多，如塔塔尔族为 15.8%，苗族为 12.3%，布依族和乌孜别克族为 8.7%。因此在这些少数民族居住的地区，应特别重视 Rh 血型的问题。

2. Rh 血型系统的抗体 Rh 血型系统与 ABO 血型系统不同，人的血清中不存在抗 Rh 的天然抗体，只有当 Rh 阴性者在接受 Rh 阳性的血液后，才会通过体液性免疫产生抗 Rh 的免疫性抗体，因此 Rh 阴性血型者首次接受 Rh 阳性的血液后一般并不会产生红细胞凝集反应。但当再次接受 Rh 阳性血液时，就会发生凝集反应。所以 Rh 阴性的人接受 Rh 阳性两次以上的供血易引起溶血反应。

Rh 血型系统的抗体主要是不完全抗体 IgG，分子质量小，能透过胎盘。因此，当 Rh 阴性的母亲孕育 Rh 阳性的胎儿时，胎儿的红细胞因某种原因（如分娩时胎盘剥离）进入母体，使母体产生抗 Rh 抗体。当 Rh 阴性母亲再次孕育 Rh 阳性胎儿时，抗 Rh 抗体可通过胎盘进入胎儿的血液，使胎儿的红细胞发生溶血，引起新生儿溶血性贫血，严重时可导致胎儿死亡。由于胎儿的红细胞进入母体一般在分娩时，且母体血清中抗体的增加过程是缓慢的，需要几个月时间，所以 Rh 阴性的母亲孕育第一胎 Rh 阳性的胎儿时很少出现新生儿溶血，但在第二次妊娠时，母体内的抗 Rh 抗体可进入胎儿体内而引起新生儿溶血。所以 Rh 阴性的女性与 Rh 阳性的男性婚配，在怀第二胎以上时，易引起胎儿或新生儿溶血反应。故当 Rh 阴性母亲生育第一胎 Rh 阳性子女后，应及时注射特异性抗 D 免疫球蛋白，可以防止 Rh 阳性胎儿红细胞对母体的致敏作用。

三、输血

输血（blood transfusion）在临床上已经成为治疗某些疾病、抢救伤员生命和保证一些手术顺利进行的重要手段。如果输血不当，将会造成严重后果。为了确保输血安全，必须严格遵守输血原则：在输血过程中，要保证红细胞不发生凝集反应。紧急情况下，则主要保证供血者的红细胞不被受血者血清中的抗体凝集。

（一）首选同型输血

同型输血指 ABO 血型相合，生育年龄的妇女和需要反复输血的患者，还必须使供血者与受血者的 Rh 血型相合，避免受血者在被致敏后产生抗 Rh 的抗体。

（二）交叉配血试验

为了避免红细胞凝集引起输血反应，即使在同一血型系统中，输血前也必须进行**交叉配血试验**（cross match test）。交叉配血试验有主、次侧之分，主侧是指将供血者的红细胞与受血者的血清进行配合试验；次侧是指将受血者的红细胞与供血者的血清进行配合试验（图 3-5）。若主、次侧均不发生凝集反应，则为配血相合，可以进行输血；若主侧发生凝集反应，则为配血不合，不能输血；如果主侧不发生凝集反应，而次侧发生凝集反应，则只能在紧急情况下，缓慢少量（不宜超过 200mL）输血，且密切监视输血过程，一旦发生输血反应，必须立即停止输血。以往曾经把 O 型血的人称为"万能供血者"，认为他们的血液可以输给 A 型、B 型、AB 型血的人，这种输血是不足取的。因为，虽然 O 型的红细胞上没有 A 抗原和 B 抗原，因而不会被受血者的血清凝集，即主侧不发生凝集反应。但 O 型血的人血清中的抗 A 抗体和抗 B 抗体能与其他血型受血者的红细胞发生凝集反应，即次侧发生了凝集反应。所以当输入的血量较大时，供血者血清中的抗体未被受血者的血清足够稀释时，受血者的红细胞会被广泛凝集。同理，把 AB 型的人称为"万能受血者"，认为

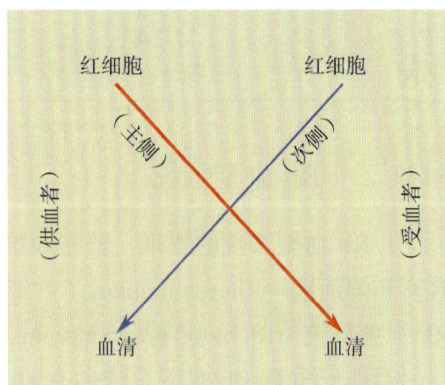

图 3-5　交叉配血试验示意图

AB 型血的人可以无限量地接受其他血型供血者的血液，这种观点也同样不正确。

因此，为了避免凝集反应的发生，输血时应首选同型输血，慎选异型间输血。在输血时，必须严格遵守输血原则，密切注意观察；且在确实需要时才进行输血，绝不可盲目滥用。

（三）成分输血及自体输血

随着医学科学技术的发展，输血疗法已从输注全血发展到成分输血。成分输血是将人血中的各种不同成分，如红细胞、粒细胞、血小板及血浆，分别制备成高纯度或高浓度的制品，根据患者的不同需求进行输注。如严重贫血的患者主要是红细胞缺乏，总血量不一定减少，可输入浓缩红细胞悬液；对各种出血性疾病的患者，根据疾病的情况输入浓缩血小板悬液或含凝血因子的新鲜血浆，以促进凝血或止血过程。成分输血既提高疗效，减少不良反应，又能节约血源，还可使输血更加安全。目前还开发出多种血浆蛋白制品，如白蛋白、免疫球蛋白、抗血友病球蛋白、纤维蛋白原等。

另外，由于异体输血存在感染肝炎、艾滋病等血源传染性疾病的危险，自体输血疗法得到迅速发展。自体输血是指收集患者自身血液进行回输。这种输血疗法不仅可以节约库存血，减少输血反应和疾病传播，而且输血前不需要进行血型鉴定和交叉配血试验。

复习思考题

1. 血浆晶体渗透压、胶体渗透压各有何生理意义？
2. 简述各种血细胞的生理功能。
3. 简述血液凝固的基本过程，指出内源性凝血与外源性凝血的主要不同点。
4. 为什么正常人血管内的血液不会发生凝固？
5. 夫妻一方为 B 型血，另一方为 O 型血，他们所生孩子会是什么血型？为什么？

第四章

血液循环

血液循环系统（blood circulation system）是由心脏和血管组成，又称**心血管系统**（cardiovascular system）。心脏是推动血液流动的动力器官；血管是血液流动的管道，包括动脉、毛细血管和静脉。血液在心血管系统中按一定的方向周而复始地循环流动，称为血液循环。

血液循环的基本生理功能是：①物质运输功能。运输各种代谢原料至全身各组织细胞，供其代谢利用；再将代谢终产物运送到排泄器官，进而排出体外，以保证机体新陈代谢的正常进行。②实现机体的体液调节。体内各内分泌细胞分泌的激素或其他体液因素，通过血液循环运输，作用于各特异的靶细胞或靶器官，以发挥其调节作用。③维持机体内环境稳态。④实现血液防御功能。⑤内分泌功能。心肌、心包、血管平滑肌细胞和内皮细胞可分泌如心房钠尿肽、血管紧张素、内皮舒张因子等多种生物活性物质，对机体不同功能发挥调节作用。

中医学认为，心主血脉，全身血脉皆属于心。《黄帝内经》记载"心主身之血脉""诸血者，皆属于心"，说明心有推动血液在脉管内运行的作用；脉为血之府，是血液运行的管道；血依赖心气推动，循行周身而起营养全身的作用。心、脉、血三者虽密切相关，但心在血液运行方面起主导作用。

第一节　心肌细胞的生物电现象和生理特性

心脏是通过心肌细胞的节律性收缩和舒张而实现其泵血功能的。与骨骼肌一样，心肌细胞膜的兴奋是触发心肌细胞收缩的始动因素；心肌兴奋的本质同样是在静息电位的基础上产生动作电位，其生物电的形成机制也是由于跨膜离子流而产生的。与骨骼肌不同的是，心脏具有起搏细胞和特殊传导系统，使心脏能自动产生节律性兴奋。心肌细胞动作电位的波形和形成的离子基础也与骨骼肌的动作电位有明显差异，故心脏的收缩也具有其自身的特点，这些特点就形成了心肌不同于骨骼肌的生理特性。因此，掌握心肌细胞的生物电活动的规律对于理解心肌的生理特性及心脏收缩的规律性均有重要意义。

一、心肌细胞的生物电现象

（一）心肌细胞的分类

根据心肌细胞的组织学、功能和电生理特性，可将心肌细胞分为两类。

1. 工作细胞　工作细胞（working cell）包括心房肌和心室肌细胞。其胞浆中含有丰富的肌原纤维，具有较强的收缩性，其收缩是心脏泵血功能的动力。此类细胞同时还具有兴奋性和传导性，但在正常情况下无自动产生节律性兴奋的能力，故属**非自律细胞**（non-autorhythmic cell）。

2. 特殊分化的心肌细胞 心脏还有一类特殊分化的心肌细胞，它们之间彼此联系，共同构成了**心脏的特殊传导系统**（cardiac specific conduction system）（图 4-1A），其组成包括窦房结、房室交界、房室束（希氏束）及左右束支、浦肯野纤维。这类细胞含肌原纤维很少，甚至完全缺如，故不具有收缩能力，但仍具有兴奋性和传导性。除房室交界的结区细胞外，它们还具有自动产生节律性兴奋的特性，故称为**自律细胞**（autorhythmic cell）。房室交界有房结区、结区和结希区三个功能区域（图 4-1B）。其中，结区的细胞既无自律性，也无收缩性，只保留了较低的兴奋性和传导性，是特殊传导系统中的非自律细胞。

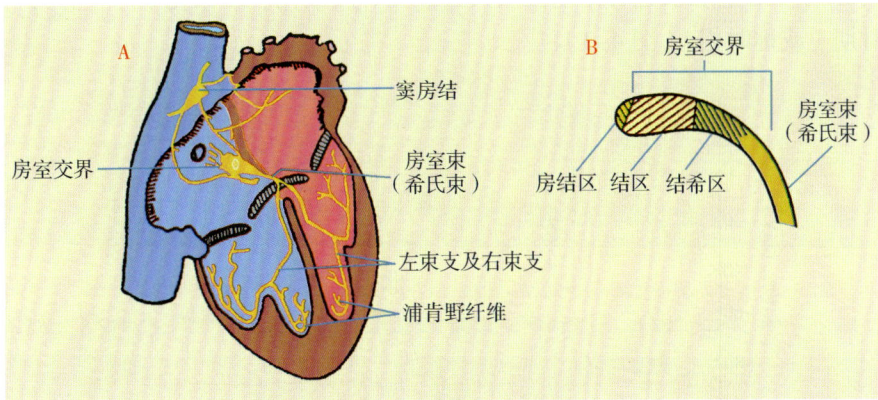

图 4-1 心脏特殊传导系统

A：特殊传导系统的组成；B：房室交界的分区

（二）心肌细胞的跨膜电位

心脏各部位不同类型的心肌细胞，其跨膜电位变化的幅度、波形、持续时间（图 4-2）和形成的离子基础也有差别。各类心肌细胞电活动的不一致性，是不同类别心肌细胞在心脏功能活动中作用不同的根本原因。

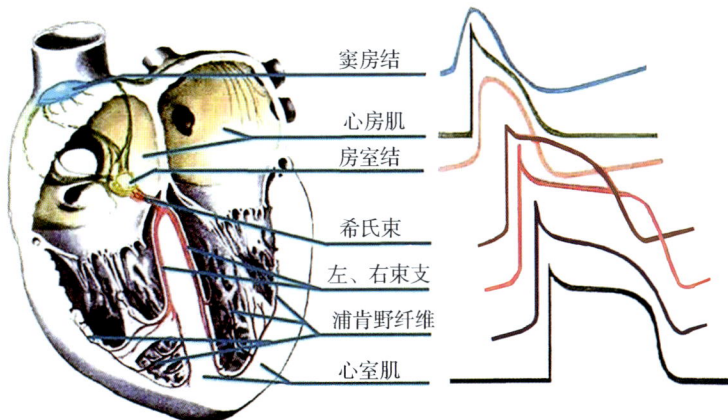

图 4-2 心脏各部分心肌细胞的跨膜电位

1. 工作细胞的跨膜电位及其离子基础

（1）静息电位 以心室肌为例，人和哺乳动物的心室肌，其静息电位为 -80 ～ -90mV，在无外来刺激时，此静息电位能持续维持于稳定水平。

工作细胞静息电位的形成机制与神经细胞和骨骼肌细胞基本相同，即在静息状态下，细胞膜对 K^+ 的通透性较高，对其他离子通透性很低，因此，K^+ 顺浓度梯度向膜外扩散，从而形成 K^+

平衡电位，这是形成工作细胞静息电位的离子基础。K^+外流是通过I_{K1}通道来完成的。

心室肌细胞膜上存在多种钾通道，主要有I_{K1}通道和I_K通道。I_{K1}通道在静息时对K^+通透性很高，而在去极化过程中，其通透性大大降低。I_{K1}通道对K^+的通透性因膜的去极化而降低的现象，称为**内向整流**（inward rectification）。

（2）动作电位　心室肌细胞的动作电位与神经细胞和骨骼肌细胞的动作电位明显不同。神经细胞和骨骼肌细胞的动作电位时程短，去极化和复极化的速度几乎相等，因而动作电位的升支和降支基本对称，呈尖锋状。而心室肌细胞动作电位复极过程较复杂、持续时间较长，动作电位的升支和降支不对称。心室肌细胞动作电位按其去极化、反极化、复极化顺序，分为0、1、2、3、4期共五个时期（或称时相）（图4-3）。

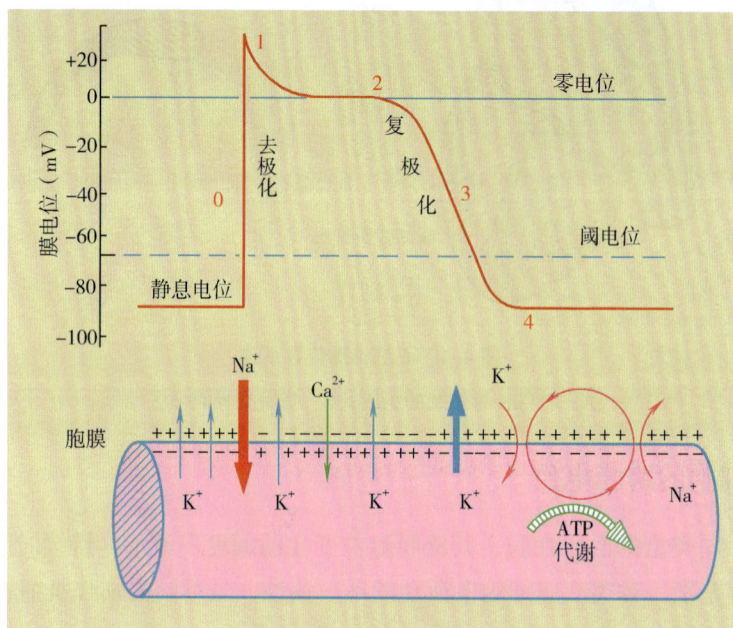

图4-3　心室肌细胞动作电位和主要离子流示意图

1）0期（去极化期）　当心肌细胞兴奋时，膜内电位可从静息时的$-80 \sim -90mV$急速上升至$+30mV$左右，即由原来的极化状态变成反极化，形成动作电位上升支，称为0期。其中，超过零电位的部分又称超射。0期时程很短，占$1 \sim 2ms$。0期去极化速度很快，最大去极速率（V_{max}）可达$200 \sim 400V/s$。0期膜电位变化的幅度称为**动作电位的振幅**（action potential amplitude，APA）。心室肌的APA可达$120mV$。

0期形成的机制和神经细胞及骨骼肌细胞的相似，是由于Na^+快速内流所致。决定0期去极化的钠通道是一种激活快、失活快、开放时间短暂的**快通道**（fast channel）。快钠通道有电压依赖性，并可被**河鲀毒素**（tetrodotoxin，TTX）选择性阻断，但心肌细胞对TTX的敏感性比神经细胞和骨骼肌细胞低。当心室肌细胞动作电位0期达峰值后，随即进入复极化过程。心室肌细胞复极化过程持续时间较长，历时$200 \sim 300ms$。

2）1期（快速复极初期）　膜内电位由$+30mV$迅速下降至$0mV$左右，形成1期。1期与0期共同构成动作电位的锋电位。1期的时程约$10ms$。此期快钠通道已失活，Na^+内流停止，但此时出现一种主要由K^+负载的**一过性外向离子流**（transient outward current，I_{to}）。K^+外流使膜内电位迅速复极至约$0mV$。I_{to}可被钾通道的阻断剂四乙胺（TEA）和4-氨基吡啶（4-AP）所阻断，因此，K^+外流是形成1期的离子基础。

3）2期（缓慢复极期、平台期）　此期表现为复极过程缓慢，电位稳定在零电位水平达

100～150ms 之久，形成复极过程的平台，故又称为平台期，这是造成整个动作电位持续时间较长的主要原因，也是心室肌细胞动作电位区别于神经细胞和骨骼肌细胞动作电位的主要特征。本期与心肌细胞的兴奋 – 收缩耦联、心室肌不应期长等特性密切相关，也是神经递质和化学因素调节及药物治疗的作用环节。

平台期的形成是由于此期内同时存在内向离子流和外向离子流综合作用的结果。电压钳技术研究证明，内向离子流主要由 Ca^{2+} 负载，外向离子流由 K^+ 携带。2 期复极之初，两种离子流处于相对平衡状态，随时间推移，Ca^{2+} 内向离子流逐渐减弱，而 K^+ 外向离子流逐渐增强，因而使膜电位缓慢地向复极化方向转化，形成平台期的晚期。

Ca^{2+} 是通过 **L 型**（long-lasting）钙通道（I_{Ca-L} 通道）顺浓度梯度向细胞膜内扩散的，是动作电位 2 期的主要内向离子流。L 型钙通道是电压依赖性的，当细胞膜去极化达 –40mV 时，该通道被激活开放。L 型钙通道的激活、失活以及复活过程均较缓慢，故又称**慢通道**（slow channel）。该通道的专一选择性强，主要对 Ca^{2+} 有通透性，可被 Mn^{2+}、二氢吡啶类（如硝苯地平）和苯烷胺类的维拉帕米等钙拮抗药所阻断。

4）3 期（快速复极末期）平台期之后，复极化速度较快，膜内电位由平台期 0mV 左右较快地恢复到 –90mV，从而完成复极化过程，历时 100～150ms。此期是由于钙通道失活，Ca^{2+} 内向离子流完全停止，而 K^+ 外向离子流进一步增强所致。3 期复极化的 K^+ 外流是再生性的，即 K^+ 外流使膜内电位负值增加，而膜内电位越负，对 K^+ 通透性就越大，使 K^+ 外流加快，这一正反馈使膜的复极化过程更为加速，直到复极化完成。

从 0 期去极化开始到 3 期复极化完成的时间，称为**动作电位时程**（action potential duration，APD），心室肌的 APD 为 250～300ms。

5）4 期（恢复期）继 3 期之后，心室肌细胞复极已经完毕，膜电位恢复到静息水平并稳定在 –90mV。但膜内、外离子分布尚未恢复，膜外有较多的 K^+，膜内有较多的 Na^+ 和 Ca^{2+}。因此，此时心肌细胞膜上的 Na^+–K^+ 泵活动增强，每消耗 1 个分子 ATP，即可逆浓度梯度主动排出 3 个 Na^+，摄回 2 个 K^+，从而使膜内、外 Na^+、K^+ 浓度恢复到静息电位水平。Ca^{2+} 的主动转运主要是通过细胞膜上的 **Na^+–Ca^{2+} 交换体**（Na^+–Ca^{2+} exchanger）和钙泵进行。在生理情况下，每次顺 Na^+ 浓度梯度转运入 3 个 Na^+，就有 1 个 Ca^{2+} 逆浓度梯度外运出细胞。Ca^{2+} 的逆浓度梯度外运是与 Na^+ 顺浓度梯度内流相耦合进行的，形成 Na^+–Ca^{2+} 交换，属于继发性主动转运。由于 Na^+ 的浓度梯度是依靠 Na^+–K^+ 泵的活动而实现的，所以 Ca^{2+} 的主动转运也是由 Na^+–K^+ 泵间接提供能量。洋地黄类药物可抑制 Na^+–K^+ 泵的活性，从而降低 Na^+ 的跨膜电化学梯度，使 Na^+–Ca^{2+} 交换减弱，Ca^{2+} 的外运减少，心肌细胞内 Ca^{2+} 的浓度增加，从而使心肌收缩加强。此外，尚有少量的 Ca^{2+} 可通过细胞膜上的钙泵主动排出细胞。

心房肌细胞的跨膜电位与心室肌基本相似，但心房肌不形成明显的平台期，故其动作电位 1 期和 2 期分界不清晰。心房肌动作电位的时程较心室肌的短，为 150～200ms。

2. 自律细胞的跨膜电位及其离子基础

与工作细胞不同，自律细胞 3 期复极末期达最大值后，4 期的膜电位并不稳定于这一水平，而是自动产生缓慢的去极化。自律细胞复极化达最大值时的电位称为**最大舒张电位**（maximum diastolic potential）或**最大复极电位**（maximal repolarization potential）。自律细胞复极化达到最大舒张电位后，立即开始自动去极化，当去极化到阈电位时，则引起又一次动作电位，如此周而复始不断产生节律性兴奋。因此，4 期自动去极化是心肌自律细胞自动产生节律性兴奋的基础。

不同类型的自律细胞，其 4 期自动去极化的离子基础不同，因而自动去极化的速度及形成的波形也不相同。现以浦肯野细胞和窦房结 P 细胞为代表分述如下。

（1）浦肯野细胞 浦肯野细胞的动作电位也可分为 0 期去极化和复极的 1、2、3、4 期。其所表现的动作电位形态和各期形成的离子基础与工作细胞的基本相同。所不同的是，浦肯野细胞 4 期的膜电位不稳定，当 3 期复极达最大舒张电位（约 –90mV）后，即产生内向离子流，内向离子流的增强导致膜进行性自动去极化，故属于自律细胞。

浦肯野细胞膜电位 4 期可记录到一种随时间进展而增强的内向离子流，内向离子流的主要离子成分是 Na^+，负载这种内向离子流的膜通道（I_f 通道）在 3 期复极电位达 –60mV 左右时开始被激活而开放，其激活程度随着复极化程度的增加（膜内负电位的加大）和时间的推移而增加，故具有电压依赖性和时间依赖性。当膜内电位至 –100mV 左右 I_f 通道就被充分激活，内向离子流达到最大值。但是当膜去极化达到 –50mV 时，I_f 通道又会失活，内向离子流停止。可见，动作电位 3 期复极电位是引起内向离子流启动和发展的因素，内向离子流的增强又导致膜进行性去极化，进而产生另一次动作电位，而去极化达到一定程度反过来又终止内向离子流，如此周而复始地启动浦肯野细胞不断产生自动节律性兴奋。

内向离子流的增强引起自律细胞（主要是浦肯野细胞）4 期自动去极化而产生起搏作用，所以，这种内向离子流也称**起搏电流**（pacemaker current）。I_f 通道虽允许 Na^+ 通过，但不同于快钠通道，两者激活的电压水平不同，I_f 通道可被铯（Cs）所阻断，而对河鲀毒素不敏感。I_f 通道的激活开放速率缓慢，所以浦肯野细胞 4 期自动去极速度很慢（约 0.02V/s），自动节律性较低。

新近研究证明，心室肌细胞膜上也存在 I_f 通道，但由于胎儿在发育过程中，其电压依赖性发生改变，使 I_f 通道激活的电位水平由 –60mV 左右变为 –120mV，而这个膜电位水平在生理情况下是不可能达到的，故正常心室肌不表现自律性。病理情况下，如果它的电压依赖特性发生改变，近似于浦肯野细胞时，则可表现自律性，而引起室性早搏。

（2）窦房结 P 细胞 与浦肯野细胞相比，窦房结 P 细胞的动作电位（图 4–4）有以下几个特点：①分期为 0、3、4 期，无明显的 1 期和 2 期。②最大舒张电位（–70mV）和阈电位（–40mV）的绝对值均小于浦肯野细胞。③0 期去极化速度慢（约 10V/s），去极化幅度低（约 70mV）。④4 期自动去极化速度快（约 0.1V/s），明显快于浦肯野细胞。

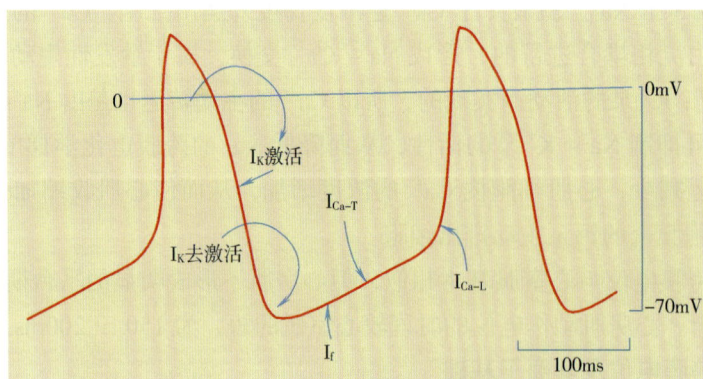

图 4–4 窦房结 P 细胞动作电位和起搏电位的离子机制

窦房结 P 细胞 0 期去极化是由 Ca^{2+} 内流引起的。当膜电位由最大舒张电位自动去极化达到阈电位（–40mV）时，膜上 L 型钙通道被激活，引起 Ca^{2+} 内流，产生 0 期去极化。由于 L 型钙通道激活和失活均缓慢，故窦房结 P 细胞 0 期去极化速度较慢，时程较长。随后，L 型钙通道逐渐失活，Ca^{2+} 内流减少，I_K 通道开放，引起 K^+ 外流，形成 3 期复极。

参与窦房结 P 细胞 4 期自动去极化的离子流比较复杂，其机制尚未完全阐明。一般认为，窦房结 P 细胞的起搏是由一种外向离子流减弱和两种内向离子流增强而形成的。

1）K^+ 外流　窦房结 P 细胞 3 期复极到 –50mV 时，细胞膜上的 I_K 通道呈时间依赖性失活（或称去激活），造成 K^+ 外流逐渐减少，其减少的速率正好与窦房结 P 细胞 4 期自动去极速率同步，提示 K^+ 外流进行性衰减是窦房结 P 细胞 4 期自动去极化最重要的离子基础。

2）I_f 通道介导的 Na^+ 内流　自律细胞 4 期记录到的随时间而进行性增强的内向离子流主要是 Na^+ 内流，其所通过的 I_f 通道是一种特殊的离子通道。I_f 通道被充分激活的膜电位约在 –100mV 水平，而正常情况下，窦房结 P 细胞的最大舒张电位只有 –70mV，在此电位水平，I_f 通道的激活十分缓慢，引起的内向离子流较小，故 Na^+ 负载的内向离子流对 P 细胞 4 期自动去极化的作用远不如 K^+ 外流衰减起的作用大。实验证明，用铯（Cs）选择性阻断 I_f 通道后，窦房结自动节律性兴奋的频率仅轻度减少。

3）Ca^{2+} 内流　除 L 型钙通道（I_{Ca-L} 通道）外，窦房结 P 细胞上还有一类 T 型（transient）钙通道（I_{Ca-T} 通道）。当 4 期自动去极化达到 –50mV 时，T 型钙通道被激活开放，引起少量的 Ca^{2+} 内流，形成 4 期自动去极化后期的一个组成成分。当膜电位去极化达到 –40mV 水平时，又激活了 L 型钙通道，从而引发新的动作电位上升支（图 4–4）。可见，L 型钙通道在动作电位的 0 期发挥作用，T 型钙通道开放形成的 T 型钙流则出现在 4 期自动去极化后期。T 型钙通道可被镍（Ni）阻断，一般钙通道的阻断剂对其无阻滞作用。

（3）其他自律细胞动作电位的特点　房室交界细胞中，除结区细胞无自律性外，房结区和结希区均属于自律细胞，其动作电位与窦房结细胞很相似，但 4 期自动去极化速度较窦房结 P 细胞为慢。

（三）心肌细胞的电生理类型

为便于分析心肌细胞电生理特性，根据动作电位 0 期特征及形成原理，心肌细胞可进一步分为快反应细胞和慢反应细胞，它们所产生的动作电位分别为快反应动作电位和慢反应动作电位。

1. 快反应细胞　快反应细胞包括心房肌、心室肌、房室束和浦肯野细胞。这类细胞静息电位或最大舒张（复极）电位大（–85 ～ –95mV），0 期去极化速度快，幅度高，复极过程缓慢，故动作电位时程长。由于其去极化迅速、波幅大，兴奋传导速度也快。它们的 0 期去极化主要与 Na^+ 内流有关。

2. 慢反应细胞　慢反应细胞包括窦房结细胞和房室交界的细胞。它们的静息电位或最大舒张电位小（–60 ～ –70mV），0 期去极化速度慢，幅度小，复极过程缓慢而没有明确的分期，兴奋传导速度也慢。其 0 期去极化主要与 Ca^{2+} 内流有关。

两类细胞电生理特性的比较见表 4–1。

表 4–1　快、慢反应细胞动作电位的比较

	快反应动作电位	慢反应动作电位
动作电位分期	5 期（0、1、2、3、4）	3 期（0、3、4）
静息电位（或最大舒张电位）	大（–85 ～ –95mV）	小（–60 ～ –70mV）
0 期离子通道	快（Na^+）通道	慢（Ca^{2+}）通道
通道阻断剂	河鲀毒素（TTX）	维拉帕米、Mn^{2+}
0 期去极化速度	快（200 ～ 400V/s）	慢（1 ～ 10V/s）
0 期去极化幅度	高（100 ～ 130mV）	低（35 ～ 73mV）
传导速度	快（0.5 ～ 3.0m/s）	慢（0.01 ～ 0.1m/s）

在某些实验条件或病理情况下，快反应细胞和慢反应细胞可发生转化。如以河鲀毒素作用于浦肯野细胞，阻断 Na^+ 内流，而 Ca^{2+} 经通道内流的缓慢去极化作用仍然存在，使原来的快反应动作电位转变为慢反应动作电位。又如临床上心肌供血严重不足时，也可使原快反应细胞变为慢反应细胞，使兴奋传导速度减慢，或使原来非自律细胞出现自律性，导致心律失常。

根据快、慢反应细胞的分类，再结合有无自律性，又可将心肌细胞分为以下 4 种类型：①快反应非自律细胞：包括心房肌细胞和心室肌细胞。②快反应自律细胞：包括房室束及其分支和浦肯野纤维的浦肯野细胞。③慢反应自律细胞：包括窦房结 P 细胞、房室交界的房结区和结希区的自律细胞。④慢反应非自律细胞：只存在于房室交界的结区细胞。

二、心肌细胞的生理特性

心肌细胞的生理特性包括自律性、兴奋性、传导性和收缩性。其中自律性、传导性、兴奋性是以心肌细胞膜的生物电活动为基础的，属于心肌细胞的电生理特性。收缩性则是以心肌收缩蛋白之间的反应为特征的机械特性。心肌细胞的这些特性共同决定了心脏的活动规律，实现心脏的泵血功能。

（一）自动节律性

心肌细胞在无外来刺激的情况下，能自动发生节律性兴奋的特性，称为**自动节律性**（autorhythmicity），简称自律性。具有自律性的细胞或组织称为自律细胞或自律组织。各种心肌自律细胞动作电位 4 期自动去极化过程是产生自律性的电生理基础。单位时间内自动产生节律性兴奋的次数是衡量自律性高低的指标。生理情况下，心肌的自律性来源于心脏特殊传导系统的自律细胞。

1. 心脏的正常起搏点与窦性心律　心脏特殊传导系统的自律细胞均具有自律性，但不同部位的自律细胞其自律性存在等级差异。其中，窦房结 P 细胞的自律性最高，约为 100 次 / 分，但在整体情况下，由于迷走神经的抑制作用，使其自动兴奋频率约为平均 75 次 / 分；房室交界自律细胞的自律性次之，其兴奋频率为 40 ～ 50 次 / 分；浦肯野细胞的自律性最低，约为 25 次 / 分。由于窦房结自律性最高，它产生的节律性冲动按一定顺序传播，引起心脏其他各部位心肌细胞兴奋，产生与窦房结一致的节律性活动，因此，窦房结是心脏的**正常起搏点**（normal pacemaker），由其所形成的心跳节律称为**窦性心律**（sinus rhythm）。

其他自律组织的自律性较低，通常处于窦房结的控制之下，它们本身的自律性并不表现出来，故称为**潜在起搏点**（latent pacemaker）。潜在起搏点的存在一方面是一种安全因素，即在异常情况下，如窦房结功能降低，或窦房结的兴奋下传受阻（传导阻滞），此时潜在起搏点作为备用起搏点以较低的频率维持心脏的兴奋和搏动，故具有重要的生理意义。但另一方面，它也是一种潜在的危险因素，当潜在起搏点的自律性异常增高并超过窦房结时，可引起心律失常，是临床心律失常发生的重要因素之一。当潜在起搏点控制部分或整个心脏活动时，潜在起搏点就成为**异位起搏点**（ectopic pacemaker），由其所形成的心脏活动节律称为异位心律。如交界性心律，就是由房室交界起搏而控制的心律，其心跳频率为 40 ～ 70 次 / 分，房室交界是心脏的次级起搏点；室性心律，是指心搏起源于心室内的自律细胞（房室束、左右束支和浦肯野细胞），其心率为 15 ～ 40 次 / 分，它们是心脏的三级起搏点。

2. 窦房结对潜在起搏点的控制方式　窦房结对潜在起搏点的控制通过两种方式实现。

（1）抢先占领 **抢先占领**（capture）也称夺获。由于窦房结的自律性最高，所以在潜在起搏点4期自动去极化尚未达到阈电位水平之前，已被窦房结传来的兴奋抢先激动，使之产生与窦房结节律相一致的动作电位，从而使潜在起搏点自身的节律兴奋不能出现。抢先占领是自律性高的组织控制自律性低的组织节律性兴奋的主要方式。

（2）超速驱动压抑 窦房结的快速节律活动，对潜在起搏点较低频率的兴奋有直接抑制作用，称为**超速驱动压抑**（overdrive suppression）。超速驱动压抑具有频率依从性，即超速驱动频率与自律细胞固有的频率差别越大，抑制作用越强。超速驱动停止后，心脏停搏的时间也越长。因此，当窦房结停止发放冲动或下传受阻后，首先由自律性相对较高、受超速驱动压抑较弱的房室交界来替代，而不是由自律性更低的心室传导组织来替代。临床应用人工起搏时，在中断前应逐渐减慢起搏频率，以免发生心搏骤停。

3. 决定和影响自律性的因素 根据自律性的形成原理，可知决定和影响自律性高低的因素如下。

（1）4期自动去极化速度 4期自动去极化速度是影响自律性的最重要因素。4期自动去极化速度快，到达阈电位的时间缩短，则单位时间内发生兴奋的次数多，自律性升高；反之，4期自动去极化速度慢，到达阈电位的时间延长，单位时间内产生兴奋的次数少，则自律性降低（图4-5A）。如肾上腺素可以提高窦房结P细胞膜钙通道的通透性，使4期钙内流增加，4期自动去极化速度加快，自律性提高，心率加快。

（2）最大舒张（复极）电位与阈电位之间的距离 最大舒张电位水平上移或阈电位下移，均使两者距离缩小，如4期自动去极化速度不变，则达到阈电位所需的时间缩短，故自律性增高，反之则自律性降低（图4-5B）。迷走神经兴奋时可使窦房结自律细胞K^+外流增加，最大舒张电位增大（膜呈超极化），与阈电位距离加大，故自律性降低，心率减慢。

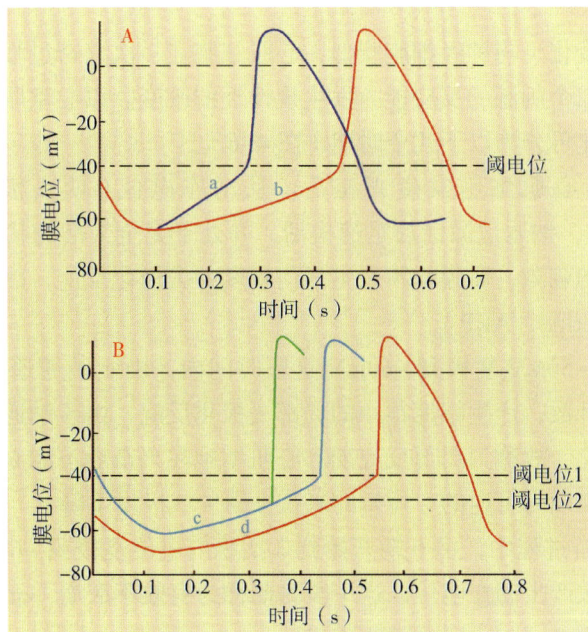

图4-5 影响心肌自律性的因素

A：去极化速度（a、b）对自律性的影响；

B：阈电位水平（1、2）和最大舒张电位（c、d）对自律性的影响

（二）兴奋性

心肌细胞和其他可兴奋细胞一样，都具有兴奋性。其兴奋性高低同样也可用刺激的阈值来衡量，阈值大表示兴奋性低，阈值小表示兴奋性高。心脏各部分心肌细胞的兴奋性不同，其中，浦肯野细胞的兴奋性最高，心房肌和心室肌次之，房室结最低。

1. 决定和影响兴奋性的因素　心肌细胞的兴奋包括两个过程：从静息电位去极化达到阈电位；以及激活钠通道（快反应细胞）或钙通道（慢反应细胞）从而引起 0 期去极化，产生动作电位。凡能影响这两个过程的因素，都可影响心肌的兴奋性。

（1）静息电位（或最大舒张电位）与阈电位之间的距离　这是决定刺激阈值的重要因素。如静息电位（或最大舒张电位）增大或阈电位水平上移，则二者之间的距离增大，引起兴奋所需的刺激阈值也增大，兴奋性降低；反之，在一定范围内二者之间的距离缩小，引起兴奋的刺激阈值也减小，则兴奋性升高。

心肌在不同的生理或病理情况下，静息电位（或最大舒张电位）的水平较易发生变化，而阈电位水平变化较少见。例如，迷走神经兴奋时，心肌细胞对 K^+ 通透性增加，引起膜的超极化，使静息电位与阈电位之间的距离增大，心肌兴奋性降低。

（2）离子通道的状态　以快反应细胞为例，心肌细胞产生兴奋是以钠通道能够被激活为前提。在静息状态下，静息电位为 –90mV 时，钠通道处于备用状态，细胞兴奋性正常。给予阈刺激，钠通道即被激活，当膜去极化达阈电位（约 –70mV）时，大量 Na^+ 内流导致动作电位的产生。钠通道激活后很快关闭，进入失活状态，而且暂时不能再次被激活，此时细胞的兴奋性暂时消失。等到膜电位复极化回到静息电位水平时，钠通道又从失活状态完全恢复到备用状态，细胞的兴奋性也随之恢复正常，这一过程称为钠通道复活。由此可见，离子通道的状态是决定和影响心肌兴奋性的重要因素。

2. 兴奋性的周期性变化　与神经细胞相似，心肌细胞在一次兴奋过程中，其兴奋性也发生周期性变化，表现为对第二个刺激的反应能力发生规律性的改变。以心室肌细胞为例，在其发生一次兴奋后，兴奋性的变化可分为以下几个时期（图 4–6）。

（1）有效不应期　心肌细胞发生兴奋后，从动作电位 0 期去极化到复极 3 期膜电位达 –55mV 左右的时间内，钠通道激活后迅速失活，并处于完全失活的状态，因而膜的兴奋性完全丧失，无论给予多强的刺激，肌膜均不发生任何程度的去极化反应，故将此时期称为**绝对不应期**（absolute refractory period，ARP）。

复极过程继续，从 –55mV 复极到 –60mV 这段时间内，由于钠通道刚开始复活，如给予强刺激只可使少量钠通道开放，产生幅度很小的局部去极化反应，由于钠通道远没有恢复到备用状态，故仍不能全面去极化，故称为局部反应期。心肌细胞在兴奋后不能立即产生第二次兴奋的特性称为不应性。不应性表现为可逆的、短暂的兴奋性缺失或极度下降。

心肌细胞在一次兴奋过程中，由 0 期开始到 3 期膜内电位复极到 –60mV 的时期内，无论给予多强刺激，均不能再次产生动作电位，这一段时期称为**有效不应期**（effective refractory period，ERP）。有效不应期包括绝对不应期和局部反应期。

（2）相对不应期　有效不应期后，膜电位从 –60mV 复极到 –80mV 这段时间内，用阈刺激不能引起动作电位，而阈上刺激可以引起动作电位，这一时期称为**相对不应期**（relative refractory period，RRP）。此期膜电位已基本恢复，钠通道已部分复活，细胞的兴奋性也有所恢复，但仍低于正常。此期形成的动作电位其 0 期去极化速度和幅度均小于正常，兴奋的传导速度也较慢（图 4–6）。

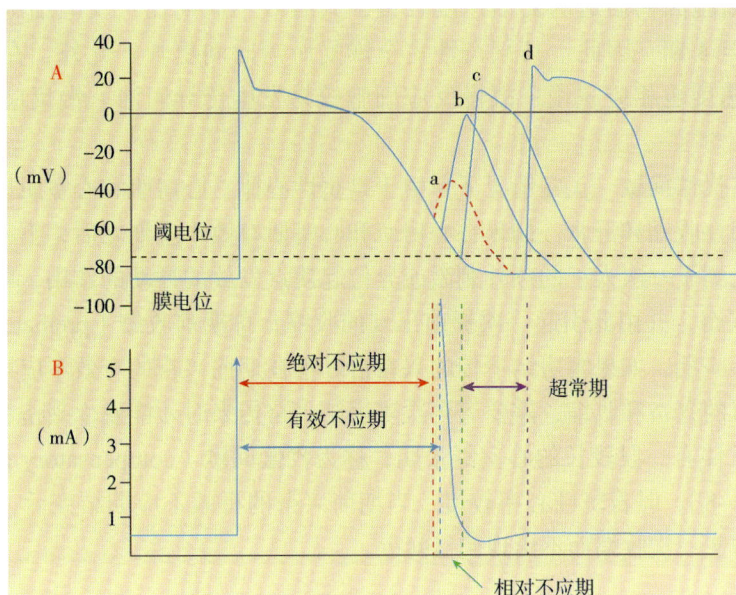

图 4-6　心肌细胞动作电位与兴奋性的变化

A：在复极化的不同时期给予刺激所引起的反应（a 为局部反应，

b、c 和 d 为 0 期去极化速度和幅度都减小的动作电位）；

B：用阈值变化曲线表示兴奋后兴奋性的变化

（3）**超常期**　相对不应期之后，心肌细胞膜电位由 -80mV 到 -90mV 的时期。这一时期内，用阈下刺激就可使心室肌细胞产生动作电位。可见，这一时期内心肌细胞的兴奋性超过了正常，故称为**超常期**（supranormal period，SNP）。此期内，快钠通道已基本复活到备用状态，膜电位的水平比静息电位更加接近阈电位，因而更容易产生兴奋。但因膜电位尚未达到静息电位水平，所产生的动作电位 0 期去极化速度和幅度仍较正常为小，故兴奋传导速度也低于正常。

超常期后，心肌细胞复极化完毕，钠通道复活过程完成而进入正常备用状态，膜电位恢复到静息电位，兴奋性也恢复至原先的正常水平。

心肌细胞兴奋性呈周期性变化的最显著特点是有效不应期长，占时 200～300ms，对应于心肌整个收缩期和舒张早期（图 4-7）（骨骼肌的不应期为 2～3ms，神经仅约 1ms），故心肌不会像骨骼肌那样产生完全强直收缩，而是始终保持着收缩和舒张交替的节律活动，这是实现心脏泵血功能的重要前提。

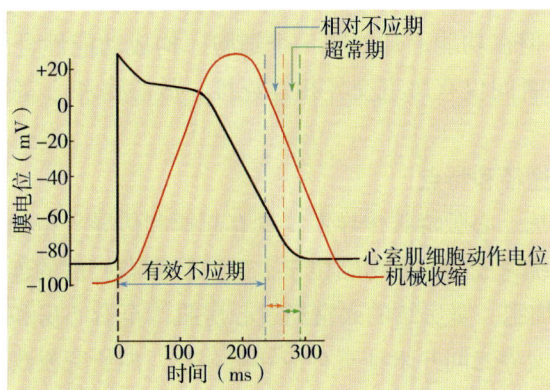

图 4-7　心室肌细胞的动作电位、机械收缩曲线与兴奋性变化的关系

心肌慢反应细胞因钙通道的复活速度较慢，其有效不应期比快反应细胞更长，常超出复极 3 期，甚至延至 4 期，因此，其兴奋性完全恢复所需时间更长。此外，在兴奋性降低的同时，兴奋传导的速度也相应减慢，故慢反应细胞较易发生传导阻滞。慢反应细胞无明显的超常期。

3. 期前收缩与代偿间歇   正常情况下，由于是窦性心律，心房肌和心室肌接受由窦房结发放的冲动而进行节律性收缩和舒张。如果在心房肌和心室肌有效不应期之后，下一次窦房结传来的兴奋到达之前，受到了一次人工的额外刺激或异位起搏点发放的冲动的作用，则心房肌和心室肌可产生一次期前兴奋，并由此引起一次提前出现的收缩，称**期前收缩**（premature systole）。期前兴奋也存在有效不应期，如果窦房结下传的兴奋恰好落在期前兴奋的有效不应期内，则将不能引起心房肌或心室肌的兴奋和收缩，需要等再次窦房结兴奋传来时才能发生兴奋和收缩。故在一次期前收缩之后，常伴有一段较长的心室舒张期，称为**代偿间歇**（compensatory pause），随后才恢复窦性心律（图 4-8）。但若窦性心率较慢，当期前兴奋的有效不应期结束后，随后的窦性兴奋传到心室，则可引起一次收缩而不出现代偿间歇。

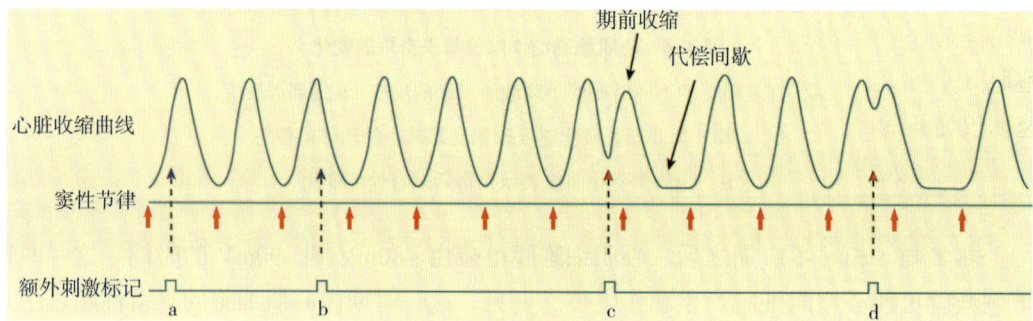

图 4-8　期前收缩和代偿间歇

额外刺激 a、b 落在有效不应期内，不引起反应；

额外刺激 c、d 落在相对不应期内，引起期前收缩和代偿间歇

（三）传导性

心肌细胞传导兴奋的能力，称为**传导性**（conductivity）。所有心肌细胞都具有传导兴奋的能力。动作电位沿细胞膜传播的速度可作为衡量传导快慢的指标。传导原理与神经细胞、骨骼肌细胞相同，是以局部电流的方式进行传导。由于心肌细胞间相接触的闰盘部分存在着电阻较小的**缝隙连接**（gap junction），因而有利于细胞间的兴奋传播，实现同步性活动。故心肌细胞在结构上虽然互相隔开，但在功能上却如同一个细胞，构成功能性合胞体。由于心房和心室之间有结缔组织相隔离，二者间仅有房室交界相互连接，故心房和心室各自构成一个合胞体功能单位。

1. 心脏内兴奋传播的途径和特点

（1）心脏特殊传导系统   心脏特殊传导系统具有起搏和传导兴奋的功能。兴奋在心脏内的传播是通过心脏特殊传导系统完成的。窦房结位于上腔静脉和右心房的连接处，含有分化较原始的 P 细胞，它是心脏的起搏细胞。窦房结的兴奋经过心房肌传至右心房和左心房，使两心房同步兴奋和收缩。窦房结和房室交界之间并未证实有传导束存在，但研究发现右心房有一部分心房肌纤维排列方向较整齐一致，传导速度较其他心房肌快，这部分心房组织从功能上构成窦房结和房室

交界之间的优势传导通路，窦房结的兴奋经此通路下传至房室交界，经房室束、左右束支传到浦肯野纤维网，再传到心室肌，并由心内膜侧向心外膜侧心室肌扩布，从而引起整个心室兴奋（图4-9）。

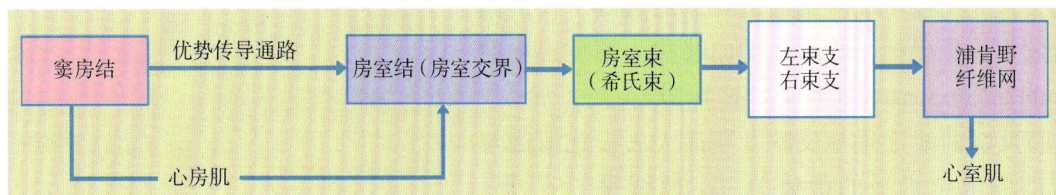

图4-9 心脏的兴奋传导途径示意图

（2）心脏内兴奋传导的特点 心脏各部位的心肌细胞传导性并不相同，所以兴奋在各部位的传导速度也不相等。心房肌的传导速度较慢，约为0.4m/s，但心房肌"优势传导通路"的传导速度较快，为0.8～1.8m/s，因此窦房结的兴奋可由此途径较快地传导到房室交界。心室肌的传导速度约为1m/s，浦肯野纤维的传导速度为2～4m/s，比心室肌的传导速度快得多，且浦肯野纤维末梢呈网状分布于心室壁，使得由房室交界传入心室的兴奋能迅速传遍左、右心室，保证全部心室肌几乎完全同步收缩，产生较好的射血效果。房室交界的细胞传导性很低，结区细胞的传导速度仅为0.02m/s。兴奋从窦房结开始直至传导到心室外表面为止，整个心内传导时间约为0.22s，其中心房内传导约需0.06s，心室内传导约需0.06s，而房室交界处传导占时约0.1s。房室交界是兴奋由心房传向心室的唯一通道，兴奋在此传导速度较为缓慢、时间延搁的现象称为**房室延搁**（atrioventricular delay）。房室延搁使心室收缩发生在心房收缩完毕之后，因而不会产生房室收缩的重叠，有利于心室的充盈和射血。由于房室交界的传导速度较慢，故也是容易发生传导阻滞的部位，房室传导阻滞是临床常见的心律失常。

2. 影响心肌传导性的因素 心肌的传导性取决于心肌的结构特点和电生理特性两方面因素。

（1）结构因素 心肌细胞的直径是决定传导性的主要结构因素，细胞直径与细胞内电阻呈反变关系，即细胞的直径越大，细胞内电阻越小，则传导速度越快；反之，细胞的直径越小，细胞内电阻越大，则传导速度越慢。心房肌、心室肌和浦肯野细胞的直径大于窦房结和房室交界的细胞，其中浦肯野细胞末梢的直径最粗，故其兴奋传导速度最快。某些动物，如羊的浦肯野细胞直径可达70μm，其传导速度可达4m/s。窦房结细胞的直径很小，为5～10μm，传导速度很慢，而结区细胞的直径更小，约3μm，故传导速度最慢。

（2）生理因素 心肌细胞的电生理特性是影响其传导性的主要因素。心肌细胞兴奋的传导也是通过形成局部电流而实现的，因此，可以从局部电流的形成和邻近未兴奋部位细胞膜的兴奋性来分析影响传导性的因素。

1）动作电位0期去极化的速度和幅度 动作电位0期去极化速度越快，兴奋与邻近未兴奋部位间的局部电流形成也就越快，未兴奋心肌细胞去极化达到阈电位所需的时间就缩短，传导速度也越快。另一方面，动作电位0期去极化幅度越大，它和邻近未兴奋心肌细胞之间的电位差也越大，形成的局部电流越强，电流扩布的距离也远，故兴奋的传导也越快，反之则传导减慢。所以，快反应动作电位比慢反应动作电位的传导速度快。凡能改变动作电位0期去极化速度和动作电位幅度的生理、病理或药物等因素，都可能影响心肌的传导速度。

2）膜电位水平 兴奋前静息电位水平与其所激发的0期最大去极化速度之间的关系，称为膜反应性。在快反应细胞，动作电位0期去极化的速度和幅度又取决于钠通道效率。钠通道效率是指去极化时钠通道开放的速度和数量。实验证明，钠通道效率也是呈电压依从性的，它依从于受刺激前的静息电位水平。以静息电位为横坐标，以 0 期最大去极化速度（反映钠通道开放的速度）代表钠通道效率为纵坐标，绘制出的曲线称为**膜反应曲线**（membrane responsive curve）（图 4-10）。

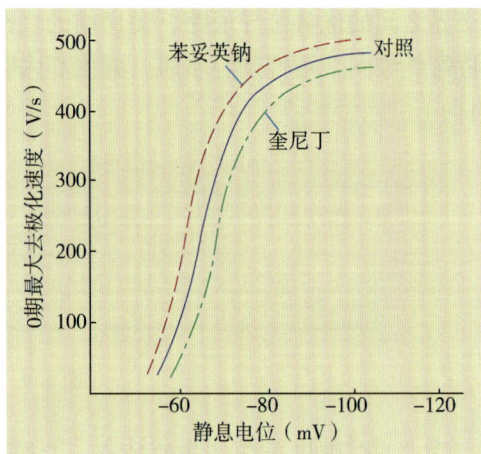

图 4-10　膜反应曲线

膜反应曲线定量地反映 0 期最大去极化速度与兴奋前膜电位水平的函数关系。曲线呈"S"形。静息电位值低于 -55mV 时，膜对任何刺激不会发生反应，即钠通道已失活；静息电位在 -55 ～ -90mV 给予刺激，则随静息电位增加，0 期去极化速度也增大，最大速度达 500V/s，膜反应性增强，传导性也相应提高；当膜电位在 -90mV 以上继续增大时，曲线趋于平坦，0 期去极化速度不再增加，即钠通道已被充分激活和利用。在心肌缺血、低氧（如心肌梗死）或高血钾等病理情况下，由于静息电位绝对值降低，使膜反应性降低，传导性降低，从而导致不同形式的传导障碍而出现各种心律失常。临床应用的某些抗心律失常药也是通过改变膜反应性而起到治疗作用的。如苯妥英钠可使膜反应曲线向左上方移位，即在相同的静息电位水平时，可使 0 期去极化速度增加，提高膜反应性，使传导性增强，故可改善病变区心肌的传导性，临床上常用于治疗强心苷中毒引起的心律失常，因强心苷中毒可抑制心肌的传导性，而苯妥英钠可恢复其传导性。奎尼丁则相反，可使膜反应曲线向右下方移位，即抑制了膜反应性，使 0 期去极化速度降低，传导速度减慢，临床上用作广谱抗心律失常药，可治疗各种快速型心律失常。

3）邻近未兴奋部位膜的兴奋性　兴奋在心肌细胞上的传导，就是心肌细胞膜依次发生兴奋的过程。只有当邻近未兴奋部位膜的兴奋性正常时，兴奋才能正常传导。如果邻近未兴奋部位的兴奋性发生改变，则兴奋的传导也会发生变化。如邻近未兴奋部位的静息电位与阈电位之间的差距加大，即兴奋性降低，此时膜去极化达到阈电位水平所需的时间延长，故传导性降低。若邻近部位因受额外刺激而发生期前兴奋，则起自兴奋部位的局部电流刺激可能落在期前兴奋的有效不应期内而不能引起兴奋，导致传导阻滞；若落在期前兴奋的相对不应期或超常期内，则可引起 0 期去极化而产生上升支缓慢、幅度较小的动作电位，导致传导速度减慢。

（四）收缩性

心肌细胞和骨骼肌细胞同属横纹肌，细胞内含有由粗、细肌丝构成的与心肌细胞长轴相平行的肌原纤维，其收缩原理和骨骼肌相似，即在受刺激发生兴奋时，首先是心肌细胞膜产生动作电位，然后通过兴奋 - 收缩耦联，引起肌丝滑行，心肌细胞收缩。但是，心肌细胞的收缩与骨骼肌细胞相比有其自身的特点。

1. 心肌收缩的特点

（1）同步收缩（全或无式收缩）　心房和心室内特殊传导组织的传导速度快，且心肌细胞之间的闰盘电阻又低，因此兴奋在心房或心室内传导很快，几乎同时到达所有的心房肌或心室肌，从而引起全心房肌或全心室肌同时收缩，称为同步收缩。此即兴奋从窦房结产生并沿特殊传导系统首先传至心房，使两心房发生同步兴奋和收缩，然后再下传而引起两心室的同步兴奋和收缩。同步收缩效率高，产生的收缩力强，有利于心脏射血。由于同步收缩的特性，使心脏或不发生收缩，或一旦产生收缩，则全部心房肌或心室肌都参与收缩，故又称为全或无式收缩。

（2）不发生完全性强直收缩 心肌细胞兴奋时兴奋性变化的特点是有效不应期特别长，为 $200 \sim 300ms$，相当于心肌整个收缩期和舒张早期。在此时期内，任何刺激都不能使心肌再发生兴奋而收缩。因此，心肌不会像骨骼肌那样发生完全强直收缩，而是始终保持收缩后必有舒张的节律性活动，从而保证心脏射血和充盈过程的正常进行。

（3）对细胞外 Ca^{2+} 依赖性 Ca^{2+} 是兴奋 – 收缩耦联的媒介。在骨骼肌，Ca^{2+} 主要来自肌质网终池的内源性 Ca^{2+}。但心肌细胞的肌质网终池很不发达，容积较小，Ca^{2+} 贮量比骨骼肌的少，因此，心肌兴奋 – 收缩耦联所需的 Ca^{2+} 除了从终池释放外，还需由细胞外液的 Ca^{2+} 通过肌膜和横管膜内流来补充。当心肌收缩完毕后，胞浆中 Ca^{2+} 水平的恢复也有其自身的特点：一方面，通过肌质网上的钙泵主动摄回 Ca^{2+} 进入肌质网；另一方面，通过心肌细胞膜上的 $Na^+ - Ca^{2+}$ 交换体和钙泵将 Ca^{2+} 转运出细胞。

在一定范围内，细胞外液的 Ca^{2+} 浓度升高，兴奋时内流的 Ca^{2+} 增多，心肌收缩力增强；反之，细胞外液 Ca^{2+} 浓度降低，则收缩力减弱。当细胞外液中 Ca^{2+} 浓度降得很低，甚至无 Ca^{2+} 时，心肌细胞膜虽仍能兴奋产生动作电位，但细胞内却不能产生肌丝滑行，这一现象称为兴奋 – 收缩脱耦联（也称电 – 机械分离）。临床上患者的心脏搏动已停止，但还可记录到心电图即属于此种情况。因此，临床上心电图不能作为判断心脏搏动是否停止的直接依据。

2. 影响心肌收缩性的因素

（1）血浆中 Ca^{2+} 浓度 由于心肌收缩对细胞外液 Ca^{2+} 有明显的依赖性，故血浆中的 Ca^{2+} 浓度对心肌收缩有较大的影响。在一定范围内，血 Ca^{2+} 浓度升高则心肌收缩增强；反之，血 Ca^{2+} 浓度降低则心肌收缩减弱。

（2）低氧和酸中毒 低氧时可使酸性代谢产物增多，亦即低氧和酸中毒均可使血中 H^+ 浓度升高。H^+ 与 Ca^{2+} 都可以与肌钙蛋白结合，二者间呈竞争性抑制。当 H^+ 浓度升高时，Ca^{2+} 与肌钙蛋白结合减少，心肌收缩力减弱。低氧还可导致 ATP 生成量减少，使心肌收缩力减弱。

（3）交感神经和儿茶酚胺 交感神经兴奋或血中儿茶酚胺浓度增高时，能增加心肌细胞膜对 Ca^{2+} 的通透性，促进 Ca^{2+} 内流，并促进肌质网的终池释放 Ca^{2+}，从而使心肌细胞内 Ca^{2+} 浓度增高，兴奋 – 收缩耦联活动加强，心肌收缩力增强。

三、体表心电图

每个心动周期中，由窦房结产生的兴奋依次向心房和心室传播。兴奋的传播方向、途径、顺序和时间均有一定的规律。人体的组织和体液因含电解质而具有导电性，故人体是一个**容积导体**（volume conductor），即具有长、宽、厚三维空间的导电体。在此导体内，心脏兴奋时的电变化可通过其周围的组织和体液传播到全身和体表。用电极置于人体表面或体内的特定部位，经仪器放大所记录到的整体心脏每个心动周期综合电变化的波形，称为**心电图**（electrocardiogram，ECG）。心电图曲线只是反映心脏兴奋的产生、传导和恢复过程中的综合生物电变化，与心脏机械运动无关。

（一）心电图与细胞生物电的比较

心电图曲线与单个心肌细胞生物电波形比较（图 4-11），两者的区别是：①记录方法不同。单个心肌细胞的电变化是采用细胞内微电极技术；而心电图采用的是细胞外记录法，是从体表间接记录出来的心脏电变化。②心肌细胞生物电变化曲线是反映单一心肌细胞在静息或兴奋时膜内外的电位差，变化幅度可高达 120mV；而心电图曲线是反映整个心脏一次心动周期的连续综合电变化，曲线上的每一瞬间的电位值，都是很多心肌细胞电活动的综合效应在体表的反映。由于在传播过程中电变化已经衰减，故体表心电图所记录的电位变化很小，仅为数毫伏。③单个心肌细胞生物电变化曲线相对稳定；而心电图是通过引导电极从体表不同部位记录的电变化曲线，随电极在心电电场中的位置和距离心脏远近不同，所记录的心电图波形及大小差异很大，故常要描记多个导联综合判断。

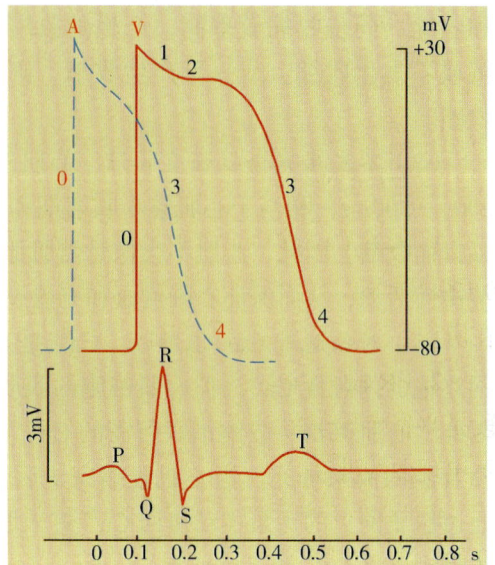

图 4-11 心肌细胞膜电位变化曲线与心电图的比较

A：心房肌细胞动作电位曲线

V：心室肌细胞动作电位曲线

（二）正常体表心电图的典型波形及其生理意义

体表心电图的检测方法规范，电极放置部位及导联方式国际统一。描记心电图时，在肢体或躯干安放引导电极，并用导线将之与心电图机连成电路的方式称为**导联**（lead）。导线连接的方式不同，则描记的心电图波形也不同，但都包括一组基本波形，分别命名为 P 波、QRS 波和 T 波，有时还会出现 U 波（图 4-12）。

1. P 波 P 波波形小而圆钝，波幅在 0.25mV 以下，历时不超过 0.11s。P 波反映左右两心房兴奋去极化时的电位变化。

2. QRS 波群 典型的 QRS 波群包括三个紧密相连的电位波动：第一个向下的波称为 Q 波，随后的是高而尖峭的向上的 R 波，最后是一个向下的 S 波。在不同的导联中，这三个波不一定都出现。QRS 波群历时 0.06 ～ 0.10s，若超过 0.12s，则表示心室内传导阻滞。各波波幅在不同的导联中变化较大。各肢体导联的每个 QRS 正向波与负向波振幅相加其绝对值不应低于 0.5mV，胸导联的每个 QRS 波正负振幅相加的绝对值不应低于 0.8mV。QRS 波群代表左右两心室去极化过程的电位变化。

3. T 波 T 波波形的方向应与同导联 QRS 波群的主波（振幅最大的波）方向相同。时程为 0.05 ～ 0.25s。波幅一般为 0.1 ～ 0.8mV。在 R 波较高的导联中，T 波的波幅不应低于 R 波波幅的 1/10。T 波代表左右两心室复极化时的电位变化。T 波的改变，在临床上具有重要的诊断价值。

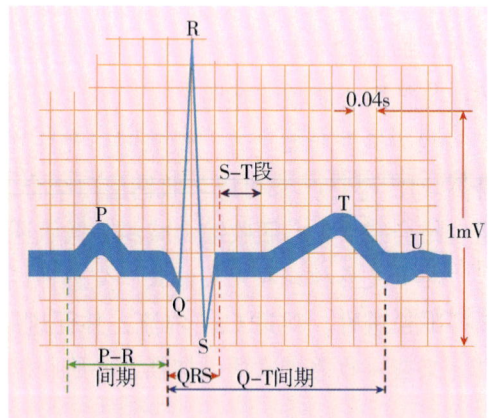

图 4-12 正常人典型体表心电模式图

如Ⅱ导联和V₅导联中的T波低平、双向或倒置，主要与心肌缺血有关。

4. U 波 有些健康人，其心电图T波之后 0.02 ~ 0.04s 可能出现一个低而宽的波形，即U波。U波方向一般与T波一致，在V₃导联较清楚，波宽为 0.1 ~ 0.3s，波幅大多在 0.05mV 以下。U波升高常见于低血钾及心室肥厚；U波倒置可见于高血钾。

（三）心电图各波之间时程关系及意义

1. P–R（P–Q）间期 P–R（P–Q）间期是指从P波开始到QRS波群起点的时间，正常为 0.12 ~ 0.20s。它代表从心房开始去极化到心室开始去极化所需时间，故也称为房室传导时间。在房室传导阻滞时，P–R 间期延长，超过 0.20s。

2. PR 段 PR 段是指从P波终点到QRS波群的起点之间的线段，通常与基线同一水平。PR段是兴奋传导至房室交界时，由于该处的传导速度比较缓慢，形成的电位变化也很微弱，故一般不出现曲线波动。

3. Q–T 间期 从QRS波群的起点到T波终点的时段称Q–T间期。它代表两心室从去极化开始到完全复极所需的时间。Q–T间期的长短与心率有关，心率越快，Q–T间期越短。心率在 60 ~ 100 次 / 分时，Q–T 间期正常范围为 0.32 ~ 0.4s。

4. S–T 段 自QRS波群的终点至T波起点之间的线段称为S–T段，正常是在等电位线上。它代表心室全部去极化，故心室各部之间无电位差。任何导联S–T段降低不应超过 0.05mV。S–T段抬高在肢体导联与V₅、V₆导联都不应超过 0.1mV。在心肌缺血或损伤等情况下，可出现S–T段异常，偏离基线。

每一个心肌细胞兴奋时所产生的动作电位，是心脏综合电变化的基础。心电图的每一瞬间电变化，都是该瞬间众多心肌细胞电变化在体表的综合反映。从时相关系分析，心电图Q波起点与心室肌动作电位0期去极化起点相对应；S–T段大致相当于心室肌动作电位的平台期；T波相当于复极化3期；Q–T间期则相当于心室肌动作电位的时程（图4–11）。在两次心动周期之间，即从上次T波结束到下次心动周期的P波开始称为T–P段，代表全心处于静息状态。

由于常规心电图记录的时间短暂，对于偶发的一过性心律失常、心肌缺血等不能及时记录。现在临床应用**动态心电图**（dynamic electrogram，DCG）（简称 Holter），可长时间（24h 以上）连续记录心电图，从而可以捕捉到24h内发生在任何时间段的异常心电图变化。

第二节 心脏的泵血功能

心脏是循环系统的动力器官，以其节律性的收缩和舒张活动及瓣膜的导向作用，推动血液按一定的方向流动，起着"泵"的作用，故心脏的主要功能是泵血。从右心室收缩开始，将血液泵入肺动脉，经肺部气体交换，静脉血变为动脉血后，通过肺静脉进入左心房，再入左心室，并由左心室收缩将血液泵入体循环，血液流向全身各组织器官，经过组织换气，动脉血又变成静脉血，然后经静脉系统回至右心房，再入右心室。生理情况下，左、右心室在单位时间内射出的血液量基本相等。

一、心动周期与心率

心脏的泵血功能是通过心脏的周期性活动实现的。心脏的周期性活动包括：①心肌兴奋的产生及兴奋向整个心脏扩布的过程（心肌生物电活动）。②由兴奋触发的心肌收缩和随后的舒张，此过程与瓣膜启闭相配合，造成心房和心室压力与容积的变化，从而推动血液循环。③伴随瓣膜的启闭和血液的撞击产生心音。

（一）心动周期

心脏每收缩和舒张一次，构成一个心脏机械活动的周期，称为**心动周期**（cardiac cycle）。一次心动周期中，心房和心室的机械活动可分为**收缩期**（systole）和**舒张期**（diastole）。以正常成年人心率平均为75次/分计，每个心动周期历时0.8s，其中心房收缩期0.1s，舒张期0.7s；心室收缩期0.3s，舒张期0.5s（图4-13）。在一个心动周期中，不论是心房还是心室，其

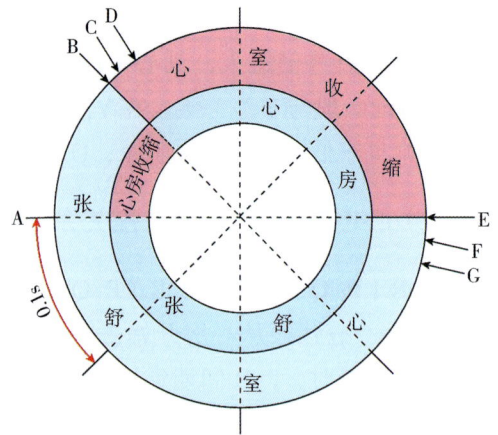

图4-13 心动周期中心房、心室活动顺序与时间关系

A：心房开始收缩；B：心房开始舒张，心室开始收缩；
C：房室瓣闭；D：动脉瓣开；E：心室开始舒张；
F：动脉瓣闭；G：房室瓣开

舒张期均长于收缩期。从整个心脏分析，房室同处于舒张状态的时间占半个心动周期，称为全心舒张期。舒张期心肌耗能较少，有利于心脏休息，心室舒张期又是血液充盈的过程，充盈足够量的血液才能保证正常的射血量。与心房相比，心室在心脏泵血中起着最主要的作用，故习惯上将心室收缩和舒张作为心动周期活动的标志，分别称为心缩期和心舒期。心动周期的长短与心率关系密切，心率越快，心动周期越短，收缩期和舒张期均相应缩短，但舒张期缩短更显著。因此，当心率过快时，心脏工作时间相对延长，而休息及充盈的时间明显缩短，使心脏泵血功能减弱。

（二）心率

每分钟心脏搏动的次数称为心跳频率，简称**心率**（heart rate，HR）。正常成年人安静状态下，心率为60～100次/分，平均75次/分。心率因年龄、性别和生理情况不同而有差异。新生儿的心率可达140次/分以上，之后随着年龄增长，心率逐渐减慢，至青春期接近成年人的心率。成年人中，女性的心率略快于男性。经常进行体力劳动或体育锻炼的人，心率较慢，如运动员安静时的心率可低于60次/分。心率还受体温的影响，体温升高1℃，心率可增加12～18次/分。

二、心脏泵血过程

心脏泵血功能的完成，主要取决于两个因素：①心脏节律性收缩和舒张造成心室与心房及心室与动脉之间的压力差，形成推动血液流动的动力。②心脏内4套瓣膜的启闭控制着血流的方向。心脏泵血功能主要靠心室完成，包括两方面：心室收缩完成**射血**（ejection）过程；心室舒张完成**充盈**（filling）过程。左右心室是同步收缩和舒张的，故两心室的射血和充盈过程基本同时进行。现以左心室为例，分析射血和充盈过程，以便进一步了解心脏泵血机制。

左心室的一个心动周期，包括收缩和舒张两个时期，每一个时期又可分为若干期（图4-14）。各期变化的内容和规律是：心室舒缩→心室内压力变化→形成心室与心房或心室与动脉之间的压力差→推动房室瓣或动脉瓣的启闭→心室射血或心室充盈。

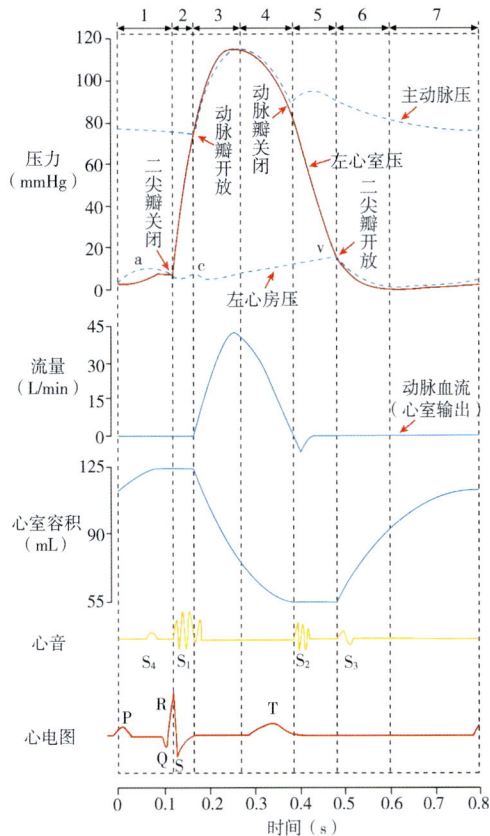

图 4-14　心动周期各时相中心脏内压力、容积、

瓣膜、心音与心电图变化

1：房缩期；2：等容收缩期；3：快速射血期；

4：减慢射血期；5：等容舒张期；

6：快速充盈期；7：减慢充盈期

（一）心室收缩期——射血过程

每一心动周期以心房收缩而开始，但泵血功能以心室活动为标志，故以左侧**心室收缩期**（period of ventricular systole）开始分析其泵血过程。

1. 等容收缩期　心室开始收缩，室内压立刻上升，当超过房内压，心室内血液出现向心房反流的动力，从而推动房室瓣关闭，使血液不会逆流入心房。但这时的室内压尚低于主动脉内压，故动脉瓣仍处于关闭状态，此时心室成为一个封闭腔。当心肌收缩时，由于血液是不可压缩性液体，故心室容积不变，使肌张力及室内压急剧上升，故将从房室瓣关闭至动脉瓣开放前的这段时间称**等容收缩期**（period of isovolumetric contraction），历时约 0.05s（在心率 75 次 / 分时）。

2. 快速射血期　心室肌继续收缩，室内压继续上升。当室内压升高超过主动脉血压时，主动脉瓣被打开，进入射血期。在射血期最初的 1/3 左右时间内，由左心室射入主动脉的血液量大（约占总射血量的 2/3），流速也很快，心室容积明显缩小，室内压上升达峰值，此期称为**快速射血期**（period of rapid ejection），历时约 0.10s。

3. 减慢射血期　快速射血期后，由于大量血液射入主动脉，心室内血液量减少，心室容积缩小，心室收缩力随之减弱，室内压开始下降，射血速度减慢，称为**减慢射血期**（period of reduced ejection），历时约 0.15s。在此期内，甚至从快速射血的中、后期开始，室内压已略低于主动脉压，但血液依靠心肌强烈收缩产生的动能，逆压力梯度继续流入主动脉。减慢射血期末，心室容积缩至最小。

（二）心室舒张期——充盈过程

1. 等容舒张期　减慢射血期结束，**心室舒张期**（ventricular diastole）开始。心室肌开始舒张，室内压力下降，此时主动脉内压力高于心室内压，主动脉内血液向心室方向逆流而推动主动脉瓣关闭，阻止血液倒流入心室；但此时室内压仍明显高于房内压，房室瓣仍关闭，心室又成为封闭腔。从动脉瓣关闭至房室瓣开放的这一段时间，心室舒张但容积没有改变，故称为**等容舒张期**（isovolumetric relaxation phase）。此期内心室肌张力和室内压大幅度下降，历时约 0.07s。

2. 快速充盈期　心室肌继续舒张，室内压继续下降，当室内压低于房内压时，血液从心房顺压力差冲开房室瓣，心房和大静脉的血液迅速流入心室，称为**快速充盈期**（period of rapid filling），历时约 0.11s。此期进入心室的血量约占总充盈量的 2/3，心室容积相应增大。

3. 减慢充盈期　随着心室充盈血量增多，心室和心房之间的压力差减小，血液流入心室的速度减慢，称为**减慢充盈期**（period of reduced filling）。此期全心都处于舒张状态，房室瓣仍开放，大静脉的血液经心房缓慢流入心室，心室容积缓慢增大，历时约 0.22s。

4. 心房收缩期　心室减慢充盈期后，**心房收缩期**（period of atrial systole，简称房缩期）开始，房内压上升，血液由心房顺房 – 室压力梯度快速进入心室，使心室进一步充盈。房缩期历时短，约 0.1s，故房缩期增加的心室充盈血量较少，仅占总充盈量的 10%～30%。心室充盈过程至此完成，并立即又开始下一次心动周期的心室收缩与舒张过程。

（三）心房在心脏泵血过程中的作用

1. 心房收缩的初级泵作用　心房收缩时可使心室充盈量有所增加，有利于心脏射血和静脉回流，故称为心房收缩的**初级泵**（primary pump）作用。在病理情况下，当心房发生纤维性颤动而不能正常收缩时，可导致房内压升高，影响静脉回流，使心室充盈量减少而间接影响心室射血量。但这种影响一般不严重，这是因为心室充盈血液的主要动力来自心室舒张造成心室内负压的抽吸作用。

2. 心动周期中心房压力的变化　在心动周期中，房内压变化较小。成年人安静卧位时，左房压为 2～12mmHg，右房压为 0～5mmHg。左房的压力曲线有 3 个波（图 4-14）：房缩时房内压升高，形成 a 波，心房舒张则曲线下降。当心室收缩时，关闭的房室瓣凸向心房，使房内压略有升高，形成 c 波（c 波有时也可不出现）。随着心室射血时体积缩小，心底向下移动，心房容积扩大，于是房内压又降低。以后由于静脉血不断回流入心房，使心房内血量增加，房内压持续升高形成 v 波。当房室瓣开放，血液迅速进入心室时，房内压又下降。

（四）心音和心音图

心动周期中，由于心肌收缩和舒张、瓣膜启闭、血流冲击心室壁和大动脉壁等因素引起的机械振动，通过周围组织传播到胸壁。将听诊器放置于胸壁一定部位，所听到的与心动周期同步的声音称为**心音**（heart sound）。若用换能器将机械振动的能量转换成电信号记录下来的曲线，即为**心音图**（phonocardiogram，PCG）（图 4-14）。

在正常情况下，每一心动周期可有 4 个心音，即第一心音、第二心音、第三心音和第四心音。使用听诊器一般只能听到第一心音和第二心音。在某些健康儿童和青年人有时可听到第三心音。单凭听诊器很难听到第四心音。大多数正常人可在心音图上记录到低小的第四心音。

心音的产生原因、意义与特点：①第一心音的产生是由于心室肌收缩、房室瓣突然关闭以及血液射入动脉等引起的振动。它标志着心室收缩期的开始。其特点为音调较低，持续时间较长，在心尖搏动处听诊最清楚。②第二心音发生在心室舒张期的开始，形成原因是动脉瓣关闭、大动脉中血流减速和心室内压迅速下降引起的振动。特点是音调较高，持续时间较短，在胸骨旁第二肋间隙听诊最清楚。③第三心音发生在快速充盈期末，特点为低频、低幅，产生的原因可能是血液从心房流入心室引起室壁和乳头肌的振动。④第四心音发生在心室舒张的晚期，与心房收缩引起心室充盈有关，也称心房音。

心音及心音图在临床检测心功能及判断心脏瓣膜功能等方面具有重要意义。瓣膜关闭不全或狭窄时，血流发生涡流而产生杂音。根据杂音出现的时间、性质、响度和部位，可以判断病变的瓣膜及病变的性质，故心音听诊是临床诊断学基础学科中的基本技能之一。

三、心脏泵血功能的评价

（一）心脏输出的血量

1. 每搏输出量与射血分数 一侧心室一次搏动所射出的血液量，称为**每搏输出量**（stroke volume，SV），相当于心室舒张末期容积与心室收缩末期容积之差，是评定心脏功能的重要指标。安静时，健康成年男性舒张期末心室腔内有血液约 125mL，称为心舒末期容积，收缩末期容积约 55mL，每搏输出量约 70mL（60～80mL）。可见，每次心搏并没有将心室内血液全部射出。因此，在评定心脏泵血功能时，只考虑每搏输出量而不考虑心舒末期容积是不全面的。每搏输出量占心舒末期容积的百分比，称为**射血分数**（ejection fraction，EF）。

$$射血分数 = [每搏输出量（mL）/ 心舒末期容积（mL）] \times 100\%$$

健康成年人安静时射血分数为 50%～60%。心脏在正常范围内工作时，每搏输出量始终与心舒末期容积相适应。心舒末期容积增加，每搏输出量也相应增加，射血分数基本不变。但在心室功能减退、心室扩大的情况下，每搏输出量虽可与正常人无明显差别，但已不能与扩大的心舒末期容积相适应，以致射血分数明显下降。因此，射血分数是评定心功能的另一项重要指标。

2. 每分输出量与心指数 每分钟由一侧心室输出的血液总量，称为**每分输出量**（minute volume），简称**心输出量**（cardiac output，CO）。

$$心输出量 = 每搏输出量 \times 心率$$

健康成年男性在静息状态下，心率平均为 75 次/分，每搏输出量为 60～80mL，则心输出量为 4.5～6.0L/min。女性比同体重男性的心输出量约低 10%。

人体静息时的心输出量也和基础代谢一样，不与体重成正比，而与体表面积成正比。为便于比较，一般以安静和空腹状态下每平方米体表面积的心输出量来表示，称为**心指数**（cardiac index）。

$$心指数 [L/（min \cdot m^2）] = 心输出量（L/min）/ 体表面积（m^2）$$

中等身材的成年人，体表面积为 1.6～1.7m²，心指数为 3.0～3.5L/（min·m²）。心指数是分析比较不同个体心功能的常用指标。心指数随不同生理条件而不同，女性比男性低

$7\% \sim 10\%$；新生儿较低，约 $2.5L/(min \cdot m^2)$；10 岁左右，心指数最大，可达 $4L/(min \cdot m^2)$ 以上；以后随年龄增加而逐渐下降，到 80 岁时，接近于 $2L/(min \cdot m^2)$。肌肉运动时，心指数随运动强度的增加大致成比例地增高；妊娠、情绪激动和进食等均会使心指数增加。

（二）心脏做功量

心室每收缩一次所做的功称为**搏出功**（stroke work）。心脏收缩将血液射入动脉时，是通过心脏做功把释放的能量转化为推动血流的动能和压强能，以驱动血液循环流动。其中压强能的大部分用于维持在一定的压强下射出一定的血液量。此外，还有少量用于增加血液流动的动能，但由于此部分所占比例很小（为 $1\% \sim 5\%$），且变化不大，故可忽略不计。射血期心室内压的净增值 = 射血期左室压 – 舒张末期左室压。为简化测算，常以平均动脉压代替射血期左室压，用平均心房压代替舒张末期左室压。

$$搏出功（J）= 每搏输出量（L）\times 血液密度 \times（平均动脉压 – 平均心房压）$$
$$（mmHg）\times 13.6 \times 9.807 \times（1/1000）$$

如左室每搏输出量为 0.07L，血液密度为 1.055，平均动脉压为 88mmHg，平均心房压为 6mmHg，则搏出功约为 0.80J。

每分功（minute work）是指心室每分钟所做的功。

$$每分功（J/min）= 搏出功 \times 心率$$

如心率为 75 次 / 分，则每分功约为 61.5J/min。正常情况下，左、右心室的每搏输出量基本相等，但肺动脉压仅为主动脉压的 1/6，故右心室做功量只有左心室的 1/6。

应用心脏做功来评价心脏泵血功能要比单纯的心输出量更全面。因为心肌收缩不仅是射出一定量的血液，而且这部分血液还具有较高的压力以及很快的流速。尤其在对动脉压不相等的个体，或同一个体动脉压发生变动前后的心脏泵血功能做分析比较时，应用心脏做功量为评价指标更有意义。例如，高血压患者与正常人，假如两人的每搏输出量相等，则前者的心脏做功必然大于后者。

四、心脏泵血功能的储备

心输出量能随机体代谢需要而增加的能力称为**心力储备**（cardiac reserve）。正常成年人静息时心输出量为 $4.5 \sim 6L/min$，而剧烈运动时，心输出量可达 $25 \sim 30L/min$，为静息状态时的 5 倍以上，说明健康人有相当大的心力储备。心力储备的大小反映心脏泵血功能对代谢需要的适应能力。心力储备有心率储备和每搏输出量储备两种形式。

（一）心率储备

健康成年人安静时心率平均为 75 次 / 分，剧烈运动时心率可增加到 180 次 / 分左右，即比静息时提高 1 倍多，此为心率储备。充分动用心率储备，可使心输出量增加 $1 \sim 1.5$ 倍。此时，虽然心率加快，但不会因心舒期缩短而使心输出量下降，这是由于在剧烈运动时，静脉回流速度大大加快所致。一般情况下，动用心率储备是提高心输出量的主要途径。

（二）每搏输出量储备

正常成年人静息时每搏输出量为 60～80mL，剧烈活动时可增加达 150mL 以上，此二值之差距为每搏输出量储备。每搏输出量是心舒末期容积与心缩末期容积之差，故每搏输出量储备包括收缩期储备和舒张期储备。收缩期储备是指进一步增加射血量的能力，有 35～40mL。舒张期储备是指心室舒张时进一步可扩大容积而增加的血量。由于心室的可扩大程度有限，一般心舒末期容积为 125mL，心室最大容积只能达到 140mL，因而舒张期储备只有约 15mL，故每搏输出量储备中以动用收缩期储备为主，舒张期储备的意义相对次要。

五、影响心输出量的因素

心脏泵血功能具体体现为心输出量，心输出量 = 每搏输出量 × 心率。因此，凡能影响每搏输出量和心率的因素均可影响心输出量。

（一）每搏输出量

心率相对不变时，心输出量随每搏输出量的增减而增减。而每搏输出量又取决于心室舒张末期的充盈量（前负荷）、动脉血压（后负荷）以及心室肌收缩能力。

1. 异长自身调节 心室肌收缩之前所承受的负荷称为前负荷，它决定心肌的初长度，而心室肌的初长度又取决于心室舒张末期充盈血量或充盈压。因此，在一般情况下，心室肌的前负荷、心室肌初长度、心室舒张末期压力或容积三者的含义是相关的。

为观察前负荷和初长度对每搏输出量的影响，在动物实验中，使动脉血压保持相对稳定，逐渐改变心舒末期压力或容积（相当于前负荷或初长度），同时测算左心室射血的搏出功。以左室舒张末期压力为横坐标，将相对应的左室搏出功为纵坐标，绘成的坐标图称为**心室功能曲线**（ventricular function

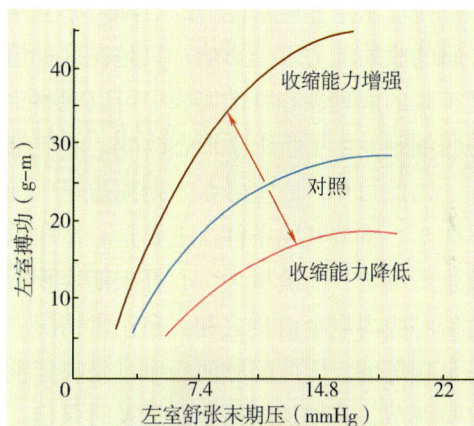

图 4-15 左心室功能曲线

curve）（图 4-15）。图中的左上方及右下方的曲线分别代表心肌收缩能力增强和降低时的心室功能曲线。现以中间的对照曲线进行分析。该曲线大致可分为 3 段。

（1）左室舒张末期压在 12～15mmHg 范围内　这是人体心室的最适前负荷，此时心室肌细胞的长度为最适初长度。其左侧的一段为心室功能曲线的升支，它表明在心室肌初长度尚未达到最适前负荷之前，搏出功随心室肌初长度的增加而增加。通常，左室舒张末期压为 5～6mmHg，可见正常心室是在功能曲线的升支段工作，与最适前负荷之间尚有较大距离，这一特性表明心室肌具有较大程度的初长度储备。当前负荷增大时，心室肌可随其初长度的增加而增强其泵血功能的范围比较宽。

这种不需要神经和体液因素参与，只是通过心肌细胞本身初长度的变化而引起心肌细胞收缩强度变化的调节方式，称为**异长自身调节**（heterometric autoregulation）。

（2）左室舒张末期压在 15～20mmHg 范围内　曲线逐渐趋于平坦，表明前负荷在此充盈压的上限范围内变动时，对心肌泵血功能的影响不大。

（3）左室舒张末期压高于20mmHg　此时充盈压已超过心室肌的最适前负荷，但曲线仍保持平坦或轻度下倾，并不出现明显的降支。这说明正常心室压即使超过20mmHg，搏出功也基本不变或仅轻度减少。只有当心室肌发生严重病变时，其泵血功能才会降低。临床上给患者输液时，如果输液速度过快，输液量过大，可使心室充盈压急剧上升，心室过度扩张超过其最适前负荷，导致心室泵血功能降低，严重者可引起急性心力衰竭。

心肌细胞异长自身调节的作用机制：对心肌肌小节标本的研究表明，在心室最适前负荷和最适初长度时，肌小节的长度为2.0～2.2μm，粗、细肌丝处于最佳重叠状态，这种情况下，肌小节等长收缩产生的张力最大。在达到最适前负荷之前，随着前负荷和肌小节初长度的增加，粗、细肌丝有效重叠的程度也随之增加。当收缩蛋白被激活时，形成的横桥连接数目相应增多，肌小节以至于整个心室收缩强度也就增加，因而每搏输出量和搏出功增加。这就是心室功能曲线上升支形成的原因。

当心室充盈量增加超过最适前负荷时，心室功能曲线逐渐平坦，但和骨骼肌明显不同的是，它不出现下降支，这是因为心肌细胞外的间质内含有大量的胶原纤维，其韧性较强，限制了心肌的伸展，加之在整体上，心包也有限制心脏扩大的作用。所以当心室肌初长度达到最适初长后，心肌长度不再随充盈量增加而增加，故心室的每搏输出量和搏出功不会随之而降低。心肌细胞的这种抗伸展的特性，对心脏泵血功能有重要生理意义，它可使心脏不至于在前负荷明显增加时发生每搏输出量和做功能力的下降。心室功能曲线不出现降支，并不是心肌初长度超过最适水平后心肌的收缩能力不受影响，只是在这种情况下，心肌初长度不再与前负荷呈平行关系。在慢性过度扩张的病理性心脏的实验中可以观察到心室功能曲线的降支，这是心室容积病理性扩大，室壁心肌细胞发生了组织学形态改变，心肌细胞收缩功能严重受损之故。

由此可见，心室舒张末期充盈量（前负荷）是调节每搏输出量的一个重要因素。在整体情况下，当心室的其他条件（主要是心室肌的顺应性）不变时，心室前负荷由心室舒张末期充盈的血液量所决定，充盈量大，心舒末期容积或压力也大。心室充盈的血量，是静脉回心血量和心室射血后心腔内剩余血量之和。在正常情况下，射血分数变化不大，心输出量与每分钟静脉回心血量总是相等的。因此静脉回心血量是决定前负荷大小的主要因素。在生理情况下，心脏可通过异长自身调节，将增加的回心血量及时泵出，不致使过多血液滞留于心腔中，从而维持静脉回心血量与每搏输出量之间的动态平衡。

英国生理学家Starling在1914年就较为全面地研究了上述心肌初长度对心脏泵血功能的影响，故将心肌细胞的异长自身调节又称为**Starling机制**（Starling mechanism），心室功能曲线称为Starling曲线。应该指出，异长自身调节是在生理情况下对每搏输出量及搏出功做出的精细调节，而对于持续、剧烈的循环系统功能变化，每搏输出量需要持久、大幅度的增加时，异长自身调节已不能胜任，需要依靠心肌收缩能力的变化进行调节。

2. 后负荷调节　肌肉开始收缩时所遇到的负荷称为后负荷。心室肌收缩时，必须克服动脉压的阻力，才能推开动脉瓣将血液射入动脉。因此，大动脉血压是心室收缩射血时所承受的后负荷。在其他条件不变的情况下，动脉压升高，后负荷即增大，导致等容收缩期延长，射血期缩短，心肌缩短的幅度和速度均减小，因而每搏输出量减少。但在正常情况下，每搏输出量减少会引起射血末期心室内剩余血量增加，如果此时静脉回心血量不变，则心舒末期充盈量（前负荷）将增加，心肌细胞初长度增加，通过异长自身调节，使心肌收缩强度增加，从而使每搏输出量逐步恢复到正常水平。若动脉压持续保持较高水平（如高血压患者），心室肌长期加强收缩，将会引起心室肌肥厚、心室扩大等病理变化。

3. 心肌收缩能力调节　人体在劳动或运动时，每搏输出量明显增加，但此时心舒末期充盈量不一定增大，甚至还有所减少，动脉血压有所升高。可见机体内还存在一种与前、后负荷无关的心脏泵血功能调节机制，即**心肌收缩能力**（cardiac contractility）。心肌收缩能力是指心肌不依赖于前、后负荷而能改变其力学活动的一种内在特性。这种特性形成的基础主要是心肌细胞兴奋－收缩耦联过程中活化的横桥数量和 ATP 酶的活性。活化的横桥增多，心肌细胞的收缩能力增强，每搏输出量即增加，反之则减少。神经、体液及药物等都可通过改变心肌收缩能力来调节心脏每搏输出量。如肾上腺素能使心肌收缩能力增强，乙酰胆碱则使心肌收缩能力减弱。这种通过改变心肌收缩能力的心脏泵血功能调节，称为**等长调节**（homeometric regulation）。

（二）心率的影响

不同生理条件下，心率有很大的波动，当心率在 40 ～ 180 次 / 分范围内，每搏输出量相对不变时，心输出量随心率增减而增减。若心率过快（超过 180 次 / 分），心室充盈期明显缩短而使充盈量明显减少，每搏输出量及心输出量减少。若心率过慢（低于 40 次 / 分），则可因心舒期过长，心室充盈量已接近极限，故每搏输出量不会再增加，因此心输出量明显下降。

第三节　血管生理

血管系统与心脏相连接构成一个相对密闭的心血管系统，通过管道内流动着的血液实现体内物质运输和物质交换等生理功能。

一、各类血管的结构和功能特点

血管包括动脉、静脉和毛细血管，其中动脉和静脉还可以依据组织形态学进一步分类。不同类型的血管，其管壁结构、组成成分及组成成分的比例与厚度各不相同（图 4-16）。它们的结构特点与功能密切相关。根据血管的功能特点，可将血管分为以下几类。

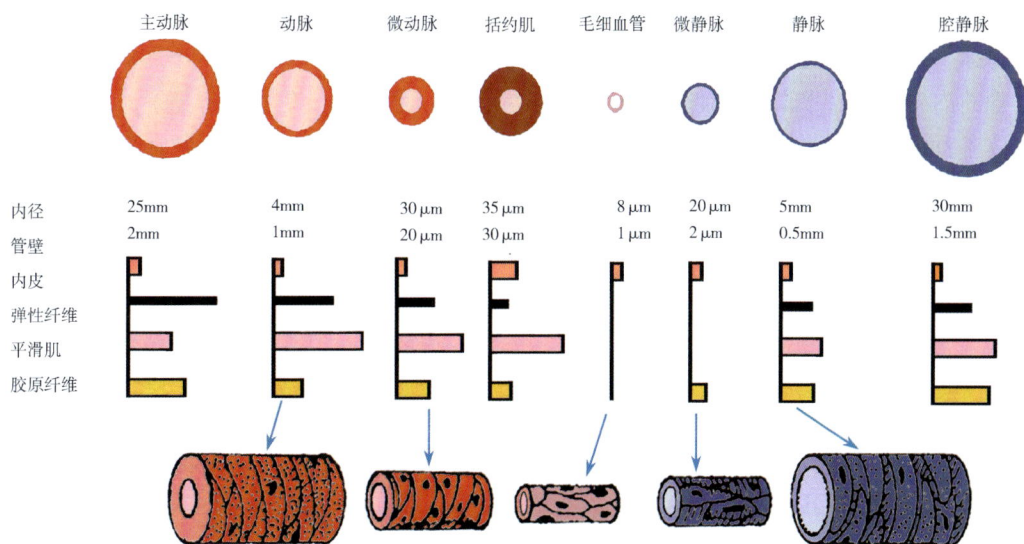

图 4-16　各类血管的管径、管壁厚度和管壁 4 种基本组织比例示意图

1. 弹性贮器血管　主动脉和肺动脉干及其发出的最大分支，其管壁坚厚，富含弹性纤维，有明显的可扩张性和弹性，特称**弹性贮器血管**（windkessel vessel）。心室射血时，大动脉被动扩

张，容积增大，将一部分血液暂时储存于扩张的大动脉内，并缓冲收缩压，使其压力不至于太高；心舒期，心室停止射血，动脉瓣关闭，大动脉内压力降低，管壁弹性回缩，构成心舒期推动血液的动力，继续将储存于大动脉内的血液推向外周，使心舒期血管内压力不至于太低。因此，心脏射血虽然是间断的，但外周血流仍呈连续性流动。故大动脉血管的弹性发挥了缓冲收缩压和维持舒张压的作用。

2. 分配血管 从弹性大动脉至小动脉之间的动脉管道，其管壁主要由平滑肌组成，故收缩性较强，具有将血液输送至各组织器官，起到分配血流的作用，故称为**分配血管**（distribution vessel）。

3. 毛细血管前阻力血管 小动脉（直径 1mm 以下）和微动脉（直径 20 ~ 30μm），其管径较细，血流加速，对血流的阻力很大，故称为**毛细血管前阻力血管**（precapillary resistance vessel）。这类血管管壁富有平滑肌，收缩性好。在神经及体液调节下，通过平滑肌的舒缩活动可改变其管径大小，从而改变血流阻力及其所在器官组织的血流量，对维持动脉血压具有重要意义。

4. 交换血管 毛细血管（尤其是真毛细血管），其数量多，分布广，与组织细胞接触面积大，管壁最薄，口径最小，通透性又好（只有一层内皮细胞，外覆一薄层基膜），是血液与组织液间进行物质交换的场所，故称为**交换血管**（exchange vessel）。

5. 毛细血管后阻力血管 毛细血管后阻力血管（postcapillary resistance vessel）是指微静脉。微静脉管径较小，可对血流产生一定的阻力，形成毛细血管后阻力，但仅占血管系统总阻力的一小部分。微静脉管壁平滑肌的舒缩可以影响毛细血管前、后阻力的比值，继而改变毛细血管压以及体液在血管内外的分配。

6. 容量血管 整个静脉系统的口径较大，管壁较薄，且易扩张，故具有较大的容量。循环系统的血量有 60% ~ 70% 容纳于静脉系统中，故静脉又称为**容量血管**（capacitance vessel），起贮血库的作用。静脉管壁平滑肌的舒缩可使静脉容量发生明显变化，从而改变回心血量而影响心输出量。

7. 短路血管 短路血管（shunt vessel）是指微动脉和微静脉之间的直接吻合支。它主要分布在手指、足趾、耳郭等处的皮肤中。短路血管开放时，微动脉内的血液可以不经过毛细血管而直接进微静脉。该类血管与体温调节有关。

血管的内皮细胞、平滑肌细胞及其他细胞还具有内分泌功能。在生理情况下，这些细胞能合成和释放各种活性物质，如舒血管物质主要包括 NO、硫化氢、前列环素，缩血管物质主要有内皮素、血栓素 A_2 及肾素、血管紧张素等，通过调节局部血管的紧张性，对血液循环、维持内环境稳态及生命活动的正常进行起重要作用。

二、血流动力学

血流动力学（hemodynamics）是指血液在心血管系统中流动的力学，主要研究内容包括血流量、血流阻力、血压以及它们之间的相互关系。由于血管有弹性而不是刚性管道，血液是含有血细胞及胶体物质等多种成分的液体，而不是物理学中的理想液体，因此，血流动力学既具有一般流体力学的共性，又有其自身特点。

（一）血流量和血流速度

1. 血流量 单位时间内流过血管某一截面的血量称为**血流量**（blood flow），也称容积速度，通常以 mL/min 或 L/min 为单位。血流量大小取决于两个因素，即血管两端的压力差和血管对血流的阻力。根据流体力学原理，在一段管道中，液体的流量与该段管道两端的压力差成正比，与管道对液体流动的阻力成反比。在封闭的管道系统中，各个截面的流量都相等。将此规律应用于循环系统，即在整个体循环中，动脉、毛细血管和静脉各段血管总的血流量也是相等的，都等于心输出量。心输出量（用 Q 表示）与主动脉压和右心房的压力差（ΔP）成正比，与整个体循环的血流阻力（R）成反比。可用下列公式表示其关系：

$$Q = \Delta P / R$$

由于右心房压接近于零，故 ΔP 接近于平均主动脉压（P_A）。故上式可改为：

$$Q = P_A / R$$

对于某一器官，公式中的 Q 即为器官血流量，ΔP 为灌注该器官的平均动脉压和静脉压之差，R 为该器官的血流阻力。在整体内，不同器官的动脉血压基本相等，故该器官血流量的多少则主要取决于血流阻力，因此，器官血流阻力的变化是调节器官血流量的重要因素。

2. 血流速度　血液在血管内流动的线速度，即一个质点在血流中的前进速度，称为血流速度。各类血管的血流速度与同类血管的总截面积成反比（图 4–17）。

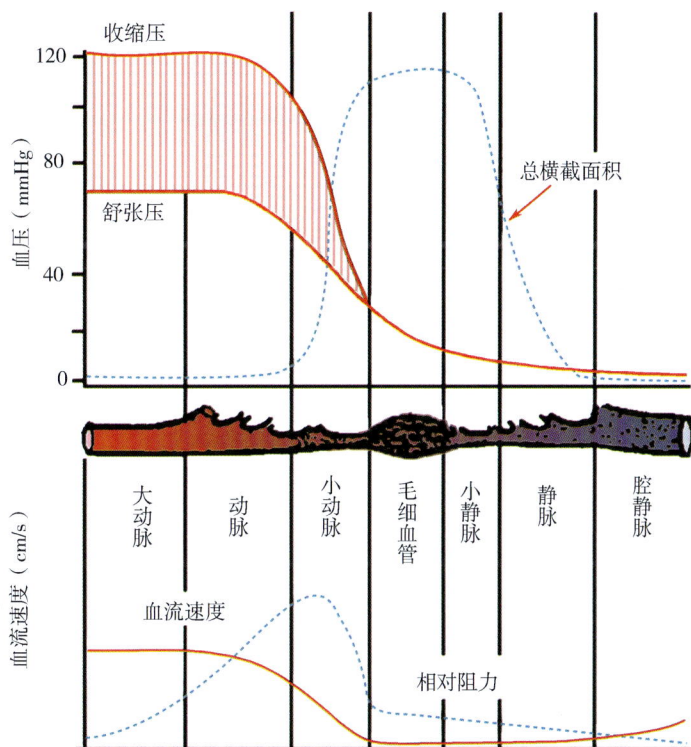

图 4–17　血液流经体循环时血压、总截面积、速度和阻力变化的示意图

据估计，毛细血管的总截面积是主动脉的 220 ～ 440 倍，因此毛细血管中的血流速度最慢，为 0.3 ～ 0.7mm/s，主动脉中的血流速度最快，为 189 ～ 220mm/s。动脉内的血流速度还受心脏活动的影响，心缩期的流速比心舒期的快。测定血流速度对判断心脏收缩功能有一定的参考意义。

3. 血流方式　血流速度还与血流方式有关。血管内血流方式分为层流与湍流两类。

（1）层流　血液在血管内稳定流动时，以血管轴心的流速最快，越靠近血管壁流速越慢，贴近管壁的薄层血浆基本不流动。血液流动时，血细胞数量也是越靠近轴心越多。血流中各个质点流动的方向是一致的，与血管的长轴平行，这种血流方式称为**层流**（laminar flow）（图 4–18A）。

图中箭头长度表示流速，在血管纵剖面上各箭头的连线形成一抛物线。在这种层流情况下，血流量与血管两端的压力差成正比。

（2）湍流 当血流速度快到一定程度，血流中各个质点流动方向不一致，即产生**湍流**（turbulent flow）。当血液黏滞度过低，血管内膜表面粗糙，以及血流受到某种阻碍或发生急剧转向等情况下，也都容易发生湍流（图 4-18B）。湍流可使血小板离开血管轴心而靠近管壁，增加了血小板和血管内膜接触和碰撞的机会，使血小板易于黏附在内膜上而形成血栓。静脉血栓多发生于静脉瓣处，就是因为静脉瓣处的血流易形成湍流的缘故。

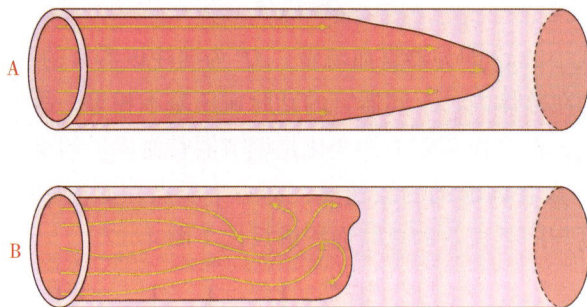

图 4-18　层流与湍流示意图
A：血管中的层流；B：血管中的湍流

（二）血流阻力

血液在血管内流动时所遇到的阻力称为**血流阻力**（blood flow resistance）。血流阻力来源于两方面：①血液内部的摩擦力。②血液与血管壁之间的摩擦力。这种摩擦必然消耗能量，一般表现为热的散失。湍流时消耗的能量比层流时更多，故血流阻力更大。

血流阻力一般不能直接测量，需要通过计算得出。由前已知，血流量 Q 与血管两端的压力差 ΔP 成正比，与血流阻力 R 成反比：

$$Q = \Delta P/R$$

在一个血管系统中，若测得血管两端的压力差和血流量，则可根据上式计算出血流阻力。

泊肃叶（Poiseuille）研究了液体在管道内流动的规律而得出一定律，被称为泊肃叶定律。其公式表示如下：

$$Q = \pi \Delta P r^4/8\eta L$$

综合以上两公式即可得出计算血流阻力的方程式如下：

$$R = 8\eta L/\pi r^4$$

此式中 R 为血流阻力，η 为血液黏滞度，L 为血管长度，r 为血管半径。一般而言，血管长度（L）不会有显著变化，可看作不变的常数，故血流阻力与血液黏滞度成正比，与血管半径的4次方成反比。**血液黏滞度**（blood viscosity）主要与血细胞比容有关，血细胞比容越大，血液黏滞度就越高。血液黏滞度还可随温度降低而升高。对于一个器官而言，如果血液黏滞度不变，器官的血流量主要取决于该器官阻力血管的口径大小。阻力血管的口径增大，则血流阻力减小，血流量增加；反之，阻力血管口径缩小时，则血流阻力加大，该器官的血流量将减少。机体对循环系统的功能调节，就是通过调节各器官的阻力血管口径而调节各器官之间的血流分配的。

（三）血压

血压（blood pressure，BP）是指血管内流动的血液对单位面积血管壁的侧压力，也即压强。国际标准压力的计量单位为帕（Pa）或千帕（kPa）。长期以来由于人们都用水银检压计测量血压，因此习惯上用毫米汞柱（mmHg）为单位。1mmHg=0.133kPa。血管系统各部分都具有血压，分别称为动脉血压、毛细血管血压和静脉血压。静脉血压很低，常用厘米水柱（cmH$_2$O）表示，1cmH$_2$O=0.098kPa。通常所指的血压系指动脉血压。血压值是一相对数量，是以作用于动脉壁外周的压力相当于大气压，并以大气压为零来定标的，血压值即指高于大气压的数值。临床上应用这一概念使用间接法测定人体动脉血压。

血压的形成有四个基本因素，即血液对血管的充盈、心脏射血、循环系统的外周阻力和大动脉壁的弹性作用。

1. 循环系统平均充盈压　当心脏突然停止跳动，血流暂停时，循环系统中各处压力很快取得平衡，此时所测得的压力即为**循环系统平均充盈压**（mean circulatory filling pressure）。其压力数值的高低取决于循环系统中的血量和容量之间的关系，正常人的循环系统平均充盈压约为7mmHg。如血量多或容量缩小，这一数值将增大，反之则减小。

2. 心脏射血　心室肌收缩，将血液射入主动脉，其所释放的能量，一部分用于推动血液流动，成为血液的动能；另一部分则形成对血管壁的侧压，并使血管壁扩张，而转为势能，即压强能。在心室舒张时，储存的势能再转化为动能，继续推动血液向前流动。因此，血液在血管内的流动是连续的，只是在心舒期血流速度有所减慢。另外，由于血液从大动脉流向外周时，需要不断克服阻力而消耗能量，故血压逐渐降低。

3. 外周阻力　循环系统的外周阻力主要是指小动脉和微动脉对血流的阻力。如果没有外周阻力的存在，心脏射出的血液将全部流至外周，心室收缩释放的能量全部表现为推动血液的动能，不可能对血管壁形成侧压力，也不会产生动脉血压。然而，由于外周阻力的存在，在心室收缩期每次射出的血量只有 1/3 经过小动脉进入微循环，其余 2/3 则暂时贮存在动脉中，于是对血管壁产生侧压力，即心室射血释放的能量大部分转换成势能。

4. 弹性贮器血管的回缩作用　由于主动脉和大动脉管壁具有较大的**顺应性**（compliance），所以管壁易于弹性扩张。血管的顺应性是指血管内压力每增加 1mmHg 时血管容积的增加值。在心舒期，心脏射血停止，主动脉瓣关闭，被扩张的弹性贮器血管发生弹性回缩，将心缩期贮存于其中的部分血液继续向前推进，从而维持主动脉压在心舒期仍具有较高的水平。

三、动脉血压和动脉脉搏

（一）动脉血压及其正常值

动脉血压（arterial blood pressure）是指血液对动脉血管壁的侧压力。在心动周期中，动脉血压随心室收缩射血和心室舒张充盈而发生规律性波动。在心室收缩期，动脉内血量增加，血压升高；而在心室舒张期，动脉内血量逐渐减少，血压下降。通常将心室收缩期血压升高达到的最高值称为**收缩压**（systolic pressure）；心室舒张末期血压降低所达到的最低值称为**舒张压**（diastolic pressure)。收缩压和舒张压之差称为**脉压**（pulse pressure）。一个心动周期中，每一瞬间的动脉血压的平均值称为**平均动脉压**（mean arterial pressure）。由于心动周期中舒张期较收缩期长，所以平均动脉压的数值更接近于舒张压，计算公式为：平均动脉压 = 舒张压 +1/3 脉压。

动脉血压的习惯写法是：收缩压 / 舒张压 mmHg，如 120/80mmHg。在安静状态下，我国健康青年人，收缩压为 100 ～ 120mmHg，舒张压为 60 ～ 80mmHg，脉压是 30 ～ 40mmHg，平均动脉压在 100mmHg 左右。当收缩压在 120 ～ 139mmHg 或舒张压在 80 ～ 89mmHg 之间，将被视为高血压前期。临床上将成年人收缩压 ≥ 140mmHg 或舒张压 ≥ 90mmHg 作为诊断高血压的标准。舒张压低于 60mmHg 或收缩压低于 90mmHg 则为低血压。

健康成年人安静状态下，动脉血压相对稳定。但不同年龄、性别、体重及遗传背景下动脉血压存在差异，机体代谢水平、情绪、环境（如季节、昼夜、气温）等许多因素也会影响血压。人的一生中血压随年龄的增长而逐渐增高：新生儿收缩压仅为 40mmHg，一个月末增加为 80mmHg，12 岁时升至 105mmHg，至青春期时接近成人水平。年龄至 60 岁时，收缩压约为 140mmHg。女性在更年期前动脉血压比同龄男性低，更年期后动脉血压升高。肥胖者血压高于非肥胖者，运动或情绪激动时血压有所增高。动脉血压还呈现明显的昼夜波动，表现为夜间血压最低，晨起后升高，上午及下午各出现一次高峰，晚间血压又缓慢下降。平均动脉压是影响组织器官血液灌注量的直接因素，因此，保持一定水平的平均动脉压是维持组织器官供血量的必要条件。

（二）影响动脉血压的因素

凡是能影响血压形成的因素，都能影响动脉血压，包括每搏输出量、心率、外周阻力、大动脉管壁的弹性、循环血量及其与血管容积的关系等。

（1）每搏输出量　当心率与外周阻力相对稳定而每搏输出量增加时，射入动脉的血量增多，动脉管壁承受的压强增大，收缩压升高。由于收缩压升高，在收缩期向外周排送的血量增加，因而舒张期遗留在大动脉内的血量不会明显增加，舒张压变化不明显，脉压加大。反之，如每搏输出量减少，则收缩压降低，故舒张压变化不大，脉压减小。所以收缩压及其相应的脉压值的变化，可作为反映每搏输出量的参考。

（2）心率　心率直接影响收缩期与舒张期的时程。在一定范围内，心率加快则心输出量增加，动脉血压升高；反之，心率减慢则动脉血压降低。如每搏输出量和外周阻力相对不变而心率加快时，由于心舒期缩短，在心舒期流至外周的血量相对减少，心舒期末主动脉内存留的血量增多，故舒张压升高；由于动脉血压升高使血流加速，心缩期内就会有较多的血液流向外周，故收缩压的升高不如舒张压升高显著，脉压比心率增加前减小。相反，心率减慢时，舒张压降低的幅度较收缩压降低的幅度大，故脉压增大。心率过快或过慢，都可使心输出量减少，血压下降。

（3）外周阻力　如果心输出量相对不变而外周阻力改变时，对收缩压、舒张压都有影响，但对舒张压的影响更显著。这是因为在心舒期血液流向外周的速度主要决定于外周阻力。当外周阻力增大时，动脉血流向外周流动的速度减慢，心舒期留在动脉内的血量增多，故舒张压升高；反之，外周阻力减小时则舒张压降低。因此，舒张压主要反映外周阻力的大小。

（4）大动脉管壁的弹性　大动脉管壁的可扩张性和弹性具有缓冲动脉血压的作用，可使脉压减小。大动脉管壁弹性在短期内不会有明显变化。老年人血管壁中胶原纤维增生逐渐取代平滑肌和弹性纤维，使血管的可扩张性和弹性减弱，因此，老年人的收缩压升高，舒张压降低，脉压增大。

（5）循环血量与血管容积的关系　循环血量与血管容积相适应才能使血管内有足够的血量充盈，产生循环系统平均充盈压。正常机体内，循环血量与血管容积是相适应的，故血管系统的充盈情况变化不大。但在失血时，循环血量减少，若失血不超过总血量的20%，可通过小动脉、微动脉收缩以增加外周阻力，通过小静脉收缩以减小血管容积，经此调节后，仍可维持血管充盈，使动脉血压不致显著降低。若失血量超过30%，体内调节作用已不能保持血管系统的正常充盈状态，故血压将急剧下降，引起休克。如果循环血量不变，而血管容积大大增加，则大量血液将充盈在扩张的血管中，造成回心血量减少，心输出量也减少，动脉血压下降。

上述对影响动脉血压的各种因素的分析，都是假设其他因素不变的情况下，探讨某一因素发生变化时对动脉血压可能发生的影响。实际上，作为完整机体，上述各种因素可同时发生改变，且彼此相互作用。因此，动脉血压的变化往往是各种因素相互作用的综合结果。

（三）动脉脉搏

在每一心动周期中，随着心脏的收缩和舒张，动脉内压力发生周期性波动。这种周期性的压力变化可引起动脉血管壁产生搏动，称为**动脉脉搏**（arterial pulse）。动脉脉搏所反映的压力变化能以波的形式从主动脉开始沿着动脉管壁依次向外周传播，一般在身体的浅表动脉均可摸到。

1.动脉脉搏的波形及意义　用脉搏描记仪可以检测浅表动脉的**脉搏波**（pulse wave），所记录到的图形称为脉搏图（图4-19）。动脉脉搏的波形可因描记的方法和部位不同而异，但一般均包括以下几个组成部分。

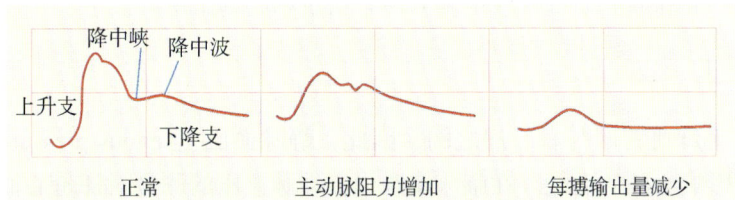

图4-19　不同情况下桡动脉脉搏图

（1）上升支　在心室快速射血期，动脉血压迅速上升，管壁被动扩张，形成脉搏波形的上升支。上升支的斜率（上升速度）和幅度受心输出量、射血速度、射血所遇的阻力和大动脉的可扩张性等因素的影响。心输出量少、射血速度慢、射血所遇的阻力大，则上升斜率小、速度慢、幅度小；反之，则上升斜率大、速度快、幅度大。大动脉弹性和可扩张性减弱时，缓冲血压的作用减小，脉压加大，动脉血压波动加大，脉搏波上升的速度和幅度加大。

（2）下降支　在射血后期，射血速度减慢，进入动脉的血量少于流向外周的血量，动脉血压下降而形成下降支。下降支有一凹陷称为**降中峡**（dicrotic notch），这是由于在心脏射血期结束时，主动脉瓣迅速关闭所形成，表示心舒期开始。在降中峡后出现一小峰。从降中峡到下一心动周期脉搏波上升支的起点称为**降中波**（dicrotic wave），它是由于心室舒张时，主动脉血液反流，撞击于主动脉瓣又向主动脉回流而产生的微小回升波。此后，血液不断流向外周，动脉血压继续下降而形成下降支后段。脉搏波下降支的形状大致反映外周阻力的高低。如外周阻力高，血液流向外周速度减慢，则下降支前段下降速度也较慢，降中峡位置较高；外周阻力低，则下降支的下降速度较快，降中峡的位置较低。

2.动脉脉搏波的传播速度 动脉脉搏波可沿着动脉管壁向外周血管传播。其传播速度远较血流速度快，是一种能量的传播。人在安静时，主动脉血流平均速度仅为 18 ～ 22cm/s。动脉管壁的可扩张性对脉搏波的传播可发生影响。一般而言，血管壁的可扩张性越大，脉搏波的传播速度越慢。主动脉的可扩张性最大，故其传播速度最慢，为 3 ～ 5m/s；小动脉段可扩张性小，脉搏波的传播速度可加快到 15 ～ 35m/s；老年人主动脉壁的可扩张性减小，脉搏波的传播速度加快（10m/s）。由于动脉壁属黏弹性体，所以脉搏波在传播过程中其高频成分被明显衰减，降中波在腹主动脉以下消失，到小动脉和微动脉处血流阻力很大，故在微动脉后脉搏波已大大减弱，到毛细血管已基本消失。但在主动脉的脉压显著增大或小动脉、微动脉极度舒张时，毛细血管也可出现搏动。

外周动脉血压曲线的幅值往往比大动脉血压幅值大，即脉压值大于大动脉，脉搏图幅值也大于大动脉脉搏图幅值，这种现象称为脉搏波高峰化，这是由于顺向血流在外周动脉分叉处形成的折返压力波，逆向传播叠加于顺向血流压力波的结果。

中医学的脉诊是诊断疾病的重要手段之一。脉象是中医辨证的一个重要依据，它对分辨疾病的原因、推测疾病的变化及判断疾病的预后，具有重要的临床意义。由于动脉脉搏与心输出量、动脉弹性及外周阻力等因素密切相关，因此，切脉可在一定程度上反映心血管的功能状态。例如，脉搏频率反映心室搏动频率，脉搏的节律反映心室搏动节律，脉搏的强弱反映心输出量的多少。

四、静脉血压和静脉回心血量

由于静脉系统容量大，血管壁薄，又能收缩，因此静脉不仅是血液回流入心脏的通道，还起着储存血液的作用。静脉的舒缩可有效地调节回心血量和心输出量。

（一）静脉血压

静脉系统位于毛细血管网与右心房之间，因此，**静脉血压**（venous pressure）既能影响毛细血管的功能，又能影响心脏的功能。在临床实践中，动脉血压的测量对评价心血管功能有重要意义，静脉血压则能较早地反映循环功能的异常。

1.外周静脉压 通常将各器官静脉的血压称为**外周静脉压**（peripheral venous pressure）。外周静脉压有如下特点。

（1）血压低、血流阻力小 体循环的血液到达毛细血管及微静脉时，血压降低到 15 ～ 20mmHg，流入腔静脉时血压更低，到心房时已接近于零，形成从外周至心脏的压力梯度。加上静脉对血流的阻力很小，这些特点均有利于静脉储存血液，有利于血液回流入心脏。

（2）重力和体位对静脉血压影响大 血液在血管内因其本身的重力作用，对血管壁产生一定的压力，称为静水压。人体平卧时，身体各部血管的位置大多处于和心脏相同水平，故静水压亦基本相等。当人体由平卧转为站立时，足部静脉因压力高而更充盈饱满，颈部静脉则较塌陷。站立时，足部的静脉血压比卧位时高，其增高的程度相当于从足至心脏这段血液柱所产生的压力，约 90mmHg；而高于心脏水平部位的血管内压力则比平卧时还要低，如脑膜矢状窦内压可降低至 –10mmHg。因此，测量静脉血压应取平卧体位，使被测静脉与心脏处于同一水平，以排除重力因素的影响。

（3）静脉充盈程度受跨壁压的影响较大 血液对血管壁的压力与血管外组织对血管壁的压力之差称为**跨壁压**（transmural pressure）。一定的跨壁压是保持血管充盈度和血管容积的必要条件。

但因静脉的管壁薄，当跨壁压减小到一定程度，静脉会因此而塌陷，此时静脉容积和横截面积均减小，对血流的阻力增大。此外，血管外组织对静脉的压迫也可增加静脉对血流的阻力。胸腔内的大静脉由于胸膜腔内负压的作用，跨壁压较大，一般不会塌陷；颅腔和肝、脾等器官的静脉，因受周围结缔组织的支持，也不会塌陷。

2. 中心静脉压　胸腔大静脉或右心房的压力通常称为**中心静脉压**（central venous pressure，CVP）。正常人，中心静脉压变动范围为 $4 \sim 12cmH_2O$。中心静脉压的高低取决于两个因素：①心脏射血能力：心脏功能良好，能及时将回心的血液射入动脉，中心静脉压则较低；如心脏射血功能减弱（心肌损伤、心力衰竭时），右心房和腔静脉淤血，则中心静脉压升高；②静脉血回流速度：静脉血液回流速度加快时，中心静脉压升高。

心室充盈度也受中心静脉压的影响。中心静脉压过低，则心室充盈不足，心输出量将会减少；但中心静脉压过高又不利于静脉血回流入心房。因而测定中心静脉压可以反映静脉回心血量和心脏的功能状态。临床上可将中心静脉压作为控制补液速度和补液量的指标。中心静脉压过低，常提示血量不足或静脉回流障碍；中心静脉压高于正常或呈进行性上升趋势，常提示输液速度过快、输液量过多或心脏射血功能不全。当中心静脉压超过 $16cmH_2O$ 以上时，输液要慎重或暂停输液。中心静脉压可用心导管方法直接测定。

（二）静脉回心血量及其影响因素

1. 静脉回心血量　静脉回流是指血液通过静脉系统从外周返回右心房的过程。驱使静脉回流入心脏的动力是外周静脉压与中心静脉压的压力梯度。由于静脉血流阻力较小，所以这种压力梯度仅为 15mmHg。单位时间内由外周静脉返回右心房的血流量（mL/min 或 L/min）称为静脉回心血量。由于心血管系统是一闭合系统，所以，正常状态下静脉回流量与心输出量相等。

2. 影响静脉回心血量的因素　单位时间内静脉回心血量的多少取决于外周静脉压和中心静脉压之差，以及静脉对血流的阻力。故凡能影响外周静脉压、中心静脉压和静脉血流阻力的因素，都能影响静脉回心血量。

（1）循环系统平均充盈压　循环系统平均充盈压是反映血管系统内血液充盈程度的指标。当血量增加或容量血管收缩时，循环系统平均充盈压升高，静脉回心血量也增多；反之，当血量减少或容量血管舒张时，循环系统平均充盈压降低，静脉回心血量就减少。

（2）心肌收缩力　心肌收缩力加强，则射血速度快、射血量多，使心室排空比较完全；在心舒期，心室内压较低，对心房和大静脉中血液的抽吸力量较大，故静脉回心血量增加。反之，如心肌收缩力减弱，不能及时将静脉回流的血液射入动脉，心舒期心室内压则较高，以致大量血液淤积于心房和大静脉，造成心脏扩大、静脉高压和静脉回流受阻。临床上，右心衰竭患者可见有颈静脉怒张、肝脾肿大、下肢水肿等体循环静脉淤血症状。若是左心衰竭，则引起肺循环高压、肺淤血和肺水肿等肺循环静脉淤血的症状和体征。

（3）重力和体位的影响　静脉壁薄，易扩张，故静脉压易受重力的影响。人体由平卧转为站立时，由于重力影响，低垂部位静脉扩张而多容纳 500mL 左右血液，故使静脉回心血量减少，此时的循环血量大约减少 10%。长期卧床的患者，静脉壁紧张性较低，可扩张性较大，加之腹壁和下肢肌肉收缩减弱，对静脉挤压作用小，故由平卧突然站立时，可因大量血液容纳于下肢而使静脉回流量过少发生昏厥。

（4）骨骼肌的挤压作用　当人直立不动时，由于心脏水平以下静脉扩张，容量增加，容纳更多的血液，静脉回流量减少。如果下肢运动，骨骼肌收缩，则位于肌肉内或肌肉间的静脉受到挤压，静脉回流将加快。由于四肢的静脉内存在向心脏方向开放的静脉瓣，所以，肌肉收缩时，静脉内的血液只能向心脏方向流动，而肌肉舒张时血液则不能逆流。骨骼肌与静脉瓣共同发挥推动静脉血向心流动的泵作用，称为肌肉静脉泵或肌肉泵。肌肉收缩时，将静脉内的血液挤向心脏；肌肉舒张时，静脉内压力降低，有利于毛细血管内血液流入静脉。肌肉泵对于克服重力的影响、促进下肢静脉回流、降低下肢静脉压、防止静脉血流淤滞、减少下肢血液潴留及防止组织水肿具有重要的生理意义。

（5）呼吸运动　胸膜腔内压低于大气压，称为胸膜腔负压。吸气时，胸廓扩大，胸膜腔负压值加大，胸腔内的大静脉和右心房被牵拉而扩张，中心静脉压降低，静脉回流加快。呼气时胸膜腔负压值减小，静脉回流量也减少。因此，呼吸运动对静脉回流也起着泵的作用。

五、微循环

微循环（microcirculation）是指微动脉和微静脉之间的血液循环，是心血管系统与组织细胞直接接触并进行物质交换的场所。

（一）微循环的组成及血流通路

由于各组织器官的形态与功能不同，其微循环的组成和结构也不相同。典型的微循环一般由微动脉、后微动脉、毛细血管前括约肌、真毛细血管、通血毛细血管、动静脉吻合支和微静脉7个部分组成。微动脉与微静脉之间的血管通道，构成了微循环的功能单位。微动脉管壁含有完整的平滑肌成分，后微动脉平滑肌成分已不连续，分支出许多真毛细血管。毛细血管前括约肌是围绕在毛细血管入口处的平滑肌细胞。真毛细血管是由单层内皮细胞组成的管道，各真毛细血管彼此连接成网状，称为真毛细血管网。微静脉有较薄的平滑肌组织。

微循环的血液可通过3条途径从微动脉流向微静脉（图4-20）。

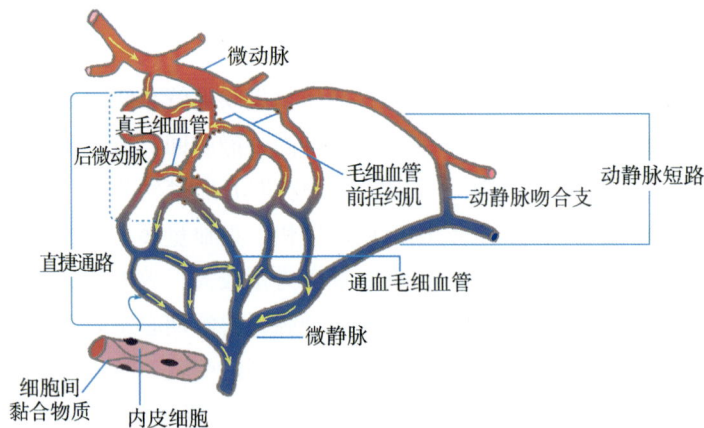

图 4-20　肠系膜微循环模式图

1. 迂回通路　血液从微动脉→后微动脉→毛细血管前括约肌→真毛细血管网→微静脉的通路称为**迂回通路**（circuitous channel）。这一通路管壁薄，途径长，血流速度慢，通透性好，有利于物质交换，故又称**营养通路**（nutritional channel），是血液与组织细胞进行物质交换的主要场所。

2. 直捷通路　血液从微动脉→后微动脉→通血毛细血管→微静脉的通路称为**直捷通路**（thoroughfare channel）。这一通路途径较短，血流速度快，经常处于开放状态，物质交换的功能较小，主要是促使血液迅速通过微循环由静脉回流入心脏。骨骼肌中这类通路比较多。

3. 动 – 静脉短路 血液从微动脉→动静脉吻合支→微静脉的通路称为**动 – 静脉短路**（arterio-venous shunt）。这一通路血管壁较厚，途径最短，血流量最大，血流速度快，但经常处于关闭状态。它基本无物质交换功能，但具有体温调节作用。当环境温度升高时，动 – 静脉短路开放，皮肤血流量增加，促进散热；反之，动 – 静脉短路则关闭，皮肤血流量减少，有利于保存体热。在人的皮肤，特别是手掌、足底、耳郭等处，动 – 静脉短路分布较多。

（二）微循环的生理特点

微循环的血流动力学有许多生理特性，可以概括地用"长、小、薄、慢、低、变、大"七字加以表示。①长：全身毛细血管连接起来总长度约有 10 万千米，相当于绕地球两圈半。②小：毛细血管是微血管中最细小的部分，管径一般在 5 ～ 9μm，相当于头发的 1/20，红细胞需要变形才能通过管径小于红细胞直径的毛细血管。③薄：毛细血管的管壁很薄，小的横切面由一个内皮细胞围成，较粗的也只有 2 ～ 3 个内皮细胞围成。④慢：毛细血管的血流速度很慢，只有约 1mm/s。⑤低：管腔内的压力低、压差小，正常微循环平均压力为 20mmHg，是组织液在毛细血管处的生成和回流的动力。⑥变：毛细血管的灌流量易变，其开放与关闭受总闸门和分闸门的双重控制。⑦大：潜在血容量大，安静时约有 20% 真毛细血管开放，能容纳全身血量的 10%。当休克时毛细血管大量开放，可导致大量血液淤积于毛细血管而使循环血量相对不足，血压下降。

（三）微循环血流量的调节

微动脉是微循环的阻力血管，其舒缩活动控制着这一功能单位的血流量，是微循环的总闸门。后微动脉和毛细血管前括约肌的舒缩活动控制着真毛细血管网的血流量，是微循环的分闸门。这些血管都位于毛细血管之前，对血流的阻力统称为毛细血管前阻力。微静脉和小静脉所容纳的血量较多，它们的舒缩活动可改变毛细血管的后阻力，以致影响血液经真毛细血管网流入静脉的血量，这部分血管可看作是微循环的后闸门。小动脉、微动脉、微静脉和小静脉均受交感缩血管神经支配。一般认为，后微动脉和毛细血管前括约肌不受交感神经支配，主要受体液因素的调节。

在安静状态下，骨骼肌组织中在同一时间内只有 20% ～ 35% 的真毛细血管处于开放状态，当一处的毛细血管开放时，其他部位的毛细血管关闭，然后不断交替开放与关闭。其原因是，后微动脉和毛细血管前括约肌不断发生每分钟 5 ～ 10 次的交替性收缩和舒张，即血管舒缩活动。血管舒缩活动主要受局部代谢产物的影响。当某处的真毛细血管关闭一段时间后，该处就会聚积较多的代谢产物，如 CO_2、腺苷、乳酸及 H^+ 等，这些代谢产物将引起该处的后微动脉和毛细血管前括约肌舒张，使相应的真毛细血管开放；与此同时，处于开放状态的真毛细血管，则由于代谢产物被清除，后微动脉和毛细血管前括约肌收缩，使相应的真毛细血管关闭。如此造成不同部分毛细血管网交替开放的现象。当组织代谢水平增高时，局部的代谢产物增多，开放的真毛细血管数量增加，流经微循环的血量也增多，以与组织代谢水平相适应。

（四）血液与组织液之间的物质交换

细胞、组织之间的空隙称为组织间隙，其中的液体称为**组织液**（interstitial fluid），又称细胞间液。细胞通过细胞膜和组织液进行物质交换。组织液与血液之间则通过微循环中毛细血管壁进行物质交换。因此，组织细胞和血液之间的物质交换需通过组织液作为媒介。血液和组织液之间的物质交换主要通过扩散、吞饮、滤过和重吸收等方式进行。

1. 扩散　扩散是血液和组织液之间进行物质交换最主要的方式。小分子脂溶性物质，如 O_2、CO_2 等，可直接进行扩散，整个毛细血管壁都可成为扩散面。对于小分子水溶性物质，若溶质分子直径小于毛细血管壁的孔隙，如 Na^+、Cl^- 以及葡萄糖等，也可顺浓度差进行扩散。

2. 吞饮　吞饮发生的概率较小。当溶质分子直径大于毛细血管壁孔隙时，如相对分子质量较大的血浆蛋白等，可被内皮细胞吞入细胞内，并运送至细胞的另一侧，再被排出细胞外，从而使被转运物穿过整个内皮细胞。

3. 滤过与重吸收　静水压可驱动水分子通过毛细血管壁从压力高一侧向压力低一侧移动；胶体渗透压也可驱动水分子通过毛细血管壁从渗透压低的一侧向渗透压高的一侧移动。由于毛细血管壁两侧静水压和胶体渗透压的差异而引起的液体由毛细血管内向毛细血管外的移动称为**滤过**（filtration）；而将液体向相反方向的移动称为**重吸收**（reabsorption）。

六、组织液和淋巴液

组织液（interstitial fluid）是由血浆通过毛细血管壁滤过而形成的，存在于组织细胞的间隙中，绝大部分呈凝胶状，它的基质是胶原纤维和透明质酸，不能自由流动。因此，组织液不会因重力作用而流至身体的低垂部分，将注射针头插入组织间隙内，也不能将组织液抽出。但水及溶于水的物质分子仍能通过凝胶进行扩散，故组织液可以和血浆或细胞内液进行物质交换。组织液也有一小部分（约占 1%）呈液态，可自由流动。自由流动的组织液与不能自由流动的组织液之间保持动态平衡。小部分组织液进入毛细淋巴管成为淋巴液，淋巴液经淋巴循环最后又回流入血液。

（一）组织液的生成与回流

毛细血管内血浆中的水和营养物质透过血管壁进入组织间隙的过程，称为组织液生成。组织液中的水和代谢产物透过毛细血管壁进入毛细血管的过程，称组织液回流。

在组织液生成和回流的过程中，毛细血管壁对液体成分的通透性是滤过的前提。滤过的动力则取决于血管内血液和组织液两方面诸多因素的综合作用，按这些因素的作用方向不同而归为两类：一是促进组织液生成的动力，包括毛细血管血压和组织液胶体渗透压；二是阻止滤过、促进组织液回流的力量，有血浆胶体渗透压和组织液静水压。这两种力量的对比，决定着组织液的生成与回流。滤过力量和回流力量之差称为**有效滤过压**（effective filtration pressure，EFP），其关系可用下列公式表示：

EFP ＝（毛细血管血压＋组织液胶体渗透压）－（血浆胶体渗透压＋组织液静水压）

人体内毛细血管血压在其动脉端平均为 32mmHg，静脉端平均为 14mmHg，组织液胶体渗透压约为 8mmHg，血浆胶体渗透压约为 25mmHg，而组织液静水压约为 2mmHg。将这些数值带入公式计算，由此可得出：

动脉端：　EFP ＝（32+8）－（25+2）＝ 13mmHg

静脉端：　EFP ＝（14+8）－（25+2）＝ -5mmHg

从数值上可以看出，血液流过毛细血管时，血压从动脉端向静脉端逐步下降，因此，有效滤过压也逐渐变化，即从动脉端的正值逐渐下降到零，再向负值转化。所以，毛细血管中液体的滤出和回流是一个逐渐变化的过程，没有明显的界线。毛细血管动脉端的滤过压（13mmHg）大于其静脉端的重吸收压（-5mmHg），可以促使液体回流入毛细淋巴管，形成**淋**

巴液（lymph）。组织液不断生成，又不断回流，保持动态平衡（图4-21）。如因某些原因使组织液生成过多或组织液回流障碍，则生成与回流的动态平衡被破坏，以致组织间隙中潴留过多液体，导致组织水肿。

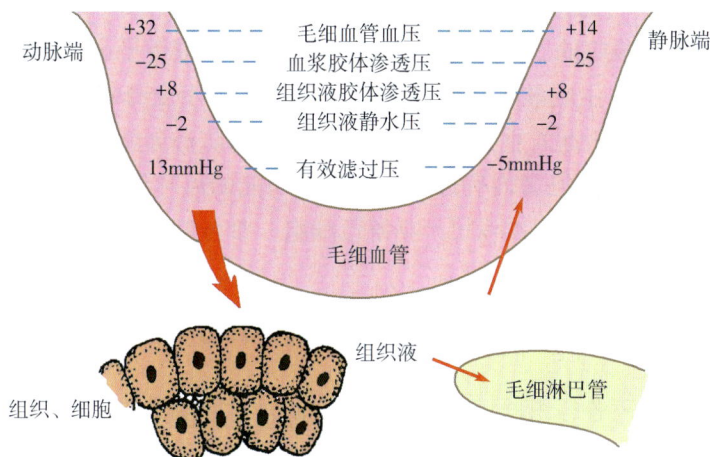

图4-21 组织液生成与回流示意图

（二）影响组织液生成与回流的因素

组成有效滤过压的因素或毛细血管通透性发生变化时，都可影响组织液的生成与回流。

1.毛细血管血压 毛细血管血压的高低取决于毛细血管前阻力与后阻力的比值。当比值增大时，毛细血管血压降低，组织液生成量减少；比值减小时，毛细血管血压升高，组织液生成量增多。如右心衰竭时，由于静脉回流受阻，静脉淤血，使毛细血管后阻力增大，前、后阻力比值减小，故毛细血管血压逆行性升高，组织液生成增多，导致水肿。

2.血浆胶体渗透压 某些肾脏疾病，大量血浆蛋白质随尿排出；肝脏疾病时，肝脏合成血浆蛋白质减少。这些都可导致血浆蛋白质含量减少，血浆胶体渗透压降低，因而有效滤过压增大，组织液生成增多，造成水肿。

3.毛细血管壁的通透性 在正常情况下，血浆蛋白质很少滤入组织间隙。但在烧伤、过敏反应时，组织释放大量组胺，使毛细血管壁通透性显著升高，部分血浆蛋白质可透过管壁进入组织液，使组织液胶体渗透压升高，组织液生成增多而回流减少，导致水肿。

4.淋巴回流 正常时约10%的组织液流入毛细淋巴管形成淋巴液，再经淋巴系统汇入静脉，成为组织液回流的辅助途径。如果淋巴回流受阻，在受阻淋巴管上游部位的组织间隙中组织液积聚，也可引起水肿，如丝虫病引起的下肢水肿等。

（三）淋巴液

淋巴系统起始于毛细淋巴管。毛细淋巴管壁仅有一层内皮细胞，相邻内皮细胞的边缘像瓦片状互相重叠覆盖，形成向管腔内开放的单向活瓣样结构（图4-22）。组织间隙中的液体和大分子物质，如蛋白质，甚至血细

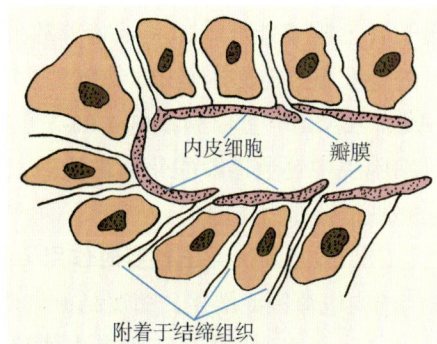

图4-22 毛细淋巴管盲端结构示意图

胞及侵入组织间隙的细菌等都可通过内皮细胞间隙的活瓣进入毛细淋巴管。

由于淋巴液来自组织液，因此，凡影响组织液生成的因素也可影响淋巴液的生成。淋巴液回流的意义在于：①回收组织液中的蛋白质：每天有 75 ～ 200g 蛋白质由淋巴液带回血液。②运输脂肪及其他营养物质：食物消化后，经小肠黏膜吸收的营养物质，特别是脂肪，有 80% ～ 90% 是由小肠绒毛毛细淋巴管吸收的。③调节血浆和组织液之间的液体平衡：淋巴液回流的速度虽然较慢，但成年人安静时 24h 生成淋巴液的量为 2 ～ 4L，相当于全身的血浆总量，故淋巴液回流在组织液生成和回流的平衡中起着重要的作用。④淋巴结的防御屏障作用：淋巴液回流途中要经过多个淋巴结，在淋巴结的淋巴窦内有许多具有吞噬功能的巨噬细胞，能清除淋巴液中的红细胞、细菌或其他微粒。此外，淋巴结尚可产生淋巴细胞，参与免疫反应。

第四节   心血管活动的调节

人体在不同生理状态下各组织器官的代谢水平不同，对血流量的需求也不同。机体可以通过神经、体液和自身机制对心脏和血管进行调节，使心血管的功能活动及时做出相应的调整，以更好地适应组织器官代谢活动改变的需求。

一、神经调节

机体对心血管活动的神经调节是通过各种心血管反射实现的。心脏和血管的神经分布以及心血管中枢是实现神经调节的结构基础。

（一）心脏的神经支配及其作用

心脏接受心交感神经和心迷走神经双重支配。

1. 心交感神经及其作用   心交感神经（cardiac sympathetic nerve）的节前纤维起自脊髓胸段 1 ～ 5 节灰质中间外侧柱，在星状神经节或颈交感神经节中更换神经元。节后纤维在心脏附近形成心脏神经丛，支配心脏各个部分，包括窦房结、房室交界、房室束、心房肌和心室肌。两侧心交感神经在心脏的分布有差别：右侧心交感神经主要支配窦房结、右心房和右心室，左侧心交感神经主要支配左心房、房室交界、心室内传导系统和左心室，但左右两侧在一定程度上也有重叠支配。心交感神经对心房肌的支配密度比心室肌的高 2 ～ 4 倍。

心交感节前神经元为胆碱能神经元，其末梢释放的递质为**乙酰胆碱**（acetylcholine，ACh），乙酰胆碱与节后神经元细胞膜上的胆碱能 N_1 受体结合，引起节后神经元兴奋。心交感节后纤维属于肾上腺素能纤维，其末梢释放的递质为**去甲肾上腺素**（norepinephrine，NE）。心肌细胞膜上的肾上腺素能受体是 β_1 受体。去甲肾上腺素与 β_1 受体结合后，通过 G 蛋白 – 腺苷酸环化酶（AC）–cAMP– 蛋白激酶 A（PKA）通路，使细胞内 cAMP 水平升高，PKA 活性增高，致使心肌细胞膜中钙通道磷酸化而被激活，开放概率增加，膜对 Ca^{2+} 通透性增高，Ca^{2+} 内流增加，引起心脏正性肌力作用。

（1）心率加快 – **正性变时作用**（positive chronotropic action）   由于 Ca^{2+} 内流增加，自律细胞 4 期内向电流因此增强，窦房结 P 细胞 4 期自动去极化速度加快，自律性提高，心率加快。

（2）心缩力加强 – **正性变力作用**（positive inotropic action）   由于细胞膜和肌质网对 Ca^{2+} 的通透性增加，心肌细胞动作电位平台期 Ca^{2+} 内流量及肌质网 Ca^{2+} 释放量增加，使细胞内 Ca^{2+} 浓度增高，心肌兴奋 – 收缩耦联加强。去甲肾上腺素还能促进糖原分解，提供心肌活动所需的能量，也使心肌收缩能力增强。当收缩完毕，去甲肾上腺素可降低肌钙蛋白对 Ca^{2+} 的亲和力，加速肌质网钙泵对 Ca^{2+} 的回收，并促进 Na^+–Ca^{2+} 交换，使细胞内的 Ca^{2+} 外排加快，有利于粗、细肌丝分离，加速心肌的舒张过程。

（3）房室交界处传导加快 – **正性变传导作用**（positive dromotropic action） 由于细胞膜钙通道开放概率增加，慢反应细胞 0 期 Ca^{2+} 内流加强加快，使房室交界细胞的动作电位 0 期上升速度和幅度增加，房室传导速度加快，传导时间缩短。

心交感神经增强心脏功能的作用十分显著。但由于分布的差异，右侧心交感神经以增加心率为主，左侧心交感神经则主要是增强心肌收缩力。交感神经对心脏的兴奋作用可被 β 受体阻断剂普萘洛尔等阻断。

2. 心迷走神经及其作用 心迷走神经（cardiac vagus nerve）的节前神经元胞体位于延髓的迷走神经背核和疑核。节前纤维下行进入心脏，在心内神经节交换神经元，节后纤维支配窦房结、心房肌、房室交界、房室束及其分支，只有少量纤维支配心室肌。右侧心迷走神经主要调节窦房结的活动，左侧心迷走神经则主要影响房室传导功能。

心迷走神经的节前神经元和节后神经元均属于胆碱能神经元，末梢释放乙酰胆碱。当乙酰胆碱激活心肌细胞膜上 M 型胆碱能受体后，通过 G 蛋白 –AC–cAMP–PKA 通路，使细胞内 cAMP 水平降低，PKA 活性下降，心肌细胞膜中钙通道被抑制，Ca^{2+} 内流减少；同时，通过上述通路还可直接激活乙酰胆碱依赖性钾通道（I_{K-ACh} 通道），引起 K^+ 外流增加。故心迷走神经兴奋后，心脏活动减弱，呈现负性肌力效应。

（1）心率减慢 – **负性变时作用**（negative chronotropic action） 由于窦房结起搏细胞复极 3 期 K^+ 外流增加，导致最大舒张电位加大，细胞膜超极化；另一方面，K^+ 外流增加，使 4 期自动去极化速度减慢；此外，乙酰胆碱还可抑制自律细胞 4 期自动去极时的内向电流。这些因素都使窦房结的自律性降低，心率减慢。

（2）房室传导速度减慢 – **负性变传导作用**（negative dromotropic action） 房室交界慢反应细胞膜对 Ca^{2+} 通透性降低，动作电位 0 期 Ca^{2+} 内流减少，0 期去极化的速度和幅度均下降，因而兴奋传导速度减慢，甚至可出现房室传导阻滞。

（3）心房肌收缩力减弱 – **负性变力作用**（negative inotropic action） K^+ 外流增加导致心房肌 3 期复极化加速，动作电位平台期缩短，则每一动作电位期间进入细胞内的 Ca^{2+} 量也相应减少，兴奋 – 收缩耦联作用减弱。此外，心房肌细胞膜钙通道被抑制，Ca^{2+} 内流进一步减少，使心房肌收缩力降低。心迷走神经对心脏的作用可被 M 型受体阻断剂阿托品等药物所阻断。

一般而言，心迷走神经和心交感神经对心脏的作用是相互拮抗的。但当两者同时对心脏发生作用时，其最终效果并不等于两者分别作用时效果的代数和。在多数情况下，心迷走神经的作用比心交感神经的作用占有更大优势。

除心迷走神经和心交感神经对心脏有双重支配外，心脏中还有肽能神经元，其末梢可释放神经肽 Y、血管活性肠肽、降钙素基因相关肽、阿片肽等肽类递质。某些肽类递质可与单胺类或乙酰胆碱等共存于同一个神经元内。当神经兴奋时，肽类递质可与单胺类或乙酰胆碱一起被释放，共同调节效应器的活动。已知血管活性肠肽对心肌有正性变力作用，对冠脉血管有舒张作用；降钙素基因相关肽能使心率明显加快。

（二）血管的神经支配及其作用

支配血管平滑肌的神经纤维称为血管运动神经纤维，根据功能不同分为缩血管神经纤维和舒血管神经纤维两类。人体大多数血管只受缩血管神经的单一支配，只有一小部分血管兼受缩血管和舒血管两类神经的支配。

1. 交感缩血管神经 缩血管神经都是交感神经，其节前神经元胞体位于脊髓胸、腰段灰质的中间外侧柱内，为胆碱能神经元，末梢释放乙酰胆碱。节后神经元胞体位于椎旁和椎前神经节内，发出的节后纤维分布到体内几乎所有的血管平滑肌。但不同部位的血管中其分布密度不同：皮肤和肾脏血管中交感缩血管神经纤维分布最密，骨骼肌和内脏的血管次之，冠状血管和脑血管中分布较少；在同一器官中，动脉中的分布密度又高于静脉，而动脉中又以小动脉和微动脉分布最多，毛细血管前括约肌中分布则很少。在安静状态下，交感缩血管纤维持续发放低频率（1～3次/秒）的冲动，称为交感缩血管神经的紧张性活动。这种紧张性活动使血管平滑肌维持一定程度的收缩。当交感缩血管神经的紧张性加强时，血管平滑肌可进一步收缩；反之，当紧张性减弱时，血管平滑肌的收缩程度减弱或使血管舒张。

交感缩血管神经节后神经元是肾上腺素能神经元，末梢释放去甲肾上腺素。去甲肾上腺素与血管平滑肌上 α 受体结合，引起血管收缩；与 $β_2$ 受体结合，可使血管舒张。但去甲肾上腺素与 α 受体结合的能力较强，而与 $β_2$ 受体结合的能力较弱，所以主要是与 α 受体结合。故当交感缩血管神经兴奋时，以缩血管效应为主。α 受体的阻断剂是酚妥拉明，而 β 受体的阻断剂是普萘洛尔。

研究已证明，交感缩血管神经纤维中有神经肽 Y 与去甲肾上腺素共存，当交感缩血管神经兴奋时，二者同时被释放。神经肽 Y 具有强烈的缩血管作用。

2. 舒血管神经 体内有少部分血管除接受交感缩血管神经支配外，还接受舒血管神经支配。舒血管神经一般无紧张性活动，只对所支配器官的血流量起调节作用，对循环系统的总外周阻力影响不大。

（1）交感舒血管神经 猫和狗等动物骨骼肌微动脉除接受交感缩血管神经支配外，还接受交感舒血管神经支配。因其节后纤维释放乙酰胆碱，与血管平滑肌的 M 型胆碱能受体结合，故使血管舒张。交感舒血管神经平时无紧张性活动，只有当机体出现激动、恐慌和进行防御性反应时才发放冲动，使骨骼肌血管舒张，肌肉血流量大大增加。与此同时，体内其他部位（皮肤、内脏）的血管则因交感缩血管神经活动加强而收缩，血流量减少，故交感舒血管神经对防御反应和运动时的血流量重新分配有重要意义。

（2）副交感舒血管神经 体内少数器官如脑膜、唾液腺、胃肠道腺体和外生殖器等的血管平滑肌，除接受交感缩血管神经支配外，还接受副交感舒血管神经的支配。节后纤维末梢释放乙酰胆碱与血管平滑肌细胞膜上的 M 受体结合，引起血管舒张，器官血流量增加。

（3）脊髓背根舒血管神经 当皮肤受到伤害性刺激时，感觉信号一方面沿传入纤维向脊髓传导；另一方面可通过其分支到达受刺激部位邻近的微动脉，使其舒张，局部皮肤出现红晕。这种仅通过神经元轴突外周部位完成的调节活动称为"**轴突反射**"（axon reflex）。这类神经纤维也称背根舒血管神经纤维，其末梢释放的递质尚不清楚。但现已在很多血管周围发现有降钙素基因相关肽神经纤维分布，而降钙素基因相关肽有强烈的舒血管效应，故有人认为这种多肽可能是引起轴突反射的主要递质。

（三）心血管中枢

在中枢神经系统中，与控制心血管活动有关的神经元群，称为**心血管中枢**（cardiovascular center）。它分布于中枢神经系统从脊髓到大脑皮层的各个水平，它们各自具有不同的功能，又相互密切联系，使整个心血管系统功能协调统一，与机体活动相适应。

1. 脊髓 脊髓胸、腰段灰质侧角中有支配心脏和血管的交感节前神经元，脊髓骶段有支配盆腔器官和生殖器官血管的副交感节前神经元。这些神经元是中枢神经系统传出信息的最后通路。正常情况下，这些神经元的活动完全受来自延髓和延髓以上的心血管中枢的控制。如果脊髓和脑干之间离断后，脊髓中的交感节前神经需恢复一段时间后，才能完成一些初级的心血管反射。例如，脊髓和脑干之间离断后的动物（称为脊动物），由于高位中枢控制突然中断，心血管反射活动暂时消失，动脉血压下降到 45mmHg 左右。经过一段时间，一些在脊髓节段构成的原始性心血管反射缓慢地逐渐恢复，动脉血压也逐渐恢复至接近于正常水平，但波动比较大，所以脊髓的神经元在整体内不具有精确的整合性调节心血管活动的功能。

2. 延髓 延髓是调节心血管活动的最基本中枢。许多基本的心血管反射都在延髓交集，高位中枢的作用也通过延髓中枢下传到脊髓心血管神经元而产生效应。实验观察到，如果从中脑向延髓方向逐段横断脑干，只要保持延髓与脊髓的完整及其正常联系，动脉血压并无明显变化，一些心血管反射仍然存在。

延髓心血管中枢的神经元是指位于延髓内的心迷走中枢神经元和控制心交感神经和交感缩血管神经的神经元，分别称为心迷走中枢、心交感中枢和交感缩血管中枢。这些神经元在平时均有紧张性活动，分别称为心迷走紧张、心交感紧张和交感缩血管紧张，并分别使心迷走神经、心交感神经和交感缩血管神经具有各自的紧张性活动。在机体处于安静情况下，这些神经元的紧张性活动表现为心迷走神经纤维、心交感神经纤维和交感缩血管神经纤维持续低频的放电活动。紧张性活动起源于相关的延髓心血管中枢。这是由于这些中枢神经元经常不断地接受传入冲动（来自各种感受器和高级中枢下传的冲动）和体液因素（如 CO_2）的刺激，故能经常保持一定程度的兴奋状态，由它发出一定频率的神经冲动，通过传出神经控制心血管的活动。安静状态下，心迷走紧张性活动较强，故心率维持在 70 次 / 分左右；情绪激动或运动时，心交感神经和交感缩血管神经紧张性均加强，故心率明显加快，心血管活动增强。

心交感中枢与心迷走中枢之间存在相互拮抗的作用。心交感中枢兴奋性增强时，可抑制心迷走中枢的活动；反之，心迷走中枢兴奋性增强时，也可抑制心交感中枢的活动。

一般认为，延髓心血管中枢至少可包括以下 4 个部位的神经元。

（1）延髓头端腹外侧部　延髓头端腹外侧部神经元是心交感中枢和交感缩血管中枢所在的部位。形态学与电生理资料证明，延髓头端腹外侧部的神经元不仅与交感神经紧张性放电有关，而且还参与许多心血管活动的调节。延髓头端腹外侧部神经元轴突下行直接支配脊髓灰质中间外侧柱的交感节前神经元的活动，传递信息的递质可能是谷氨酸。延髓头端腹外侧部神经元不断发放传出冲动，这是心血管交感紧张性活动的中枢来源，对维持动脉血压的相对稳定起重要作用。

（2）延髓的迷走神经背核和疑核　延髓的迷走神经背核和疑核是心迷走中枢所在部位，也是发出心迷走神经节前纤维的神经元所在部位。

（3）延髓孤束核　延髓孤束核神经元是传入神经的第一级换元站，它接受由颈动脉窦、主动脉弓和心脏感受器经舌咽神经和迷走神经传入的信息，在此换元后发出纤维至延髓其他部位。延髓孤束核发出的神经联系，其作用是抑制心交感神经及交感缩血管神经的紧张性活动，兴奋心迷走神经的紧张性活动。

（4）延髓尾端腹外侧部　延髓尾端腹外侧部的神经元兴奋时，可抑制延髓头端腹外侧部神经元的活动，使交感缩血管神经的紧张性活动降低，血管舒张。

3.下丘脑 在心血管活动的调节中，下丘脑是一个非常重要的整合中枢，经其整合使心血管活动的变化成为体温调节和防御反应的组成部分。如电刺激下丘脑防御反应区，动物立即出现警觉状态、骨骼肌紧张性加强、准备进攻的姿势等行为变化，同时也出现一系列心血管活动的改变，主要为心率加快、心缩力加强、皮肤和内脏血管收缩、骨骼肌血管舒张、血压稍有升高等。这些心血管反应显然是与当时机体所处的状态相协调的，主要是使骨骼肌有充足的血液供应，以适应防御等活动的需要。此外，下丘脑前部参与对压力感受性反射和水盐平衡的调节。

大脑边缘系统等也参与心血管活动的调节，经大脑边缘系统的整合使心血管活动和情绪激动相配合。心血管活动条件反射的建立，更可证明大脑皮层参与心血管活动的精确调节。

（四）心血管活动的反射性调节

神经系统对心血管活动的调节是通过各种心血管反射而实现的。心血管反射的生理意义在于维持血压的相对稳定；调配各器官的血流量以移缓济急。

1.颈动脉窦和主动脉弓压力感受性反射 颈动脉窦和主动脉弓血管壁的外膜下有丰富的感觉神经末梢，其分支末端膨大呈卵圆形，分别称为颈动脉窦压力感受器、主动脉弓压力感受器（图4-23）。动脉的压力感受器并不是直接感受血压的变化，而是感受血管壁机械牵张程度的变化，因此它们是机械感受器或血管壁牵张感受器。在一定范围内，当血压升高时，动脉管壁受机械牵张的程度加大，压力感受器发放的传入冲动增多，两者成正比关系（图4-24）。

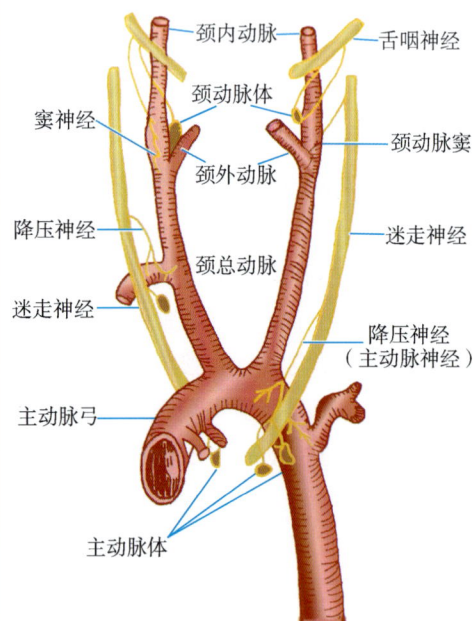

图4-23 颈动脉窦区与主动脉弓区的压力感受
器和化学感受器的位置示意图

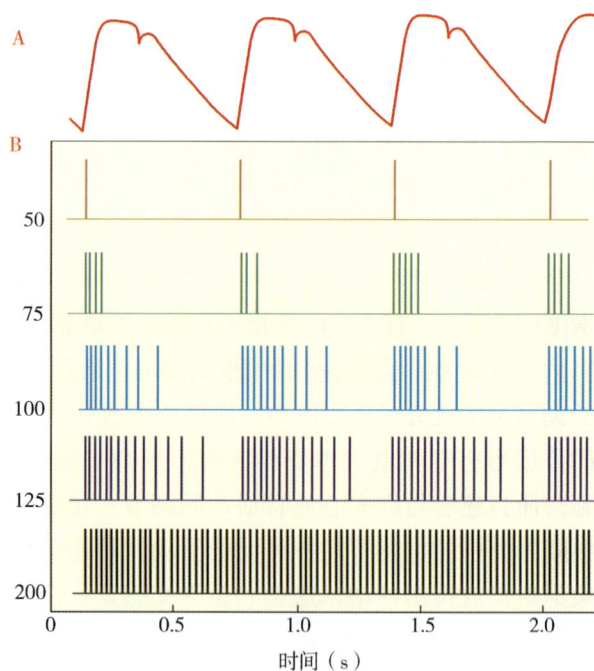

图4-24 单根窦神经压力感受器传入
纤维在不同动脉血压时的放电图

A：主动脉血压波形；B：在不同的
平均动脉压（mmHg）下，窦神经纤维的传入放电频率

颈动脉窦压力感受器的传入神经为窦神经，它与舌咽神经合并进入延髓；主动脉弓压力感受器的传入纤维称为主动脉神经，走行于迷走神经而后进入延髓。兔的主动脉神经在颈部

自成一束，与迷走神经和颈交感神经伴行，称降压神经或减压神经，在颅底并入迷走神经干。压力感受器反射的传出神经为心迷走神经、心交感神经和交感缩血管神经，效应器为心脏和血管。

当动脉血压突然升高时，颈动脉窦和主动脉弓压力感受器受到的机械牵张刺激加强，使其发放冲动的频率增高，分别经窦神经与主动脉神经传入冲动增多，信息传至延髓背侧两旁的孤束核，换元后经下列3条途径发挥作用：①抑制延髓头端腹外侧部神经元，降低心交感中枢和交感缩血管中枢的紧张性活动。②兴奋延髓疑核或迷走神经背核，使心迷走中枢活动增强。③抑制下丘脑视上核、室旁核血管升压素的分泌。中枢紧张性活动的改变再分别通过各自的传出神经，作用于心脏和血管，使心率减慢，心输出量减少，小动脉、微动脉舒张，外周阻力减小，血压回降。因此，颈动脉窦和主动脉弓**压力感受性反射**（baroreceptor reflex）又称**降压反射**（depressor reflex）。

当动脉血压下降时，压力感受器所受的刺激减弱，传入神经冲动减少，降压反射活动减弱，结果心率加快，心肌收缩力加强，心输出量增加，阻力血管收缩，外周阻力增加，血压回升。

可见，压力感受性反射是一种负反馈调节机制，且具有双向调节能力。血压升高时反射活动加强而引起降压效应；血压下降时反射活动减弱甚至停止又促使血压回升。故其生理意义在于使动脉血压保持相对稳定。由于颈动脉窦和主动脉弓压力感受器正好位于脑和心脏供血通路的起始部，因此，降压反射在维持脑和心脏等重要脏器的正常血液供应方面具有特别重要的意义。

在动物实验中，改变颈动脉窦灌注压，可观察主动脉血压的变化效应。当颈动脉窦灌注压变动于60～180mmHg范围之间，灌注压越高，窦神经传入冲动越多，主动脉血压就降得越低；反之，灌注压越低，传入冲动越少，主动脉血压也就越高。灌注压在100mmHg左右时，窦内压的轻微变化即可引起主动脉血压的明显改变。这表明窦内压在这一段范围内的变动，压力感受性反射的调节最为灵敏。当窦内灌注压在60mmHg以下时，压力感受性反射不发挥明显作用，表明颈动

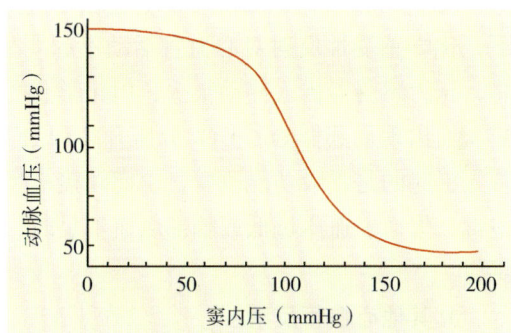

图4-25 颈动脉窦内压力与动脉血压的关系

脉窦压力感受器的刺激阈值为60mmHg。当灌注压超过180mmHg时，主动脉血压也不再出现明显降低，说明压力感受器的兴奋已达饱和（图4-25）。可见降压反射在血压正常波动范围内反应最为灵敏，纠正异常血压的能力最强，它能在短时间内快速调节动脉血压，对急骤变化的血压起缓冲作用。故生理学中将压力感受性反射的传入神经称为**缓冲神经**（buffer nerves）。另一方面，压力感受器对缓慢发生的血压变化并不敏感，如慢性高血压患者的血压持续升高，却不能通过该反射使血压回降至正常水平。其原因是压力感受器对持续的血压升高变化产生了适应，重新调整了压力感受性反射的工作范围，将其设定在高于正常血压水平的情况下进行活动，此现象称为压力感受性反射的重调定，故动脉血压可维持在较高的水平。压力感受性反射的途径归纳如下（图4-26）。

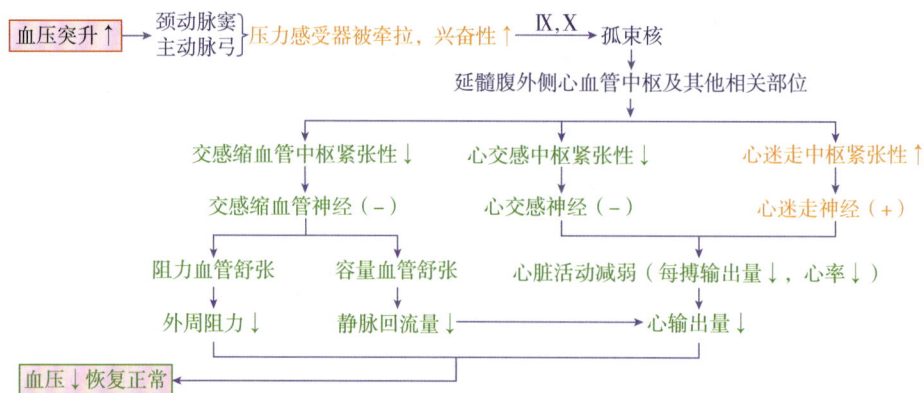

图 4-26　颈动脉窦和主动脉弓压力感受性反射途径示意图

（+）或↑表示兴奋或加强；（-）或↓表示抑制或减弱

2. 颈动脉体和主动脉体化学感受性反射　位于颈总动脉分叉处的颈动脉体及主动脉弓下方的主动脉体（图 4-23）血液供应非常丰富。小体内的感受细胞及细胞间的神经末梢对血液中化学成分变化，如低 O_2、CO_2 分压升高及 H^+ 浓度升高等，特别敏感，故属于化学感受器。其传入冲动分别经窦神经及迷走神经传向延髓孤束核，反射性引起呼吸中枢兴奋，使呼吸加深加快，由此又间接地引起心血管活动的改变：心率加快，心输出量增加，心脏和脑的血流量增加，而腹腔内脏和肾脏的血流量减少，血压升高。

与颈动脉窦、主动脉弓压力感受性反射相比，化学感受性反射具有以下特点：①通常情况下，化学感受性反射对心血管活动不起明显的调节作用。②当动脉血压过低，达 40～80mmHg时，压力感受器传入冲动很少，但化学感受性反射明显加强，这是由于化学感受器因局部血流量减少而出现局部低 O_2、CO_2 分压升高和 H^+ 浓度升高等化学刺激增强的缘故。③化学感受性反射首先引起的是呼吸功能改变，由此间接产生升压效应。故该反射的生理意义在于低氧、窒息、酸中毒、失血、血压过低或脑部供血不足时，增加外周阻力，使血量重新分配，以保证心、脑血液供应。

3. 其他心血管反射

（1）心肺感受器引起的心血管反射　在心房、心室和肺循环大血管壁内存在许多压力感受器，总称为**心肺感受器**（cardiopulmonary receptor）。由于这些感受器位于循环系统压力较低的部分，故又称低压力感受器，它的适宜刺激是机械牵张。在生理状态下，心房壁的牵张主要由血容量的增大而引起。因此，心房中感受容量增大的感受器也称为容量感受器。心肺感受器发生的冲动经迷走神经传至中枢。

大多数心肺感受器的传入冲动所引起的心血管效应是：交感紧张性降低，迷走紧张性加强，导致血压降低，心率减慢；抑制肾素和血管升压素释放，使血压下降，排尿排钠增加。可见心肺感受器反射对血容量及细胞外液的调节具有重要意义。另外还有一类心肺感受器，它们的适宜刺激是一些化学物质，如前列腺素、缓激肽等。有些药物如藜芦碱等也能刺激心肺感受器，其传入冲动可引起心率加快的效应。

（2）躯体感受器引起的心血管反射　刺激躯体传入神经时也可引起各种心血管反射，其反射效应取决于感受器的性质、刺激的强度和频率等因素。如疼痛、冷、热等刺激作用于体表，产生的传入冲动往往引起心率加快和血管收缩，使血压升高。针刺穴位对正常心血管功能无明显影响，但对异常心血管活动有调整作用。如电刺激足三里、内关穴，或该穴位下的腓深神经、正中神经，可抑制一些实验性心律失常和高血压。

（3）其他器官感受器引起的心血管反射　上呼吸道感受器受刺激兴奋时可以反射性地引起心率减慢甚或心跳停止。压迫眼球反射性引起心率减慢，称为眼心反射。故发生阵发性心动过速时，可以通过压迫眼球而缓解心率过快的症状。牵张肺，或扩张胃、肠、膀胱等器官，或挤压睾丸时，常可反射性引起心率减慢、外周血管扩张等反应。这些内脏器官感受器的传入神经纤维行走于迷走神经或交感神经内。

二、体液调节

体液调节主要是由内分泌细胞分泌的激素通过血液运输广泛作用于心血管系统，还有些化学物质通过组织液作用于局部的血管平滑肌，对局部组织的血流量起调节作用。

（一）肾上腺素和去甲肾上腺素

肾上腺素（epinephrine，E）和去甲肾上腺素在化学结构上都属于**儿茶酚胺**（catecholamine，CA）类，故也统称为儿茶酚胺类物质。循环血液中的肾上腺素和去甲肾上腺素主要由肾上腺髓质分泌。肾上腺素能神经末梢释放的去甲肾上腺素一般在局部发挥作用，大部分被神经末梢重摄取，少部分迅速被酶分解而失活，仅少量进入血液。

肾上腺素和去甲肾上腺素对心血管的作用既有共性，又有特殊性，这是因为它们与不同的肾上腺素能受体的结合能力不同。肾上腺素可与 α 受体和 β 受体结合。在心脏，肾上腺素与心肌的 β_1 受体结合后，使心率加快，房室交界传导速度加快，心肌收缩力加强，故心输出量增加。在血管，肾上腺素的作用取决于血管平滑肌中 α 受体和 β_2 受体的分布情况。皮肤、肾脏、胃肠道等器官的血管平滑肌细胞膜上 α 受体分布占优势，肾上腺素与 α 受体结合，可使这些器官的血管收缩；而骨骼肌、肝脏和冠状血管中 β_2 受体分布占优势，故肾上腺素主要引起这些部位的血管舒张。静脉注射肾上腺素，小剂量时常以兴奋 β_2 受体为主，出现血管舒张；大剂量时，由于同时也兴奋 α 受体而引起缩血管效应。所以，肾上腺素对外周血管的调节作用是使全身各器官的血液分配发生变化，而总外周阻力增加很少，或基本不变，甚至下降。鉴于肾上腺素有明显正性心脏肌力的作用，故临床上常作为强心急救药。

去甲肾上腺素主要与 α 受体和 β_1 受体结合，而与 β_2 受体结合能力较弱，因此，去甲肾上腺素对心脏有直接兴奋作用，对机体大多数血管有强烈收缩作用，使外周阻力增加，血压明显升高。但在完整机体中，静脉注射去甲肾上腺素后，血压明显升高，心率却减慢。这是由于血压升高可使压力感受性反射活动加强，该反射对心脏的抑制作用超过了去甲肾上腺素对心脏的直接兴奋效应，故使心率减慢。临床上常将去甲肾上腺素用作升压药。

（二）肾素 – 血管紧张素系统

肾素 – 血管紧张素系统（renin-angiotensin system，RAS）是人体内重要的体液调节系统。对调节机体血压、水、电解质平衡和维持内环境稳态具有重要作用。

1. 肾素 – 血管紧张素系统的组成　肾素是一种酸性蛋白酶，可将其底物血管紧张素原水解，生成十肽的**血管紧张素Ⅰ**（angiotensin Ⅰ，Ang Ⅰ）。在血浆和组织中，特别是在肺循环内，Ang Ⅰ经**血管紧张素转换酶**（angiotensin-converting enzyme，ACE）作用，生成八肽的**血管紧张素Ⅱ**（angiotensin Ⅱ，Ang Ⅱ）。Ang Ⅱ再在氨基肽酶、中性内切酶等作用下进一步转变为七肽的**血管紧张素Ⅲ**（angiotensin Ⅲ，Ang Ⅲ）和六肽的**血管紧张素Ⅳ**（angiotensin Ⅳ，Ang Ⅳ）。循环系统中的肾素来源于肾脏球旁细胞，但研究已发现，在心肌、血管平滑肌、骨骼肌、脑、肾、性腺等多种器官组织中均有肾素及血管紧张素原的基因表达，且这些组织中富有ACE，因而证实除全身性的RAS外，在组织中还存在相对独立的局部RAS，它们共同参与对靶器官的调节。

2. 肾素 – 血管紧张素系统的生理作用　　血管紧张素通过与细胞膜表面的**血管紧张素受体**（angiotensin receptor，AT受体）结合而发挥生理作用。AT受体分为AT_1、AT_2、AT_3和AT_4四种亚型。在循环系统中，血管紧张素Ⅱ的生理作用几乎都是通过激活AT_1受体产生。在血管紧张素家族中，Ang Ⅱ的作用最为重要，其生理作用包括：①直接使全身微动脉收缩，升高血压；使静脉收缩，增加回心血量。②促进交感缩血管纤维末梢释放去甲肾上腺素。③对中枢神经系统的作用。降低中枢对压力感受性反射的敏感性，使交感缩血管中枢紧张性加强；促进神经垂体释放血管升压素和缩宫素；增强促肾上腺皮质激素释放激素的作用；产生或增强渴觉，导致饮水行为。④刺激肾上腺皮质球状带细胞合成和释放醛固酮，醛固酮可促进肾小管对Na^+和水的重吸收，增加循环血量。

对体内多数组织而言，Ang Ⅰ不具有生理活性。Ang Ⅲ与AT_1受体结合后产生与Ang Ⅱ相似的生理效应，但其缩血管效应仅为Ang Ⅱ的1/5左右，而刺激醛固酮释放的作用却较强。Ang Ⅳ可调节脑和肾皮质血流量，还可产生与Ang Ⅱ不同或相反的作用。临床上已将ACE的抑制剂（如卡托普利）和AT受体拮抗剂（如氯沙坦）作为抗高血压的药物。

（三）激肽释放酶 – 激肽系统

由激肽原、激肽释放酶、激肽、激肽受体和激肽酶组成**激肽释放酶 – 激肽系统**（kallikrein-kinin system，KKS）。激肽原在**激肽释放酶**（kallikrein，KK）作用下生成激肽。体内有两种来源的激肽释放酶，一种存在于血浆中，称血浆激肽释放酶；另一种存在于肾、唾液腺、胰腺、汗腺以及胃肠黏膜等组织中，称为组织激肽释放酶。前者可将高分子质量的激肽原转变为缓激肽，后者可将低分子质量的激肽原转变为血管舒张素。血管舒张素在氨基肽酶作用下转变为缓激肽。缓激肽在激肽酶作用下水解失活。现已知，激肽受体分为B_1和B_2两种亚型，分布于血管内皮细胞和多种组织中。

缓激肽和血管舒张素是较强烈的舒血管物质，可使血管平滑肌舒张、毛细血管通透性增高，但对其他部位的平滑肌（如内脏平滑肌）则引起收缩效应。循环血液中的缓激肽和血管舒张素等激肽也参与动脉血压的调节，可使血管舒张，血压下降。

激肽系统与RAS功能密切。血浆激肽释放酶在离体条件下可将肾素原转化为有活性的肾素；而ACE可使激肽降解为无活性片段，因而降低了激肽舒张血管的作用。KKS与RAS协同作用的结果可使血压明显升高。

（四）血管升压素

血管升压素（vasopressin，VP）是由下丘脑视上核和室旁核神经元合成的一种九肽激素，经下丘脑 – 垂体束轴浆运输到神经垂体储存，平时少量释放入血液。血管升压素作用于血管平滑肌V_1受体，引起强烈的血管收缩，血压升高。但在一般情况下，血管升压素主要是与肾远曲小管和集合管管周膜上V_2受体结合，促进远曲小管和集合管对水的重吸收，故又称**抗利尿激素**（antidiuretic hormone，ADH）。血管升压素并不经常对血压起调节作用，仅在禁水、失水或失血等情况下，血管升压素释放增加，对保留体内液体容量、维持动脉血压发挥重要作用。

（五）心房钠尿肽

心房钠尿肽（atrial natriuretic peptide，ANP）是由心房肌细胞合成和释放的一类多肽。它具有强烈的利尿排钠作用，并使血管平滑肌舒张，外周阻力降低，使心率减慢，每搏输出量减少，心输出量减少，血压降低。此外，它还有抑制肾素 – 血管紧张素 – 醛固酮系统，间接促进 Na^+ 的排泄，以及抑制血管升压素的作用。当血容量增加和血压升高时，心房肌细胞释放心房钠尿肽，引起利尿和排钠效应。因此，心房钠尿肽是体内调节水盐平衡的一种重要体液因素。

（六）血管内皮细胞生成的血管活性物质

血管内皮细胞可生成和释放若干种血管活性物质，调节血管平滑肌的收缩和舒张。比较重要的有以下两种。

1. 内皮舒张因子 多数学者认为**内皮舒张因子**（endothelium–derived relaxing factor，EDRF）就是**一氧化氮**（nitric oxide，NO），由 L– 精氨酸在 NO 合酶催化下合成。血管内皮细胞在静息时就有持续性的 NO 基础释放。多种物质，如 ATP、ADP、P 物质、组胺、凝血酶、缓激肽、乙酰胆碱、去甲肾上腺素、血管升压素及血管紧张素 II 等，以及血流对血管壁的切变应力，均可刺激血管内皮细胞合成并释放 NO。NO 可使血管平滑肌细胞内 Ca^{2+} 浓度降低，导致血管舒张。NO 也是乙酰胆碱引起血管舒张的中介物质。NO 可与前列环素等舒血管物质共同对抗交感神经末梢释放的去甲肾上腺素及其他缩血管物质的作用。

2. 内皮缩血管因子 **内皮缩血管因子**（endothelium–derived vasoconstrictor factor，EDCF）是由血管内皮细胞产生的多种缩血管物质，其中，**内皮素**（endothelin，ET）是目前已知血管活性物质中最强的缩血管物质。内皮素的作用机制是与血管平滑肌细胞的特异性受体结合，促进肌质网释放 Ca^{2+}，从而使血管平滑肌收缩加强。

（七）其他调节物质

1. 组胺 组氨酸在脱羧酶作用下生成**组胺**（histamine）。组胺存在于各种组织，特别是皮肤、肺、肠黏膜的肥大细胞中。当组织受到机械、温度、化学的刺激，局部产生炎症、损伤或抗原抗体反应时，均可引起组胺释放。组胺有强烈的舒血管作用，并能使毛细血管和微静脉管壁通透性增强，组织液生成增多，形成局部水肿。

2. 前列腺素 前列腺素（prostaglandin，PG）是一类活性强、种类多、功能各异的脂肪酸衍生物。合成前列腺素所需要的酶存在于机体所有的组织内，各组织由于所含酶的差异可产生不同类型的前列腺素。前列腺素对心血管的作用因种类不同而异。其中，PGE、PGA、PGF 均起加强心脏的作用，使心输出量增加；对血管则主要使其舒张。不同的前列腺素对血管平滑肌的作用不相同，如 PGE_2 具有强烈舒血管作用，$PGF_{2\alpha}$ 则可使静脉收缩。

3. 阿片肽 体内的阿片肽有多种。其中 β – 内啡肽可引起血压降低，其降压作用可能主要是中枢性的。内毒素、失血等强烈刺激可引起 β – 内啡肽释放，并可能成为引起循环休克的原因之一。针刺某些穴位也可引起脑内阿片肽的释放，这可能是针刺降压的机制之一。除中枢以外，阿片肽也可作用于外周的阿片受体，使血管平滑肌舒张。交感缩血管神经末梢也存在阿片受体，这些受体被阿片肽激活时，可使交感神经末梢释放递质减少。

三、自身调节

心肌和血管平滑肌不依赖神经和体液因素的影响，对内外环境的变化产生一定的适应性反应，称为心血管的自身调节。

心脏的自身调节表现为心脏在一定范围内收缩时产生的张力或缩短的速度随肌纤维初长度的增加而增加，即异长自身调节。在一定范围内，心舒期回心血量越多，心舒末期容积越大，心肌收缩力就越强，故心输出量增多；反之，如静脉回流量减少，心输出量也减少。通过这种自身调节维持每搏输出量与静脉回流量之间的动态平衡。

血管的自身调节表现于某些器官对本身血流量的调节。动物实验可见，当器官血管的灌注压突然升高时，该器官血管出现收缩，血流阻力增大，使器官血流量不至于因灌注压的升高而大量增多；反之，当器官灌注压突然降低时，器官血管舒张，血流阻力减小，使器官血流量不至于因灌注压的降低而减少，因而能保持器官血流量的相对稳定。

第五节　器官循环

体内每一器官的血流量既取决于主动脉压和中心静脉压之间的压力差，也取决于该器官阻力血管的功能状态。由于各器官的结构和功能各不相同，因此，其血流量的调节除具有一般共性外，还有其本身的特点。本节将讨论心、肺、脑等主要器官的血液循环特点及其调节。

一、冠脉循环

冠脉循环（coronary circulation）是营养心脏本身的血液循环。心脏的工作量很大，又处于终身连续活动的状态，它所需要的营养物质和氧气完全依靠冠脉循环供给，因此，冠脉循环对保证心脏功能极为重要。

（一）冠脉循环的解剖特点

冠状动脉（即冠脉）的主干走行于心脏表面，其小分支常以垂直于心脏表面的方向穿入心肌。这种分支方式使血管在心肌收缩时容易受到压迫。分支最终形成毛细血管网分布于心肌纤维之间，并与心肌纤维相平行。通常一根心肌纤维有一根毛细血管供血，使心肌和冠脉之间的物质交换能很快进行。当心肌发生病理性肥厚时，肌纤维直径增加，但毛细血管数量并无相应增加，所以肥厚的心肌容易发生供血不足。当冠状血管突然发生阻塞时，侧支循环往往需要经过相当长的时间才能建立（一般在 8 ～ 12h），因此极易导致心肌梗死。如果阻塞是缓慢形成的，则侧支可逐渐扩张，形成有效的侧支循环，从而起到一定的代偿作用。

（二）冠脉循环的血流特点

1. 流速快，流量大　左右冠状动脉起自主动脉根部，故冠脉循环途径短，血压较高，流速快，血流量大。安静时，人体冠脉血流量为每 100g 心肌 60 ～ 80mL/min。心脏占人体体重的 0.5% 左右，但中等体重的人，安静时，全部冠脉的血流量为 200 ～ 250mL/min，占心输出量的 4% ～ 5%。当心肌活动加强，冠脉达到最大舒张状态时，血流量可增加到每 100g 心肌 300 ～ 400mL/min（约为安静状态时的 5 倍）。骨骼肌占体重的 40%，安静时其血流量仅占心输出量的 20%，每 100g 骨骼肌仅为 4mL/min，远小于心肌。

2. 心舒期供血为主　普通组织器官的血液供应在心缩期多于心舒期，这是因为心缩期的动脉血压高于心舒期。但心肌的供血却主要在心舒期，因为冠脉的大部分分支都深埋于心肌内，心肌收缩时能压迫埋于心肌中的血管，使血流受阻；心肌舒张时由于解除了压迫，供血明显增加。这就使得冠脉血流随心肌节律性收缩而呈现明显的波动，以左冠状动脉受之影响更为显著。图 4-27 表示狗的左、右冠状动脉血流在一个心动周期中的变化。图中可见，右冠状动脉血流在整个心动周期中变化不大，即使在右心室肌收缩时，血流也无明显减少，这是由于右心室肌较薄，收缩挤压的力量小。而左冠状动脉血流在整个心动周期中变化却很大，在左心室收缩早期，由于心肌收缩的强大压力，使冠脉循环阻力显著增大，以致血流减慢，甚至倒流。随着左室射血开始，主动脉压升高，冠状动脉压也随之升高，但因心肌收缩压迫血管，冠脉血流量只有少量增加。心舒期开始，由于心肌对冠脉血管的压迫解除，血流阻力急剧减少，此时主动脉压仍较高，故冠脉血流量快速增加，在舒张早期达到高峰。然后，随着主动脉压下降而逐渐减少。总之，在整个心动周期

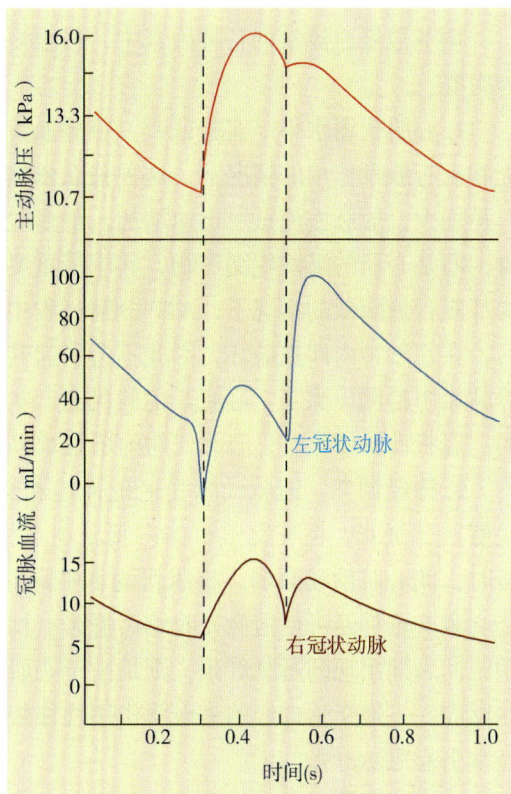

图 4-27　狗心动周期中左、右冠状动脉血流量变化示意图

中，心舒期冠脉流量大于心缩期，又由于心舒期长于心缩期，故心脏的血液供应主要在心舒期。一般而言，左心室收缩期的冠脉血流量大约只有舒张期的 20%～30%。心肌收缩加强时，心缩期冠脉血流量所占的比例会更小。由此可知，主动脉舒张压的高低，以及心舒期的长短是决定冠脉血流量的重要因素。而主动脉舒张压主要取决于外周阻力，若体循环中其他部分血管的阻力加大，则舒张压升高，流入冠脉的血量将增加；舒张压太低时，冠脉血流量将减少。心动过速时，由于舒张期缩短，也可导致冠脉血流量减少。由于左心室心内膜下层在心缩期几乎无血流，因此这一部位最易发生缺血性损害和心肌梗死。在主动脉瓣狭窄或心力衰竭而中心静脉压升高等情况下，因有效灌注压降低也易发生心肌缺血。

3. 动、静脉血的氧差大　一般情况下，100mL 动脉血含氧量为 20mL，经过组织气体交换后，静脉血含氧量降低。不同器官从血液中摄取和利用氧的速度和数量不同，故血液流经不同的器官后，动、静脉血的氧差有所不同。在安静情况下，动脉血流经骨骼肌后，100mL 静脉血的含氧量约为 15mL，即被骨骼肌摄取和利用了 5mL 氧；经过皮肤时，100mL 血液所含的氧只被摄取和利用约 1mL；在同样条件下，100mL 动脉血流经心脏后，被摄取和利用的氧近 12mL，静脉血的氧含量仅剩下 8mL 左右。因此，当人体活动增强使耗氧量增加时，心肌从血液中摄取更多氧的潜力已很小，主要是依靠扩张冠状动脉、增加血流量来解决。故冠脉循环供血不足时，极易出现心肌缺氧的症状。

（三）冠脉循环血流量的调节

调节冠脉血流量的各种因素中，最重要的是心肌本身的代谢水平，而神经、体液调节作用较为次要。

1. 心肌代谢水平　实验证明，冠脉血流量与心肌代谢水平成正比关系，在切断心脏的神经支配和没有激素作用的情况下，这种关系依然存在。当心肌代谢加强，耗氧量增加时，冠状小动脉口径加大，冠脉血流量可迅速增加，最多时可增加 5 倍以上。引起冠脉舒张的原因并不是低氧本身，而是心肌的某些代谢产物，其中最重要的是**腺苷**（adenosine）。腺苷是在心肌代谢水平增高、局部氧含量降低的情况下，ATP 分解过程中的产物，它具有强烈的舒张小动脉的作用。腺苷生成后，在几秒钟内即被破坏，因此不会引起其他器官的舒血管效应。在低氧、缺血时，可从心肌的静脉血中检测出腺苷。心肌其他的代谢产物，如 H^+、CO_2、乳酸等，也能使冠脉舒张，但作用较弱。冠状动脉硬化时，心肌代谢的增强难以使冠脉舒张，故较易发生心肌缺血。

2. 神经调节　冠状动脉受迷走神经和交感神经的双重支配。①迷走神经对冠脉的直接作用是使冠脉舒张，但在完整机体内刺激迷走神经，对冠脉血流量影响较小。这是因为迷走神经兴奋时，使心脏活动减弱，心肌代谢水平降低，这些因素可抵消迷走神经对冠脉直接的舒张效应。②刺激交感神经可使冠脉先收缩后舒张。初期出现的冠脉收缩，是由于交感神经对冠脉的直接作用；而后期出现的冠脉舒张，则是由于心肌活动加强，代谢水平提高，代谢产物增多造成的继发性反应。一般交感神经的缩血管作用往往被强大的继发性舒血管作用所掩盖，因此，刺激交感神经常引起冠脉舒张。

3. 体液调节　肾上腺素、去甲肾上腺素可通过增强心肌代谢活动和增加耗氧量使冠脉血流量增加，也可直接作用于冠脉的 α 或 β_2 肾上腺素能受体，使冠脉血管收缩或舒张，但不如其对代谢影响产生的作用明显。甲状腺激素增多时，由于心肌代谢增强，耗氧量增加，代谢产物增多，故可引起冠脉舒张，冠脉血流量增加。血管紧张素Ⅱ和大剂量血管升压素可使冠脉收缩，冠脉血流量减少。

二、肺循环

肺循环（pulmonary circulation）是指右心室射出的静脉血通过肺泡壁进行气体交换而成为动脉血，然后进入左心房的血液循环。肺的血液供应还有另一条途径，即体循环中的支气管循环，其功能是供给气管、支气管以及肺的营养需要。两种循环在末梢部分有少量吻合，少量支气管静脉血可通过吻合支直接进入肺静脉而入左心房，使主动脉的动脉血中掺入少量未经肺泡气体交换的静脉血，估计这部分血量占心输出量的 1% ～ 2%。

（一）肺循环的生理特点

肺动脉及其分支较短粗，管壁较薄。肺循环的全部血管都位于胸膜腔内，胸膜腔内压低于大气压。这些因素共同决定了肺循环的功能特点。

1. 血流阻力小、血压低　肺动脉管壁的厚度仅约为主动脉壁的1/3，可扩张性较大，血流阻力小，约为体循环的1/8。直接测量人肺动脉血压，结果是：收缩压为 22mmHg，舒张压为 8mmHg，平均动脉压为 13mmHg。可见，肺动脉血压远较主动脉压为低，为体循环的1/6 ～ 1/4，所以肺循环是一个血流阻力小，血压低的系统。肺静脉即肺循环的终点，肺静脉压即左心房压力，为 1 ～ 4mmHg，平均为 2mmHg。

2. 肺血容量波动大 通常肺部血容量约为450mL，约占全身血量的9%。由于肺组织和肺血管的可扩张性很大，故肺部血容量的波动范围也很大。用力呼气时，肺部血容量可减至200mL左右，而深吸气时，则可增大到1000mL。卧位与坐、立位比较，卧位时可增加400mL血量。因此，肺循环血管也起着贮血库的作用。

3. 无组织液生成 肺循环毛细血管血压平均仅为7mmHg，远低于血浆胶体渗透压（25mmHg），因此，肺部组织的组织液生成的有效滤过压为负压。这一负压使肺泡膜和毛细血管壁紧密相贴，有利于肺泡和血液之间的气体交换，并有利于吸收肺泡腔内的液体，故肺泡内一般没有液体积聚。在某些病理情况下，如左心衰竭时，肺静脉压升高，肺循环毛细血管压也随之升高，可使液体积聚于肺泡或肺组织间隙中，形成肺水肿。

（二）肺循环血流量的调节

由于肺循环血管的口径大、管壁薄，可扩张性较大，因而其口径变化在多数情况下是被动的，但正常人肺循环血管仍保持较低水平的收缩状态，故肺循环血流量仍在一定程度上受神经、体液和局部肺泡气氧分压的调节和影响。

1. 肺泡气氧分压的影响 肺泡气的氧分压对肺部血管的舒缩活动有明显的影响。氧分压降低时，该肺泡周围微动脉收缩，使局部血流阻力加大，血流量减少，从而使较多的血液流向通气充足的肺泡，有利于气体交换。如同时存在肺泡气的CO_2分压升高，则低氧引起的肺部微动脉收缩更加显著。低氧引起肺泡微动脉收缩是机体对低氧的一种适应性反应。长期居住在高海拔地区的人，由于吸入的空气氧分压过低，引起肺循环微动脉广泛收缩，血流阻力增大，使肺动脉压显著升高，持续肺动脉高压使右心室负荷长期加重，可导致右心室肥厚。体循环中，低氧和CO_2分压升高可引起舒血管效应，而对肺部血管则引起收缩反应，其机制尚不清楚。

2. 神经体液性调节 肺循环血管受交感神经和迷走神经双重支配。刺激交感神经使肺部血管收缩，刺激迷走神经使肺部血管舒张，但两者的作用均较弱。一般情况下，肺循环血管口径的变化大多是被动的，亦即当右心室输出量增加时，肺血管被动扩张，肺动脉压升高不明显。循环血液中的肾上腺素、去甲肾上腺素、血管紧张素Ⅱ、组胺、5-羟色胺等可使肺血管收缩；乙酰胆碱则引起肺血管舒张。

三、脑循环

脑循环（cerebral circulation）是指流经整个脑组织的血液循环。血液供应来自颈内动脉和椎动脉。两侧椎动脉在颅腔内先合成基底动脉，再与两侧颈内动脉的分支合成颅底动脉环，由此分支分别供应脑的各个部位。脑静脉血进入静脉窦，主要通过颈内静脉流回腔静脉。脑是人体功能调节的最高级中枢，它对缺血的耐受性很低，在正常体温情况下，脑供血停止数秒钟，人就会丧失意识；供血停止5～6min，大脑功能将出现难以恢复的损伤。因此，保证脑的血液供应非常重要。

（一）脑循环的特点

1. 血流量大、耗氧量多 脑组织的代谢率高，血流量较大。安静时，每100g脑组织的血流量为50～60mL/min，整个脑的血流量约为750mL/min，约占心输出量的15%，而脑的重量只占体重的2%左右。脑组织耗氧量也大，人体安静时，其耗氧量为250mL/min，即每100g脑耗氧量为3～3.5mL/min，约占全身耗氧量的20%。因此，脑对缺血、低氧的耐受性很低。如果每分钟脑循环的血流量小于每 100g 脑组织 40mL 时，就会出现相应的临床症状。

2. 血流量变化小 脑位于颅腔内，头颅为骨性结构，容积是固定的，颅腔为脑、脑血管和脑脊液所充满，三者容积的总和也是固定的，且与颅腔容积相等。由于脑组织是不可压缩的，故脑血管的舒缩受到相应限制，血流量的变化较小。因此，要增加脑的血液供应主要靠提高脑循环的血流速度。

（二）血 – 脑脊液屏障和血 – 脑屏障

在毛细血管血液和脑脊液之间存在限制某些物质交换的特殊屏障，称为**血 – 脑脊液屏障**（blood–cerebrospinal fluid barrier）。脑脊液形成的原理与组织液不完全相同，它主要由脑室脉络丛分泌产生。脑脊液的成分不同于血浆，其蛋白质含量极微，葡萄糖含量也较血浆少，Na^+、Mg^{2+} 和 Cl^- 浓度较血浆高，K^+、HCO_3^- 和 Ca^{2+} 则较血浆低。可见血液与脑脊液之间的物质交换不是被动过程，而是主动转运完成的。这种屏障对不同物质通透性不同，如 O_2 和 CO_2 等脂溶性物质很易通过屏障，而许多离子的通透性较低。血 – 脑脊液屏障的基础是无孔毛细血管壁和脉络丛细胞中运输各种物质的特殊载体系统。

血液与脑组织之间存在限制某些物质交换的特殊屏障，称为**血 – 脑屏障**（blood–brain barrier）。脂溶性物质如 O_2、CO_2、乙醇及某些麻醉药易于通过血 – 脑屏障，而青霉素、胆盐、H^+、HCO_3^- 和非脂溶性物质则不易透过。物质通透性的大小并不完全与分子大小有关，如葡萄糖和氨基酸的通透性较高，而甘露醇、蔗糖和许多离子的通透性则很低，甚至不能通透。这说明脑内毛细血管处的物质交换和身体其他部分毛细血管的物质交换并不相同，也是一种主动转运过程。毛细血管的内皮、基膜和星状胶质细胞的血管周足等结构可能是血 – 脑屏障的形态学基础。此外，毛细血管壁对各种物质特殊的通透性也与这种屏障作用有重要关系。

血 – 脑脊液屏障和血 – 脑屏障的存在，对于保持脑组织周围稳定的化学环境和防止血液中有害物质侵入脑内具有重要意义。

（三）脑血流量的调节

1. 体液调节 影响脑血管舒缩活动的最重要因素是脑组织局部的化学环境，其中 CO_2 起着主导作用。当血液 CO_2 分压升高或 O_2 分压降低时，脑的阻力血管舒张，脑血流量增加；反之，当过度通气时，CO_2 呼出过多，动脉血 CO_2 分压降低，脑血流量减少，可引起头晕等脑缺血症状。

2. 脑血流量的自身调节 由于脑血管的舒缩受限制，故脑的血流量主要取决于脑的动脉和静脉之间的压力差。正常情况下，因颈内静脉压已接近于右心房压，变化不大，故对脑血流起主要作用的是颈动脉压。颈动脉压升高时，脑血流量相应增加；反之，颈动脉压降低时，脑血流量减少。但当平均动脉压在 60 ～ 140mmHg 范围内变动时，脑血流量能保持相对稳定（图 4-28 虚线平坦部分）。这是脑血管自身调节机制发挥的作用，当血压升高时脑血管收缩，血压降低时脑血管舒张。这对于保证脑组织正常而稳定的血液供应，维持其正常功能具有很重要的意义。当血压

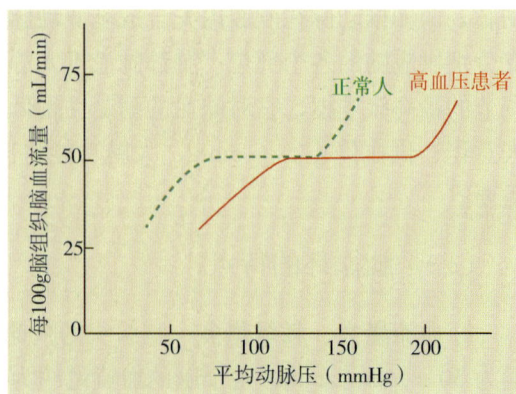

图 4-28 脑血流量的自身调节

超过 140mmHg 时，脑血流量将随血压升高而明显增加，若血压过高时，可因毛细血管血压过高而引起脑水肿。当血压低于 60mmHg 时，脑血流量减少，可因为脑组织缺血而引起脑功能障碍。高血压患者发病之初，脑血流量可因血压升高而增加，于是出现各种脑充血症状。经过一定时间后，脑血管阻力发生适应性的增加，这时尽管血压可高达 150mmHg，脑血流量也不出现增加，血压在 100～190mmHg 范围内波动时，脑血流量基本不变（图 4-28 实线平坦部分），说明脑血管因其适应性而提高了耐受力。这可能由于脑内小动脉血管平滑肌增厚之故。脑各个部分的血流量还与脑组织的活动程度有关。当脑某部分活动加强时，该部分的血流量就相应增多。

脑血管的神经支配较少，也接受交感、副交感神经支配。但神经因素在脑血管活动调节中作用很小。切断支配脑血管的神经后，脑血流量无明显的变化。在各种心血管反射中，脑血流量一般不受影响。

复习思考题

1. 心动周期中，心脏射血和充盈的各个时期，各心腔和大血管内的压力、容积、血流和瓣膜等发生了哪些变化？

2. 试比较快反应自律细胞和慢反应自律细胞及工作细胞动作电位产生机制的异同。

3. 简述影响动脉血压的因素。

4. 试述组织液的生成和影响因素。

5. 试述心交感神经、心迷走神经和交感缩血管神经对心脏和血管的作用。

6. 阐述肾上腺素、去甲肾上腺素和血管紧张素 II 对心血管的作用。

第五章

呼 吸

机体活动和维持体温所需要的能量来自体内营养物质的生物氧化。在氧化过程中，机体不断消耗氧并产生二氧化碳。由于氧和二氧化碳都不能在体内大量贮存，故而机体必须不断地从外界环境摄取氧气并将二氧化碳排出体外。机体与外界环境之间的气体交换过程称为**呼吸**（respiration）。呼吸是维持机体新陈代谢和功能活动所必需的基本生理过程之一。中医学认为，"肺"的主要功能是主气，司呼吸，主宣发、肃降，通调水道，主皮毛，开窍于鼻。其中，"肺"主气、司呼吸、开窍于鼻等功能，与现代医学的肺呼吸功能基本一致；而肺主宣发、肃降，通调水道，又与肺的非呼吸功能有相似之处。

呼吸全过程包括三个环节：①**外呼吸**（external respiration）：包括肺通气（肺与外界环境之间的气体交换）和肺换气（肺泡与肺毛细血管血液之间的气体交换）。②**气体在血液中的运输**：指氧和二氧化碳在血液中的运输。③**内呼吸**（internal respiration）：是指细胞通过组织液与毛细血管血液之间的气体交换过程，又称为组织换气。有时也将细胞内的氧化过程包括在内。这三个环节相互衔接且同时进行。（图 5-1）。

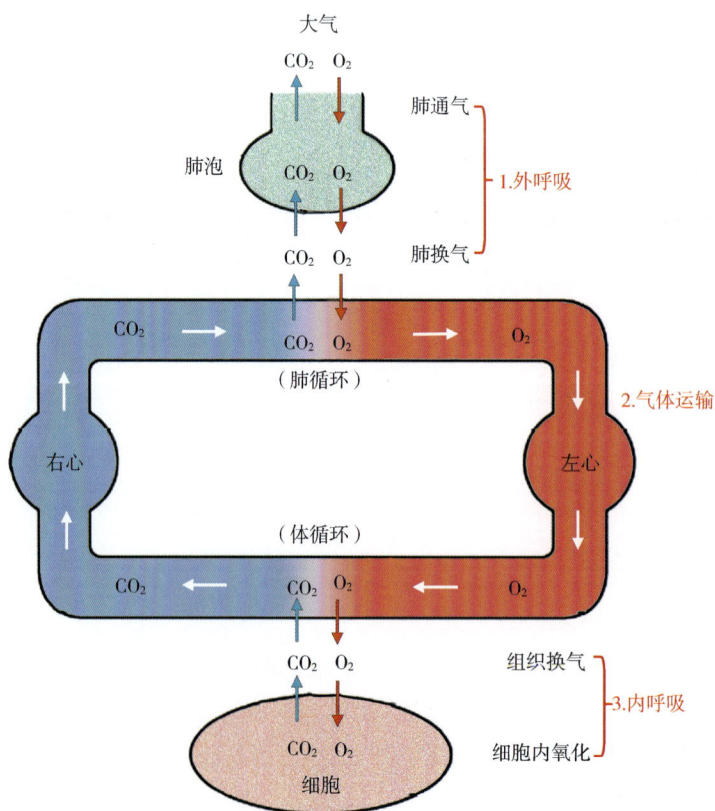

图 5-1 呼吸过程的三个环节

人体的呼吸功能是由呼吸系统与血液循环系统共同完成的。心脏推动血液在血管中不断流动，使肺部吸入的氧气扩散进入静脉血，同时静脉血中的二氧化碳扩散进入肺泡并呼出体外，使静脉血变成动脉血；来自肺部的动脉血经左心推动流至全身组织，使组织毛细血管中的氧气扩散进入组织细胞，同时组织细胞产生的二氧化碳扩散进入血液。在两个系统密切协调配合下，最终实现外界空气与组织细胞之间的气体交换过程。

第一节　肺通气

肺通气（pulmonary ventilation）是指肺与外界环境之间的气体交换过程。实现肺通气的结构包括呼吸道、肺泡、膈和胸廓等。呼吸道是沟通肺泡与外界的通道，肺泡是气体交换的场所，膈和胸廓中的胸壁肌则以其节律性的收缩产生肺通气的动力。

一、呼吸道的结构特征和功能

气管由许多不完全的环状软骨、平滑肌和弹性纤维所组成。气管与支气管很像一棵倒立的树，气管向下分为左右支气管。支气管进入肺门后反复分支，经过23级分支后，以呼吸性细支气管与肺泡管接通（图5-2）。临床上通常将鼻、咽、喉称为上呼吸道；气管、支气管及其在肺内的各分支称为下呼吸道。气管有U形软骨支撑，小呼吸道管壁软骨组织较少或完全消失，平滑肌组织相对较多。

呼吸道最主要的功能是通气功能，除此之外还具有以下三方面的作用。

1. 加温、加湿　主要由鼻和咽部完成。一般情况下，外界空气的温度和湿度都较肺泡气为低，由于鼻、咽黏膜有丰富的血流，并有黏液腺分泌黏液，所以从外界吸入的干冷气体在到达气管时已被加温和加湿，此对呼吸道和肺组织具有重要的保护意义。

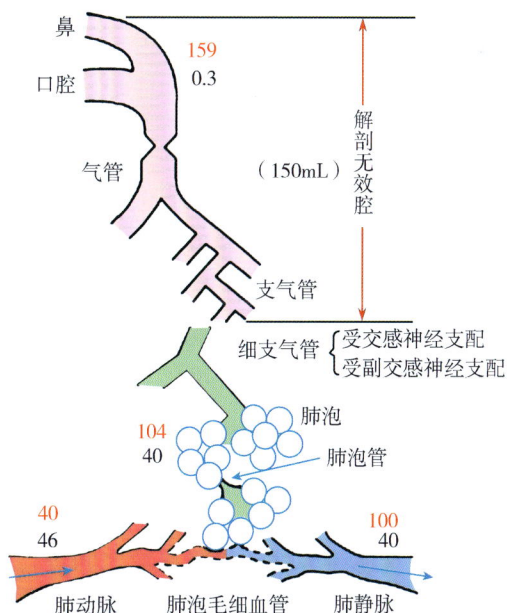

图 5-2　呼吸道的基本结构及无效腔示意图

图中各部位数字分别表示该处的氧分压（红色）和二氧化碳分压（黑色）数值（mmHg）

2. 过滤清洁　呼吸道对随空气进入呼吸道的颗粒、异物等具有过滤、清洁作用，其作用通过以下方式实现：①空气流过鼻腔时，经鼻毛的过滤作用和鼻黏膜的黏附作用及**喷嚏反射**（sneeze reflex），可清除直径大于10μm的颗粒。②在气管、支气管和细支气管，直径在 2～10μm 的颗粒可黏附于呼吸道管壁黏膜杯状细胞和纤毛上皮细胞分泌的黏液上，可通过纤毛运动、**咳嗽反射**（cough reflex）等排出呼吸道。若吸入空气干燥或含有刺激性物质，如二氧化硫等，可损害纤毛的运动，影响呼吸道的防御功能。③直径小于2μm的颗粒可以进入肺泡并附着于肺泡壁上，肺泡巨噬细胞可以将其吞噬并移出肺泡。此外，呼吸道的分泌物中还含有免疫球蛋白和其他物质，有助于防止感染和维持黏膜的完整性。

3. 调节阻力　在整个呼吸道阻力的分布是不均匀的。上呼吸道的鼻、咽等结构迂回复杂，总横截面积小，阻力较大，占总呼吸道阻力的75%；气管、主支气管约占呼吸道阻力的15%；而管径在 2mm 以下的细支气管总横截面积很大，气流速度缓慢，为层流，其阻力仅占总呼吸道阻力的 10% 左右。呼吸道平滑肌受交感、副交感神经双重支配，两者均有紧张性。迷走神经兴奋末梢释放 ACh 作用于呼吸道平滑肌的 M 受体，使其收缩，管径变小，阻力增加；交感神经兴奋末梢释放 NE 作用于呼吸道平滑肌上的 β_2 受体，使其舒张，管径变大，阻力降低。临床上常用拟肾上腺素能药物解除支气管痉挛，缓解呼吸困难。此外，自主神经也释放血管活性肠肽、速激肽等，可分别引起支气管平滑肌的舒张和收缩。

儿茶酚胺类、前列腺素 E_2 可使呼吸道平滑肌舒张；前列腺素 $F_{2\alpha}$、组胺及过敏性慢反应物质使支气管平滑肌收缩；吸入气 CO_2 含量的增加可以刺激支气管和肺的 C 类纤维，反射性地使支气管收缩，呼吸道阻力增加。近来的研究发现呼吸道上皮可合成、释放内皮素，使呼吸道平滑肌收缩。哮喘患者内皮素的合成和释放增加，提示内皮素可能参与哮喘的病理生理过程。

二、肺泡的结构和功能

肺泡是肺的基本结构和功能单位，是肺内进行气体交换的场所。肺泡是由上皮细胞构成的微小气泡，与肺泡管相连，直径大小不一，在 $80 \sim 250\mu m$ 之间。两肺约有 3 亿个肺泡。

（一）肺泡的结构

肺泡壁由肺泡单层上皮细胞及支持它的基膜构成。肺泡上皮细胞有两种类型：I 型细胞（又称扁平细胞）呈鳞状，相互连接成薄膜状，覆盖约 95% 的肺泡表面；II 型细胞（又称分泌上皮细胞）呈圆形或立方形，分散存在于 I 型细胞之间，约占肺泡总面积的 5%，具有分泌功能，能合成和分泌肺表面活性物质。肺泡与肺泡之间的结构称肺泡隔，隔内有丰富的毛细血管网、弹力纤维及少量的胶原纤维等，使肺泡具有一定的弹性，对维持肺泡气道的稳定开放具有重要意义。

（二）呼吸膜

肺泡气体与肺毛细血管血液之间进行气体交换所通过的组织结构，称为**呼吸膜**（respiratory membrane）。其平均厚度不到 $1\mu m$，具有很大的通透性。人两肺呼吸膜的总面积可达 $70m^2$，在安静状态下，约有 $40m^2$ 参与呼吸活动，即可充分满足短时间内所需的气体交换量。呼吸膜在电子显微镜下可分为 6 层，自肺泡内表面向外依次为：含肺表面活性物质的液体层、肺泡上皮层、上皮基底膜层、肺泡与毛细血管之间的基质层、毛细血管基底膜层和毛细血管内皮层（图 5-3）。

（三）肺表面活性物质

由肺泡 II 型细胞合成和分泌的**肺表面活性物质**（pulmonary surfactant）是一种复杂的脂蛋白混合物，主要成分是**二棕榈酰卵磷脂**（dipalmitoyl phosphatidylcholine，DPPC）和**表面活性物质结合蛋白**（surfactant-associated protein，SP）。DPPC 分子的一端

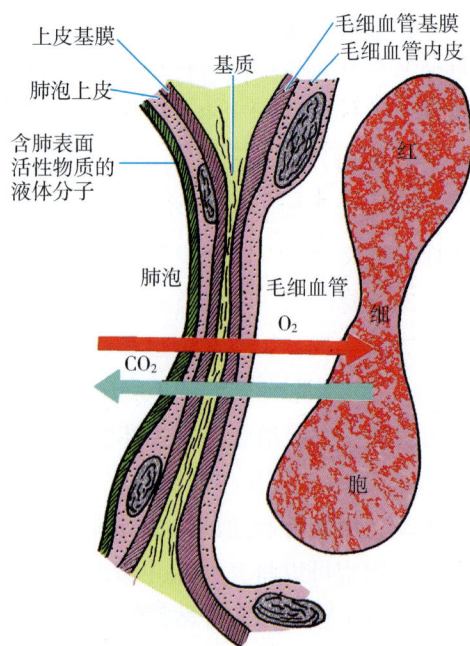

图 5-3　呼吸膜结构示意图

是非极性疏水的脂肪酸，另一端是极性易溶于水的胆碱。DPPC 以垂直排列的单分子层分布于液 – 气界面上，其密度随肺泡的胀缩而改变。

肺表面活性物质的作用是降低肺泡内液 – 气界面的表面张力，减小肺泡的回缩力。肺泡内表面液体层与肺泡气形成液 – 气界面，由于界面液体分子间的吸引力大于液、气分子间的吸引力，因而产生的指向液体内部的回缩力称为表面张力。肺扩张后的回缩力，除小部分来自肺弹性组织外，约 2/3 来自肺泡液 – 气界面的表面张力。单分子层的 DPPC 掩盖其下面的液体，使其不与肺泡气接触，DPPC 分子之间与液体分子间吸引力较小，因此能有效降低使肺泡回缩的肺泡表面张力。

肺表面活性物质降低肺泡内液 – 气界面表面张力的生理意义如下。

1. 维持肺泡容积的相对稳定 据 Laplace 定律，吹胀的液泡的内缩压（P）与液泡表面张力（T）成正比，与液泡的半径（r）成反比，即：$P = 2T/r$。因此，将两个大小不等的吹胀的液泡用孔道相连后，小泡的内缩压较高，其中气体流入大泡，终致小泡萎缩（图 5-4）。

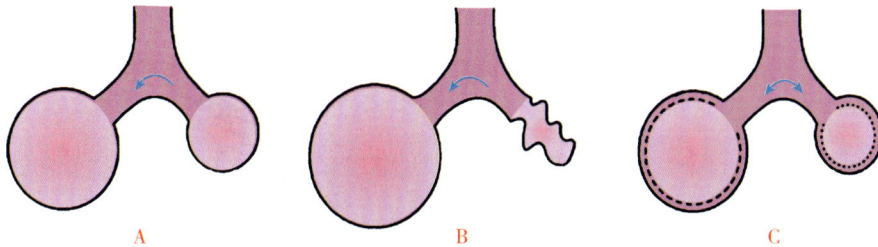

图 5-4 大小不同的液泡内压及其连通时气流方向示意图
A、B：注解见正文；C：肺泡表面的点表示肺表面活性物质，左侧大肺泡的
表面活性物质密度较低，右侧小肺泡的表面活性物质密度较高

在整体呼吸过程中，肺泡大小不等，但由于肺表面活性物质的存在，不会发生上述现象。这是由于肺表面活性物质在肺泡内液 – 气界面的密度可随肺泡半径的变小而增大，而随着肺泡半径的增大而减小。所以在肺泡缩小时，降低肺泡内液 – 气界面表面张力的作用增强，使小肺泡的回缩力不至于过高，防止了小肺泡的萎缩；在肺泡增大时，降低肺泡内液 – 气界面表面张力的作用减弱，使大肺泡的回缩力不至于太小而发生过度膨胀，从而使肺泡容积能保持相对稳定。

2. 防止肺水肿 肺泡内液 – 气界面表面张力使肺泡回缩，肺组织间隙扩大，导致组织间隙静水压降低，自毛细血管滤出的液体增多而形成肺水肿。但是正常情况下，由于肺表面活性物质的存在，使肺泡内液 – 气界面表面张力和肺回缩力大大减小，从而防止肺水肿的发生。

3. 降低吸气阻力，减少吸气做功 由于肺表面活性物质能有效降低肺泡表面张力，使肺泡易于扩张，从而降低了吸气阻力，减少吸气做功。

成年人患肺炎、肺血栓等，可因肺表面活性物质减少而发生肺不张，表现为吸气阻力增加，吸气困难。早产儿也可因肺泡 Ⅱ 型细胞发育尚未成熟，缺乏肺表面活性物质，发生肺不张，造成呼吸困难，称为**新生儿呼吸窘迫综合征**（respiratory distress syndrome of newborn），严重时可导致死亡。

三、肺通气动力

气体之所以能进出肺是因为肺泡与外界环境之间存在压力差。这是由于呼吸肌的舒缩运动引起胸廓与肺的张缩，改变了肺内压所致。因此，呼吸运动是肺通气的原动力。

（一）呼吸运动

呼吸肌节律性收缩、舒张引起的胸廓扩大和缩小过程称为**呼吸运动**（respiratory movement），包括吸气运动和呼气运动。主要的吸气肌有膈肌和肋间外肌；主要的呼气肌有肋间内肌和腹壁肌；辅助吸气肌有斜角肌、胸锁乳突肌等。

1. 平静呼吸   人体呼吸运动的频率和深度经常随着机体活动水平而变化。机体在安静状态下的自然呼吸称为**平静呼吸**（eupnea）。在安静状态下呼吸运动平稳缓和，频率为 12～18 次/分。平静吸气主要是由膈肌和肋间外肌收缩完成的。膈肌介于胸腔和腹腔之间，形成了胸腔的底壁。

膈肌收缩时向下移位，使胸廓的上下径延长，扩大了胸腔容积，产生吸气运动。人的肋骨共 12 对，在后面与脊柱形成关节，向前下方斜行环抱胸腔。肋骨之间有两层斜行肋间肌。肋间外肌从上一肋骨的后端斜向终止于下一肋骨的前上缘。当肋间外肌收缩时，肋骨沿肋脊关节旋转轴上举，胸骨也随之上移，使胸腔前后径增大；同时肋骨向上移位时，其下缘也略向外侧偏转，从而使胸腔的左右径也增大。胸腔的上下径、前后径和左右径都增大时，引起胸腔扩大，肺的容积随之增大，肺内压降低。当肺内压低于大气压时，外界气体流入肺内，产生吸气（图 5-5）。

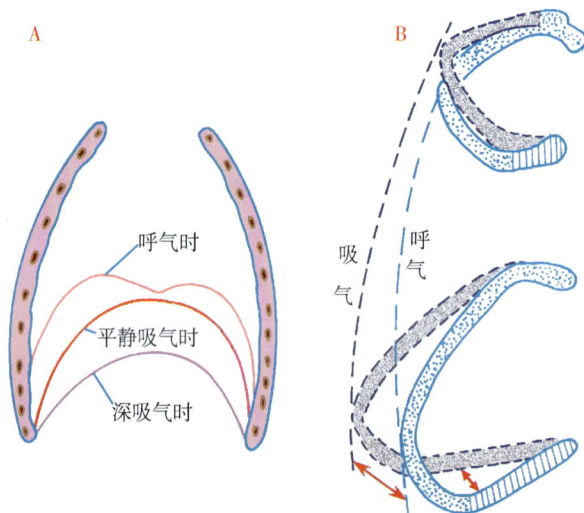

图 5-5   呼吸肌活动引起的胸腔容积变化示意图
A：膈肌收缩引起的变化；
B：肋间内肌、肋间外肌收缩引起的变化

平静呼气则是膈肌与肋间外肌舒张，胸廓和肺弹性回位，膈肌也被腹腔器官的推挤和胸腔负压吸引而恢复原位，胸腔容积随之缩小，产生呼气。可见，在平静呼吸过程中，吸气运动是主动过程，而呼气运动则是被动过程。

2. 用力呼吸   当人体活动增强、代谢加快，则呼吸运动将相应加深加快，称为**用力呼吸**（forced breathing）。在用力呼吸时，其吸气动作除膈肌和肋间外肌的收缩，还有吸气的辅助肌（如斜角肌、胸锁乳突肌、胸肌及背肌等）也参与吸气运动；呼气时则有肋间内肌和腹肌等参与。肋间内肌的肌纤维是从前上向后下走行，收缩时，肋骨和胸骨下移并向前偏斜，使胸腔前后径、左右径缩小，以加强呼气运动。可见，用力呼吸时，吸气和呼气都是主动过程。

3. 呼吸运动的形式   在呼吸运动中，以肋间肌舒缩、胸部起伏为主的呼吸运动称为**胸式呼吸**（thoracic breathing），以膈肌舒缩、腹部起伏为主的呼吸运动称为**腹式呼吸**（abdominal breathing）。小儿及男性以腹式呼吸为主，女性在妊娠时，因膈肌活动受限，故以胸式呼吸为主。但一般情况下，人体以腹式和胸式混合式呼吸为多见。

（二）肺内压

肺内压（intrapulmonary pressure）是指肺泡内气体的压力。肺通过呼吸道与外界相通，在呼吸暂停、呼吸道通畅时，肺内压与大气压相等。吸气时，吸气肌收缩使胸廓扩大，肺扩张而容积加大，肺内压下降，当低于大气压时，外界气体经呼吸道进入肺。吸气末，肺内压与大气压相等，通气停止。随后吸气肌舒张，胸廓与肺回位，肺缩小，肺内压升高，超过大气压时，使肺内气体经呼吸道呼出。呼气末，肺内压与大气压相等，通气停止。

肺内压变化的大小与呼吸运动的深浅、缓急和呼吸道的通畅程度有关。平静呼吸时，呼吸缓和，进出气量较少，吸气之初肺内压低于大气压 $1 \sim 2$ mmHg。呼气之初，肺内压则高于大气压 $1 \sim 2$ mmHg（图 5-6）。

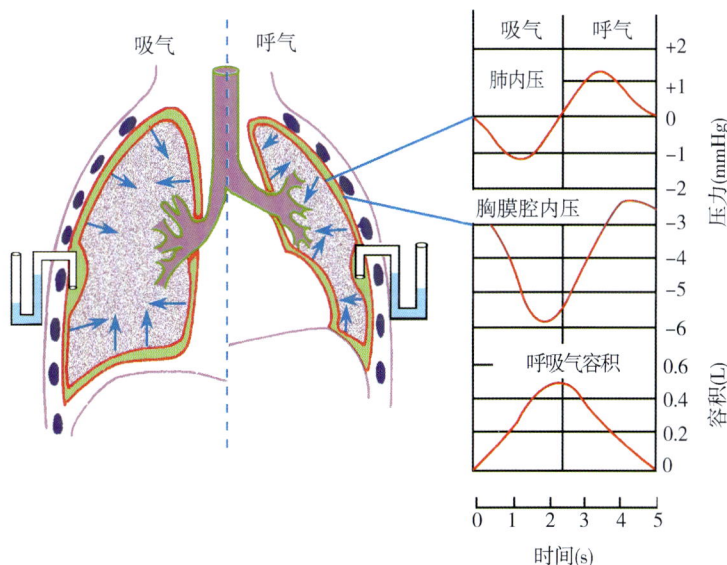

图 5-6　吸气和呼气时肺内压、胸膜腔内压、呼吸气容积的变化以及
胸膜腔内压直接测量示意图

在用力呼吸时，呼吸运动加深加快，肺内压的升降幅度也随之增大。如果呼吸道不通畅或阻塞时，肺内压变化更大。如故意紧闭声门而尽力做强烈的呼吸动作，则吸气时肺内压可降低到 $-30 \sim -100$ mmHg，而呼气时则可高于大气压 $60 \sim 140$ mmHg。

（三）胸膜腔内压

胸膜腔内的压力称为**胸膜腔内压**（intrapleural pressure）。胸膜腔是由覆于肺表面的脏层胸膜和衬于胸廓内壁的壁层胸膜紧密相贴而形成的一种密闭的潜在腔隙，腔内仅有少量浆液。此浆液不仅起着润滑和减少呼吸时两层胸膜摩擦的作用，而且由于液体分子的吸附作用，使两层胸膜互相紧贴，从而保证呼吸运动中肺能紧贴胸廓内侧，并随胸廓大小的变化而变化。

用连有检压计的针头刺入潜在的胸膜腔可测得胸膜腔内压（图 5-6）。在平静呼吸过程中，胸膜腔内压低于大气压，故称为胸膜腔负压。胸膜腔负压实际上是加于胸膜表面的压力间接形成的。壁层胸膜的表面受到胸廓组织（骨骼和肌肉）的保护，故不受大气压的影响。脏层胸膜表面的压力来自两方面：其一是气体，它使肺扩张；其二是肺组织弹性回缩力，其作用方向与肺内压相反。因此胸膜腔内的压力即是：

$$胸膜腔内压 = 肺内压 - 肺回缩力$$

在吸气末或呼气末，呼吸道内气流停止流动，且呼吸道与外界大气相通，此时肺内压等于大气压。若以大气压为零计，则：

$$胸膜腔内压 = - 肺回缩力$$

即胸膜腔负压是肺回缩力所形成的。故吸气时，肺被动扩张，回缩力增大，则胸膜腔负压也增大；呼气时则胸膜腔负压减小。正常人平静呼气末胸膜腔内压为 –3 ～ –5mmHg，平静吸气末为 –5 ～ –10mmHg，用力吸气时可达 –30 ～ –80mmHg，紧闭声门用力呼气，胸膜腔内压可成为正值。

胸膜腔负压有重要的生理意义：①保持肺和小气道的扩张状态，利于肺通气和肺换气。②促进静脉血和淋巴液的回流。位于胸腔内的腔静脉、胸导管等由于管壁薄，胸膜腔负压可使其被动扩张，有利于静脉血和淋巴液的回流。

胸膜腔内保持负压的前提是胸膜腔的密闭，当胸膜腔的密闭性遭到破坏时，空气立即进入胸膜腔，形成**气胸**（pneumothorax）。气胸时，胸膜腔负压减小或消失，两层胸膜彼此分开，肺将因弹性回缩力而塌陷，影响通气功能，严重时可因呼吸、循环功能障碍而危及生命。

四、肺通气阻力

呼吸时，呼吸肌运动所产生的动力必须克服肺通气的阻力才能实现肺的通气功能。肺通气阻力包括弹性阻力和非弹性阻力两种。

（一）弹性阻力

外力作用于弹性物体使之变形时所遇到的阻力称为**弹性阻力**（elastic resistance），弹性阻力大则不易变形，弹性阻力小则易变形。呼吸器官的弹性阻力包括肺的弹性阻力和胸廓的弹性阻力两方面，是平静呼吸时的主要阻力，约占肺通气总阻力的 70%。

1. 肺的弹性阻力　肺的弹性阻力有 2/3 左右来自肺泡表面液 – 气界面所产生的肺泡表面张力，1/3 左右来自肺组织的弹性成分，两者共同形成阻止肺扩张的力量。

2. 胸廓的弹性阻力　胸廓的弹性阻力来自胸廓的弹性成分。胸廓处于自然位置时的肺容量，相当于肺总容量的 67% 左右，此时胸廓无变形，不表现出弹性阻力。只有当它扩张或缩小发生弹性变形时，才表现出弹性阻力。当肺容量小于肺总容量的 67% 时，胸廓被牵引向内而缩小，其弹性阻力向外，是吸气的动力、呼气的阻力；当肺容量大于肺总容量的 67% 时，胸廓被牵引向外而扩大，其弹性阻力向内，成为吸气的阻力、呼气的动力。所以，胸廓的弹性阻力既可能是吸气或呼气的阻力，也可能是吸气或呼气的动力，视胸廓的位置而定。这与肺的情况不同，肺的弹性阻力总是吸气的阻力。

3. 肺与胸廓的顺应性　顺应性（compliance）是指在外力作用下弹性组织的可扩张性，容易扩张者，顺应性大，弹性阻力小；不易扩张者，顺应性小，弹性阻力大。可见，顺应性是弹性阻力的倒数，即顺应性（C）与弹性阻力（R）成反比关系：

$$顺应性（C）=\frac{1}{弹性阻力（R）}$$

顺应性的大小，通常用单位压力变化下所能引起的容积变化来表示，即压力每升高 $1cmH_2O$ 时，容积增加了多少升（L）：

$$顺应性（C）=\frac{容积改变（\Delta V）}{压力改变（\Delta P）}\left(\frac{L}{cmH_2O}\right)$$

（1）肺的顺应性 肺的顺应性是指在一定的跨肺压（即肺内压与胸膜腔内压之差）作用下所产生的容量变化。测定时，可先将导管送入食管，在呼吸暂停的情况下，测定食管内压以反映胸膜腔内压；吸入一定量空气后，再暂停呼吸，测定食管内压。由先后两次食管内压差和吸入气体的量，即可算出顺应性，正常约为 $0.2L/cmH_2O$。

（2）胸廓的顺应性 胸廓的顺应性是指在一定跨壁压（大气压与胸膜腔内压之差）作用下胸廓的容积变化。用间接方法可测出正常情况下胸廓的顺应性约为 $0.2L/cmH_2O$。胸廓的顺应性可因肥胖、胸廓畸形、胸膜增厚和腹内占位病变等而降低。

（3）肺和胸廓的总顺应性 肺和胸廓总弹性阻力为两者弹性阻力之和，而顺应性为弹性阻力的倒数，故肺和胸廓的总顺应性可用下列公式计算：

$$\frac{1}{肺和胸廓总顺应性}=\frac{1}{肺顺应性}+\frac{1}{胸廓顺应性}$$

如以顺应性来表示，其平静呼吸时总顺应性为 $0.1L/cmH_2O$。

（二）非弹性阻力

非弹性阻力（non-elastic resistance）主要包括惯性阻力、黏滞阻力和气道阻力，约占总阻力的 30%。非弹性阻力只在呼吸动态过程中才表现出来，属于动态阻力。非弹性阻力的大小主要与呼吸运动的速度和深度有关，平静呼吸时，气流速度缓慢，非弹性阻力很小。

呼吸道阻力（airway resistance）是非弹性阻力的主要成分，占 80% ~ 90%，它主要是气流通过呼吸道时气体分子间和气流与管壁间产生的摩擦阻力。健康人平静呼吸时，总呼吸道阻力为 $1.02 ~ 3.06cmH_2O/（L/s）$（L/s 为单位时间内气体流量）。

呼吸道阻力受气流速度、气流形式和呼吸道管径等因素影响。呼吸运动加深加快时，呼吸道阻力因气流速度加快而增大，而且还因气流出现湍流增多而增大。呼吸道管径的改变是影响呼吸道阻力的另一个重要因素，管径变小则呼吸道阻力增大，管径变大则呼吸道阻力减小。呼吸道管径的调节则主要通过调节气道平滑肌来完成。

（三）呼吸功

呼吸功（work of breathing）是指在呼吸运动中，呼吸肌为克服弹性阻力和非弹性阻力实现肺通气时所做的功。通常以单位时间内压力变化和容积变化的乘积计算。正常人平静呼吸时，呼吸功在每分钟 2.9 ~ 5.9J 范围内，其中 2/3 用来克服弹性阻力，1/3 用来克服非弹性阻力。劳动或运动时，非弹性阻力增大，呼气也成为主动过程，需要消耗能量，则呼吸功增加。在病理情况下，不论是弹性阻力增大还是非弹性阻力增大，都将使呼吸功增加。

平静呼吸时，呼吸功主要用于吸气运动，呼吸耗能仅占全身耗能的 3%。剧烈运动或劳动时，呼吸耗能可升高 25 倍，但由于全身总耗能也增大 15 ～ 20 倍，所以呼吸耗能仍只占总耗能的 3% ～ 4%。

五、肺容积和肺容量

了解肺通气量的简单方法是用肺量计记录进出肺的气量。肺容积和肺容量是评价肺通气功能的基础。

（一）肺容积

肺容积（pulmonary volume）是指不同状态下肺所能容纳的气体量，并随呼吸运动而改变。通常肺容积包括 4 种互不重叠的呼吸气量，其全部相加后等于肺总容量。

1. 潮气量 平静呼吸时每次吸入或呼出的气量称为**潮气量**（tidal volume，TV）。因一吸一呼，似潮汐涨落，故名潮气量。平静呼吸时，潮气量 400 ～ 600mL，平均约 500mL。

2. 补吸气量 平静吸气末，再尽力吸入的气量称为**补吸气量**（inspiratory reserve volume，IRV），也称吸气储备量。正常成年人 1500 ～ 2000mL。

3. 补呼气量 平静呼气末，再尽力呼出的气量称为**补呼气量**（expiratory reserve volume，ERV），也称呼气储备量。正常成年人为 900 ～ 1200mL。

4. 残气量 残气量（residual volume，RV）指最大呼气末存留于肺内不能再呼出的气量。正常成年人为 1000 ～ 1500mL。

（二）肺容量

肺容量（pulmonary capacity）是肺容积中两项或两项以上的联合气量（图 5-7）。

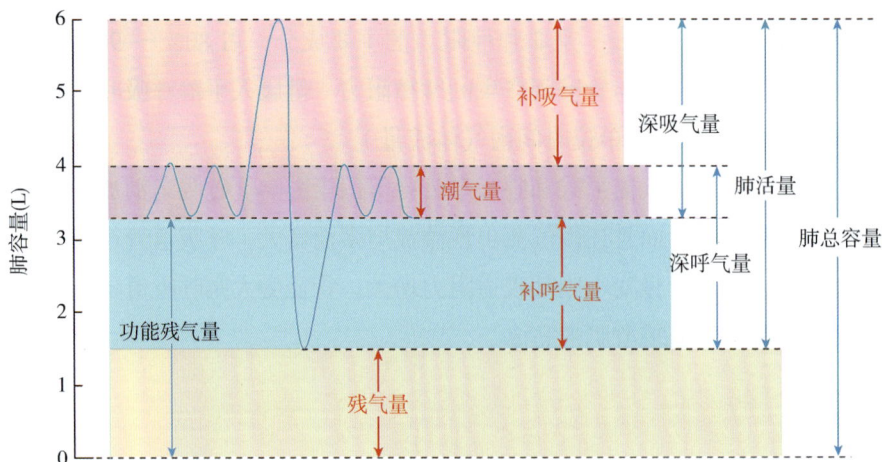

图 5-7 肺容量的组成示意图

1. 深吸气量 从平静呼气末做最大吸气时所能吸入的气量为**深吸气量**（inspiratory capacity，IC），等于补吸气量加潮气量之和。它是衡量最大通气潜力的一个重要指标。胸廓、胸膜、肺组织和呼吸肌等的病变可使深吸气量减少。

2. 功能残气量　功能残气量（functional residual capacity，FRC）指平静呼气末肺内存留的气量，即补呼气量和残气量之和。功能残气量代表了吸气肌处于松弛状态时的肺容量，它对每次呼吸时肺泡内氧分压（PO_2）和二氧化碳分压（PCO_2）变化起缓冲作用。由于功能残气量的稀释作用，在吸气时，肺泡内 PO_2 不致突然升得太高，PCO_2 不致降得太低；呼气时，肺泡内 PO_2 不致降得太低，PCO_2 不致升得太高。这样肺泡气和动脉血中 PO_2 和 PCO_2 不会随呼吸发生大幅度波动，有利于在呼吸过程中保持气体交换持续进行。肺弹性降低、呼吸道狭窄致通气阻力增大时可使功能残气量增加。

3. 肺活量和用力呼气量　肺活量（vital capacity，VC）是指在最大吸气后，用力呼气所能呼出的气量。它是补吸气量、潮气量和补呼气量三者之和。正常成年男性平均肺活量约为3500mL，女性约为2500mL。肺活量可反映一次呼吸的最大通气量，但由于测定肺活量时不限制呼气的时间，且个体间差异较大，因此该项指标不能充分反映肺通气的能力。用力肺活量和用力呼气量能更好地反映肺通气功能。**用力肺活量**（forced vital capacity，FVC）指一次最大吸气后，以最快速度尽力呼气所能呼出的最大气量。**用力呼气量**（forced expiratory volume，FEV），过去称为**时间肺活量**（timed vital capacity），是指一次最大吸气后尽力尽快呼气，在一定时间内所能呼出的气体量，通常分别计算第 1s、第 2s、第 3s 末所呼出的气体量（分别用 FEV_1、FEV_2、FEV_3 表示）所占用力肺活量的百分数（分别用 $FEV_1\%$、$FEV_2\%$、$FEV_3\%$ 表示）。正常成年人 $FEV_1\%$ 约为83%，$FEV_2\%$ 约为96%，$FEV_3\%$ 约为99%。$FEV_1\%$ 的临床意义最大，如低于65%，则提示有一定程度的呼吸道阻塞（图5-8）。用力呼气量是一项动态指标，不仅反映一次呼吸的最大通气量，而且能反映呼吸时所遇阻力的变化，是评价肺通气功能的较好指标，为临床所常用。

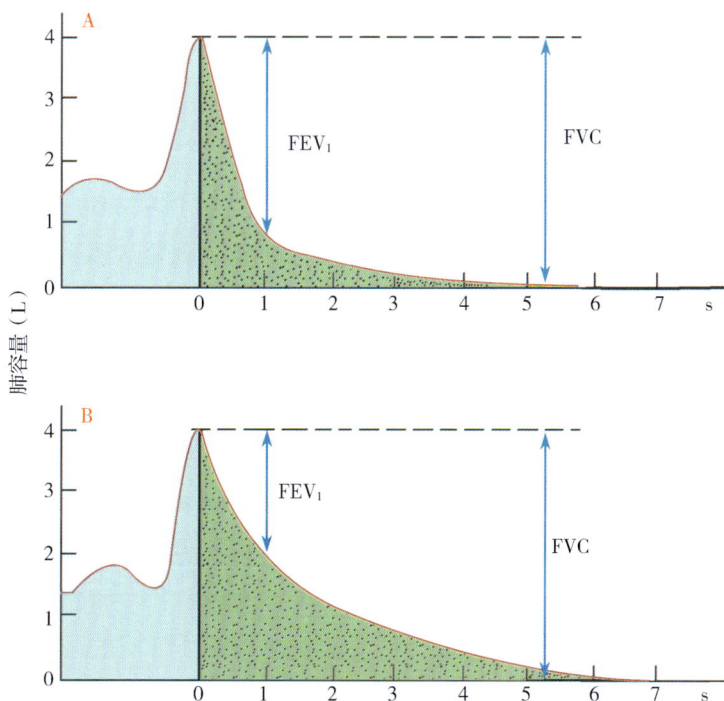

图5-8　时间肺活量示意图

A：正常人；B：气道狭窄患者；纵坐标的"0"等于残气量

4. 肺总容量 肺所能容纳的最大气量，称为**肺总容量**（total lung capacity，TLC），它等于肺活量与残气量之和。正常成年男性平均肺总容量约 5000mL，女性约 3500mL。

六、肺通气量

肺通气量是指单位时间内进出肺的气体量。与肺容量相比，肺通气量能更好地反映肺通气功能。

（一）每分通气量

每分通气量（minute ventilation volume）是指每分钟呼出或吸入肺部的气体量。每分通气量的多少取决于呼吸深度（潮气量大小）和呼吸频率，即：

$$每分通气量（升/分）= 潮气量（升/次）× 呼吸频率（次/分）$$

平静呼吸时，呼吸频率随年龄、性别的不同而有差异。新生儿为 60 ～ 70 次/分，随着年龄增长逐渐减慢，正常成年人为 12 ～ 18 次/分。每分通气量也随体内新陈代谢率而变化，成人在平静呼吸时为 6 ～ 9L/min。

人体以最大的呼吸深度和呼吸速度每分钟所达到的通气量称为**最大随意通气量**（maximal voluntary ventilation，MVV）。最大随意通气量是了解肺通气功能的良好指标，它既反映肺活量的大小，又反映胸廓和肺组织是否正常以及呼吸道是否通畅等情况。正常成年人最大随意通气量可达 70 ～ 120L/min。

（二）无效腔和肺泡通气量

每次吸入的气体中，有一部分留在鼻至终末细支气管之间呼吸道内，不参与肺泡与血液之间的气体交换，故将这部分呼吸道的容积称为**解剖无效腔**（anatomical dead space），成年人其容积约为 150mL。由于解剖无效腔的存在，进入肺泡的气量应等于潮气量减去解剖无效腔气量。因此从气体交换的角度考虑，真正有效的通气量是**肺泡通气量**（alveolar ventilation），它是指每分钟进入肺泡进行交换的气体量，即：

$$肺泡通气量 =（潮气量 - 无效腔气量）× 呼吸频率$$

如果某人潮气量为 500mL，解剖无效腔气量为 150mL，则每次吸入肺泡的新鲜空气量是350mL，若呼吸频率为 12 次/分，则肺泡通气量为 4.2L/min。

当潮气量减半而呼吸频率加倍或呼吸频率减半而潮气量加倍时，每分通气量不变，但肺泡通气量则发生很大变化（表 5-1）。因此，浅而快呼吸比深而慢呼吸的肺泡通气量明显减少，从气体交换的效果看，适当深而慢的呼吸更有利于气体交换。

表 5-1　不同呼吸频率和潮气量时的每分通气量和肺泡通气量

呼吸频率（次/分）	潮气量（mL）	肺通气量（mL/min）	肺泡通气量（mL/min）
16	500	8000	5600
8	1000	8000	6800
32	250	8000	3200

此外，进入肺泡的气体也可因血流在肺内分布不均而未能都与血液进行气体交换，未能进

行气体交换的这一部分肺泡容量称为**肺泡无效腔**（alveolar dead space）。机体直立时，肺叶顶部的肺泡常得不到足够的血液供应，不能充分进行气体交换，肺泡无效腔增大。解剖无效腔加上肺泡无效腔合称为**生理无效腔**（physiological dead space）。正常肺泡无效腔容积不大，故生理无效腔与解剖无效腔几乎相等。当肺动脉部分栓塞时，肺泡无效腔增大，则生理无效腔大于解剖无效腔，将会影响气体交换。

第二节　呼吸气体的交换

一、呼吸气体交换的原理

（一）气体交换的动力

按照物理学的规律，两个含有不同浓度气体的容器如果相连通，气体即顺浓度差从浓度高一侧向浓度低的一侧扩散。肺泡和血液之间的呼吸膜平均厚度约 $0.6\mu m$，能让脂溶性的 O_2、CO_2 和 N_2 等气体分子单纯扩散，扩散的方向只取决于各气体本身的分压差，而与其他气体无关。

呼吸气体交换是指肺泡和血液之间、血液和组织之间氧和二氧化碳的交换过程。这种交换是通过气体扩散进行的。所谓扩散是指气体分子从高分压向低分压处的净转移，气体分压差是该气体扩散的动力。

（二）气体扩散速率及影响因素

单位时间内的气体扩散容积称气体扩散速率（D），它受下列因素的影响。

1. 气体分压差　在混合气体中，某一种气体所占有的压力称为该气体的分压。混合气体的总压力等于各气体分压之和。气体分压也等于各种气体总压力乘以该气体占总容积的百分比。空气是混合气体，在标准状态下大气压力约为 760mmHg，空气中氮（N_2）约占 79%，氧（O_2）约占 20.96%，二氧化碳（CO_2）约占 0.04%，其中氮分压（PN_2）为 600mmHg，氧分压（PO_2）为 159mmHg，二氧化碳分压（PCO_2）为 0.3mmHg。两个区域之间的某一种气体的分压差（ΔP）是该气体扩散的动力，分压差大，则扩散快，扩散速率大；分压差小，则扩散慢，扩散速率小。

2. 气体的分子质量和溶解度　在相同条件下，气体扩散速率和气体分子质量（MW）的平方根成反比，即分子质量小的气体扩散较快。在液体中或气 – 液界面上，气体的扩散速率还与该气体在液体中的溶解度成正比，溶解度高的气体则扩散快。溶解度（S）是指单位分压下溶解于单位容积溶液中的气体量，一般以 1 个大气压、$38^\circ C$、100mL 液体中溶解气体的毫升数来表示。溶解度与分子质量的平方根之比（$S/\sqrt{MW}$）为扩散系数，它取决于气体分子本身的特性。CO_2 在血浆中的溶解度（51.5mL）比 O_2（2.14mL）大 24 倍，但 CO_2 的分子质量（44）略大于 O_2（32）的分子质量，两者分子质量平方根之比为 1.14∶1，所以 CO_2 的扩散系数约为 O_2 的 21 倍（24/1.14）。

3. 扩散面积和距离　气体扩散速率与扩散面积（A）成正比，与扩散距离（d）成反比。

4. 温度　气体扩散速率与温度（T）成正比。人体的体温相对恒定，温度因素可忽略不计。

综上所述，气体扩散速率与诸因素的关系是：

$$气体扩散速率（D）\propto \frac{气体的分压差（\Delta P）\times 温度（T）\times 扩散面积（A）\times 气体溶解度（S）}{气体扩散距离（d）\times \sqrt{气体分子质量（MW）}}$$

二、气体交换

（一）肺泡气、血液及组织中的氧分压和二氧化碳分压

人体吸入的空气，主要成分是 O_2 和 N_2，其中 O_2 占 20.96%，N_2 占 79.00%，CO_2 含量只占约 0.04%。N_2 既不是组织需要的气体，也对机体无害，可视为无关气体，呼吸气体主要包括氧气和二氧化碳两种气体。

由肺内呼出的气体，其容积百分比已有显著改变，O_2 减少到 16.4%；CO_2 却增加至 4.1%。肺泡气与呼出气的成分又不同，因为呼出气除来自肺泡气外，还混有上次吸入的存留于解剖无效腔中的新鲜空气，故含 O_2 量较肺泡气高，而 CO_2 量则低于肺泡气。肺泡气总压力为 713mmHg，按各气体所占容积计算，则 PO_2 为 104mmHg，PCO_2 为 40mmHg。

流经肺毛细血管的静脉血，可以不断从肺泡气中获得 O_2 并释放出 CO_2 成为动脉血；而动脉血在流经组织毛细血管时，O_2 可被组织细胞摄取利用，而组织代谢产生的 CO_2 则扩散进入血中，使动脉血又成为静脉血，所以动、静脉血中所含的气体量和分压各不相同。动脉血中 PO_2 约为 100mmHg，PCO_2 约为 40mmHg；混合静脉血中 PO_2 约为 40mmHg，PCO_2 约为 46mmHg。

组织代谢消耗 O_2 的同时产生 CO_2，所以组织中的 PO_2 仅为 30mmHg，PCO_2 则可达 50mmHg，详见表 5-2。

表 5-2 空气、肺泡气、血液和组织内 O_2 和 CO_2 的分压（mmHg）

	空气	肺泡气	混合静脉血	动脉血	组织
PO_2	159	104	40	100	30
PCO_2	0.3	40	46	40	50

（二）肺泡气体的交换

1.肺泡气体交换过程 混合静脉血流经肺毛细血管时，其 PO_2 为 40mmHg，比肺泡气 PO_2 低，肺泡气中的 O_2 顺分压差由肺泡向血液扩散；混合静脉血的 PCO_2 约为 46mmHg，混合静脉血流经肺毛细血管时，肺泡气的 PCO_2 为 40mmHg，所以，CO_2 则以相反方向由血液扩散进入肺泡。O_2 和 CO_2 的扩散都极迅速，约 0.3s 即可达到平衡。通常情况下，血液流经肺毛细血管的时间约 0.7s，所以当血液流经肺毛细血管全长约 1/3 时，静脉血就已变成了动脉血（图 5-9）。

2.影响肺泡气体交换的因素 除气体分压差外，其影响因素还有气体溶解度、扩散面积、扩散距离、气体分子质量、温度及通气/血流比值等。其中气体溶解度、温度和分子质量的影响，前文已述及，现简要介绍扩散面积、扩散距离及通气/血流比值等因素的影响。

（1）呼吸膜的面积 在肺部，扩散面积是指与毛细血管血液进行气体交换的呼吸膜面积。单位时间内气体扩散量与扩散面积成正比，扩散面积大则单位时间内扩散的气体量多。正常成年人约有 3 亿多个肺泡。安静状态下，呼吸膜的扩散面积约为 40m²，而在运动或劳动时，则因肺毛细血管舒张和开放数量增多，扩散的面积可增大到 70m² 以上。当肺本身病变（如肺不张、肺实变等）或毛细血管阻塞时，可使肺扩散面积减小。

（2）呼吸膜的厚度 呼吸膜的厚度即气体的扩散距离，肺泡气透过呼吸膜与血液进行气体交换。气体扩散速率与扩散距离即呼吸膜的厚度成反比，呼吸膜愈厚，扩散速率就愈慢。正常呼

膜的平均厚度约为 0.6μm，故气体扩散速率很快。在病理情况下，任何因素使呼吸膜增厚都会降低气体扩散速率，如肺纤维化和肺水肿等。

（3）通气/血流比值　通气/血流比值（ventilation/perfusion ratio，$\dot{V}_A/\dot{Q}$）是指每分肺泡通气量（$\dot{V}_A$）与每分肺血流量（$\dot{Q}$）的比值。因为肺泡气体交换是在肺泡和肺毛细血管之间通过呼吸膜来完成的，因此其交换效率不仅受呼吸膜的影响，而且也受肺泡通气量、肺血流量以及两者比值的影响。正常人安静时肺泡通气量约为 4.2L/min，心输出量（右心输出量，也就是肺血流量）约为 5L/min，则通气/血流比值（$\dot{V}_A/\dot{Q}$）为 0.84，此匹配最为合适，即流经肺部的混合静脉血能充分地进行气体交换，全部变成动脉血。如果通气/血流比值增大，说明通气过度或血流减少，表示有部分肺泡气不能与血液充分进行气体交换，使生理无效腔增大；如果因通气不良或血流过多，导致通气/血流比值减小，则表示有部分静脉血未能充分进行气体交换而混入动脉血中，如功能性发生动-静脉短路一样。以上两种情况都使气体交换的效率或质量下降。因此 $\dot{V}_A/\dot{Q}$ 比值可作为检测肺换气功能的指标。

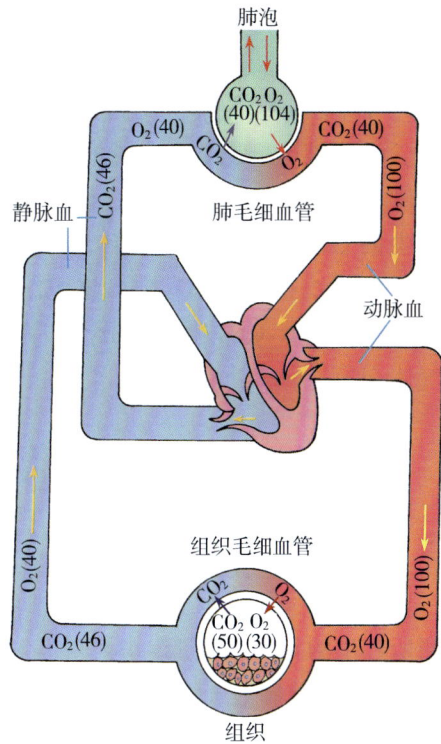

图 5-9　肺换气和组织换气示意图
数字为气体分压（mmHg）

　　正常成年人在直立时，由于重力作用，肺各个局部的通气量和血流量分布不均匀。肺尖部的通气量和血流量都较肺底部少，但血流量的减少较通气量的减少更为显著，因此在肺尖部通气/血流比值可增大到 3.3，而肺底部该比值降低为 0.63（图 5-10）。这些区域性差异用整体通气/血流比值反映不出来，因此在临床上，了解肺不同部位的通气/血流比值较总通气/血流比值更有意义。

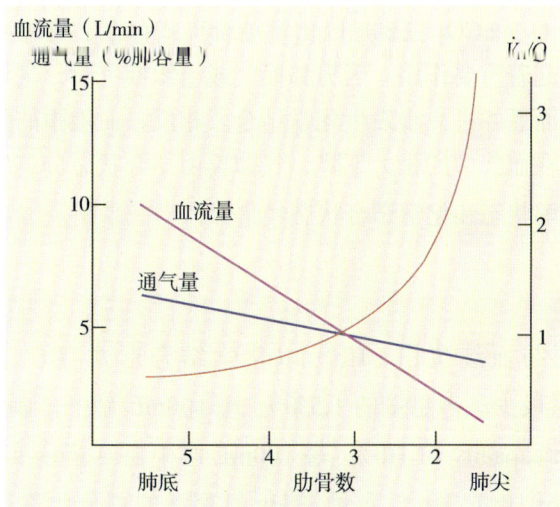

图 5-10　正常人直立时肺通气和血流量的分布

（三）组织气体交换的过程

气体在组织的交换机制、影响因素与肺泡处相似，所不同的是交换发生于液相介质（血液、组织液、细胞内液）之间，而且扩散膜两侧的 O_2 和 CO_2 的分压差随细胞内氧化代谢的强度和组织血流量而异。在组织内由于 O_2 被细胞利用，PO_2 降到 30mmHg 以下，组织代谢产生的 CO_2 可使 PCO_2 升至 50mmHg 以上。当动脉血流经组织毛细血管时，O_2 顺分压差由血液向组织扩散，CO_2 则由组织细胞向血液扩散，动脉血因失去 O_2 和得到 CO_2 而变成静脉血（图 5-9）。CO_2 分压差虽不如 O_2 的分压差大，但它的扩散速度比 O_2 快，故仍能迅速完成气体交换。

第三节　气体在血液中的运输

通过肺换气，O_2 扩散到肺毛细血管中，经血液循环运至全身各器官和组织；细胞内氧化代谢所产生的 CO_2，经过组织换气进入血液循环，运至肺排出体外。因此，血液循环通过对 O_2 和 CO_2 的运输将肺泡气体交换和组织气体交换联系起来。

一、氧和二氧化碳在血液中的存在形式

O_2 和 CO_2 在血液中都有物理溶解和化学结合两种存在形式。其溶解和结合的量见表 5-3。

表 5-3　血液中 O_2 和 CO_2 的含量（mL/dL 血液）

	动脉血			静脉血		
	物理溶解	化学结合	合计	物理溶解	化学结合	合计
O_2	0.31	20.0	20.31	0.11	15.2	15.31
CO_2	2.53	46.4	48.93	2.91	50.0	52.91

从表中可见，血液中 O_2 和 CO_2 主要是以化学结合形式存在，物理溶解的量较小。但在气体交换的过程中，物理溶解起着重要作用。因为肺换气或组织换气时，气体进入血液，首先要溶解于血浆提高自身的张力，而后才进一步发生化学结合。相反，血液中的气体释放时，也首先从物理溶解的部分开始，使其在血浆中的张力下降，气体再由结合状态分离出来加以补充，以便继续释放。正常气体的物理溶解状态和化学结合状态经常保持动态平衡。

二、氧的运输

血液运输的 O_2 主要与血红蛋白（Hb）以化学结合形式存在于红细胞内（占总量的98.5%），而物理溶解的量极少（占总量的1.5%）。每 100mL 血中，血红蛋白结合 O_2 的最大量称为 **Hb 氧容量**（oxygen capacity of Hb），每 100mL 血中血红蛋白实际结合 O_2 的量称为 **Hb 氧含量**（oxygen content of Hb），Hb 氧含量占 Hb 氧容量的百分比称为 **Hb 氧饱和度**（oxygen saturation of Hb）。例如，正常人每 100mL 血液中 Hb 含量约为 15g，每克 Hb 可结合 1.34mL 的 O_2，故 Hb 氧容量是 20mL。每 100mL 动脉血中，Hb 氧含量为 20mL，其 Hb 氧饱和度即为

100%；在静脉血中，Hb 氧含量减少到 15mL，其氧饱和度相应下降 1/4，为 75%。通常情况下，血浆中溶解的 O_2 较少，可忽略不计。因此，Hb 氧容量、Hb 氧含量和 Hb 氧饱和度可分别视为**血氧容量**（oxygen capacity of blood）、**血氧含量**（oxygen content of blood）和**血氧饱和度**（oxygen saturation of blood）。

（一）血红蛋白与 O_2 的可逆结合

血液中的 O_2 主要是以氧合血红蛋白（HbO_2）的形式存在。O_2 与 Hb 的结合和解离是可逆反应，可以用下式表示：

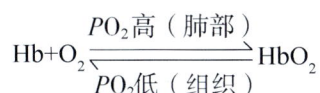

$$Hb+O_2 \xrightleftharpoons[PO_2低（组织）]{PO_2高（肺部）} HbO_2$$

这一反应很快，不需酶的催化，呈可逆反应。当血液中的红细胞流经氧分压较高的肺部时，其中的 Hb 与 O_2 迅速结合成氧合血红蛋白（HbO_2）；在氧分压较低的组织细胞，氧合血红蛋白又迅速解离释放出 O_2，成为去氧血红蛋白。氧合血红蛋白呈鲜红色，去氧血红蛋白呈紫蓝色。当皮肤浅表毛细血管中去氧血红蛋白含量达 5g/100mL 时，皮肤或黏膜会出现青紫色，称为**发绀**（cyanosis），通常是低氧的表现。另外，Hb 也能与一氧化碳（CO）结合成 HbCO。CO 占据 Hb 分子中 O_2 的结合位点，严重影响血液对 O_2 的运输能力。由于 HbCO 呈樱桃红色，患者虽严重低氧却不出现发绀。

（二）氧解离曲线

Hb 氧饱和度和氧分压之间有密切关系，当氧分压升高时，Hb 氧饱和度也随之增加；相反，当氧分压降低时，Hb 氧饱和度也随之降低。Hb 氧饱和度与氧分压之间的关系曲线，称为**氧解离曲线**（oxygen dissociation curve）。

图 5-11 的纵坐标代表 Hb 氧饱和度，100% 表示 Hb 最高的氧饱和度，百分比愈低，表示 O_2 饱和度愈小，亦即 O_2 的解离愈多。横坐标代表氧分压。从氧解离曲线可以看出，氧分压和 Hb 氧饱和度之间的关系，并非呈直线关系，而是呈"S"形曲线。

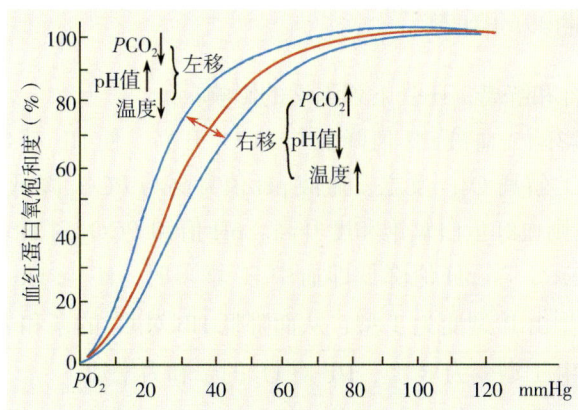

图 5-11 氧解离曲线及其主要影响因素

氧解离曲线呈"S"形与 Hb 的变构效应有关。Hb 由一个珠蛋白通过 4 条多肽链和 4 个血红素连接，每个血红素的中心都含有一个 Fe^{2+}，每个 Fe^{2+} 能结合一个 O_2，故每个 Hb 分子最多可结合 4 个 O_2。但是 Fe^{2+} 与 O_2 结合后仍是二价铁，所以该反应是氧合，不是氧化。珠蛋白的 4 条多肽链，每结合一个 O_2 都会使 Hb 的构型发生改变，进而影响与 O_2 的亲和力。目前认为 Hb 有两种构型：去氧 Hb 为紧密型（T 型），氧合 Hb 为疏松型（R 型）。当 O_2 与 Hb 的 Fe^{2+} 结合后，Hb 分子逐步由 T 型变为 R 型，对 O_2 的亲和力逐步增加。R 型对 O_2 的亲和力为 T 型的数百倍。也就是说，Hb 的 4 个亚单位无论在结合 O_2 或释放 O_2 时，彼此间有协同效应，即 1 个亚单位与 O_2 结合后，由于变构效应，使其他亚单位更易与 O_2 结合；反之，当 HbO_2 的 1 个亚单位释放出 O_2 后，使其他亚单位更易释放 O_2。所以，这种变构效应对结合或释放 O_2 都具有重要意义。在氧分压高的肺部，由于变构效应，Hb 迅速与 O_2 结合达到氧饱和；而在氧分压低的组织部位，变构效应又能促使 O_2 的释放。根据氧解离曲线各段的变化趋势及其功能意义，可将曲线分为以下三段。

1. 曲线上段 当 PO_2 在 60～100mmHg 之间时，曲线较为平坦，PO_2 虽有较大变化，但血氧饱和度变化不大，显示出人对空气中 O_2 含量降低或呼吸性低氧有很大的耐受能力。如在高原、高空或患某些呼吸系统疾病时，吸入气或肺泡气的 PO_2 将会降低，但只要动脉血 PO_2 不低于 60mmHg，血红蛋白氧饱和度仍能保持在 90% 左右，血液仍能保证有较高的氧含量。另外，氧解离曲线上段平坦，还意味着当 PO_2 超过 100mmHg 以上时，血红蛋白氧饱和度的增加也极为有限。

2. 曲线中段 当 PO_2 在 40～60mmHg 之间时，曲线坡度较陡。在这一范围内 PO_2 下降，O_2 与 Hb 的解离加速，安静时，混合静脉血的 PO_2 为 40mmHg，Hb 氧饱和度为 75%，血氧含量约为 14.4mL/100mL，即每 100mL 动脉血流经组织时，释放出约 5mL 的 O_2 以保证组织代谢的需要。

3. 曲线下段 当 PO_2 在 15～40mmHg 之间时，曲线坡度最陡。说明在这一范围同样属于 HbO_2 释放 O_2 的区段，血中的 PO_2 稍有下降，氧饱和度就会大幅度下降，释放出大量的 O_2 供组织利用。组织活动加强时，PO_2 可降至 15mmHg，HbO_2 进一步解离，氧饱和度下降到 22% 左右，氧含量降到 4.4mL/100mL，即每 100mL 动脉血能供给组织 15mL 的 O_2，为安静时的 3 倍。可见该段曲线代表 O_2 的储备。

（三）影响氧解离曲线的因素

血红蛋白与 O_2 的结合和解离，还受下列因素的影响。

1. pH 值和 PCO_2 的影响 血液 pH 值降低与 PCO_2 升高，使 Hb 对 O_2 的亲和力降低，氧解离曲线右移，有利于 HbO_2 解离 O_2；反之，血液 pH 值升高与 PCO_2 降低，使 Hb 对 O_2 的亲和力增加，氧解离曲线左移，则血红蛋白氧饱和度升高。pH 值和 PCO_2 对 Hb 与氧亲和力的这种影响称为**波尔效应**（Bohr effect）。当 pH 值降低即血中 H^+ 增多时，H^+ 与 Hb 多肽链的某些氨基酸残基结合，促使 Hb 分子构型由 R 型变为 T 型，从而降低 Hb 对 O_2 的亲和力；相反，当 pH 值升高时，则促使 Hb 分子构型由 T 型变为 R 型，Hb 对 O_2 的亲和力增加。

PCO_2 的影响，一方面是 PCO_2 改变时，pH 值会发生相应的改变；另一方面 CO_2 与 Hb 结合可直接影响 Hb 与 O_2 的亲和力。例如，在 PCO_2 为 40mmHg 的氧解离曲线上，PO_2 为 50mmHg 时，氧饱和度为 85% 左右；如在 PCO_2 为 90mmHg 的氧解离曲线上，同样的 PO_2 在 50mmHg

时，其相应的氧饱和度不足 70%。即血液中 PO_2 不变，单纯 PCO_2 升高，就能使血红蛋白释放出较多的 O_2。波尔效应亦有利于 O_2 的运输，因肺泡中 PO_2 高，PCO_2 低，血红蛋白很快达到饱和；动脉血流入组织时，组织细胞的 PO_2 低，而 PCO_2 高，则 Hb 与 O_2 的亲和力降低，将更多的 O_2 解离供组织细胞利用。

2. 温度的影响 血液或组织温度升高，氧解离曲线右移，促进 O_2 的释放；温度降低，曲线左移，Hb 与 O_2 的亲和力增加而不利于 O_2 的释放。

温度对氧解离曲线的影响，可能与温度影响 H^+ 活动度有关。温度升高，H^+ 活动度增加，降低了 Hb 与 O_2 的亲和力。组织代谢活跃时，局部组织温度升高，CO_2 和酸性代谢产物增加，都有利于 HbO_2 解离出 O_2，使组织获得更多的 O_2 以适应代谢的需要。温度降低，H^+ 活动度降低，Hb 对 O_2 的亲和力增加而不易释放 O_2。

3. 2,3- 二磷酸甘油酸的影响 2,3- 二磷酸甘油酸（2,3–DPG）是红细胞无氧糖酵解的中间产物，2,3-DPG 浓度升高，Hb 与 O_2 的亲和力降低，使氧解离曲线右移；反之，2,3-DPG 浓度降低，使氧解离曲线左移。贫血和低 O_2 等情况下，可刺激红细胞产生更多的 2,3-DPC，在相同 PO_2 下，Hb 可解离更多的 O_2 供组织利用。人到高海拔地区两三天后其红细胞 2,3-DPG 含量即开始增加，这是对低氧的一种适应反应。

三、二氧化碳的运输

（一）二氧化碳的运输形式

从组织进入血液的 CO_2 也是以物理溶解和化学结合两种形式运输的。物理溶解的量只占总量的 5% 左右，化学结合的量占 95%。化学结合的方式有碳酸氢盐（约占 88%）和氨基甲酰血红蛋白（HbNHCOOH）（约占 7%）两种形式。

1. 碳酸氢盐 组织代谢产生的 CO_2 进入血液与 H_2O 结合生成 H_2CO_3，后者又解离为 HCO_3^- 和 H^+。因为血浆中无碳酸酐酶，这一反应在血浆中进行得很慢。红细胞中存在大量的碳酸酐酶，在其催化下可使反应速度提高 5000 倍，故此反应主要在红细胞内进行。反应如下：

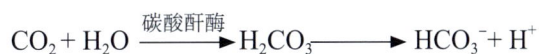

$$CO_2 + H_2O \xrightarrow{\text{碳酸酐酶}} H_2CO_3 \longrightarrow HCO_3^- + H^+$$

与此同时，O_2 从血液扩散进入组织，释放出 O_2 的血红蛋白与碳酸解离出来的 H^+ 结合，成为 HHb，小部分 HCO_3^- 与 K^+ 结合生成 $KHCO_3$，大部分 HCO_3^- 则顺浓度梯度通过红细胞膜扩散进入血浆，与 Na^+ 结合形成 $NaHCO_3$。CO_2 不断进入红细胞，上述反应也不断进行，于是 HCO_3^- 也不断增多，并向血浆扩散，为了保证膜两侧的电荷平衡，血浆中 Cl^- 则向红细胞内转移，称为**氯转移**（chloride shift）。在红细胞膜上有特异的 $HCO_3^- – Cl^-$ 转运体，运载这两种离子跨膜交换，它有利于上述的系列反应继续进行。

综上所述，由组织进入血液的大部分 CO_2，最后要以 $KHCO_3$ 的形式存在于红细胞内和以 $NaHCO_3$ 的形式存在于血浆，即以碳酸氢盐的形式由血液运输至肺部。其过程可概括如图 5–12。当静脉血流经肺泡时，静脉血 PCO_2 高于肺泡气，于是血浆中 CO_2 向肺泡内扩散，上述反应向相反方向进行。此时，碳酸酐酶的作用则是促进 H_2CO_3 分解为 CO_2 和 H_2O。

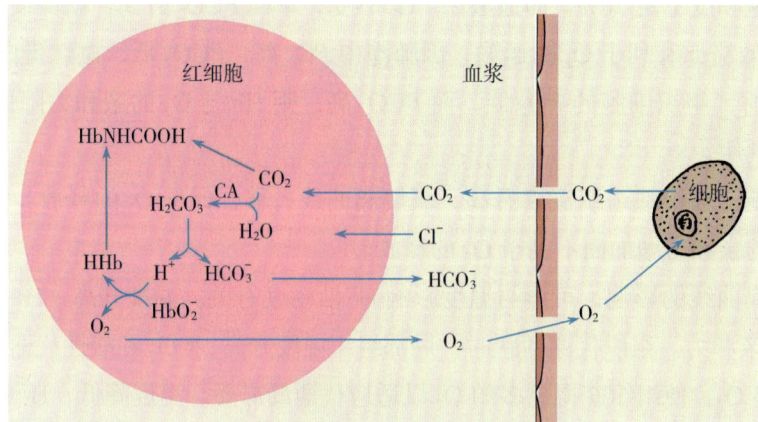

图 5-12　CO_2 在血液中的运输示意图

2. 氨基甲酰血红蛋白　CO_2 能直接与血红蛋白的自由氨基结合，形成**氨基甲酰血红蛋白**（carbaminohemoglobin），并能迅速解离出 H^+：

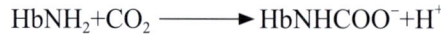

$$HbNH_2 + CO_2 \longrightarrow HbNHCOO^- + H^+$$

这一反应无需酶的催化，也是可逆反应，调节它的主要因素是氧合作用。HbO_2 与 CO_2 结合成氨基甲酰化合物的能力比 Hb 小，因此，在组织部位，Hb 含量多，结合的 CO_2 量也多。在肺部，由于 Hb 与 O_2 结合成 HbO_2，就迫使 CO_2 解离扩散入肺泡。这种形式运输 CO_2 的效率很高，虽然以氨基甲酰血红蛋白形式运输的 CO_2 仅占总运输量的 7% 左右，但在肺部排出的 CO_2 总量中，却有 17.5% 左右由氨基甲酰血红蛋白所释放。

（二）二氧化碳解离曲线

血液中 CO_2 的运输量，直接取决于 PCO_2。PCO_2 升高，运输 CO_2 的量也相应增多，两者基本呈直线关系。反映血液中 PCO_2 与 CO_2 含量之间的关系曲线，称为 **CO_2 解离曲线**（carbon dioxide dissociation curve）。

图 5-13 的 A 点是静脉血 PO_2 为 40mmHg，PCO_2 为 45mmHg 时的 CO_2 含量，约为 52mL/100mL 血液；B 点是动脉血 PO_2 为 100mmHg，PCO_2 为 40mmHg 时的 CO_2 含量，约为 48mL/100mL 血液。可见，静脉血液流经肺部时每 100mL 血液释放出了 4mL 的 CO_2。

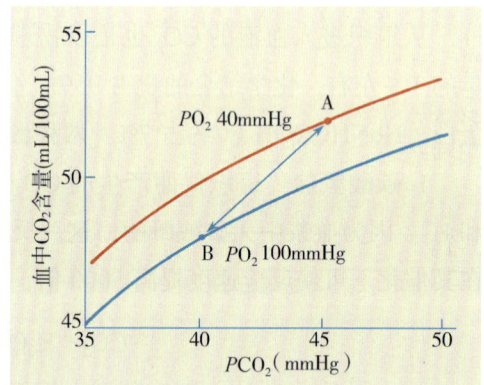

图 5-13　CO_2 解离曲线

A：静脉血；B：动脉血

（三）氧和血红蛋白结合对二氧化碳运输的影响

O_2 与血红蛋白结合，可促使 CO_2 的释放，这一现象称为**何尔登效应**（Haldane effect）。在相同的二氧化碳分压下，动脉血携带的 CO_2 比静脉血要少。因为 Hb 容易与 CO_2 结合，携带 CO_2 的能力比 HbO_2 大，更重要的还是由于 Hb 与 H^+ 的结合能力较强，它与 H^+ 结合成 HHb，而使 H_2CO_3 和 HbNHCOOH 解离过程中生产的 H^+ 得以及时移去，有利于反应向右进行，提高 CO_2 的血液运输量。因此，在组织部位由于 HbO_2 释出 O_2 而成为 Hb，何尔登效应促进血液结合 CO_2；而在肺部，因 Hb 与 O_2 结合成 HbO_2，则促进 CO_2 释放。

第四节 呼吸运动的调节

呼吸运动的意义在于保证肺与外界的气体交换，从而提供机体代谢所需要的 O_2，同时排出体内代谢产生的 CO_2，维持内环境 PO_2、PCO_2 和 pH 值的相对稳定。呼吸运动既是一种随意运动，又是一种自动节律性活动。呼吸的深度和频率随着机体内外环境的变化而发生相应的变化，以适应机体物质代谢的需求。此外，机体在完成其他功能活动（如说话、唱歌、吞咽）时，呼吸运动也将受到相应的调控，使机体得以实现其他功能活动。

一、呼吸中枢与呼吸节律的形成

（一）呼吸中枢

呼吸中枢（respiratory center）是指在中枢神经系统内产生呼吸节律和调节呼吸运动的神经元细胞群。呼吸中枢广泛分布于中枢神经系统各级水平，包括大脑皮层、间脑、脑桥、延髓和脊髓等。其中延髓呼吸中枢最为重要，是呼吸节律起源的关键部位。

1. 脊髓 脊髓中支配呼吸肌的运动神经元位于第 3～5 颈段（支配膈肌）和胸段（支配肋间肌和腹肌）脊髓前角。早期研究证明，在延髓和脊髓之间离断脊髓，呼吸即行停止，可以认为节律性呼吸运动不在脊髓产生。脊髓只是联系上位脑与呼吸肌的中继站和整合某些呼吸反射的初级中枢。

2. 低位脑干

（1）延髓 实验证明，基本呼吸节律产生于延髓。用微电极记录神经元的电活动表明，在低位脑干内有的神经元呈节律性放电，并和呼吸周期有关，称为呼吸相关神经元或呼吸神经元。在吸气相放电的为吸气神经元，在呼气相放电的为呼气神经元，在吸气相放电并延续至呼气相的为吸气-呼气神经元，反之为呼气-吸气神经元。吸气-呼气神经元和呼气-吸气神经元均为跨时相神经元。还可根据神经元放电的开始时间、放电频率的变化及对各种刺激的反应做进一步划分。

呼吸神经元主要集中在背侧和腹侧两组神经核团内，分别称为背侧呼吸组和腹侧呼吸组（图5-14）。

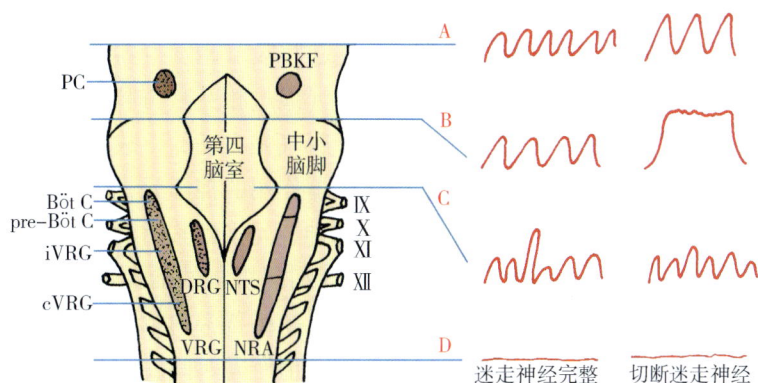

图 5-14 脑干与呼吸有关的核团（左）和在不同平面横切脑干后呼吸的变化（右）示意图

Böt C：包钦格复合体；pre-Böt C：前包钦格复合体；cVRG：尾段 VRG；

iVRG：中段 VRG；DRG：背侧呼吸组；VRG：腹侧呼吸组；NRA：后疑核；

NTS：孤束核；PBKF：臂旁内侧核和 KF 核；PC：呼吸调整中枢；

IX、X、XI、XII分别为第 9、第 10、第 11、第 12 对脑神经；A、B、C、D 为不同平面横切

①**背侧呼吸组**（dorsal respiratory group，DRG）：其呼吸神经元主要集中在孤束核的腹外侧部，主要含吸气神经元，其轴突交叉到对侧下行至脊髓颈段和胸段，支配膈肌和肋间外肌运动神经元，兴奋时产生吸气。DRG 中有的吸气神经元轴突投射到腹侧呼吸组或脑桥、边缘系统等部位，DRG 还接受来自肺支气管神经和窦神经、对侧腹侧呼吸组头端、脑桥、大脑皮层等的传入。
②**腹侧呼吸组**（ventral respiratory group，VRG）：其呼吸神经元主要集中于后疑核、疑核和面神经后核附近的**包钦格复合体**（Bötzinger complex，Böt C）。后疑核内主要含呼气神经元，其轴突交叉下行至脊髓胸段，支配肋间内肌和腹肌运动神经元，兴奋时产生主动呼气。疑核内主要含吸气神经元，其轴突交叉下行至脊髓颈段和胸段，也支配膈肌和肋间外肌运动神经元，兴奋时产生吸气。疑核内的吸气神经元和呼气神经元的轴突还随同侧舌咽神经和迷走神经传出，支配咽喉部呼吸辅助肌。包钦格复合体内主要含呼气神经元，其轴突投射到脊髓和延髓内侧部，抑制吸气神经元的活动，此区也含有调节咽喉部呼吸辅助肌的呼吸运动神经元。

近来有实验证明在疑核和外侧网状核之间的**前包钦格复合体**（pre-Bötzinger complex，pre-Böt C 或 PBC）有起步样放电活动，认为它可能起呼吸节律发生器的作用，是呼吸节律起源的关键部位。

（2）脑桥　在脑桥前部，呼吸神经元相对集中于臂旁内侧核（NPBM）和相邻的 Kölliker-Fuse（KF）核，合称 PBKF 核群。其中含有一种跨时相神经元，其表现为吸气相与呼气相转换期间发放冲动增多。PBKF 核群和延髓的呼吸神经核团之间有双向联系，形成调控呼吸的神经元回路。将猫麻醉后，切断双侧迷走神经，损毁 PBKF 核群，可出现长吸式呼吸，这说明脑桥上部有抑制吸气的中枢结构，称为**脑桥呼吸调整中枢**（pneumotaxic center）。该中枢主要位于 PBKF 核群，其作用为限制吸气，促使向呼气转换，防止吸气过长过深。

3. 大脑皮层　大脑皮层可以随意控制呼吸，发动说话、唱歌、进食等。在一定限度内停止呼吸或用力加快呼吸。大脑皮层运动区通过皮质脊髓束和皮质脑干束控制呼吸运动神经元的活动，是一随意调节呼吸的系统，而低位脑干呼吸中枢是一不随意的自主呼吸节律调节系统。

（二）呼吸节律的形成

关于呼吸节律的形成，目前有起步细胞学说和神经元网络学说。起步细胞学说认为，延髓内有与窦房结起搏细胞相类似的具有起步样活动的呼吸神经元，产生呼吸节律。并有实验证明前包钦格复合体（PBC）有起步样放电活动，认为它可能起呼吸节律发生器的作用，是呼吸节律起源的关键部位。神经元网络学说认为，延髓内呼吸神经元通过相互兴奋和抑制而形成复杂的神经元网络，在此基础上产生呼吸节律。平静呼吸时，由于吸气是主动的，故有人提出吸气活动发生器和吸气切断机制模型，认为延髓有一些起着吸气发生器作用的神经元，引起吸气神经元呈渐增性放电，产生吸气；另有一些起着吸气切断机制作用的神经元，当其活动增强达到一定阈值时，使吸气活动终止（切断吸气）而转为呼气。呼气末吸气切断机制的活动减弱，吸气活动便再次发生。激活吸气切断机制神经元的兴奋来自吸气神经元、脑桥臂旁内侧核和肺牵张感受器。切断迷走神经或损毁臂旁内侧核或两者，吸气切断机制达到阈值所需时间就会延长，吸气因而延长，呈长吸式呼吸。这两种学说中，何种为主导作用尚无定论，普遍看法是 PBC 的起步细胞固然重要，但神经元网络对于正常节律性呼吸活动的方式和频率的维持也是必不可少的。

二、呼吸运动的反射性调节

节律性呼吸运动还受到来自各种感受器传入信息的反射性调节，使呼吸运动的频率、深度和形式等发生相应的改变。

（一）化学感受性呼吸反射

血液、组织液或脑脊液中化学成分的改变，特别是低氧、二氧化碳和氢离子浓度增加，可刺激化学感受器，引起呼吸中枢活动的改变，从而调节呼吸运动的频率和深度，以保证动脉血PO_2、PCO_2及pH值相对恒定。

1. 外周和中枢化学感受器 按所在部位分为**外周化学感受器**（peripheral chemoreceptor）和**中枢化学感受器**（central chemoreceptor）。

（1）外周化学感受器 颈动脉体和主动脉体为外周化学感受器，它能感受动脉血中PO_2、PCO_2和H^+（pH）变化的刺激。冲动由窦神经和迷走神经传入延髓（颈动脉体作用远大于主动脉体）。颈动脉体的血液供应极其丰富，如猫的颈动脉体仅重2mg，但在正常血压下平均血流量多达0.04mL/min，远较其他组织高。需要指出的是外周化学感受器是感受动脉血PO_2的刺激，而不受动脉血O_2含量的影响，因为在贫血或CO中毒时，血O_2含量虽然下降，但PO_2正常，只要血流量充分，外周化学感受器的传入冲动不受影响。

（2）中枢化学感受器 摘除动物外周化学感受器或切断其传入神经后，外周化学感受器的作用已被消除，但吸入CO_2仍能使呼吸加强。过去认为这是CO_2对延髓呼吸中枢直接刺激的结果，现已证明在延髓腹外侧浅表部位存在一种化学感受器，与延髓呼吸中枢截然分开，称为中枢化学感受器（图5-15）。中枢化学感受器的生理刺激是脑脊液和局部细胞外液中的H^+。血液中的CO_2能迅速透过血-脑脊液屏障，与脑脊液中的H_2O在碳酸酐酶的作用下生成H_2CO_3，然后解离出H^+，对中枢化学感受器起刺激作用。如果只提高脑脊液中的CO_2浓度，保持H^+（pH）不变，则刺激作用不明显。任何提高脑脊液中H^+的因素，都能加强呼吸，并与H^+的增加呈平行关系。血液中的H^+本身不易透过血-脑脊液屏障，故血液中H^+对中枢化学感受器的作用不及CO_2。

中枢化学感受器与外周化学感受器不同，它不感受低氧刺激，但对CO_2的敏感性比外周化学感受器高，反应潜伏期比较长。

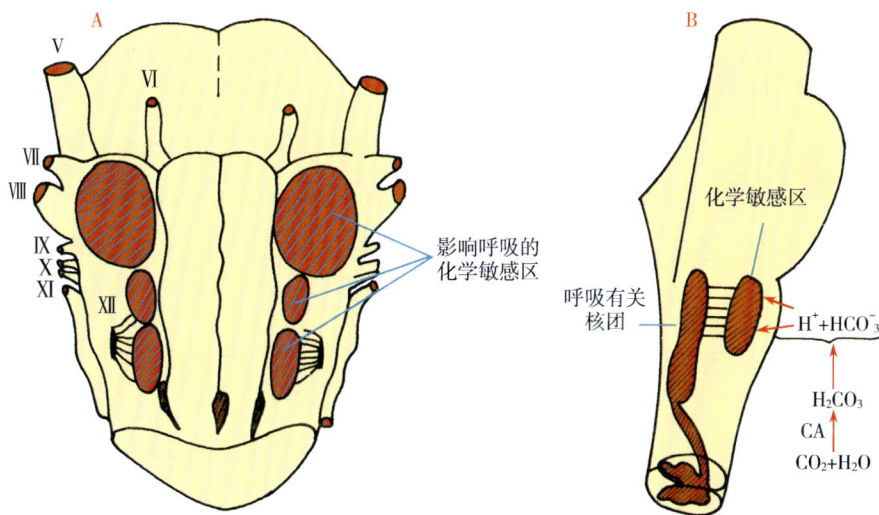

图5-15 中枢化学感受器示意图

A：延髓腹外侧的3个化学敏感区；B：血液或脑脊液PCO_2升高刺激呼吸的中枢机制；

Ⅸ、Ⅹ、Ⅺ、Ⅻ分别为第9、第10、第11、第12对脑神经

2. PCO_2、H^+ 和 PO_2 对呼吸的调节

（1）PCO_2 对呼吸的调节　PCO_2 是影响呼吸最重要的生理性刺激，一定水平的 PCO_2 对维持呼吸中枢的兴奋性甚为必要。如人在过度通气后，由于呼出较多 CO_2，使动脉血中 PCO_2 下降，减弱了对化学感受器的刺激，可使呼吸中枢的兴奋性降低，呼吸运动减弱或暂停，直到由机体代谢产生的 CO_2 使动脉血液 PCO_2 升高至正常水平。吸入气中 CO_2 浓度升高后，肺泡气和动脉血中 PCO_2 也随之升高，呼吸随之加深加快，肺通气量增加。CO_2 刺激呼吸的作用，还可以从人体的实验证明：当吸入气 CO_2 浓度为 2% 时，潮气量即有增加；CO_2 浓度为 4% 时，呼吸频率也见增加；随着吸入气中 CO_2 浓度逐步增高，通气量也随之增加，可达每分钟 80L 以上。但是，如吸入气中 CO_2 浓度超过 7%，通气量已不能再相应增加，但动脉血中 PCO_2 升高可抑制呼吸运动。临床病例如 CO_2 达 15% 以上，就会丧失意识，出现肌肉强直和震颤，称之为 CO_2 麻醉。

PCO_2 刺激呼吸是通过两条途径实现的：一是通过刺激中枢化学感受器而兴奋呼吸中枢，二是刺激外周化学感受器反射性调节呼吸中枢的活动。但以中枢化学感受器的作用为主。如切断外周化学感受器的传入神经，PCO_2 对呼吸运动的调节作用仅略有下降，只有动脉血中 PCO_2 比正常高 10mmHg 时，刺激外周化学感受器提高肺通气的效应才会出现。而对于中枢化学感受器，PCO_2 只要升高 3mmHg 就可以引起呼吸的改变。

提高血液中 CO_2 浓度，引起呼吸加强的效应在 1min 左右即达高峰。但如果血液中 CO_2 浓度长期维持在较高水平，则 2～3 天后，其效应就会逐渐下降，最终仅及初期效应的 1/8～1/5。这一变化的确切机制尚不清楚。有人认为，血中 HCO_3^- 可通过脑脊液表层蛛网膜细胞主动转移入脑脊液，与 H^+ 结合而降低其浓度，从而降低对呼吸的刺激作用。因此血液中 CO_2 对呼吸的作用，初期是快速的急性反应，几天后则变成缓慢的适应性反应。

（2）低 O_2 对呼吸的调节　动脉血 PO_2 降低时，能反射性地引起呼吸加深加快，肺通气量增加。低 O_2 完全是依靠刺激外周化学感受器使呼吸加强的，动脉血 PO_2 越低，则传入冲动越多。如果切断颈动脉体的窦神经，PO_2 下降就不能引起呼吸加强，这说明颈动脉体化学感受器不但能对 PO_2 下降发生反应，而且在引起呼吸加强中起主要作用。

低 O_2 刺激外周化学感受器能使呼吸加强，但低 O_2 对呼吸中枢的直接作用则是抑制作用。在外周化学感受器不起作用的情况下，逐步提高低 O_2 的程度，呼吸中枢逐渐被抑制，最后使呼吸停止。正常安静状态下，动脉血中 PO_2 的波动可能不直接参与呼吸运动的调节，因为动脉血 PO_2 下降到 80mmHg 以下时，才见到肺通气量增加。但在长时间低 O_2 和 CO_2 潴留时，中枢化学感受器对 PCO_2 的改变已发生适应，此时低 O_2 作用于颈动脉体而产生的传入冲动增多对改善呼吸中枢的兴奋性具有重要意义，成为刺激呼吸加强的主要因素。这种情况常见于严重肺气肿、肺心病患者。

（3）H^+ 对呼吸的调节　动脉血中 H^+ 浓度升高（pH 值下降）时，可引起呼吸加强；动脉血中 H^+ 浓度下降（pH 值升高）时，则引起呼吸抑制。H^+ 浓度改变（pH 值改变）对呼吸的调节主要是通过外周化学感受器，特别是颈动脉体而起作用。中枢化学感受器对 H^+ 的敏感性很高（比外周化学感受器高 25 倍），但由于 H^+ 不易通过血 – 脑屏障，从而限制了它的作用。

3. PCO_2、H^+ 和 PO_2 在呼吸调节中的相互作用　在这三个因素中，如果使其中两个因素保持不变，只改变一个因素，对通气量的影响可见图 5–16。图示说明，PO_2 的波动对呼吸的影响最小。在一般动脉血 PO_2 变动范围内 80～140mmHg，通气量变化不明显，只在 PO_2 低于

80mmHg 以后，通气量才逐渐增大。PCO_2 和 H^+（pH）则不然，略有波动就能出现肺通气量明显变化，尤其是 PCO_2 作用更明显。可见在正常呼吸的调节中 PCO_2 起着重要作用，而 PO_2 只在低 O_2 情况下才起明显作用。

　　但是，在三个因素中，如果改变其中一个因素，而对其余两因素不加限制，则通气量的改变与上述有明显的不同（图 5-17），PCO_2 的效应大为增加，而 PO_2 效应则明显降低。这是因为三者在起调节作用时，可以协同而加强，也可以相互抵消而减弱。当 PCO_2 增高时，也提高了 H^+ 的浓度，两者的刺激作用相加，使肺通气量比 PCO_2 单独增高时明显增大。在 H^+ 浓度升高（pH 值下降）使肺通气量增大时，由于通气量增加而降低了 PCO_2，也因排出大量 CO_2，使 H^+ 浓度也有所下降。因此，这时的通气量比单独 H^+ 浓度升高（pH 值下降）时为小。当 PO_2 下降时，也因增加通气量，呼出较多 CO_2，使 PCO_2 下降，从而降低了低 O_2 的刺激作用。由此可见，上述三因素是相互联系、相互影响的，在探讨它们对呼吸的调节时，必须全面地进行观察和分析，才能得到正确的结论。

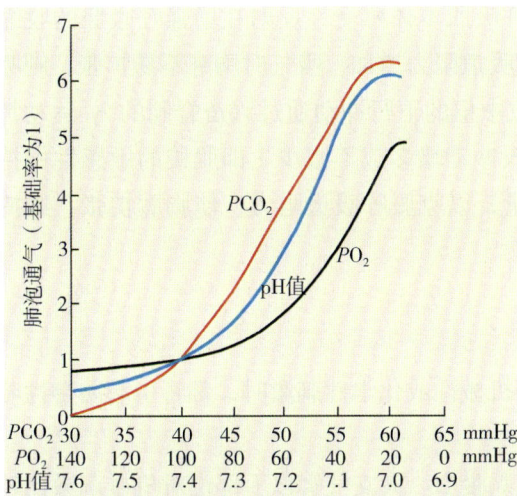

图 5-16　改变动脉血液 PCO_2、PO_2、pH 值三因素之一而维持另外两个因素恒定时的肺泡通气反应

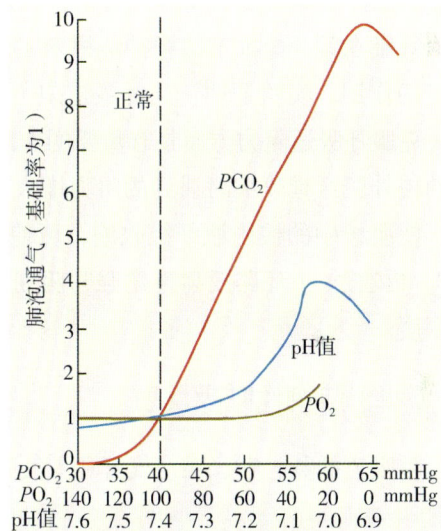

图 5-17　改变动脉血液 PCO_2、PO_2、pH 值三因素之一而不控制另外两个因素时的肺泡通气反应

（二）肺牵张反射

　　麻醉的动物在肺充气或肺扩张时，均能抑制吸气；在肺缩小萎陷时，则引起吸气。切断双侧迷走神经，上述反应消失，说明这是一种反射性反应。这种由肺扩张或肺缩小萎陷引起的吸气抑制或兴奋的反射称为**肺牵张反射**（pulmonary stretch reflex），它包括肺扩张反射与肺萎陷反射。

　　1. 肺扩张反射　是肺充气或扩张时抑制吸气的反射。其感受器位于气管至细支气管的平滑肌中，是一种牵张感受器，阈值低，属于慢适应感受器。当肺扩张牵拉呼吸道使之扩张时，牵张感受器兴奋，冲动经迷走神经中的粗纤维传入延髓。通过神经联系使吸气切断机制兴奋，吸气转为呼气。该反射能加强吸气和呼气的交替，使呼吸频率增加。因此，当切断双侧迷走神经后，会出现吸气延长、加深，呼吸变慢。

　　成年人当潮气量增至 800mL 以上时，才能引起肺扩张反射，可能是由于人肺扩张反射的中枢阈值较高。所以平静呼吸时，肺扩张反射不参与呼吸调节过程。但在中度到剧烈运动时，该反射在调节呼吸深度和频率中起重要的作用。病理情况下，肺顺应性降低，肺扩张时使呼吸道扩张较大，刺激较强，可以引起该反射，使呼吸变浅变快。

2. 肺萎陷反射　是肺缩小萎陷时引起吸气的反射。其感受器也在呼吸道平滑肌内，传入神经纤维走行于迷走神经中。肺萎陷反射在肺明显缩小时才出现，在平静呼吸时调节意义不大，但对于阻止呼气过深起一定作用，并可能与气胸时发生的呼吸增强有关。

（三）呼吸肌本体感受性反射

呼吸肌的本体感受器是肌梭，接受肌肉牵张的刺激。当呼吸肌被动拉长或肌梭中的梭内肌收缩时，本体感受器（肌梭）发生兴奋，冲动通过背根传入纤维到达脊髓前角，反射性使本体感受器所在的同一肌肉收缩增强。

临床发现，为了解除癌症患者患处剧痛，而不得不切除与痛觉传入有关的脊神经背根，若切除的是高位颈脊髓若干神经背根，则该侧膈呼吸运动会暂时消失或减弱（因膈肌的本体感受器传入纤维在颈 3～5 节的脊神经根中），说明呼吸肌本体感受器传入冲动在调节呼吸运动时发挥一定的作用。实验证明，当呼吸道阻力增加时，呼吸肌本体感受性反射在增强呼吸肌的收缩力量、克服呼吸道阻力方面具有重要的作用。由于呼吸道阻力增加，吸气时胸廓不易扩张，呼吸肌中的梭外肌纤维收缩时遇到的阻力增大，此时高位中枢的下行冲动通过兴奋脊髓的 γ 运动神经元，使肌梭中的梭内肌纤维收缩，可使肌梭的传入冲动增多或不减少（即肌梭的敏感性保持不变），再通过 γ 环路反射性增强呼吸肌的收缩力量，以克服呼吸道阻力，使胸廓扩张，维持呼吸深度。

（四）防御性呼吸反射

呼吸道的鼻、咽、喉、气管和支气管黏膜受到机械性或化学性刺激时，都将引起防御性呼吸反射。

1. 咳嗽反射　感受器存在于喉、气管和支气管黏膜中。大支气管以上部位对机械刺激比较敏感，二级支气管以下部位对化学刺激比较敏感。传入纤维在迷走神经中上行进入延髓。咳嗽时，先有短促的深吸气，接着紧闭声门做剧烈的呼气动作，使胸膜腔内压与肺内压都迅速上升；然后突然开放声门，由于压差大，使肺泡内气体高速冲出，同时排出呼吸道中的异物或分泌物。

2. 喷嚏反射　喷嚏反射是鼻黏膜受刺激引起的防御性反射。传入神经为三叉神经，反射动作与咳嗽类似，气体主要从鼻腔急速喷出，以清除鼻腔中的刺激物。

复习思考题

1. 胸膜腔内负压是怎么形成的？有何重要意义？

2. 为什么说在一定范围内深而慢的呼吸对机体更有利？

3. 影响气体交换的因素有哪些？其是如何发挥作用的？

4. 简述呼吸气体的运输方式，其结合特点有哪些。

5. 阐述化学因素是如何调节呼吸运动的。

第六章

消化和吸收

扫一扫，查阅本章数字资源，含PPT、音视频、图片等

第一节 概 述

消化器官的主要生理功能是对食物进行消化和吸收，为机体新陈代谢提供物质和能量来源。消化系统由消化道和消化腺组成。**消化**（digestion）是指食物在消化道内被分解为可吸收的小分子物质的过程。消化有两种方式，一种是**机械性消化**（mechanical digestion），即通过消化道肌肉的运动将食物磨碎，与消化液充分混合，并不断向消化道远端推进；另一种是**化学性消化**（chemical digestion），在各种消化酶的作用下食物中大分子物质被分解为小分子物质的过程。两种方式互相配合，共同完成对食物的消化作用。食物消化后的小分子物质，以及维生素、无机盐和水由消化道黏膜进入血液和淋巴的过程，称为**吸收**（absorption）。消化器官主要功能是对食物进行消化和吸收。此外，消化器官还能分泌多种胃肠激素，具有重要的内分泌功能。

中医学中对人体的消化吸收功能非常重视，有着悠久而深刻的认识。经过长期的充实与发展，形成了以脾胃为主，肝、胆、小肠、大肠等为辅的消化生理学理论。

一、消化道平滑肌的生理特性

（一）一般生理特性

在整个消化道中，除口、咽、食道上段和肛门外括约肌的肌肉属骨骼肌外，其余的肌肉均为平滑肌结构。消化道平滑肌具有肌肉组织的共同特性，如兴奋性、传导性和收缩性等，但这些特性的表现均有其自身的特点：①兴奋性：消化道平滑肌与骨骼肌相比兴奋性较低，有明显的潜伏期、收缩期和舒张期。一次舒缩时程可达 20s 以上，而且变异大。②自律性：若将离体的消化道平滑肌置于适宜的环境内，仍能进行良好的节律性收缩活动，但较心肌而言，频率慢且不规则。③紧张性：消化道平滑肌经常保持微弱的持续收缩状态称为紧张性或紧张性收缩。其意义在于：保持消化道腔内一定的基础压力和容积；维持胃、肠道的正常形态和位置；作为消化道平滑肌的各种收缩活动发生的基础。④伸展性：富有伸展性使消化道平滑肌能适应实际需要做较大程度的延长。这一特性使中空的消化器官（尤其是胃）可容纳数倍于自身体积的食物而不发生明显的压力变化和运动障碍。⑤敏感性：消化道平滑肌对化学、温度、机械牵张刺激很敏感，但对电、烧灼、切割等刺激不敏感。

（二）电生理特性

1. 静息电位　消化道平滑肌细胞的静息电位较小，约为 $-50 \sim -60\text{mV}$，波动较大，其产生的机制主要是 K^+ 由膜内向膜外扩散产生；但 Na^+、Cl^-、Ca^{2+} 和生电钠泵等也都参与静息电位的形成。

2. 慢波电位　消化道平滑肌在静息电位基础上自发产生的节律性的去极化和复极化电位波动，其频率较慢，故称为**慢波**（slow wave）电位，简称慢波，也称**基本电节律**（basic electrical rhythm，BER）。其波幅变动在 $5 \sim 15\text{mV}$ 之间，频率随消化道的部位而异，胃体约 3 次 / 分，十二指肠 12 次 / 分，终末回肠 $8 \sim 9$ 次 / 分。

目前认为位于纵行肌与环行肌之间的 Cajal 细胞是消化道平滑肌兴奋的起搏细胞，慢波产生的离子机制尚未清楚，可能与细胞内的钙波有关，当细胞内 Ca^{2+} 浓度升高时，激活细胞膜上钙激活的氯通道，Cl^- 外流，膜电位去极化。

平滑肌细胞存在两个临界膜电位值，即**机械阈**（mechanical threshold）和**电阈**（electrical threshold）。当慢波去极化达到或超过机械阈时，细胞内 Ca^{2+} 增加，可激活细胞产生收缩，但不一定引发动作电位产生；当去极化达到或超过电阈时，则引发动作电位产生，Ca^{2+} 大量进入细胞，使收缩进一步增强，慢波上产生的动作电位数目越多，肌肉的收缩就越强（图 6-1）。

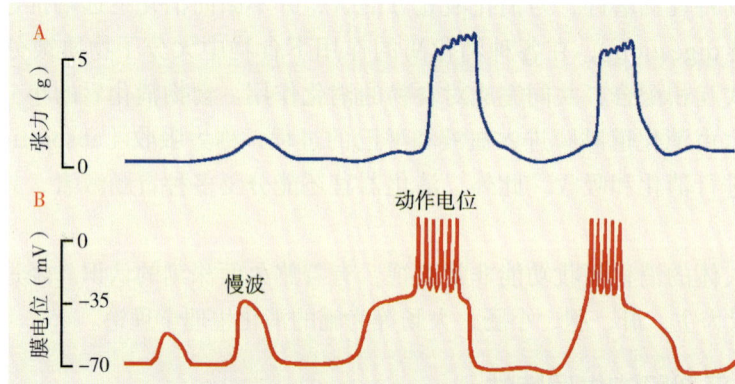

图 6-1　小肠 平滑肌的电活动与收缩的关系

A：消化道平滑肌的收缩曲线，动作电位数目越多，收缩幅度越大。

B：消化道平滑肌的膜电位，动作电位出现在慢波基础上

3. 动作电位　当慢波去极化达阈电位水平时，可在慢波的基础上产生 $1 \sim 10$ 次 / 秒的动作电位，较大频率的动作电位引起较强的平滑肌收缩。每一动作电位的持续时间为 $10 \sim 20\text{ms}$，动作电位的产生主要是去极化由慢钙通道开放，Ca^{2+} 内流造成的。复极化由 K^+ 通道开放，K^+ 外流引起。去极化时内流的 Ca^{2+} 又可触发平滑肌收缩（图 6-1）。

慢波、动作电位和平滑肌收缩之间的关系是：平滑肌在慢波基础上产生动作电位，动作电位引发了平滑肌的收缩。平滑肌收缩的张力与动作电位的数目相关，而慢波是平滑肌收缩的起步电位，可控制收缩的节律和决定蠕动的方向和速度。

二、消化道的神经支配及其作用

消化道，除口腔、咽、食道上段及肛门外括约肌外，都受外来神经系统和内在神经系统的

双重支配（图 6-2），两者相互协调，共同调节消化道功能。

（一）外来神经系统

外来神经系统是指起源于中枢，支配消化道的自主神经系统，包括交感神经和副交感神经。其中副交感神经以兴奋作用为主，交感神经以抑制作用为主。

支配消化道的副交感神经主要是迷走神经和盆神经，迷走神经纤维分布至横结肠及其以上的消化道，盆神经纤维分布至降结肠及其以下的消化道。其节前纤维进入消化道后，与内在神经元形成突触，发出节后纤维支配腺细胞、上皮细胞和平滑肌细胞。大多数副交感神经节后纤维末梢释放乙酰胆碱，与 M 型胆碱能受体结合，使胃肠运动加强，腺体分泌增加，此作用可被阿托品阻断。

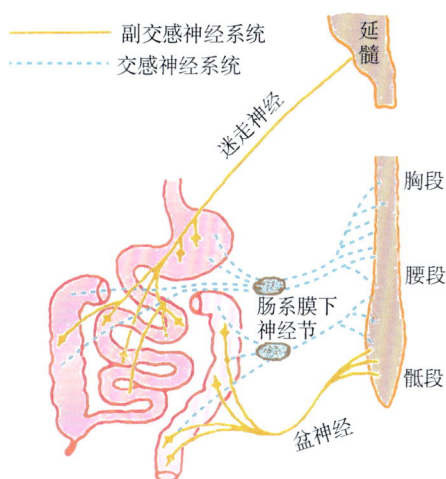

图 6-2　胃肠道的外来神经支配

近年发现，小部分副交感神经节后纤维是非胆碱能、非肾上腺素能纤维，其末梢递质可能为肽类物质，如血管活性肠肽、生长抑素、脑啡肽、P 物质等，因而称肽能神经，其作用可能与平滑肌、血管等的舒张活动有关。

支配消化道的交感神经起源于脊髓胸 5～腰 2 段的灰质侧角，节前纤维在腹腔神经节和肠系膜神经节换神经元后，节后纤维为肾上腺素能纤维（其末梢释放的递质为去甲肾上腺素），主要分布于内在神经系统的神经元上，抑制后者的兴奋性，或直接支配消化道平滑肌、血管平滑肌及消化道腺细胞，主要引起消化道运动减弱、腺体分泌减少。

在支配消化道的副交感神经和交感神经中，约半数以上是传入神经。迷走神经参与胃 - 胃、胃 - 胰、肠 - 胰等的迷走 - 迷走反射，即兴奋通过迷走神经干内的传入纤维到达中枢，再经迷走神经传出纤维到达腹腔脏器的反射。

（二）内在神经系统

消化道内在神经系统是指存在于消化管壁内数目巨大的神经元和神经纤维组成的复杂的神经网络（图 6-3）。神经纤维包括自主神经系统和内在神经系统纤维。近年的研究表明，内在神经系统的神经元内几乎存在中枢神经系统中具有的所有递质和调质。内在神经系统包括两大神经丛即肌间神经丛和黏膜下神经丛。每一神经丛内部以及两种神经丛之间通过短的神经纤维形成网络联系，组成一个结构与功能十分复杂、相对独立而完整的网络整合系统。在整体内，内在神经受外来神经调节。肌间神经丛具有兴奋和抑制双重作用，其中的兴奋性神经元能释放乙酰胆碱和 P 物质，抑制性神经元能释放血管活性肠肽和 NO。肌间神经丛的运动神经元主要支配平滑肌细胞。黏膜下神经丛的运动神经元释放乙酰胆碱和血管活性肠肽，主要调节腺细胞和上皮细胞功能。

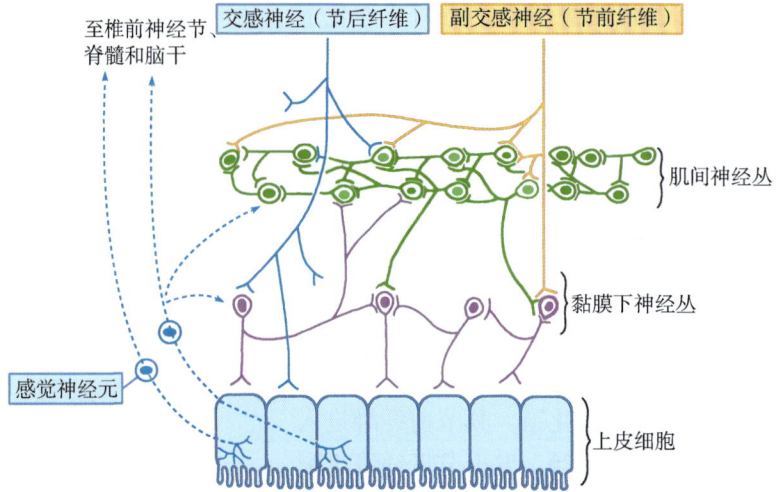

图 6-3 胃肠壁内神经丛及其与外来神经的联系

三、消化腺的分泌功能

（一）消化道的外分泌功能

化学性消化是通过各种消化腺分泌的消化液而实现的。消化腺包括唾液腺、胃腺、肝脏、胰腺和肠腺等，分别分泌唾液、胃液、胆汁、胰液、小肠液和大肠液。每天消化液分泌的总量高达 6～8L（表 6-1）。

消化液主要成分是水、无机盐（Na^+、K^+、HCO_3^-、Cl^- 等）和有机物（各种酶、黏液、抗体等），特别是消化酶，主要完成对食物的化学性消化。

消化液主要功能有：①稀释和溶解食物，使之与血浆渗透压相等，以利于消化和吸收。②所含各种电解质可改变消化道内的 pH 值，以适应于消化酶活性的需要。③消化酶能水解食物中复杂的大分子物质成为小分子物质，以利于吸收。④黏液、抗体和大量液体，能保护消化道黏膜，防止机械、化学和生物因素的损伤。

表 6-1　各种消化液的主要成分及作用

消化液	分泌量（L/d）	pH 值	主要成分	酶的底物	酶的水解产物
唾液	1.0～1.5	6.0～7.1	黏液		
			唾液淀粉酶	淀粉	麦芽糖
胃液	1.5～2.5	0.9～1.5	黏液、盐酸		
			胃蛋白酶（原）	蛋白质	脉、胨、多肽
			内因子		
胰液	1.0～2.0	7.8～8.4	HCO_3^-		
			胰淀粉酶	淀粉	麦芽糖
			胰蛋白酶（原）	蛋白质	氨基酸、寡肽
			糜蛋白酶（原）	蛋白质	氨基酸、寡肽
			胰脂肪酶	甘油三酯	脂肪酸、甘油、甘油单酯
胆汁	0.8～1.0	6.8～7.4	胆盐、胆固醇、胆色素		

续表

消化液	分泌量（L/d）	pH 值	主要成分	酶的底物	酶的水解产物
小肠液	1.0～3.0	7.5～8.0	黏液		
			肠激酶	胰蛋白酶原	胰蛋白酶
大肠液	0.5	8.3～8.4	黏液、HCO_3^-		

（二）消化道的内分泌功能

目前认为，消化器官是机体最大、功能最复杂的内分泌器官，从胃到结肠管壁分布有 40 多种内分泌细胞，由这些分布于消化管壁的内分泌细胞分泌的激素，统称为**胃肠激素**（gastrointestinal hormone）。在胃肠道分布的 40 多种内分泌细胞，其总数远远超过体内其他内分泌细胞的总和。消化道主要内分泌细胞及分泌的胃肠激素情况归纳为表 6-2。

表 6-2　主要内分泌细胞及分泌的胃肠激素

细胞名称	分泌产物	分布部位	细胞名称	分泌产物	分布部位
A 细胞	胰高血糖素	胰岛	I 细胞	缩胆囊素（CCK）	十二指肠、空肠
B 细胞	胰岛素	胰岛	K 细胞	抑胃肽（GIP）	十二指肠、空肠
D 细胞	生长抑素（SS）	胰岛、胃、空肠、回肠、结肠	L 细胞	肠高血糖素	空肠、回肠、结肠
D_1 细胞	血管活性肠肽（VIP）	胃、空肠、回肠、结肠	M_O 细胞	胃动素	空肠、回肠、
EC 细胞	5-羟色胺（5-HT），P 物质	胃、空肠、回肠、结肠	N 细胞	神经降压素（NT）	回肠
ECL 细胞	组胺	胃	PP 细胞	胰多肽（PP）	胃、空肠、结肠
G 细胞	促胃液素	胃窦、十二指肠	S 细胞	促胰液素	十二指肠、空肠、回肠

胃肠激素在化学结构上都是由氨基酸残基组成的肽类，相对分子质量大多在 5kD 以内，故也称之为**胃肠肽**（gastrointestinal peptides）。迄今已发现和鉴定的胃肠肽有 30 余种，其中对胃肠道功能影响较大的胃肠激素有**促胃液素**（gastrin，又称胃泌素）、**促胰液素**（secretin）、**缩胆囊素**（cholecystokinin，CCK）、**抑胃肽**（gastric inhibitory polypeptide，GIP）等。

1. 消化道内分泌细胞的特点　消化道内分泌细胞总是分散地分布于胃肠黏膜层的非内分泌细胞之间，可以分为两种类型：①开放型细胞：大部分胃肠道内分泌细胞属于开放型细胞，呈锥形，顶端有微绒毛突起伸入胃肠腔内，直接感受胃肠内食物成分和 pH 值的刺激而引起细胞的分泌活动，如分泌促胃液素的 G 细胞。②闭合型细胞：少数胃肠内分泌细胞属于闭合型细胞。细胞顶端无微绒毛，与胃肠腔无直接接触，主要存在于胃底和胃体的泌酸区和胰腺内。它们的分泌受神经兴奋或周围内环境变化的调节，如分泌生长抑素的 D 细胞（图 6-4）。

消化道内分泌细胞的分泌方式主要有远距分泌、旁分泌、自分泌、神经内分泌和腔分泌等几种。其中**腔分泌**（solinocrine）是消化道等中空器官较常见的一种分泌形式，消化道的胃肠激素沿着细胞与细胞之间的缝隙被直接释放进入胃、肠腔，再作用于靶细胞，如促胃液素、**胰多肽**（pancreatic polypeptide，PP）等（详见第十一章的图 11-1 所示）。

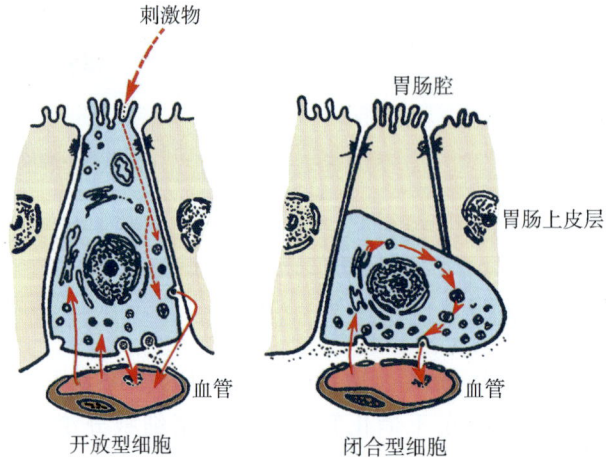

图 6-4 开放型与闭合型消化道内分泌细胞模式图

2. 胃肠激素的作用 胃肠激素具有极为广泛的作用，主要作用表现为：①调节作用：调节消化道的运动和消化腺的分泌，如促胃液素能促进胃液、胰液、胆汁等分泌，同时又能促进消化道平滑肌的运动。②营养作用：许多胃肠激素能促进消化道黏膜的代谢和生长，如促胃液素能刺激胃泌酸腺和十二指肠黏膜的生长。③调节其他激素的释放：一些胃肠激素对其他激素的释放具有调节作用，如抑胃肽能刺激胰岛素分泌，生长抑素能抑制促胃液素释放等（表 6-3）。

表 6-3 主要胃肠激素简介

名称	胃肠道内分泌细胞	氨基酸组成	主要生理作用	引起释放的刺激因素
促胃液素（胃泌素）	G	十七肽	促进胃酸和胃蛋白酶原分泌；使胃窦和幽门括约肌收缩，延缓胃排空；促进胃肠运动和胃肠上皮生长；促进胰液（主要是酶）分泌、胆汁分泌	蛋白质消化产物、迷走神经兴奋、胃窦部扩张
促胰液素	S	二十七肽	促进胰液及胆汁（主要是水和 HCO_3^-）的分泌，抑制胃酸分泌和胃肠运动，收缩幽门括约肌，抑制胃排空，促进胰腺外分泌腺生长	盐酸、蛋白质消化产物、脂肪酸
缩胆囊素（促胰酶素）	I	三十三肽	促进胰液分泌、胆囊收缩，增强小肠和结肠运动，抑制胃排空，增强幽门括约肌收缩，松弛奥迪（Oddi）括约肌，促进胰腺外分泌腺生长	蛋白质消化产物、脂肪酸、盐酸
抑胃肽	K	四十二肽	促进胰岛素分泌，抑制胃酸和胃蛋白酶分泌，抑制胃排空	葡萄糖、脂肪酸、氨基酸
胃动素	M_o、肠嗜铬细胞	二十二肽	在消化间期刺激胃和小肠的运动	迷走神经、盐酸、脂肪酸

3. 脑－肠肽 有些胃肠肽既可由胃肠黏膜内分泌细胞分泌，发挥胃肠激素作用，又可由中枢神经系统的神经元释放，发挥神经递质作用。这些在消化道和中枢神经系统中同时存在的激素被称为脑－肠肽（brain-gut peptide）。迄今已知的脑－肠肽有促胃液素、缩胆囊素、P 物质、生长抑素、血管活性肠肽、脑啡肽、神经降压素等 20 余种。这些肽类物质双重分布的生理意义已经引起人们的重视。

第二节 消化道各段的消化功能

一、口腔内的消化

食物的消化过程从口腔开始，其停留的时间为 15～20s。食物在口腔内经咀嚼磨碎，与唾液混合，形成食团而被吞咽。唾液对食物有较弱的化学性消化作用。

中医学认为"脾气通于口"，"口为脾窍"，"涎为脾液"，"舌为脾之外候"，"脾和则口能知五谷"。口腔器官与"脾"的运化功能相关。

（一）唾液的分泌

人体口腔内分布有三对大唾液腺（腮腺、颌下腺、舌下腺）和众多散在的小唾液腺。这些腺体均有导管开口于口腔黏膜，其分泌物总称为**唾液**（saliva）。

1. 唾液的性质、成分和作用 唾液是唾液腺分泌的一种混合液体，为无色无味、近中性（pH 值 6.7～7.1）、低渗的黏稠液体。成年人每日分泌量为 1～1.5L。唾液中水分占 99%，有机物有黏蛋白、**唾液淀粉酶**（salivary amylase）、溶菌酶和免疫球蛋白等，无机物主要有 K^+、HCO_3^-、Na^+、Cl^- 等。

2. 唾液的作用 唾液的生理作用包括：①湿润和溶解食物，既引起味觉，又便于吞咽。②唾液淀粉酶可将食物中的淀粉分解为麦芽糖。③清洁和保护口腔卫生。④溶菌酶和免疫球蛋白有杀灭细菌和病毒的作用。

3. 唾液分泌的调节 唾液分泌的调节完全是神经调节，包括条件反射和非条件反射。条件反射的传入纤维在第Ⅰ、第Ⅱ、第Ⅷ对脑神经中，非条件反射的传入纤维在第Ⅴ、第Ⅶ、第Ⅸ、第Ⅹ对脑神经中。唾液分泌的基本中枢在延髓，高级中枢在下丘脑、大脑皮层等处。传出神经主要是副交感神经，递质为乙酰胆碱，作用于腺细胞膜上 M 受体，能引起大量稀薄的唾液分泌；交感神经末梢释放去甲肾上腺素，作用于腺细胞膜上的 β 受体，能引起少量黏稠的唾液分泌。

（二）咀嚼和吞咽

咀嚼（mastication）是咀嚼肌群按一定顺序收缩而完成的一种随意运动，是食物在口腔内的一种机械消化过程。其主要作用是：①将食物磨碎、润滑与唾液充分混合，形成便于吞咽的食团。②使食物与唾液淀粉酶充分接触而产生化学消化作用。③可反射性引起胃、胰、肝、胆囊等的消化活动及胰岛素分泌，为后续消化准备条件。

吞咽（swallowing, deglutition）是食团经咽和食管进入胃的一系列反射过程。根据食团经过的部位，将吞咽过程分为 3 期：①口腔期：指食团从口腔进入咽的过程，为大脑皮层控制的随意运动。②咽期：指食团从咽进入食管上端的过程，这是食团刺激软腭所引起的一系列快速反射动作，包括封闭咽与鼻腔的通道、封闭咽与气管的通路、呼吸暂停、食管上括约肌舒张，使食团从咽进入食管。③食管期：指食团从食管上端经贲门进入胃内的过程，由食管蠕动来完成。**蠕动**（peristalsis）指由平滑肌顺序舒张和收缩而完成的一种向前推进的波形运动，它是消化道普遍存在的运动形式。在食团前方是舒张波，后面是收缩波，使食团自然被推送前进。当蠕动波到达食管下端时，贲门舒张，食团进入胃内。

吞咽反射的基本中枢在延髓，其传入和传出神经在第Ⅴ、第Ⅸ、第Ⅹ、第Ⅻ对脑神经中。当吞咽反射发生障碍时，食物易误入气管。

在食管与胃连接处，虽无解剖学上的括约肌，但有一个高压区，其内压比胃内压高 5 ～ 10mmHg，可阻止胃内容物逆流入食管，通常该处的环行肌呈轻度增厚，发挥类似生理括约肌的作用，称为食管下括约肌。食管下括约肌的舒缩活动主要受内在神经系统中的肌间神经丛支配，通过支配收缩和舒张的神经协调作用，食管下括约肌才能使食物顺利通过和防止胃内容物反流。

目前认为，引起食管下括约肌收缩的主要神经递质是乙酰胆碱，而引起其松弛的神经递质则是血管活性肠肽和一氧化氮。此外，食管下括约肌的张力也受体液因素调节，食物进入胃后能引起促胃液素、胃动素等释放，从而加强该括约肌的收缩。而促胰液素、缩胆囊素、前列腺素 A_2、咖啡因、酒精等则使食管下括约肌舒张。

二、胃内的消化

胃是消化道中最膨大的部分，成人的胃容量为 1 ～ 2L。胃可分为胃底、胃体和胃窦。胃底和胃体近端组成胃的头区，其主要功能是暂时贮存食物；胃体的远端和胃窦组成胃的尾区，主要功能是初步消化食物。食物入胃后，受到机械性、化学性消化，与胃液充分混合成半流体的消化物，即**食糜**（chyme），然后逐步、分批地通过幽门排入十二指肠。

《黄帝内经》曰："胃者，五脏六腑之海也，水谷皆入于胃。"胃主"受纳""腐熟"和"通降"，即"胃"具有接受食物、容纳食物和消磨食物的功能，还有"以降为和"的运动规律，把食糜推进入小肠的功能。

（一）胃液的分泌

1. 胃液的性质、成分和作用　胃液（gastric juice）为无色透明的酸性液体，pH 值 0.9 ～ 1.5。正常成年人每日分泌量为 1.5 ～ 2.5L。胃液中除含有大量的水外，还含盐酸、氯化钠和氯化钾等无机物，以及胃蛋白酶原、黏蛋白和内因子等有机物。

（1）盐酸　也称胃酸，由胃腺的壁细胞分泌。它有两种存在形式：一种呈解离状态，称为游离酸；另一种与蛋白质结合，称为结合酸，两者合称为总酸度。胃液酸度为 125 ～ 165mmol/L。正常人空腹时胃酸排出量为 0 ～ 5mmol/h（基础酸排出量）。在食物或某些药物（组胺或促胃液素）刺激下，胃酸的最大排出量可达 20 ～ 25mmol/h。胃酸排出量还与壁细胞数量和功能状态密切相关。

胃液中 H^+ 浓度最高可达 150mmol/L，比血浆中 H^+ 浓度高 300 万～ 400 万倍。因此壁细胞是逆着巨大浓度差主动分泌 H^+ 的。研究表明，H^+ 的主动分泌与细胞顶膜上的**质子泵**（proton pump）作用有关。质子泵是一种镶嵌于膜内的转运蛋白，具有转运 H^+、K^+ 和水解 ATP 的功能。壁细胞分泌的 H^+ 来自胞浆中 H_2O 的解离，生成 H^+ 和 OH^-。H^+ 在质子泵的作用下，主动转运到小管腔内；而留在细胞内的 OH^- 在碳酸酐酶的催化下，与 CO_2 结合生成 HCO_3^-。在细胞的基底侧，HCO_3^- 与 Cl^- 进行交换，HCO_3^- 进入血液，而 Cl^- 则进入细胞内；在细胞顶膜，Cl^- 通过膜上特异的 Cl^- 通道进入小管腔，与 H^+ 形成 HCl。当需要时，HCl 由壁细胞分泌入胃腔。

小管腔内存在 K^+，是质子泵主动转运 H^+ 的先决条件。质子泵每降解 1 分子 ATP 所获得的能量，可把 1 个 K^+ 从小管腔转入到细胞内，同时把 1 个 H^+ 从细胞内主动转运到小管腔内；而小管腔内的 K^+ 是壁细胞受刺激时通过细胞顶膜上的 K^+ 通道从胞浆转运到小管腔内的。为了不断补充这部分丢失到小管腔内的 K^+，在细胞底侧膜上的钠泵可通过细胞外的 K^+ 与细胞内的 Na^+ 交换的方式，把细胞外的 K^+ 转运到细胞内（图 6-5）。可见质子泵在壁细胞泌酸过程中的重要作用是各种因素引起胃酸分泌的最后通路。

盐酸的主要生理作用：①激活胃蛋白酶原，使之变成有活性的胃蛋白酶。②为胃蛋白酶提供适宜的 pH 值。③促进食物中蛋白质变性，使之易于消化。④抑菌和杀菌作用。⑤进入小肠后，可促进促胰液素、缩胆囊素等的释放，从而促进胰液、胆汁和小肠液的分泌。⑥酸性环境有助于钙和铁的吸收。若胃酸分泌过少，常引起腹胀、腹泻等消化不良症状；但胃酸过多，对胃和十二指肠黏膜有侵蚀作用，是溃疡病发病的直接原因之一。

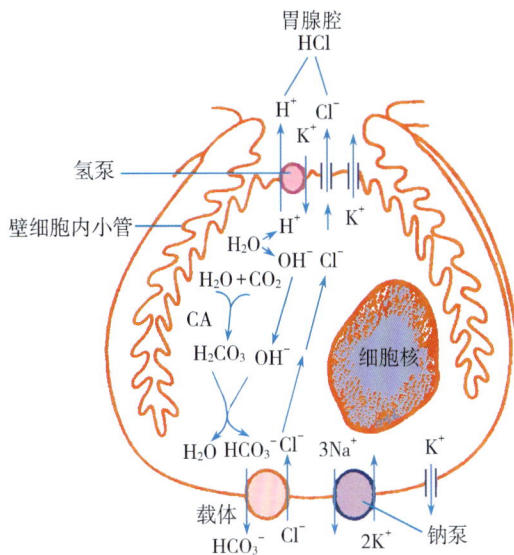

图 6-5 壁细胞分泌盐酸

（2）**胃蛋白酶原**（pepsinogen） 除主细胞外，颈黏液细胞、贲门腺和幽门腺的黏液细胞及十二指肠近端的腺体也能合成和分泌胃蛋白酶原。无活性的胃蛋白酶原在胃酸或已有活性的胃蛋白酶作用下，被激活成有活性的胃蛋白酶。它能水解食物中的蛋白质，形成胨和胰、少量的多肽及氨基酸。胃蛋白酶的最适 pH 值为 $2.0 \sim 3.5$，当 pH 值升高时，胃蛋白酶的活性便随之降低，当 pH 值大于 5.0 即发生不可逆的变性而失去活性。临床上常采用胃蛋白酶与稀盐酸合用治疗消化不良，可收到较好的效果。

（3）**黏液及胃的屏障** 黏液的主要成分是糖蛋白，有两种类型：①可溶性黏液：由贲门腺、颈黏液细胞、幽门腺分泌，迷走神经兴奋时主要引起可溶性黏液的分泌。②凝胶性黏液：由胃黏膜表面上皮细胞分泌，有较强的黏滞性，其黏稠度为水的 $30 \sim 260$ 倍；胃内的机械性刺激和化学性刺激可使其大量分泌。黏液的主要生理作用是：①黏液具有良好的润滑性，有利于食糜在胃内的运动。②具有保护胃黏膜免受粗硬食物摩擦损伤的功能。③呈中性或弱碱性，可降低胃液的酸度，并减弱胃蛋白酶的活性。④具有较高的黏滞性，形成的黏液层能减慢胃腔中的 H^+ 向胃壁扩散的速度。

胃有两种屏障：①胃黏液屏障：是由大量凝胶黏液和碳酸氢盐共同构成，故也称**黏液 – 碳酸氢盐屏障**（mucus–bicarbonate barrier），此屏障可中和 H^+，不仅避免了 H^+ 对胃黏膜的直接侵蚀作用，也使胃蛋白酶原在胃黏膜上皮细胞侧不能被激活，有效防止了胃蛋白酶对胃黏膜的消化作用（图 6-6）。②胃黏膜屏障：是由胃黏膜上皮细胞的腔面膜和相邻细胞间的紧密连接所构成的生理屏障。该屏障的生理作用是：防止 H^+ 由胃腔向胃黏膜逆向扩散及阻止 Na^+ 从黏膜向胃腔内扩散；并能合成某些物质以增强胃黏膜抵御有害因子侵蚀的能力。

（4）**内因子** 内因子（intrinsic factor）是由壁细胞分泌，分子质量约为 60kD 的糖蛋白。它具有保护维生素 B_{12} 并促进其吸收的作用。内因子有两个活性部位，一个部位可与食物中的维生素 B_{12} 结合，形成复合体，保护维生素 B_{12} 不被水解酶破坏；另一部位可与远端回肠上皮细胞膜上的受体结合而促进维生素 B_{12} 的吸收。若内因子缺乏（如胃大部切除或慢性萎缩性胃炎等），则维生素 B_{12} 吸收不良，可导致红细胞发育障碍而引起巨幼红细胞性贫血。

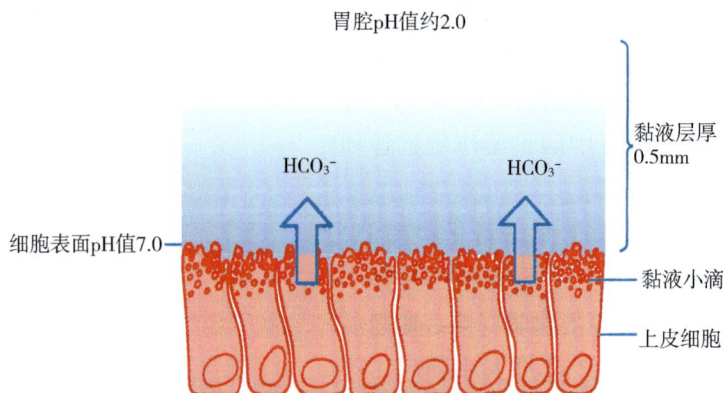

图 6-6 胃黏液-碳酸氢盐屏障模式图

2.胃液分泌的调节 通常将空腹 12～24h 后的胃液分泌称为基础分泌。正常人空腹时胃液分泌量很少，含黏液和少量胃蛋白酶且酸度低。强烈情绪刺激可使消化期间胃液分泌明显增加（高达 20mL/h），含大量胃蛋白酶且酸度高，这可能是应激性溃疡的原因之一。进食后的胃液分泌称为消化期胃液分泌。食物是引起胃液分泌的自然刺激物，进食后在神经体液因素的调节下，胃液大量分泌。

（1）消化期的胃液分泌 一般按感受食物刺激部位将消化期胃液分泌按先后顺序分为头期、胃期和肠期三个期。

1）**头期**（cephalic phase） 胃液分泌由食物刺激头部感受器而引起，故称为头期胃液分泌。其分泌的机制可用"假饲"实验进行分析。

给实验狗造模成食管瘘和胃瘘（图 6-7）。实验时给狗进食，食物经口腔入食管后，随即从食管瘘流出体外，并未进入胃内，只是刺激头部的感受器，却引起了大量胃液分泌（由胃瘘收集胃液）。头期胃液分泌包括条件反射和非条件反射两种机制。与食物有关的形象、气味、声音等刺激了视、嗅、听感受器，通过迷走神经传出所引起的胃液分泌，属于条件反射性分泌。食物刺激口腔、咽、喉等处的化学和机械感受器引起的胃液分泌属于非条件反射性分泌，传出神经是迷走神经。若切断迷走神经，则头期胃液分泌消失。迷走神经兴奋时，一方面通过胆碱能节后纤维直接引起胃腺分泌；另一方面还可通过非胆碱能节后纤维兴奋胃窦 G 细胞分泌促胃液素，间接刺激胃腺分泌。目前认为，支配 G 细胞的迷走神经节后纤维释放的是**促胃液素释放肽**（gastrin-releasing peptide，GRP，也称铃蟾素）。因此，头期的胃液分泌，既有神经调节，又有体液调节。

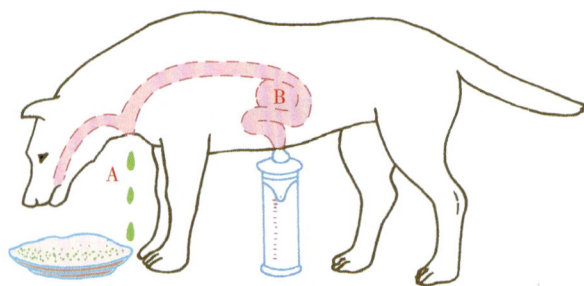

图 6-7 假饲实验方法示意图

A：食管瘘；B：胃瘘

头期胃液分泌的特点是：①潜伏期短（5～10min），持续时间长（2～4h）。②胃液分泌量大，酸度及胃蛋白酶原含量均很高。③其分泌反应的强弱与情绪、食欲有关。

2）**胃期**（gastric phase） 胃期胃液分泌是指食物入胃后对胃产生机械性和化学性刺激引起的胃液分泌。其主要途径为：①食物机械扩张刺激胃底和胃体部的感受器，通过迷走 – 迷走神经长反射和内在神经丛的短反射引起胃腺分泌或直接或间接通过促胃液素引起胃腺分泌。②食物机械扩张刺激胃幽门部，经内在神经丛作用于胃窦 G 细胞，使之释放促胃液素，引起胃腺分泌。③蛋白质消化产物直接刺激 G 细胞，释放促胃液素，使胃腺分泌增加。

胃期胃液分泌的特点是：分泌的持续时间长，可达 3 ～ 4h；胃液的分泌量大，酸度也很高，但胃蛋白酶原含量比头期少，消化力比头期弱，分泌量占消化期分泌总量的 60%。胃酸的最大分泌率发生在进食后 1h 左右。

胃期胃液分泌可用小胃进行研究。从狗的胃体部分离出一部分，缝合成一个小胃，并以瘘管开口于腹壁皮外，用以收集纯净的胃液。另外，将主胃切口缝合，仍与食管和小肠相通，进行正常消化，同时也以瘘管开口于腹壁皮外，以便通过瘘管给胃以各种刺激。主胃与小胃互不相通。当悄悄地把食物直接由胃瘘放入主胃 30min 后，小胃就有大量胃液分泌出来，而且可持续数小时。

3）**肠期**（intestinal phase） 食糜进入小肠后，刺激肠道感受器引起胃液分泌，称为肠期胃液分泌。它由食糜对肠壁的机械扩张和化学刺激所引起。由于切断支配胃的自主神经后，食糜作用于小肠仍可引起胃液分泌，提示肠期胃液分泌主要是通过体液调节机制实现的。十二指肠黏膜分泌的促胃液素和小肠黏膜释放的肠泌酸素可促使胃液分泌。

肠期胃液分泌的特点：总酸度和胃蛋白酶含量均较低，分泌量只占消化期胃液分泌总量的 10%。肠期胃液分泌量少，与食物在小肠内同时还促进许多抑制胃液分泌的调节机制有关。

总结胃液分泌的三个时期（图 6-8），以头期、胃期分泌量最多，作用也最重要，而肠期的分泌则较次要。在胃液分泌的调节中，头期以神经调节为主，胃期以内在神经丛和促胃液素的调节作用较为重要，肠期则主要是体液调节起作用。

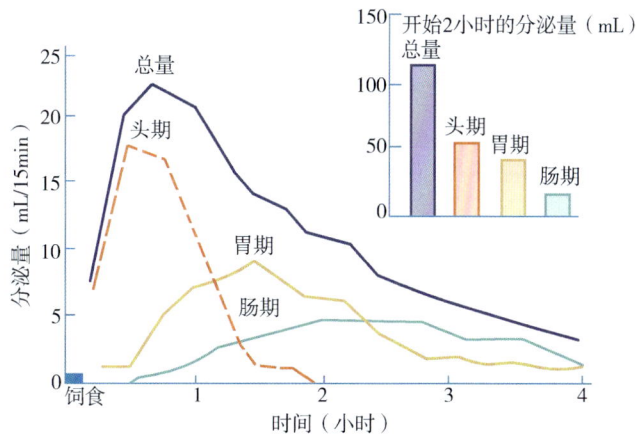

图 6-8 胃液分泌三个时相的相对关系

（2）影响胃酸分泌的主要内源性物质

1）**乙酰胆碱** 它是支配胃的大部分迷走神经的末梢和部分肠壁内在神经末梢释放的递质。乙酰胆碱直接或间接通过兴奋 G 细胞释放促胃液素刺激壁细胞引起胃酸分泌。

2）**促胃液素**（gastrin） 属于肽类激素，由胃窦和上段小肠黏膜中 G 细胞合成并释放，经血液循环作用于壁细胞，引起胃酸分泌。

3）**组胺**（histamine） 由胃泌酸区黏膜中的**肠嗜铬样**（enterochromaffin–like，ECL）细胞分

泌。它具有很强的刺激胃酸分泌的作用。组胺释放后，可通过旁分泌途径扩散到邻近的壁细胞，与壁细胞上的组胺的 H_2 受体结合，促使胃酸分泌。

现已证明，ECL 细胞上存在促胃液素受体和胆碱受体，促胃液素和乙酰胆碱可通过作用于各自的受体引起 ECL 细胞释放组胺而调节胃酸分泌。

以上三种内源性泌酸物质在壁细胞上都有各自的受体，因此都可独立刺激壁细胞分泌盐酸。另外，三者又互相影响、互相加强，其中组胺起着关键作用。临床上应用 H_2 受体阻断剂雷尼替丁可拮抗组胺的泌酸作用，减少胃酸分泌，治疗某些消化性溃疡。

4）生长抑素 由胃窦、胃底以及小肠黏膜内的 D 细胞所释放，对胃酸分泌的抑制作用很强。生长抑素可通过直接抑制壁细胞泌酸、抑制 G 细胞分泌促胃液素及抑制肥大细胞释放组胺等多种途径使胃酸分泌减少。在离体灌流的胃，生长抑素抗血清能明显促进胃酸分泌，表明正常情况下，生长抑素对促胃液素、组胺等引起的胃酸分泌有紧张性的抑制作用。

（3）抑制胃液分泌的胃肠道因素 进食后引起胃酸分泌的决定因素是胃内 pH 值变化及进入十二指肠内食糜的性质。当胃窦 pH 值降至 ≤ 2.0 时，胃内的 HCl 可直接抑制壁细胞或通过抑制 G 细胞释放促胃液素和刺激 D 细胞释放生长抑素，而抑制盐酸的分泌。另外，迷走神经兴奋及促胃液素可促进胃黏膜释放前列腺素，抑制胃液分泌。

食糜进入小肠后对胃液分泌的刺激作用是间断而短暂的。其抑制作用主要由十二指肠及空肠上段内的盐酸、脂肪消化产物及高张溶液引起。十二指肠内酸性溶液（pH 值 ≤ 2.5）对胃酸抑制是通过迷走 – 迷走反射、局部神经丛反射，以及刺激十二指肠球部黏膜释放促胰液素和**球抑胃素**（bulbogastrone）实现的。促胰液素可通过血液循环作用于胃窦的 G 细胞，抑制促胃液素释放，并降低壁细胞对促分泌物质的反应。球抑胃素可直接抑制壁细胞分泌。脂肪酸刺激小肠释放的一种**肠抑胃素**（enterogastrone）通过血液循环作用于胃腺发挥作用。目前认为：肠抑胃素是包含多种抑制胃酸分泌的激素混合物。十二指肠内的高张溶液可刺激小肠内渗透压感受器，通过肠 – 胃反射及刺激小肠黏膜释放肠抑胃素而抑制胃液分泌。

（二）胃的运动及其调节

胃的运动实现食物在胃内的机械性消化。在消化间期，胃并无明显的运动，只是在进食后的消化期，胃的运动才明显加强。

胃运动的生理功能：①容纳和贮存食物。②对食物进行机械性消化，使食物形成食糜，利于食糜与胃液的混合。③推送食糜进入十二指肠，尤其胃的远端尾区有加速排空的作用。

1. 胃运动的主要形式

（1）容受性舒张 当咀嚼和吞咽食物时，食物刺激口腔、咽、食管等处感受器，反射性引起胃底和胃体平滑肌的舒张，称为**容受性舒张**（receptive relaxation）。它能使胃容量增加而胃内压变化不大，以完成容纳和贮存食物的功能。

胃容受性舒张由迷走 – 迷走反射中迷走神经的抑制性传出神经纤维完成。末梢递质可能是某种肽类物质或 NO。

（2）紧张性收缩 紧张性收缩是指胃壁平滑肌经常处于微弱的持续收缩状态。它既维持胃的形态位置，又使胃内有一定压力，从而有助于胃内消化。如胃的紧张性收缩降低过度，会引起胃下垂或胃扩张，导致消化功能障碍。

（3）蠕动 食物入胃后约 5min，蠕动从胃中部开始，约 3 次 / 分，需 1min 左右到达幽门。通过蠕动，进一步研磨食物，并与胃液充分混合。越近幽门，蠕动越强，可将 1 ～ 2mL 食糜推入十二指肠。迷走神经兴奋、促胃液素和胃动素等可使胃蠕动增强；而交感神经兴奋、促胰液素和抑胃肽等则使之减弱。

2. 胃排空及其控制 胃内食糜进入十二指肠的过程称为**胃排空**（gastric emptying）。胃排空的动力来源于胃运动（主要为蠕动）。胃排空一般在食物入胃后 5min 开始，排空的速度与食物的理化性状和化学组成有关。一般而言，稀流体食物比稠团块食物快；三种主要营养食物中，糖类最快，蛋白质次之，脂肪最慢。对于混合性食物，由胃完全排空通常需要 4～6h。

胃排空受胃内和十二指肠内两方面因素的控制：胃内因素可促进胃排空，十二指肠内因素可抑制胃排空。两个因素互相消长，使胃排空间断进行，以更好地适应十二指肠内消化和吸收的速度。

（1）胃内促进排空的因素 胃内容物作为扩张胃的机械刺激，通过壁内神经反射或迷走－迷走反射加强胃运动，使胃内压升高，当胃内压大于十二指肠内压时，食糜即可排入十二指肠。胃内食物量的扩张刺激和某些化学成分，引起胃窦黏膜释放促胃液素，也使胃运动增强，促进胃排空。

（2）十二指肠内抑制胃排空的因素 食糜的充胀作用以及酸、脂肪、渗透压等刺激十二指肠壁上的机械和化学感受器，反射性地抑制胃运动，延缓胃排空。这种反射称为**肠－胃反射**（entero-gastric reflex）。另一方面，食糜中的酸和脂肪还可刺激小肠黏膜释放促胰液素、抑胃肽等，抑制胃运动，延缓胃排空。

3. 呕吐 呕吐（vomiting）是指胃肠的内容物通过食管逆流出口腔的一种反射动作。在解剖和功能上，呕吐中枢与呼吸中枢、心血管中枢均有密切联系，因而呕吐中枢兴奋时常能影响它们的活动，产生呼吸和心血管方面的反应。

呕吐是一种具有保护意义的防御反射，可将胃内有害的物质排出。临床上对食物中毒的患者，可借助催吐方法把胃内有毒物质排出。但剧烈而频繁的呕吐会影响进食和正常的消化功能，由于大量的消化液丢失，可导致体内水盐代谢和酸碱平衡失调。

机械性或化学性刺激作用于舌根、咽部、胃、大小肠、胆总管、腹膜、泌尿生殖器等处的感受器均可引起呕吐；视觉、内耳前庭的位置感觉发生改变及颅内压的增高等刺激，也可引起呕吐。

三、小肠内的消化

小肠内消化是整个消化过程中最重要的阶段。食糜在小肠内停留 3～8h，经胰液、胆汁和小肠液的化学消化和小肠运动的机械消化后，变成小分子物质而被小肠吸收，未被消化的食物残渣则进入大肠。因此食物通过小肠后，已基本完成了消化和吸收过程。

（一）胰液的分泌

胰腺分为外分泌部和内分泌部。**胰液**（pancreatic juice）由胰腺外分泌部的腺泡细胞和导管细胞分泌，经胰腺导管排入十二指肠。胰液是最重要的消化液。

《难经·四十二难》曰："脾重二斤三两，扁广三寸，长五寸，有散膏半斤，主裹血，温五脏。"其所指散膏即为胰腺。

1. 胰液的性质、成分和作用 胰液为无色透明的碱性液体（pH 值 7.8～8.4）。正常成年人每天分泌量为 1～2L。胰液中，无机物主要有水、碳酸氢盐和 Na^+、K^+、Cl^- 等离子，主要由导管细胞分泌；有机物主要有多种消化酶，由腺泡细胞分泌。

胰液的主要作用：①中和进入十二指肠的胃酸。②为小肠中各种酶的活动提供弱碱性环境。③胰液中各种酶分别对食物中各种物质进行分解。

（1）**碳酸氢盐**（bicarbonate） 碳酸氢盐是胰液中最主要的无机盐，是由胰腺内的小导管细胞分泌。导管细胞内含有大量碳酸酐酶，它可催化 CO_2 和水形成 H_2CO_3，再解离成 HCO_3^- 和 H^+。HCO_3^- 则可中和胃酸，并提供弱碱性 pH 值环境。

（2）**胰淀粉酶**（pancreatic amylase） 胰淀粉酶以活性形式分泌，是一种 α 淀粉酶，能水解淀粉、糖原和大部分其他碳水化合物（纤维素除外），成为双糖（麦芽糖）和少量的单糖。其水解淀粉的效率很高，与淀粉接触 10min，即可把淀粉完全水解，胰淀粉酶作用的最适 pH 值为 6.7～7.0。

（3）**胰脂肪酶**（lipase） 在**辅脂酶**（colipase）的帮助下，胰脂肪酶可将甘油三酯分解为脂肪酸、甘油单酯和甘油。最适 pH 值为 7.5～8.5。

近年的研究发现，胰液中还存在辅脂酶，它是胰腺分泌的一种小分子蛋白质，在胰腺腺泡中以酶原形式合成和释放，被胰蛋白酶激活后与胰脂肪酶在甘油三酯的表面形成一种高亲和力的复合物，牢固地附着在脂肪微滴表面，防止**胆盐**（bile salts）将脂肪酶从脂肪表面置换下来，同时也有助于脂肪酶对脂肪的水解作用。

胰腺还分泌胆固醇酯酶和磷脂酶 A_2，它们分别水解胆固醇酯和磷脂。

（4）**胰蛋白酶原和糜蛋白酶原** 胰腺腺泡细胞分泌无活性的蛋白酶原。胰液流入肠腔后，**胰蛋白酶原**（trypsinogen）经小肠液中**肠激酶**（enterokinase）、盐酸、组织液和胰蛋白酶本身激活为具有活性的**胰蛋白酶**（trypsin）。**糜蛋白酶原**（chymotrypsinogen）在胰蛋白酶作用下转化成有活性的**糜蛋白酶**（chymotrypsin）。

胰蛋白酶和糜蛋白酶的作用极相似，能将蛋白质分解为䏥、胨和多肽，当两种酶同时作用时，可将蛋白质消化为小分子多肽和氨基酸。

胰液中还有羧基肽酶、核糖核酸酶、脱氧核糖核酸酶等。羧基肽酶作用于多肽使之成为氨基酸。后两种酶可使相应的核酸水解为单核苷酸。

由于胰液中含有水解三大类主要营养物质的消化酶，因而是所有消化液中消化食物最全面、消化力最强的一种。临床上，若胰液分泌障碍，即使其他消化腺分泌正常，食物中的脂肪和蛋白质也不能被完全消化，但糖类的消化和吸收一般不受影响。

2. 胰液分泌的调节 在非消化期，胰液分泌很少，进食后胰液开始分泌或分泌增加。进食后胰液分泌受神经和体液双重控制。

（1）神经调节 食物的性状、气味及食物对口腔、胃和小肠的刺激，可通过神经反射（包括条件反射和非条件反射）引起胰液分泌。反射的传出神经主要是迷走神经。迷走神经可通过其末梢释放乙酰胆碱直接作用于胰腺，也可通过促胃液素的释放，间接引起胰腺分泌。由于迷走神经主要作用于胰腺腺泡细胞，故迷走神经兴奋引起胰液分泌的特点是：水分和碳酸氢盐含量很少，而酶的含量较丰富。

（2）体液调节 调节胰液分泌的体液因素主要有促胰液素和缩胆囊素。

1）促胰液素 由小肠黏膜 S 细胞分泌。促胰液素通过血液循环作用于胰腺导管细胞，使其分泌大量的 H_2O 和 HCO_3^-，因而使胰液分泌量大为增加，而酶的含量较低。

2）缩胆囊素 由小肠黏膜 I 细胞分泌。缩胆囊素可直接作用于胰腺腺泡细胞上的 CCK 受体引起胰液分泌。该胰液的特点：HCO_3^-、水较少，酶含量高，较黏稠，消化力强。

胃肠激素之间、激素与神经因素之间的相互加强作用对进食后胰液的分泌有重要意义。同时，体内有许多抑制胰液分泌的因素，如 PP、胰高血糖素、SS 等。正常情况下，调节胰液分泌的刺激因素和抑制因素相互作用，使胰液分泌处于相对稳定水平。

（二）胆汁的分泌和排出

胆汁（bile）由肝细胞持续生成和分泌。在非消化期，胆汁由肝管、胆囊管转入胆囊贮存；在消化期，胆汁可直接由肝以及胆囊排出，进入十二指肠。

中医学的"胆"与现代医学的胆囊在形态学方面相似。"胆与肝相连，附于肝之短叶间"，互为表里。《东医宝鉴》曰："肝之余气，泄于胆，聚而成精。"

1. 胆汁的性质、成分　胆汁是由肝细胞分泌的，味苦有色。胆汁可分为**肝胆汁**（hepatic bile）和**胆囊胆汁**（gall bladder bile）。肝胆汁呈金黄色，透明清亮，pH 值 7.4，成年人每天分泌量约 1L。胆囊胆汁因浓缩，颜色变深为黄绿色，pH 值 6.8（因 HCO_3^- 被吸收）。胆汁中的无机物为 Na^+、K^+、Cl^- 和 HCO_3^- 等，有机物主要是胆盐、胆色素、胆固醇和卵磷脂，不含消化酶。与消化功能有关的是胆盐，它是结合**胆汁酸**（bile acid）所形成的钠盐。胆色素是血红蛋白的分解产物，包括胆红素和它的氧化物胆绿素。胆色素的种类和浓度决定了胆汁的颜色。当血液中胆色素过多时可出现黄疸。胆固醇是肝脏脂肪代谢的产物，是胆汁酸的前身。在胆汁中，卵磷脂与胆盐形成微胶粒，胆固醇溶于其中，卵磷脂是胆固醇的有效溶剂，胆汁中的胆盐、卵磷脂和胆固醇保持适当比例，使胆固醇呈溶解状态。当胆固醇过多或卵磷脂减少时，胆固醇可沉积而形成结石。

2. 胆盐的作用　胆盐对脂肪消化和吸收具重要意义：①胆盐可降低脂肪表面张力，使脂肪乳化成微滴，分散于水溶液中，增加胰脂肪酶作用的面积。②胆盐达到一定浓度后，可聚合成微胶粒，脂肪酸、甘油单酯等可渗入微胶粒中而形成水溶性复合物，能促进胆固醇和脂肪酸以及脂溶性维生素 A、D、E、K 的吸收。胆盐缺乏将影响脂肪的消化和吸收，甚至引起脂肪性腹泻。③胆盐由肝细胞分泌排入小肠后，90% 以上由回肠末端吸收，经门静脉回肝脏，再组成胆汁重新分泌入肠，这一过程称为**胆盐的肠肝循环**（enterohepatic circulation of bile salt）。返回肝脏的胆盐一方面刺激肝细胞再分泌胆汁，另一方面可作为合成胆汁的原料。每次进餐后可进行 2～3 次肠肝循环，每循环一次约丧失 5% 胆盐。但它对胆囊运动无明显作用。

3. 胆汁分泌和排出的调节　胆汁由肝细胞分泌，在非消化期由于奥迪括约肌收缩，胆囊舒张，肝胆汁流入胆囊贮存。进入消化期，胆囊收缩，奥迪括约肌舒张，胆汁（肝胆汁和胆囊胆汁）排放进入十二指肠。

食物进入胃肠道是促进胆汁分泌和排出的自然刺激物，高蛋白食物刺激性最强，其次为高脂肪或混合食物，糖类食物的作用最弱。

（1）神经调节　神经调节对胆汁分泌和排出作用较弱。进食动作或食物对胃和小肠的刺激，可反射性使肝胆汁分泌少量增多，胆囊收缩轻度加强。反射的传出神经是迷走神经，其末梢递质为乙酰胆碱。切断两侧迷走神经或用胆碱能受体阻断剂，均可阻断这种反应。迷走神经还可使促胃液素释放而间接引起肝胆汁分泌和胆囊收缩。

（2）体液调节　参与体液调节的主要有 4 种物质。①胆盐：胆盐的利胆作用最强，可刺激肝细胞分泌胆汁，故在临床上常用作利胆剂。②促胰液素：在调节胆汁分泌的胃肠激素中，促胰液素的作用最明显。促胰液素主要作用于胆管系统，引起胆汁中水和 HCO_3^- 的分泌量增加，胆盐的分泌并不增加。③促胃液素：促胃液素可通过血液循环作用于肝细胞和胆囊，促进肝分泌胆汁和胆囊收缩，也可间接通过刺激胃酸分泌，由胃酸作用于十二指肠黏膜，使之释放促胰液素，引起胆汁分泌。④缩胆囊素：具有强烈收缩胆囊、舒张肝胰壶腹括约肌，从而促进胆囊胆汁排出的作用。临床上为检查胆囊收缩功能，常给受试者食用蛋白质及脂肪食物，以引起缩胆囊素的释放，使胆囊收缩。

（三）小肠液的分泌

小肠内有两种腺体：十二指肠腺和小肠腺。十二指肠腺分布于十二指肠黏膜下层，分泌碱性液体，内含黏蛋白，具有保护十二指肠免受胃酸侵蚀的作用。小肠腺分布于全部小肠黏膜层内，其分泌液是构成小肠液的主要成分。

1. 小肠液的性质、成分　小肠液为一种弱碱性液体，pH 值约为 7.6。成年人每天分泌量为 1～3L。从小肠腺分泌入肠腔的消化酶可能只有肠激酶一种，它能激活胰蛋白酶原。但在肠上皮细胞表面和细胞内存在有多种消化酶，例如能分解小肽为氨基酸的肽酶，把双糖分解为单糖的蔗糖酶、麦芽糖酶、异麦芽糖酶和乳糖酶，少量的肠酯酶等。它们的作用主要是在食物的终产物被吸收前在微绒毛的外表面和细胞内使相应的成分进一步水解。

2. 小肠液的主要作用　①保护作用：十二指肠腺分泌的碱性黏稠黏液有润滑作用，可保护十二指肠黏膜免受胃酸侵蚀；肠上皮细胞分泌的 IgA 可使小肠免受有害抗原物质的侵害；溶菌酶可溶解肠壁内的细菌。②消化作用：弱碱性消化液为小肠上皮细胞的刷状缘和上皮细胞内的多种消化酶提供适宜 pH 值环境。肠激酶可激活胰蛋白酶原成胰蛋白酶，促进蛋白质消化。小肠液中还有能分解小肽为氨基酸的肽酶，把双糖分解为单糖的蔗糖酶、麦芽糖酶、乳糖酶等，还有少量的肠酯酶。它们的作用是使各食物成分进一步水解，充分消化。③稀释作用：大量的小肠液可稀释肠内消化产物，使其渗透压降低，有利于消化产物的消化和吸收。

3. 小肠液分泌的调节　小肠液在不同条件下分泌量变化很大。一般认为，由局部机械、化学刺激通过内在神经丛的局部反射所调控。促胃液素、促胰液素和血管活性肠肽等胃肠激素都有一定的刺激小肠液分泌的作用。

（四）小肠的运动

小肠平滑肌有内层较厚的环行肌和外层较薄的纵行肌，小肠运动就是靠这两层平滑肌的舒缩活动来完成的。空腹时，小肠运动很弱，进食后逐渐增强。

1. 小肠运动的形式

（1）紧张性收缩　平滑肌的紧张性收缩是小肠保持其基本形状、进行其他形式运动的基础。当小肠平滑肌的紧张性收缩增强时，有利于小肠内容物的混合和运送。

（2）分节运动　分节运动（segmentation contraction）是小肠特有的运动形式，是小肠环行肌的节律性收缩和舒张运动，空腹时几乎不存在，进食后分节运动才逐步增强。在有食糜的一段肠管上，环行肌以一定的间隔在许多点同时收缩或舒张，因此把有食糜的肠管分成许多节段。数秒钟后，收缩处与舒张处交替，原收缩处舒张，而原舒张处收缩，使原来的节段又分为两半，邻近的两半又混合成一新的节段，如此反复循环（图 6-9）。分节运动的作用是：①使消化液与食糜充分混合，有利于消化酶对食物进行消化。②延长食糜在小肠内停留时间，增大食糜与小肠黏膜接触面积，促进消化分解产物的吸收。③挤压肠壁，可促进血液和淋巴液回流，有助于吸收。

（3）蠕动　蠕动是由小肠的环行肌和纵行肌由上而下依次发生的推进性收缩运动。在小肠的任何部位均可发生蠕动，其速度为 0.5～2.0cm/s，近端小肠的蠕动速度较快，远端小肠的蠕动速度较慢。小肠的蠕动很弱，通常仅蠕动 3～5cm 便消失。实际上，小肠内食糜的净移动平均仅为 1cm/min，因此，食糜从幽门部移动到回盲瓣历时 3～5h。小肠蠕动的意义在于推进食糜，使受分节运动作用过的食糜到达一个新的肠段，再继续进行分节运动。小肠蠕动时，可推动肠管内气体发出声音，在腹部用听诊器可以听到，称肠鸣音，它可作为临床手术后肠运动功能恢复的指征。腹泻时肠蠕动增强，肠鸣音亢进；肠麻痹时，肠鸣音减弱或消失。

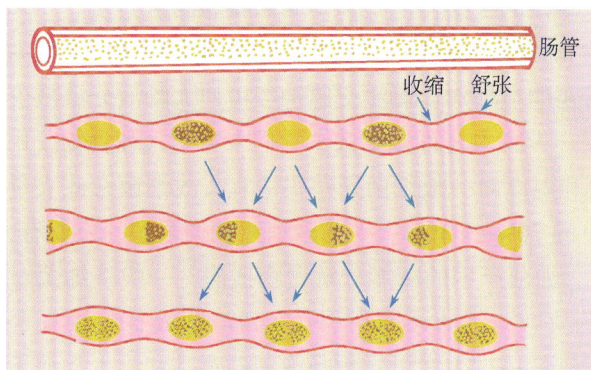

图 6-9　小肠分节运动模式图

小肠还有一种强有力、快速、传播远（2～25cm/s）的蠕动，称为蠕动冲。它可将食糜从小肠始段推送到末端，甚至到达大肠。它的生理意义是迅速清除食糜中有害刺激物或解除肠管的过度扩张。蠕动冲可能是由进食的吞咽动作或食糜进入十二指肠所引起的。

2. 小肠运动的调节　小肠的运动主要受肠肌间神经丛的调节，食糜对肠黏膜的机械性和化学性刺激可通过局部神经丛反射引起小肠蠕动加强。在整体情况下，外来神经也可调节小肠的运动，一般副交感神经的兴奋能加强小肠运动，交感神经兴奋则产生抑制作用。促胃液素、5-HT、CCK 和胃动素等体液因素也可促进小肠的运动；而促胰液素、胰高血糖素、血管活性肠肽、肾上腺素和抑胃肽等则抑制小肠运动。

3. 回盲括约肌的功能　在回肠末端与盲肠交界处，环行肌明显增厚，具有括约肌的作用，称为回盲括约肌。平时回盲括约肌保持轻度的收缩，可防止回肠内容物过快进入大肠，而延长食糜在小肠内的停留时间，有利于小肠内容物的完全消化和吸收。当蠕动波到达回肠末端时，回盲括约肌舒张，约有 4mL 食糜从回肠排入结肠。此外，回盲括约肌还具有活瓣样作用，可阻止大肠内容物向回肠倒流，保护小肠免遭细菌侵害。

回盲括约肌的收缩和舒张主要由局部反射引起。对盲肠黏膜的机械或充胀刺激，可通过局部反射，引起括约肌收缩，压力升高，延缓食糜通过；扩张回肠末端则引起括约肌舒张。进食时，食物入胃，通过胃－回肠反射引起回肠蠕动，当蠕动波到达回肠末端数厘米时，回盲括约肌舒张，可推送食糜入结肠。

四、大肠的功能

人类的大肠是消化道的末端，没有重要的消化功能。其主要生理功能是：①吸收水和电解质，参与机体对水、电解质平衡的调节。②吸收由结肠内微生物产生的 B 族维生素和维生素 K。③完成对食物残渣的加工，形成粪便，并暂时贮存，并最终排出体外。

大肠接受经过小肠消化与吸收所剩下的食物残渣，再吸收其中多余的水液，形成粪便经肛门排出体外。这种接上传下并将糟粕化为粪便的功能，在《素问·灵兰秘典论》中称为："大肠者，传道之官，变化出焉。"

（一）大肠液的分泌及大肠内细菌的作用

1. 大肠液的分泌及调节 大肠黏膜分泌少量黏稠的碱性（pH 值 8.3 ～ 8.4）液体，其主要成分是黏液和碳酸氢盐。大肠液的主要作用是保护肠黏膜和润滑粪便。

大肠液的分泌是由食物残渣对肠壁的直接机械刺激或局部神经丛反射所引起。刺激副交感神经（盆神经）引起黏液分泌明显增加，刺激交感神经可使大肠液分泌减少。

2. 大肠内细菌的作用 大肠内有许多细菌，它们来自空气和食物，由口腔经胃、小肠进入大肠，由于大肠内的 pH 值和温度对一般细菌繁殖很适宜，故细菌在此大量繁殖。据估计，粪便中死的和活的细菌占粪干重的 20% ～ 30%。大肠内细菌种类很多，主要有大肠杆菌、葡萄球菌等，总称为"肠道常居菌种"。细菌产生的酶能分解食物残渣。一般将细菌对糖和脂肪的分解称为发酵，对蛋白质的分解称为腐败。细菌还能利用食物残渣合成 B 族维生素和维生素 K，它们经肠壁吸收后被人体利用。长期应用抗生素可导致肠内菌群紊乱和维生素缺乏。

（二）大肠运动和排便反射

1. 大肠运动的形式 大肠的运动少而慢，对刺激反应也迟缓，这一特点有利于粪便在大肠内暂时贮存。

（1）分节或多袋推进运动 分节或多袋推进运动是靠环行肌有规则的收缩完成的。若一个结肠袋收缩将其内容物推送到邻近肠段，称为分节推进运动；若一段结肠内多个结肠袋协同收缩，使内容物向远端推送，称为多袋推进运动。这类推进运动主要见于进食后或副交感神经兴奋时。

（2）袋状往返运动 由环行肌无规律收缩引起。它可使结肠黏膜折叠成袋，并使袋内容物向两个方向做短距离运动，但不向前推进。这种运动可使肠内容物得到充分混合，是空腹时的一种常见运动形式。

（3）集团蠕动 大肠的蠕动是将肠内容物向远端推送的主要动力。大肠还有一种进行很快且前进很远的蠕动，称为集团蠕动。它通常开始于横结肠，将一部分大肠内容物推送至降结肠或乙状结肠。集团蠕动常见于进食后，最常发生在早餐后 60min 内，可能是食物充胀胃或十二指肠，通过胃 - 结肠反射或十二指肠 - 结肠反射所致。其作用是将结肠内容物迅速向肛门端推进，当推至直肠时，可产生便意。现将上述主要消化器官的运动形式及其生理意义总结归纳为表 6-4。

表 6-4 主要消化器官的运动形式及其生理意义

消化器官	运动形式	生理意义
口腔	咀嚼、吞咽	切割、磨碎食物；使食物与唾液混合形成食团，将食团推送入胃
胃	容受性舒张	容纳和储存食物
	紧张性收缩	形成一定的胃内压；保持胃的形状和位置
	蠕动	搅拌和研磨食物，使食物与胃液混合；实现胃排空
小肠	紧张性收缩	是小肠其他运动形式的基础
	分节运动	使食糜与消化液充分混合；促进血液和淋巴回流，以利于吸收
	蠕动	缓慢推进肠内容物
	蠕动冲	快速推进肠内容物
	逆蠕动	使食物反向运动，有利于消化与吸收；延长食糜在小肠内停留时间

续表

消化器官	运动形式	生理意义
大肠	袋状往返运动	使结肠袋内容物双向短距离移动
	多袋推进运动	使肠内容物向下一节段推进
	蠕动	推进肠内容物，速度慢、距离短
	集团蠕动	推进肠内容物，速度快、距离远

2. 排便反射　食物残渣在大肠内停留时间可达 10h 以上，其中大部分水分被大肠黏膜吸收，同时经过大肠内细菌的发酵与腐败作用，最后形成粪便。粪便除食物残渣外，还包括脱落的肠上皮细胞、粪胆色素、大量的细菌和一些盐类。

人直肠内通常没有粪便。当粪便进入直肠时，刺激直肠壁内机械感受器，冲动经盆神经和腹下神经传至脊髓腰骶段初级排便中枢，同时上传到大脑皮层，引起便意和排便反射。这时，传出冲动经盆神经使降结肠、乙状结肠和直肠收缩，肛门内括约肌舒张；与此同时，阴部神经传出冲动减少，肛门外括约肌舒张，使粪便排出体外。此外，排便时腹肌和膈肌也发生收缩，使腹内压增加，促进粪便排出。

由于排便动作受大脑皮层控制，人们可以用意识来加强或抑制排便。若对便意经常予以抑制，则可使直肠壁对粪便压力的刺激敏感性降低。如果粪便在大肠内停留时间过久，水分吸收过多而变干硬，则引起排便困难，这是产生便秘的最常见原因之一。

食物中的纤维素对大肠的运动有一定的促进作用。这是由于多糖纤维能与水结合形成凝胶，从而限制水被吸收，并可使肠内容物膨胀，增加粪便容积；同时纤维能引起肠运动，缩短粪便在大肠内停留的时间，可促进排便，防止便秘。此外，纤维素可降低食物中的热量比率，减少含能物质的摄取，防止营养摄入过多。

第三节　肝脏的生理功能

肝脏是人体内最大的腺体器官，参与机体的消化、代谢、排泄、解毒和免疫等许多过程，其中以代谢功能最为重要。

中医学"肝"的主要功能是"肝藏血"和"主疏泄"，其余如"肝主筋""其华在爪""肝开窍于目""肝受血而能视"等都是其主要功能的延伸。中医学的"肝"在"主疏泄"及"藏血"的功能方面，与现代医学的肝脏生理功能有相似之处。

一、肝脏的功能特点

肝脏的许多功能与其血液循环特点和所含酶类密切相关。

1. 肝脏血流的特点　肝脏的血液供应极为丰富，成人肝血流量约占心输出量的 1/4。其血液有门静脉和肝动脉双重来源，两种血液在窦状隙内混合从小叶周边流向中央，汇入中央静脉。进入肝脏的血流量为 1000 ～ 1200mL/min，汇集来自腹腔内脏的血液，内含从胃肠道中吸收入血的大量营养物质，将在肝内代谢、贮存或转运；门静脉血中的有害物质及微生物抗原性物质也将在肝内被解毒或清除。由肝动脉流入肝脏的血液约为 800mL/min，含有充足的氧，是肝脏耗氧的半数来源。门静脉和肝动脉的终支均流入肝血窦，肝血窦是肝小叶内血液流通的管道。正常情况下肝血窦可储存一定量的血液，在机体失血时，可从窦内排出较多血液，以代偿循环血量的不足。

2. 肝脏酶学的特点　肝是人体内含酶最丰富的器官，可见到几乎体内所有的酶类，因此，肝内各种代谢活动十分活跃。肝内酶蛋白含量约占肝总蛋白含量的 2/3，大致可分为两类：①肝内和肝外同时存在的酶：如磷酸化酶、碱性磷酸酶、组织蛋白酶、转氨酶、核酸酶和胆碱酯酶等。②仅在肝内存在的酶：如组氨酸酶、山梨醇脱氢酶、精氨酸酶、鸟氨酸氨基甲酰转移酶等。

二、肝脏的主要功能

肝脏具有分泌胆汁、吞噬和防御、合成凝血因子、调节血容量及水电解质平衡、产生热量等多种生理功能。胚胎期的肝脏还具有造血功能。

（一）肝脏分泌胆汁的作用

肝细胞能够不断地生成胆汁酸和分泌胆汁。胆汁可促进脂肪在小肠内的消化和吸收。如胆汁缺乏，摄入的脂肪将有 40% 从粪便中丢失，且还伴有脂溶性维生素的吸收不良。

（二）肝脏对物质代谢的作用

几乎所有营养物质的代谢都需要肝脏参与。

1. 糖代谢　单糖经小肠黏膜吸收后，由门静脉到达肝脏，在肝内转变为肝糖原而储存。成年人肝内约含 100g 肝糖原，仅够禁食 24h 内用。当血糖浓度超过正常时，葡萄糖合成糖原增加；当血糖浓度低于正常时，贮存的肝糖原立刻分解为葡萄糖进入血液，以提高血糖水平。此外，许多非糖物质如蛋白质分解产物氨基酸、脂肪分解产物甘油等在肝内通过糖异生转变为糖，而葡萄糖也可在肝内转变为脂肪酸和某些氨基酸。

2. 蛋白质代谢　由消化道吸收的氨基酸通过肝脏时，仅约 20% 不经过任何化学反应而入体循环到达各组织，而大部分的氨基酸则在肝内进行蛋白质合成、脱氨、转氨等作用。肝脏是合成血浆蛋白质的主要场所，而血浆蛋白质是维持血浆胶体渗透压的主要成分，若血浆蛋白质减少，可引起组织水肿。许多凝血因子的主要合成部位也是肝脏，如纤维蛋白原、凝血酶原等，肝病时可引起凝血时间延长和发生出血倾向。蛋白质氧化、脱氨作用也主要在肝内进行，脱氨后所生成的氨可转变为尿素由尿液排出，这对于维持机体内环境稳态有着重要意义。

3. 脂类代谢　肝脏是脂类代谢的主要场所和脂肪运输的枢纽，能够合成和贮存各种脂类，部分供应自身需要，主要满足全身脏器的需求。饥饿时，贮存的体脂先被运送到肝脏，然后进行分解，转化为机体利用的能量。在肝内中性脂肪可水解为甘油和脂肪酸，此反应可被肝脂肪酶加速，甘油可通过糖代谢途径被利用，而脂肪酸完全被氧化为 CO_2 和水。

（三）肝脏的解毒作用

肝脏是人体内主要的解毒器官，对机体的保护作用极为重要。有毒物质在肝脏经过氧化、甲基化及结合反应等，使毒物转化为比较无毒的或溶解度大的物质，随胆汁或尿液排出体外。

1. 排泄胆红素　胆红素是胆色素的一种，是体内铁卟啉化合物主要代谢产物，有毒性，对神经系统有不可逆性损害。胆红素是临床上判定黄疸的重要依据，也是肝功能的重要指标。胆红素经过肝脏时能结合葡萄糖醛酸形成水性结合胆红素并分泌进入毛细胆管，由胆汁排出。肠内细菌降解胆红素形成尿胆素原，尿胆素原在肠中重吸收，部分从尿液中排泄。尿液的颜色取决于被氧化的尿胆素原（尿胆素）。临床上常见肝脏不能清除血液中的胆红素，皮肤就会显现出特有的颜色，称为黄疸。

2. 肝脏的解毒功能 肝脏解毒的方式有：①化学作用：通过氧化、还原、分解、结合和脱氨等作用，其中结合作用是一种重要方式。毒物在肝内与葡萄糖醛酸、硫酸、氨基酸等结合后变为无害物质，随尿排出。体内氨基酸脱氨和肠道内细菌分解含氮物质时所产生的氨，是有害的代谢产物，氨的解毒主要是在肝内合成尿素，随尿排出。当肝功能衰竭时血氨含量升高，可导致肝性脑病。②分泌作用：一些重金属如汞，以及来自肠道的细菌可随胆汁分泌排出。③蓄积作用：某些生物碱，如士的宁和吗啡，可在肝脏蓄积，然后逐渐小量释放，以减少中毒程度。④吞噬作用：肝血窦的内皮层含有大量**枯否细胞**（Kupffer cell），具有很强的吞噬能力，能吞噬血液中的异物、细菌及其他颗粒。据估计，门静脉血液中的细菌有 99% 在经过肝血窦时被吞噬。

（四）肝脏对激素代谢的作用

肝脏是许多激素生物转化、灭活或排泄的重要场所。许多激素如雌激素、雄激素、甲状腺激素、胰岛素、肾上腺皮质激素等，在肝脏内经类似上述方法处理后被灭活、降解，随胆汁排泄。如某些肝病患者可因雌激素灭活障碍而在体内积蓄，引起性征改变；醛固酮和抗利尿激素灭活的障碍可引起钠和水在体内潴留。

三、肝脏的贮备功能及肝脏的再生

成熟的肝细胞呈静息而又高度分化状态，具有强大的功能贮备和再生能力。动物实验证明，当肝被切除 70% ～ 80% 后，并不显示出明显生理功能紊乱，而且残余肝脏可生长至原有的重量和体积后停止，这称为肝脏的再生。肝脏再生机制目前尚不清楚，可能与肝脏内两种物质有关：一种能够刺激肝脏再生，引起 DNA 和蛋白质合成增加；另一种则抑制肝细胞再生。在被部分切除肝脏的大鼠，肝脏再生的能力较强。但若肝受到不断的损伤，在肝细胞再生的同时，会产生大量结缔组织破坏其正常结构，从而导致肝硬化。

四、肝脏在免疫反应中的作用

肠黏膜因感染而受损伤时，致病性抗原物质便可穿过肠黏膜（为肠道免疫系统的第一道屏障）进入肠壁内毛细血管和淋巴管，因此，肠系膜淋巴结和肝脏便构成了肠道免疫系统的第二道防线。实验证明，来自肠道的大分子抗原可经淋巴结至肠系膜淋巴结，而小分子抗原则主要经过门静脉至肝脏。肝脏中的单核 – 巨噬细胞可吞噬这些抗原物质，经过处理的抗原物质可刺激机体的免疫反应。因此，健康的肝脏可发挥其免疫调节作用。

第四节 吸 收

吸收是指食物经消化后的产物、水分、无机盐和维生素通过消化道黏膜的上皮细胞进入血液和淋巴的过程。食物的消化过程为吸收做好准备，人所需要的各种营养物都是经消化道吸收进入机体的，以此保证新陈代谢的正常进行。

一、吸收的部位及途径

消化道不同部位，吸收的物质及能力并不相同（图 6-10），这主要取决于该部分消化道的组织结构以及食物在此处被消化的程度和停留的时间。

口腔和食管内，食物基本上不能被吸收，但某些药物，如硝酸甘油含在舌下可被口腔黏膜吸收。胃的吸收能力很弱，仅能吸收乙醇、少量水分和某些药物（如阿司匹林）等。大肠主要吸收水分和无机盐，此外还能缓慢吸收某些药物。

小肠是吸收的主要部位。其有利条件为：①食物已被消化为适合于吸收的小分子物质：糖类、蛋白质、脂肪等物质在小肠已

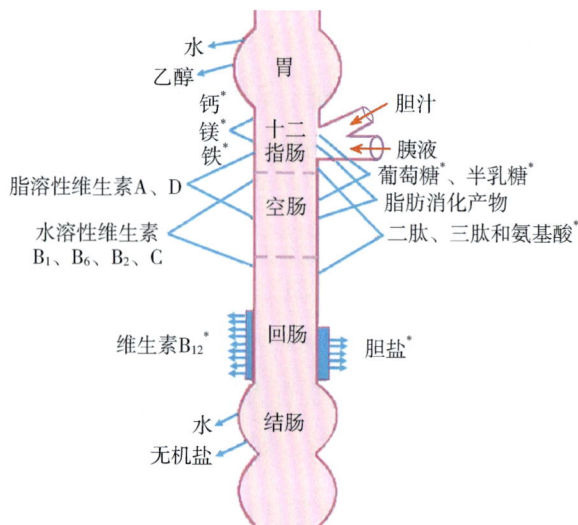

图 6-10 各种营养物质在消化道的吸收部位

*表示主动转运

被各种消化酶分解成可吸收的小分子物质。②吸收面积巨大：小肠长 5 ~ 7m，其黏膜有大量的环状襞、绒毛，以及每个绒毛上皮细胞游离面上的微绒毛，使小肠的表面积增加了 600 倍，达到 $200 \sim 250m^2$（图 6-11）。③结构特殊有利于吸收：绒毛是小肠黏膜的指状突起结构，长度为 0.5 ~ 1.5mm。绒毛内部有平滑肌、神经、毛细血管和毛细淋巴管。空腹时，绒毛不活动；进食后，可引起绒毛产生节律性伸缩和摆动。绒毛伸缩运动起着"泵"的作用，促进食糜与小肠黏膜接触，并能加速绒毛内血液和淋巴流动。④吸收时间长：被分解的食物在小肠内停留时间较长，为 3 ~ 8h，使营养物质有足够的时间被吸收。

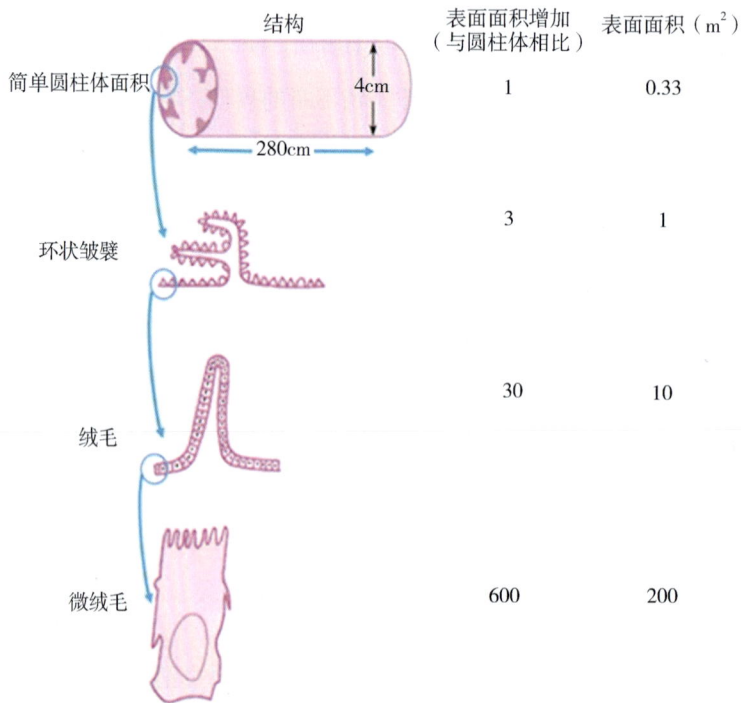

	结构	表面面积增加 （与圆柱体相比）	表面面积（m^2）
简单圆柱体面积		1	0.33
环状皱襞		3	1
绒毛		30	10
微绒毛		600	200

图 6-11 小肠结构与小肠表面积增加的关系

糖类、蛋白质和脂肪的消化产物，大部分在十二指肠和空肠内被吸收，当到达回肠时，通常已吸收完毕。回肠可主动吸收胆盐和维生素 B_{12}。

营养物质吸收的机制有被动转运和主动转运两种方式，如前所述有单纯扩散、易化扩散和主动转运、胞饮等多种形式。

可吸收的小分子物质进入血液或淋巴的途径主要有两条：①跨细胞途径：即通过绒毛柱状上皮细胞的腔面膜进入细胞内，再通过细胞底 - 侧面膜进入血液或淋巴。②旁细胞途径：即通过细胞间的紧密连接，穿过细胞间隙，然后再转入血液或淋巴。

二、小肠内主要营养物质的吸收

正常人体每天分泌的各种消化液，估计总量可达 6 ～ 8L 之多，每天饮水 1.5 ～ 2L，而由粪便中带走的水分约 150mL，因此人体由胃肠道重吸收的液体量每天约达 8L。若水分吸收障碍，势必严重影响内环境的相对稳定。

消化道中的水分绝大部分在小肠吸收。水分主要靠渗透压作用而被动吸收，各种溶质，尤其是 NaCl 主动吸收所产生的渗透压差是促进水分吸收的主要动力。

（一）无机盐的吸收

小肠对不同盐类的吸收率不同，NaCl 吸收最快，$MgSO_4$ 吸收最慢，故 $MgSO_4$ 可用作泻药。

1. 钠的吸收 成年人每天摄入的以及肠道分泌的 Na^+ 有 95% ～ 99% 可在消化道内被吸收。在黏膜上皮细胞底 - 侧膜上的钠泵，逆电 - 化学梯度不断将 Na^+ 转运至细胞外液，肠腔中的 Na^+ 通过黏膜上皮细胞微绒毛上的 Na^+ 通道和载体顺电化学梯度进入细胞，再经基底 - 侧膜上的钠泵主动转运，以跨细胞途径进行吸收。Na^+ 的吸收可与葡萄糖、氨基酸的吸收耦联在一起，肠腔中的葡萄糖、Na^+ 与黏膜上皮细胞上的转运体蛋白结合，以继发性主动转运的方式被一同吸收。因此，临床上治疗 Na^+、水丢失的腹泻时，在口服 NaCl 溶液中需添加葡萄糖。

2. 钙的吸收 食物中的 Ca^{2+} 仅有一小部分被吸收，大部分随粪便排出。钙盐在酸性溶液中易于溶解，只有水溶液状态的钙盐才能被吸收。Ca^{2+} 在小肠和结肠全长都可逆电 - 化学梯度主动吸收。在肠黏膜细胞的微绒毛上有一种与 Ca^{2+} 有高度亲和性的 Ca^{2+} 结合蛋白，它参与 Ca^{2+} 的主动转运，促进 Ca^{2+} 吸收。此外，肠道内 Ca^{2+} 也可通过黏膜上皮细胞紧密连接的细胞旁路途径进行被动吸收。维生素 D 可促进小肠对钙的吸收。脂肪食物对钙的吸收也有促进作用。只有可溶性的钙（如氯化钙、葡萄糖酸钙）才能被吸收，离子状态的钙最易被吸收。进入小肠的胃酸可促进钙游离，有助于钙的吸收。脂肪酸对钙吸收也有促进作用。钙一旦形成不易溶解的钙盐，则不能被吸收。

3. 铁的吸收 人每日吸收的铁约为 1mg，仅为每日摄入量的 5% 左右。机体对铁的吸收能力与其对铁的需要有关，当机体缺铁时（如缺铁性贫血），其吸收铁的能力增强。铁主要在小肠上部被吸收。食物中的铁绝大部分是三价的高价铁，不易被吸收，需还原为亚铁后方被吸收。维生素 C 能将高价铁还原为二价铁，酸性环境易使铁溶解为自由的 Fe^{2+}，故胃酸和维生素 C 都可促进铁的吸收。肠黏膜吸收铁的能力取决于黏膜上皮细胞内的含铁量。

肠黏膜细胞对铁的吸收是一个主动过程，需要多种蛋白的协助转运。由肠腔吸收入黏膜上皮细胞内的 Fe^{2+}，大部分被氧化为 Fe^{3+}，并和细胞内存在的去铁蛋白结合，形成铁蛋白，暂时贮存在细胞内，缓慢向血液中释放。

4. 负离子的吸收 在小肠内吸收的负离子主要有 Cl^- 和 HCO_3^-。肠腔内 Na^+ 被吸收所造成的电位变化可促进负离子向细胞内移动。但也有证据表明，负离子也可独立进行转运吸收。

（二）糖类的吸收

糖类只有分解为单糖时才能被小肠上皮细胞所吸收。吸收的主要部位在十二指肠和空肠。吸收的单糖中，葡萄糖约占80%，半乳糖和果糖各占10%。各种单糖的吸收率相差很大，己糖的吸收比戊糖（木糖）快；己糖中又以葡萄糖和半乳糖吸收最快，果糖次之，甘露糖最慢。

单糖的吸收过程是耗能的主动转运过程，其能量来自钠泵，属继发性主动转运。葡萄糖是通过同向协同转运机制吸收的。当载体蛋白与Na^+结合后，则对葡萄糖的亲和力增大，于是葡萄糖又与载体蛋白结合而转运入细胞。转运体每次可将2个Na^+和1分子单糖同时转运入胞内，在细胞内，它们各自分离，Na^+通过钠泵运至细胞间隙，葡萄糖被动扩散入血（图6-12）。由此可见，载体蛋白在主动转运葡萄糖时，需要Na^+的存在，所以用抑制钠泵的哇巴因等代谢抑制剂，能抑制葡萄糖的主动吸收。

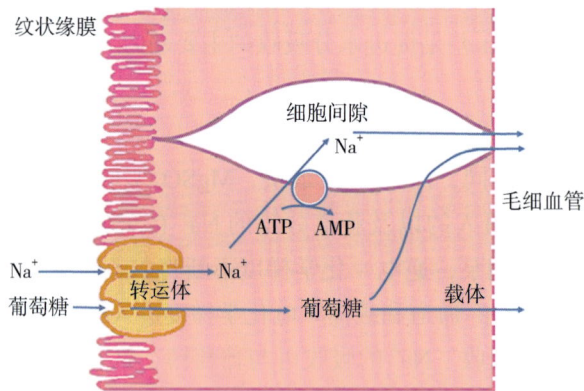

图6-12　小肠上皮细胞 Na^+ 和葡萄糖吸收机制示意图

半乳糖和葡萄糖的吸收过程基本相同，果糖则不能逆浓度差主动转运，其吸收是通过扩散而被动转运。果糖被吸收后经毛细血管进入血液循环。

（三）蛋白质的吸收

蛋白质需分解为氨基酸后才能被吸收，在十二指肠和空肠吸收较快，回肠较慢。氨基酸的吸收过程是主动转运过程，和葡萄糖相似，即通过与Na^+耦联进行协同转运。在小肠壁上已经证实有3种不同的氨基酸特殊载体系统，它们分别转运中性氨基酸、碱性氨基酸和酸性氨基酸。氨基酸几乎完全经毛细血管进入血液循环。

实验证实，小肠还能够吸收相当数量的二肽和三肽。小肠黏膜刷状缘上存在二肽和三肽的H^+-肽同向转运系统，它们依赖钠泵活动形成的Na^+跨膜势能，进而维持H^+的浓度梯度实现同向协同转运至细胞内。进入细胞内的二肽和三肽可被胞内的二肽酶和三肽酶进一步分解为氨基酸，再进入血液循环。

未经消化的蛋白质不能被直接吸收。在异常情况下人吸收了微量蛋白质，不仅无营养作用，相反，可成为抗原而引起过敏反应。

（四）脂肪的吸收

食物中的脂类95%以上是甘油三酯，此外还有胆固醇酯和磷脂。甘油三酯的消化产物是脂肪酸、甘油单酯和甘油。

脂肪的水解产物有不同的吸收方式；甘油因溶于水，同单糖一起被吸收；中、短链脂肪酸可从肠腔直接扩散入小肠上皮细胞，并由此进入血液；长链脂肪酸、甘油单酯和胆固醇等则必须和胆盐结合形成混合微胶粒才能被吸收。胆盐具有亲水性，它携带脂肪的消化产物通过覆盖在小肠绒毛表面的不流动水层（即生物膜表面所附着的一层静水层）而到达刷状缘。胆盐返回肠腔在回肠主动重吸收，胆汁中的其余物质通过微绒毛的脂质膜进入肠上皮细胞。在细胞内质网中脂肪消化产物又重新合成甘油三酯，在高尔基复合体中与载脂蛋白合成乳糜微粒，进入淋巴管，经胸导管入血（图 6-13）。

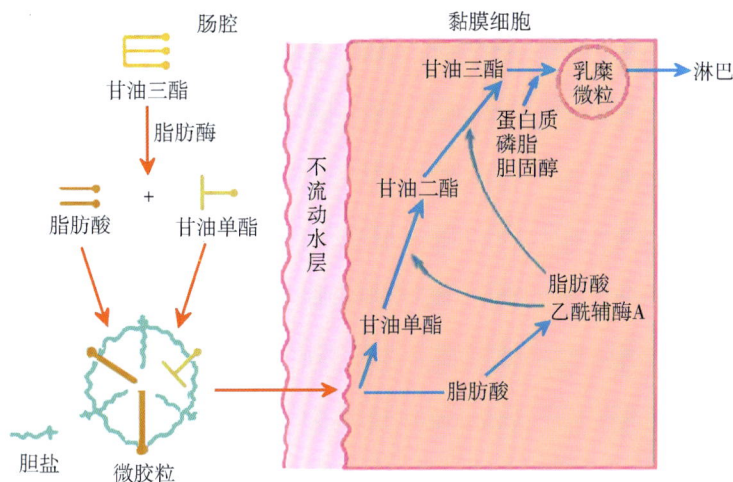

图 6-13 脂肪在小肠内消化和吸收的主要方式

由于膳食中的动、植物油中含有 15 个以上碳原子的长链脂肪酸很多，所以脂肪的吸收途径仍以淋巴为主。

进入肠道的胆固醇主要有两个来源：一是来自食物，一是来自肝所分泌的胆汁。由胆汁来的胆固醇是游离的，而食物中的胆固醇部分是酯化的。酯化的胆固醇必须在肠腔中经消化液中的胆固醇酯酶的作用，水解为游离胆固醇后才能被吸收。游离的胆固醇通过形成混合微胶粒，在小肠上部被吸收。被吸收的胆固醇大部分在小肠黏膜细胞中又重新酯化，生成胆固醇酯，最后与载脂蛋白一起组成乳糜微粒，经由淋巴系统进入血液循环。

胆固醇的吸收受很多因素的影响。食物中胆固醇含量越多，其吸收也越多，但两者不呈直线关系。食物中的脂肪和脂肪酸有提高胆固醇吸收的作用，而各种植物固醇（如豆固醇、β-谷固醇）则抑制其吸收。胆盐可与胆固醇形成混合微胶粒而有助于胆固醇的吸收；食物中不能被利用的纤维素、果胶、琼脂等容易和胆盐结合形成复合物，妨碍混合微胶粒的形成，从而能降低胆固醇的吸收；抑制肠黏膜细胞合成载脂蛋白的物质，可因妨碍乳糜微粒的形成而减少胆固醇的吸收。

（五）维生素的吸收

维生素分为水溶性和脂溶性两大类。水溶性维生素通过扩散方式被吸收，维生素 B_{12} 则必须与内因子结合成复合物，才能在回肠末端被吸收。脂溶性维生素因溶于脂肪，其吸收机制可能与脂类物质相似，大部分吸收后通过淋巴进入血流。

复习思考题

1. 消化道平滑肌受哪些神经支配？有何生理作用？
2. 胃液中含大量胃酸和胃蛋白酶，为何不会引起自身消化？
3. 简述胰液在消化中的作用。
4. 消化道内消化吸收的主要部位在哪里？为什么？

第七章
能量代谢与体温

第一节 能量代谢

机体在新陈代谢过程中，一方面不断从周围环境摄取营养物质以构筑和更新自身的组成成分，并贮存能量；另一方面也不断分解自身的结构成分及体内储存的能源物质，并释放能量供给机体各种生命活动的需要。可见，在机体的新陈代谢过程中既有物质代谢又有能量转化。生理学将生物体内物质代谢过程中伴随发生的能量的释放、转移、贮存和利用称为**能量代谢**（energy metabolism）。本节主要讨论人体能量的来源与利用、能量代谢的测定、影响能量代谢的主要因素以及基础代谢等问题。

《灵枢·营气》云："营气之道，内谷为宝，谷入于胃，乃传之肺，流溢于中，布散于外，精专者，行于经隧，常营无已。"《灵枢·脉度》云："其流溢之气，内溉脏腑，外濡腠理。"这些中医学论述概括了水谷精微的输布、滋润脏腑，温煦肌肤腠理的作用，也是中医学对能量代谢的早期认识。

一、机体能量的来源与利用

（一）能量的来源

人体不能直接利用外部环境中的热能、电能、光能和机械能等，唯一能利用的能量是蕴藏在食物中的化学能。机体活动所需的能量均来源于体内糖类、脂肪和蛋白质的分解氧化，通常以糖类为主，约占70%，其余由脂肪供给。在糖类和脂肪供能不足，比如长期不能进食或消耗极大而体内糖原、脂肪储备耗竭时，才依靠蛋白质分解供能，以维持必要的生理活动。

（二）机体能量的转化和利用

机体的各种生理活动，如肌肉收缩、神经传导、腺体分泌等不能直接利用物质分解释放的能量，而均由**腺苷三磷酸**（adenosine triphosphate，ATP）分解供能。糖类、脂肪和蛋白质在氧化过程中所蕴含的化学能有95%可在体内释放、转化并利用，其中50%以上迅速转化为热能，而其余45%则以化学能的形式贮存在ATP的高能磷酸键中。ATP是一种不稳定的高能化合物，1mol分子ATP断裂一个高能磷酸键生成**腺苷二磷酸**（adenosine diphosphate，ADP）时，可产生30.5kJ的能量（标准状态下）或50.16kJ的能量（体温状态下）。因此，ATP既是体内重要的贮能物质，又是直接的供能物质。

除了 ATP 外，还有一种含有高能磷酸键的贮能物质——**磷酸肌酸**（creatine phosphate，CP），它主要存在于肌肉和脑组织中，当物质氧化释放的能量过多时，ATP 将高能磷酸键转移给肌酸生成 CP 而将能量贮存起来。当 ATP 被消耗而减少时，CP 可将所贮存的能量再转给 ADP 生成 ATP，以补充 ATP 的消耗。这种补充作用比直接由食物氧化释放能量补充的速度快，只需几分之一秒，可满足机体在进行应急生理活动时对能量的需求。因此，CP 可以看作是 ATP 的贮存库，但是不能直接提供给细胞生命活动所需要的能量。故从能量代谢的整个过程来看，ATP 的合成与分解才是体内能量转换和利用的关键环节。机体能量的释放、转移、贮存和利用之间的关系见图 7-1。

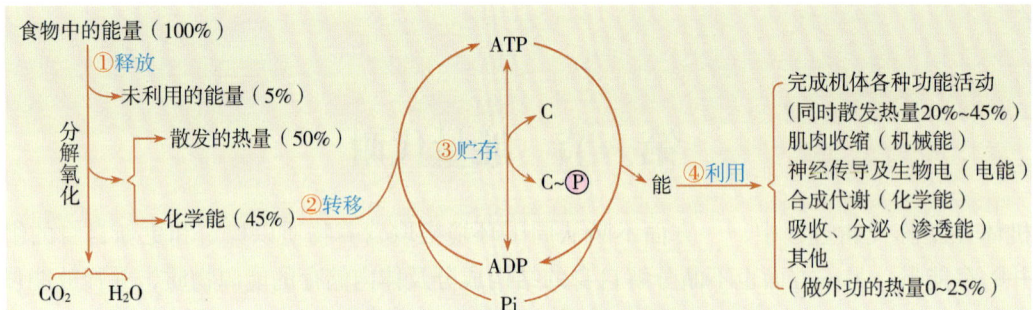

图 7-1　体内能量的释放、转移、贮存和利用示意图
C：肌酸；Pi：磷酸；C～Ⓟ：磷酸肌酸

二、能量代谢的测定

（一）与能量代谢测定有关的几个概念

1. 食物的热价　1g 某种食物氧化时所释放的能量称为该**食物的热价**（thermal equivalent of food）。食物的热价通常用焦耳（J）作为计量单位。食物的热价分为生物热价和物理热价，前者是指食物在体内氧化时所产生的能量，后者则指食物在体外燃烧时释放的能量。糖类和脂肪在体内可以彻底氧化成 CO_2 和 H_2O，故二者的物理热价和生物热价相等。蛋白质在体内不能彻底氧化，由于有一部分包含在尿素、尿酸、肌酐等分子中的能量从尿中排出，还有很少量含氮产物随粪排出，因此，蛋白质的生物热价小于物理热价（表 7-1）。

表 7-1　三种营养物质氧化时的相关数据

营养物质	产热量（kJ/g）			耗 O_2 量（L/g）	CO_2 产量（L/g）	氧热价（kJ/L）	呼吸商（RQ）
	物理热价	生物热价	营养学热价 *				
糖类	17.15	17.15	16.7	0.83	0.83	21.00	1.00
脂肪	39.75	39.75	37.7	2.03	1.43	19.70	0.71
蛋白质	23.43	17.99	16.7	0.95	0.76	18.80	0.80

* 营养学中常用该数据计算食物的热价

2. 食物的氧热价　某种食物氧化时消耗 1L O_2 所产生的热量称为该**食物的氧热价**（thermal equivalent of oxygen）。氧热价反映了某种食物氧化时的耗 O_2 量和产热量之间的关系。由于不同营养物质分子结构中所含的碳、氢及氧等元素的比例不同，所以它们的氧热价也各不相同。

3. 呼吸商　某种营养物质在体内氧化时，需要消耗 O_2，并产生 CO_2。将一定时间内机体的 CO_2 产生量与耗 O_2 量的比值称为**呼吸商**（respiratory quotient，RQ）。测算 RQ 时，应以 CO_2 和 O_2 的摩尔数（mol）来表示，但由于在同一温度和气压条件下，摩尔数相同的不同气体的容积是相等的，所以通常可以用 CO_2 和 O_2 的容积数（mL 或 L）来计算 RQ，即：

$$RQ = CO_2 \text{ 产生量（mL）} \div O_2 \text{ 消耗量（mL）}。$$

葡萄糖氧化时所产生的 CO_2 量与所消耗的 O_2 量是相等的，所以糖的 RQ 等于 1.00，脂肪和蛋白质的 RQ 分别为 0.71 和 0.80（表 7-1）。在日常生活中，每天摄入的是含有糖类、脂肪、蛋白质的混合食物，机体内几种物质同时在分解，因此，整体的 RQ 变动在 0.71 ～ 1.00 之间。正常人混合食物的 RQ 一般在 0.85 左右。

一般认为，整体条件下的 RQ 能够反映体内三种营养物质氧化分解的比例，但实际情况并不完全吻合，这是因为机体的组织细胞不仅能同时氧化分解各种营养物质，而且也可使一种营养物质转变成另一种营养物质。

4. 非蛋白呼吸商　在通常情况下，体内能量主要来自糖类和脂肪的氧化，蛋白质的因素因此可以忽略不计。由糖类和脂肪氧化时产生的 CO_2 量和消耗的 O_2 量的比值称为**非蛋白呼吸商**（non-protein respiratory quotient，NPRQ）。非蛋白呼吸商与氧热价之间有一定的比例关系（表7-2）。如果已知 NPRQ，就可从表中查找氧热价，用氧热价乘以耗 O_2 量即可得到非蛋白质代谢的产热量，再加上蛋白质分解的产热量，即可得出机体总产热量。

表 7-2　非蛋白呼吸商和氧热价

非蛋白呼吸商	氧化百分比（%）		氧热价（kJ/L）
	糖类（%）	脂肪（%）	
0.707	0.00	100.0	19.61
0.71	1.10	98.9	19.62
0.73	8.40	91.6	19.72
0.75	15.6	84.4	19.83
0.77	22.8	77.2	19.93
0.79	29.9	70.1	20.03
0.80	33.4	66.6	20.09
0.82	40.3	59.7	20.19
0.84	47.2	52.8	20.29
0.86	54.1	45.9	20.40
0.88	60.8	39.2	20.50
0.90	67.5	32.5	20.60
0.92	74.1	25.9	20.70
0.94	80.7	19.3	20.82
0.96	87.2	12.8	20.91
0.98	93.6	6.37	21.01
1.00	100.0	0.0	21.12

（二）能量代谢的测定原理和方法

机体的能量代谢遵循能量守恒定律，即能量在由一种形式转化为另一种形式的过程中，能量既不增加，也不减少。因此，在机体能量代谢过程中，由营养物质氧化所释放的能量应等于机体散发的热能和骨骼肌所做外功之和。若不做外功时，机体所产生的能量最终应全部以热量的形式散发于体外。因此，测定机体一定时间内所散发的热量就可以反映机体在同一时间内所消耗的能量。

能量代谢率（energy metabolism rate）是指机体在单位时间内的能量代谢量，是评价机体能量代谢水平的常用指标。测定能量代谢率的方法有 3 种：直接测热法、间接测热法和简化测定法。

1. 直接测热法　直接测热法（direct calorimetry）是指直接测定受试者安静状态下在一定时间内的散热量的方法。由于所用设备复杂，操作烦琐，使用不便而极少应用。

2. 间接测热法　间接测热法（indirect calorimetry）是指根据受试者安静状态下一定时间内的耗 O_2 量和 CO_2 产生量，推算消耗的能源物质的量，进而计算出产热量的方法。这种方法是依据化学反应的定比定律，即反应物的量与产物之间呈一定的比例关系。例如，氧化 1mol 葡萄糖，需要 6 mol O_2，产生 6 mol CO_2 和 6 mol H_2O，同时释放一定的能量（$\triangle H$）。化学反应式如下：

$$C_6H_{12}O_6 + 6O_2 = 6CO_2 + 6H_2O + \triangle H$$

间接测热法测定的步骤为：①测出机体在一定时间内的耗 O_2 量和 CO_2 产生量，并测出尿氮排出量。蛋白质的含氮量一般为 16% 左右，即在体内氧化 1g 蛋白质可产生约 0.16g 的尿氮（粪中的氮排出量忽略不计）。将测出的尿氮量除以 0.16，即为体内氧化蛋白质的量。根据蛋白质的生物热价（见表 7-1），即可计算出氧化蛋白质的产热量。②根据每克蛋白质氧化时的耗 O_2 量和 CO_2 产生量（见表 7-1），计算出受试者在这段时间内用于蛋白质氧化的耗 O_2 量和 CO_2 产生量，然后从总耗 O_2 量和总 CO_2 产生量中减去用于蛋白质氧化的耗 O_2 量和 CO_2 产生量，便获得非蛋白（糖类和脂肪）物质氧化的耗 O_2 量和 CO_2 产生量，由此计算出 NPRQ，查表 7-2 得出相对应的非蛋白氧热价，从而算出氧化非蛋白物质的产热量。③将氧化蛋白质的产热量与氧化非蛋白物质的产热量相加，即可算出机体在一定时间内的总产热量。

3. 简化测定法　间接测热法的测算程序复杂而烦琐，应用不便。在临床和劳动卫生工作实践中，能量代谢率的测定常采用以下两种简化方法：一种方法是将蛋白质的氧化量忽略不计，测定受试者在一定时间内的耗 O_2 量和 CO_2 产生量，求得 RQ 视为 NPRQ，查表 7-2 得其相应氧热价，用此氧热价乘以耗 O_2 量，便得到该时间内的产热量。另一种更为简便的方法是，根据国人的统计资料，受试者食用混合膳食的 NPRQ 为 0.82，与此相对应的氧热价是 20.20kJ/L，用代谢测定仪测定受试者在一定时间内（通常为 6min）的耗 O_2 量，再乘以 20.20kJ/L，即可得到该时间内的产热量。

三、影响能量代谢的主要因素

（一）肌肉活动

肌肉活动对于能量代谢的影响最为显著。机体任何轻微的运动都可提高代谢率。人在剧烈运动或劳动时，由于肌肉活动所消耗的能量需要通过营养物质的氧化来补充，因而引起机体耗 O_2

量显著增加。机体耗 O_2 量增加与肌肉活动的强度成正比，机体持续运动或劳动时的耗 O_2 量可达安静时的 10 ~ 20 倍，机体的产热量也随之增高。肌肉活动的强度也称为劳动强度，通常用单位时间内机体的产热量来表示。表 7–3 显示机体在不同强度劳动或运动时能量代谢率的变化情况。

表 7–3　休息、劳动、运动时的能量代谢率

肌肉活动形式	平均产热量 [kJ/ (m^2 · min)]
静卧休息	2.73
出席会议	3.40
擦窗	8.30
洗衣物	9.89
扫地	11.36
打排球	17.04
踢足球	24.96

（二）精神活动

脑组织的血流量大，代谢水平高，安静状态时每 100g 脑组织的耗 O_2 量为 3.0 ~ 3.5mL/min（氧化的葡萄糖量为 4.5mg/min），约为肌组织安静时耗 O_2 量的 20 倍，脑组织的代谢率虽然高，但据测定，在睡眠中和在活跃的精神活动情况下，脑中葡萄糖的代谢率却几乎没有差异。可见，在精神活动中，中枢神经系统本身的代谢率即使有些增强，其程度也是可以忽略的。

人在平静思考问题时，能量代谢受到的影响并不大，产热量增加一般不超过 4%。但在精神处于紧张状态，如烦恼、恐惧或强烈情绪激动时，尽管中枢神经系统本身的代谢率无明显改变，但由于随之出现的无意识的肌紧张，以及交感神经兴奋，甲状腺激素、肾上腺素等刺激代谢的激素释放增多，使机体代谢水平增高，产热量则显著增加。

（三）食物的特殊动力效应

人在进食后一段时间内（从进食后 1h 开始，延续 7 ~ 8h），虽然处于安静状态，但所产生的热量却要比进食前增加。例如，摄入能产 100kJ 热量的蛋白质后，人体实际产热量为 130kJ，额外多产生了 30kJ 热量，表明进食蛋白质后，机体产热量超过了蛋白质氧化后产热量的 30%。进食能刺激机体额外消耗能量的现象称为**食物的特殊动力效应**（specific dynamic effect of foods）。糖类或脂肪的食物特殊动力效应为其产热量的 4% ~ 6%，即进食能产 100kJ 热量的糖类或脂肪后，机体产热量为 104 ~ 106kJ。而混合食物可使产热量增加 10% 左右。食物特殊动力效应产生的机制目前尚不清楚，有关实验提示可能与氨基酸在肝脏的氧化脱氨基作用以及合成糖原等有关。

（四）环境温度

人（裸体或只着薄衣）安静时的能量代谢，在 20℃ ~ 30℃ 的环境中最为稳定。当环境温度低于 20℃ 时，代谢率开始有所增加，在 10℃ 以下，代谢率便显著增加。环境温度低时代谢率增加，主要是由于寒冷刺激反射性引起战栗以及肌肉紧张增强所致。在 20℃ ~ 30℃ 时代谢稳定，主要是由于肌肉松弛的结果。当环境温度超过 30℃ 时，代谢率又会逐渐增加，这与细胞内化学

反应速度加快、出汗以及呼吸、心脏功能增强等因素有关。

四、基础代谢

（一）基础代谢的概念

基础代谢（basal metabolism）是指基础状态下的能量代谢。所谓基础状态，是指人体在清醒、安静、不受肌肉活动、精神紧张、食物及环境温度等因素影响时的状态。**基础代谢率**（basal metabolism rate，BMR）是指在基础状态下单位时间内的能量代谢，是评价机体能量代谢水平的常用指标。测定 BMR 时，受试者应在清醒状态，静卧，无肌紧张，无精神紧张，至少 2h 以上无剧烈运动，餐后 12 ～ 14h，室温保持在 20℃～ 25℃条件下进行。机体在基础状态下的能量消耗主要用于维持血液循环、呼吸等基本生命活动，代谢水平比较稳定。

不同身材的个体，其能量代谢量有较大差异。但研究表明，能量代谢率的高低与体重并不成比例关系，而与体表面积成正比，无论身材高大或矮小，其每平方米体表面积的产热量比较接近。因此，BMR 以单位时间（1h）内每平方米体表面积的产热量为单位，即用 kJ/（m² · h）来表示。

关于人的体表面积可用 Stevenson 公式进行测算：

体表面积（m²）＝ 0.0061× 身高（cm）＋ 0.0128× 体重（kg）－ 0.1529

此外，人的体表面积还可在体表面积测算图（图 7-2）上直接读取。

除体表面积外，BMR 还因受试者性别、年龄的不同而有差异（表 7-4）。当其他情况相同时，男性的 BMR 平均值较同龄组女性高；儿童的 BMR 平均值比成人高，年龄越大，代谢率越低。

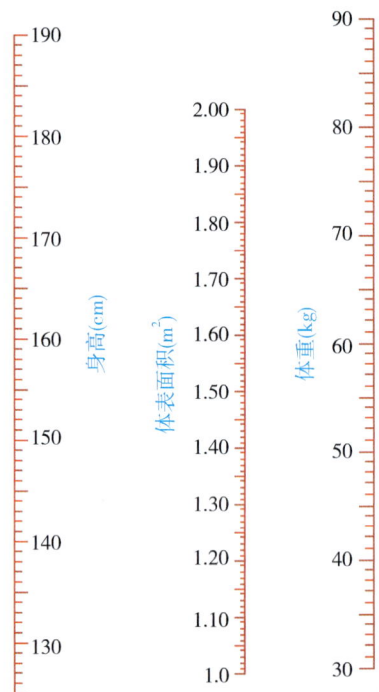

图 7-2　体表面积测算图

使用时受试者的身高和体重两点连成的直线与体表面积尺度交点的数值，即为受试者的体表面积

表 7-4　中国人正常的基础代谢率平均值［kJ/（m² · h）］

年龄	11 ~ 15	16 ~ 17	18 ~ 19	20 ~ 30	31 ~ 40	41 ~ 50	51 以上
男性	195.5	193.4	166.2	157.8	158.6	154.0	149.0
女性	172.5	181.7	154.0	146.5	146.9	142.4	138.6

（二）基础代谢率的测定及其变化

BMR 的测定通常采用间接测热法，即将 NPRQ 视为 0.82，与之相对应的氧热价为 20.20kJ/

L，因此，只需测定受试者在基础状态下一定时间内的耗 O_2 量和体表面积，即可计算出 BMR。

临床上在评价 BMR 时，通常将 BMR 的实测值和表 7-4 中对应的正常平均值进行比较，采用相对值来表示，即：

$$BMR（相对值）＝［（实测值 - 正常平均值）/ 正常平均值］×100\%$$

临床上还有一种计算 BMR 的简化公式：

$$BMR ＝ 脉搏率 + 脉压差 -111$$

如果相对值在 ±10% ～ ±15% 以内，都认为在正常范围；相对值超过 20% 时，才具有病理学意义。在各种疾病中，甲状腺功能改变对 BMR 的影响最大，如甲状腺功能亢进时 BMR 可比正常值高出 25% ～ 80%；甲状腺功能低下时，BMR 可比正常值低 20% ～ 40%。其他如肾上腺皮质及脑垂体功能低下、艾迪森病、肾病综合征等也常伴有 BMR 降低。当人体发热时 BMR 常升高，一般来说，体温每升高 1℃，BMR 可升高 13%。其他如糖尿病、白血病、红细胞增多症等也常伴有 BMR 的升高。因此，BMR 的测量是临床诊断疾病的重要辅助方法之一。

第二节　体温及其调节

在机体的生命活动中，包含许多复杂的由各种酶催化的生物化学反应，体温过高或过低都将使酶的活性改变，从而影响体内生物化学反应的正常进行，严重者可导致机体死亡。因此，维持体温的相对恒定，是人和一切高等动物进行新陈代谢和正常生命活动所必需的。

一、人体正常体温及其生理变动

（一）体温的概念及其正常值

人体温度可分为**体壳温度**（shell temperature）和**体核温度**（core temperature）。体壳温度是指体表及体表下结构（如皮肤、皮下组织等）的温度。由于易受环境温度或机体散热的影响，体壳温度波动幅度较大，且体壳各部分温度差也大。体核温度是指人体深部（如内脏）的温度，比体表温度高，且相对稳定。体核温度虽然相对稳定，但由于代谢水平不同，各内脏器官的温度也略有差异：肝脏温度为 38℃左右，在全身中最高；脑产热量较多，温度也接近 38℃；肾、胰腺及十二指肠等温度略低；直肠温度则更低些。血液循环是体内传递热量的重要途径，使机体深部各个器官的温度能趋于一致。体核温度范围和体壳温度范围的相对比例可随环境温度的变化发生改变。在寒冷环境中，体核温度范围缩小；在炎热环境中，体核温度可扩展到四肢（图 7-3）。

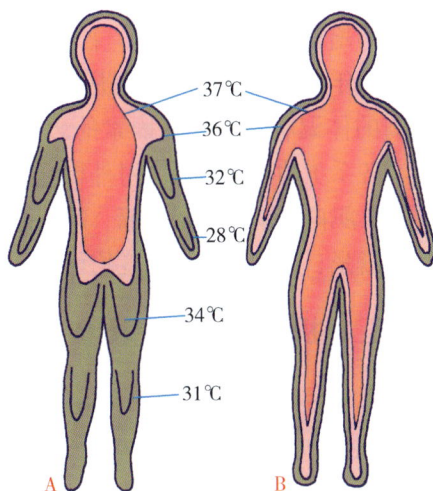

图 7-3　不同环境温度下人体体温分布图
A：环境温度 20℃；B：环境温度 35℃

生理学所说的**体温**（body temperature），是指机体深部的平均温度，即体核温度。由于体核温度很难测量，临床上通常用直肠、口腔和腋下等处的温度来代表体温。测**直肠温度**（rectal temperature）是将温度计插入直肠 6cm 以上，所测得的温度值比较接近体核温度，正常值为

36.9℃～37.9℃。口腔是广泛采用的测温部位，测定**口腔温度**（oral temperature）时将体温计放于舌下，其正常值为36.7℃～37.7℃。腋下皮肤表面温度较低，故不能正确反映体温，只有在上臂紧贴胸廓使腋窝密闭的情况下，机体内部的热量才能逐渐传导过来，使腋下的温度逐渐升高至接近于体核温度。因此，测定**腋窝温度**（axillary temperature）时，时间至少需要10min，而且腋下还应保持干燥，其正常值为36.0℃～37.4℃。

（二）体温的生理变动

人的体温是相对稳定的，但在生理情况下，可随昼夜、年龄、性别等因素而变化，波动幅度一般不超过1℃。

1.昼夜波动　在一昼夜中，人体体温呈周期性波动。清晨2～6时体温最低，午后1～6时最高。体温的这种昼夜周期性波动称为**昼夜节律**（circadian rhythm）。研究表明，体温的昼夜节律同肌肉活动状态以及耗氧量等没有因果关系，主要受下丘脑视交叉上核控制。体温的昼夜节律与地球自转周期相吻合。

2.性别　通常情况下，成年女性的体温平均高于男性0.3℃，这可能与女性皮下脂肪较多、散热较少有关。女性的基础体温随月经周期而变动（图7-4）。在月经周期中，体温在排卵日最低，排卵后升高0.3℃～0.6℃。因此，育龄期女性通过每天测定基础体温有助于了解有无排卵和排卵日期。目前认为，排卵后的体温升高是由于黄体分泌的孕激素作用于下丘脑所致。

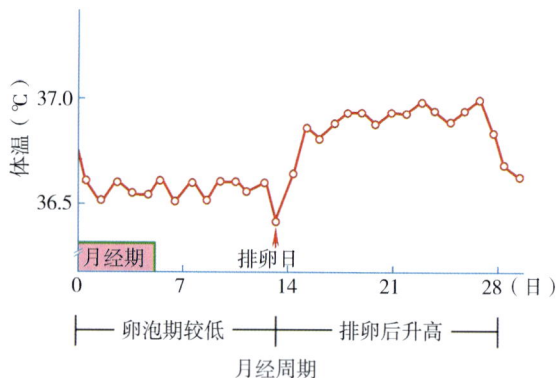

图7-4　月经周期中基础体温曲线

3.年龄　儿童、青少年的体温较高，随着年龄的增长体温逐渐降低，老年人的体温低于青、壮年人。新生儿，特别是早产儿，由于其体温调节机制发育还不完善，调节体温的能力差，他们的体温容易受环境因素的影响而变动，因此，对婴幼儿应加强保温护理。老年人因BMR低，各系统的功能降低，对外界温度变化的代偿能力较差，因而也应注意保温。

4.肌肉活动及其他因素　肌肉剧烈活动时，体温可上升1℃～2℃。其他因素包括情绪激动、精神紧张、进食及环境温度均可影响体温。睡眠时体温略低。麻醉药能降低体温。

二、机体的产热与散热

人体体温是相对稳定的，而体温的相对稳定，是在体温调节机制的控制下，**产热**（heat production）和**散热**（heat loss）两个生理过程达到动态平衡的结果。

（一）产热过程

1.主要产热器官　体内的热量是由三大营养物质在各组织器官中进行分解代谢及机体利用ATP时产生的。由于新陈代谢水平的不同，各组织器官的产热量并不相同。安静时，内脏器官产热量大且稳定，是机体的主要产热器官。在内脏中，肝脏的代谢最旺盛，产热量最大，肝血液的温度比主动脉的高0.4℃～0.8℃。运动和劳动时，骨骼肌则成为主要的产热器官，剧烈运动时其产热量可占机体总产热量的90%（表7-5）。此外，褐色脂肪组织在寒冷环境下可发挥重要的产热作用，特别是在新生儿身上表现突出。

表 7-5 几种组织器官的产热百分比

组织器官	占体重百分比（%）	产热量（%）	
		安静状态	劳动或运动
脑	2.5	16	1
内脏	34.0	56	8
骨骼肌	56.0	18	90
其他	7.5	10	1

2. 产热的形式　机体产热的形式有多种。在安静状态时，机体的产热量大部分来自全身各组织器官的基础代谢。在运动时，骨骼肌活动使产热量明显增加，成为产热的主要形式。在寒冷环境时，由于散热量增加，机体主要依靠**战栗产热**（shivering thermogenisis）和**非战栗产热**（non-shivering thermogenesis）两种形式来增加产热量以维持体温的相对稳定。

战栗是指骨骼肌发生不随意的节律性收缩，其节律为 9～11 次/分。战栗的特点是屈肌和伸肌同时收缩，许多肌纤维同步化放电，此时肌肉收缩不做外功，能量全部转化为热量，所以产热量很高。实际上，机体在寒冷环境中，通常在发生战栗之前，先出现寒冷性肌紧张或称战栗前肌紧张，此时代谢率就有所增加；以后由于寒冷刺激的继续作用，便在寒冷性肌紧张的基础上出现战栗，产热量进一步增加，利于维持体温平衡。

非战栗产热又称代谢产热，是一种通过提高组织代谢率来增加产热的形式。非战栗产热作用最强的组织是分布在肩胛下区、颈部大血管周围、腹股沟等处的褐色脂肪组织。在褐色脂肪组织细胞的线粒体内膜中存在**解耦联蛋白**（uncoupling protein，UCP），UCP 可解除氧化磷酸化和 ATP 合成之间的耦联，使代谢反应中释放的能量不能合成 ATP，而直接转化为热量散发。褐色脂肪组织的代谢产热量约占非战栗产热总量的 70%。成年人体内仅有少量褐色脂肪组织，新生儿体内则较多，新生儿因体温调节功能尚不完善，不能发生战栗，故非战栗产热对新生儿的意义尤为重要。

3. 产热活动的调节　机体产热活动的调节包括体液调节和神经调节。

（1）体液调节　甲状腺激素是调节非战栗产热活动的最重要的体液因素。如果机体暴露在寒冷环境中数周，甲状腺的活动会明显增强，分泌大量甲状腺激素，使代谢率增加 20%～30%。甲状腺激素作用的特点是起效缓慢，但持续时间较长。肾上腺素、去甲肾上腺素以及生长激素等也可刺激产热，但它们的特点是起效较快，维持时间较短。

（2）神经调节　寒冷刺激可使位于下丘脑后部的战栗中枢兴奋，经传出通路到达脊髓前角运动神经元，引起战栗；还可使交感神经系统兴奋，继而引起肾上腺髓质活动增强，最终导致肾上腺素和去甲肾上腺素释放增多，使代谢产热增加。实际上，上述寒冷环境对于甲状腺激素释放的影响也是通过神经系统完成的，即寒冷刺激首先作用于中枢神经系统，通过促进下丘脑释放促甲状腺激素释放激素，刺激腺垂体释放促甲状腺激素，从而促进甲状腺产生和分泌甲状腺激素。

（二）散热过程

1. 散热部位　人体的主要散热部位是皮肤。当环境温度低于人的表层温度时，体内大部分热量可以通过皮肤的辐射、传导和对流等方式向外界发散，小部分可随呼出气、尿、粪等排出体外。在劳动或运动时，蒸发散热增强。

2. 散热方式

（1）辐射散热　**辐射散热**（thermal radiation）是指机体通过热射线的形式将体热传给外界较冷物质的一种散热方式。人体在21℃的环境中，在裸体情况下约有60%的热量是通过辐射散热方式发散的。辐射散热量的多少主要与皮肤温度和周围环境的温度差、有效散热面积等因素有关。皮肤温度高于环境温度的差值越大，散热量越多。有效散热面积越大，散热量也多。由于四肢的表面积较大，因而是辐射散热的重要部位。

（2）传导散热　**传导散热**（thermal conduction）是指机体的热量直接传给相接触的较冷物体的一种散热方式。传导散热量的多少与所接触物体面积、温度和导热性有关。如果所接触物体较冷，导热性较好，则传导散热量大；反之则传导散热量小。在体内由于脂肪的导热性较差，因而肥胖者身体深部温度的热量不易传向表层，在炎热的天气里容易出汗。空气的导热性较差，故在空气中通过直接传导的散热量很少。棉、毛织物是热的不良导体，因此，着衣有利于保存体热。由于水的导热性较好，临床上可用冰帽、冰袋等给高热患者降温。

（3）**对流散热**　**对流散热**（thermal convection）是指通过气体的流动来交换热量的一种散热方式。对流散热是传导散热的一种特殊形式。人体周围总有一薄层被体热加温了的空气，由于空气不断流动，热空气被带走，冷空气则填补其位置，体热便不断散发到空间。通过对流所散失热量的多少，受空气对流速度和温度的影响较大。夏天扇扇子或用电风扇使空气对流速度加快，散发的热量多，散热效果好。冬天着棉衣，由于棉毛纤维间的空气不易流动，可在体表形成不流动的空气层，使散热量减少而达到保暖目的。

（4）蒸发散热　**蒸发散热**（thermal evaporation）是指水分子从体表汽化时吸收热量而发散体热的一种方式。据测定，在正常体温条件下，蒸发1mL水可使机体散发2.43kJ的热量，可见体表水分的蒸发是一种十分有效的散热方式。当环境温度等于或高于皮肤温度时，机体已不能用辐射、传导与对流方式进行散热，蒸发散热便成为唯一有效的散热方式。

蒸发散热分为不感蒸发和发汗两种形式。

不感蒸发（insensible perspiration）是指机体中水分直接渗透到皮肤和黏膜（主要是呼吸道黏膜）表面不断被汽化蒸发的过程。由于这种蒸发不被人们所觉察，与汗腺活动无关，故得此名。其中水从皮肤表面的蒸发又叫**不显汗**（insensible perspiration）。在环境温度低于30℃时，人体通过不感蒸发所丢失的水相当恒定，为12～15mL/（h·m²）。一般情况下人体24h的不感蒸发量约为1000mL，其中通过皮肤蒸发的水为600～800mL，另有200～400mL的水随呼吸而蒸发。不感蒸发是一种很有效的散热途径，有些动物如狗，汗腺不发达，在高温下只能通过喘气促进呼吸道和舌面散热。

发汗（sweating）是指汗腺主动分泌汗液的活动。通过汗液蒸发可有效地带走体热。由于发汗可被感觉到，故又称**可感蒸发**（sensible perspiration）。人在安静状态下，当环境温度达到30℃左右时，机体便开始发汗；如果空气湿度大，气温达25℃便可发汗；劳动、运动时，由于产热量增加，虽然环境温度低于20℃也可发汗。

人体的汗腺有两种，即大汗腺和小汗腺。大汗腺局限于腋窝和阴部等处，开口于毛根附近，从青春期开始活动，可能与性功能有关，而与体温调节反应无关。小汗腺分布于全身皮肤，但其分布密度因部位而异，手掌、足跖最多，额部、手背次之，四肢和躯干最少，然而汗腺的分泌能力却以躯干为最强。小汗腺是体温调节反应重要的效应器，对在炎热环境下以及运动、劳动时维持体热平衡起到关键作用。

汗液的成分中水分约占 99%，固体成分不到 1%。在固体成分中，大部分为 NaCl，也有少量 KCl、尿素等。刚从汗腺细胞分泌出的汗液的渗透压与血浆渗透压是相等的，但在流经汗腺导管时，在醛固酮的作用下，汗液中的 NaCl 被重吸收，最后排出的汗液是低渗的。因此，当大量发汗时会导致血浆晶体渗透压升高，造成高渗性脱水。当发汗速度加快时，由于汗腺导管不能充分吸收 NaCl，大量 NaCl 随汗液排出，因此在补充水分的同时要补充 NaCl，以免引起水和电解质平衡紊乱，甚至导致神经系统和骨骼肌组织的兴奋性改变而发生热痉挛。

3. 散热活动的调节

（1）发汗的调节　发汗是一种反射活动。由温热性刺激引起的发汗称为**温热性发汗**（thermal sweating）。控制温热性发汗的中枢位于下丘脑的体温调节中枢。当机体接受温热性刺激时，发汗中枢通过支配汗腺的交感神经胆碱能纤维使全身小汗腺分泌汗液，其生理意义在于增加蒸发散热，维持体温相对稳定。当情绪激动或精神紧张时也会引起发汗，称为**精神性发汗**（mental sweating）。其中枢位于大脑皮层运动区，通过支配汗腺的交感神经肾上腺素能纤维引起发汗，发汗部位主要见于掌心、足底和前额等处，与体温调节无关，是机体应激反应的表现之一。以上两种形式的发汗常同时出现，不能截然分开。此外，在进食辛辣食物时，口腔内的痛觉神经末梢受到刺激，可反射性地引起头部和颈部发汗，称为**味觉性发汗**（gustatory sweating）。

（2）皮肤血流量的调节　皮肤温度与散热的关系十分密切。机体可通过交感神经控制皮肤血管的口径，调节皮肤血流量，从而改变皮肤温度来控制散热。在炎热的环境中交感神经紧张性降低，皮肤小动脉舒张，动 - 静脉吻合支开放使皮肤血流量大大增加，于是较多的体热从机体深部被带到机体表层，皮肤温度升高，散热作用增强，与此同时由于皮肤血流量增加也使汗腺活动加强。反之，在寒冷环境中，交感神经紧张性增强，皮肤小动脉收缩，动 - 静脉吻合支关闭，皮肤血流量减少，皮肤温度降低，散热作用减弱，以保存体温。

三、体温调节

（一）体温调节的基本方式

体温调节有自主性体温调节和行为性体温调节两种基本方式。**自主性体温调节**（autonomic thermoregulation）是指在体温调节中枢的控制下，通过增减皮肤的血流量、发汗、战栗和改变代谢水平等生理性调节反应，以维持产热和散热的动态平衡，使体温保持在相对稳定的水平。**行为性体温调节**（behavioral thermoregulation）是指有意识地进行有利于建立体热平衡的行为活动，如改变姿势、增减衣物、人工改善气候条件等。人体以自主性体温调节为基础，通过两种调节机制的相互协调配合，从而能更好地适应自然环境的变化。

（二）自主性体温调节

自主性体温调节由温度感受器、体温调节中枢、效应器共同完成（图 7-5）。下丘脑**体温调节中枢**（heat regulating center），包括**调定点**（set point）在内，属于反馈控制系统的控制部分，它的传出信息控制产热器官（肝脏、骨骼肌）以及散热器官（皮肤、汗腺）等受控系统的活动，使机体深部温度维持在相对稳定的水平。而体温总会受到内、外环境，如代谢率、气温、湿度、风速等因素变化的干扰，通过温度感受装置（皮肤及深部温度感受器）将干扰信息反馈至体温调节中枢，通过中枢的整合作用，再调整受控系统的活动，建立当时条件下的体热平衡，使体温保持稳定。

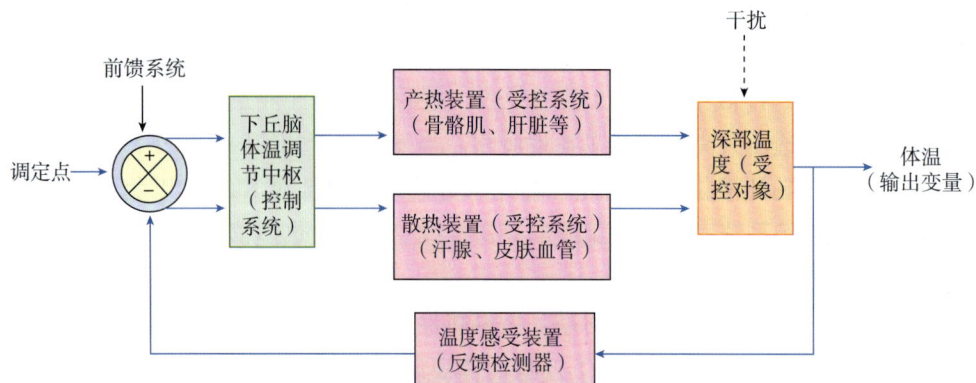

图 7-5   体温调节自动控制示意图

1. 温度感受器   温度感受器是感受机体温度变化的特殊感受装置。按其感受温度的性质可分为冷感受器和热感受器；按其分布的位置又可分为外周温度感受器和中枢温度感受器。

（1）外周温度感受器   **外周温度感受器**（peripheral thermoreceptor）是指广泛分布于皮肤、黏膜和内脏中的对温度变化敏感的游离神经末梢，包括热感受器和冷感受器。在一定温度范围内，当局部温度升高时，热感受器兴奋；反之，则冷感受器兴奋。这两种感受器各自有特定的最敏感温度范围。在皮肤，冷感受器数量较多，约为热感受器的 5 ~ 11 倍，故皮肤温度感受器在体温调节中主要感受外界环境的冷刺激，防止体温下降。

（2）中枢温度感受器   **中枢温度感受器**（central thermoreceptor）是存在于中枢神经系统内对温度变化敏感的神经元，包括热敏神经元和冷敏神经元。在一定范围内，**热敏神经元**（warm-sensitive neuron）表现为在局部组织温度升高时发放冲动频率增加；**冷敏神经元**（cold-sensitive neuron）则在局部组织温度降低时发放冲动频率增加。动物实验表明，下丘脑、脑干网状结构和脊髓等中枢神经系统内都含有温度敏感神经元，其中，在视前区 – 下丘脑前部（preoptic-anterior hypothalamus area，PO/AH）热敏神经元居多；而在下丘脑的弓状核和脑干网状结构中冷敏神经元较多。温度敏感神经元对局部温度的变化十分敏感，当局部脑组织温度变动 0.1℃时，放电频率就会发生改变，而且不出现适应现象。

2. 体温调节中枢   如前所述，从脊髓到大脑皮层的整个中枢神经系统内都存在参与调节体温的神经元，但是调节体温的中枢主要位于下丘脑。现已证明，下丘脑 PO/AH 是最重要的体温调节中枢，PO/AH 的温度敏感神经元不仅能感受局部脑温的变化，还能对下丘脑以外部位温度变化的传入信息发生反应，说明来自中枢和外周的温度信息会聚于这类神经元，经整合后发出传出信息，使机体产生相应的体温调节反应。此外，这类神经元能直接接受致热物质、5- 羟色胺、去甲肾上腺素和各种多肽等的刺激，引起相应的体温调节反应。若破坏 PO/AH，与体温调节有关的产热和散热反应都将明显减弱或消失。

3. 体温调节机制 – 体温调定点学说   一直以来，体温调节机制多以调定点学说来解释。该学说认为，体温调节过程类似于恒温器的工作原理，体核温度作为控制变量，其变化信息反馈到体温调节中枢，与中枢的调定点水平（内设参考温度值）进行比较，体核温度与此参考温度之间的差值即为误差信号，机体据此来进一步调节产热活动和散热活动，使体温向着接近于调定点的方向变化。一般认为，人的正常体温调定点为 37℃，体温调节中枢按照这个设定温度值进行调节活动，当体温与调定点的水平一致时，说明机体的产热量与散热量取得平衡；当体温高于调定点的水平时，体温调节中枢促使机体产热活动减弱，散热活动加强；反之，当体温低于调定点的水平时，体温调节中枢促使机体产热活动加强，散热活动减弱，直到体温回到调定点的水平。关于调定点的设置，目前认为主要取决于热敏神经元与冷敏神经元的温度敏感特性。任何原因使调定点水平向高温一侧移动，机体便出现**发热**（fever）。比如由细菌感染所致的发热就是由于在致热物质作用下引起体内一系列反应，结果使体温调定点被重新设置，如上移到39℃，这种现象称为重调定。由于发热初期体温低于新的调定点水平，机体首先表现为皮肤血管收缩，减少散热，随即出现战栗等产热反应，直到体温升高到39℃，此时，产热和散热活动在新的调定点水平达到平衡。可见，这种发热属于调节性体温升高，是体温调节活动的结果。另外，由于环境温度过高引起中暑时，也可出现体温升高，但这种情况不是因为调定点上移，而是由于机体散热能力不足或体温调节中枢功能障碍所致，为非调节性体温升高。

（三）行为性体温调节

恒温动物和变温动物都具有行为性体温调节的能力。例如，人能根据气候变化而增减衣着，使用冷、暖空调等；动物表现为在寒冷环境中具有日光趋向性行为，在炎热环境下躲在树荫或钻进洞穴中。行为性体温调节是变温动物的重要体温调节手段。在恒温动物，行为性体温调节也是体温调节过程的重要一环，一般当环境温度变化时，首先采取行为性体温调节，若其行为活动仍不能维持正常体温时，机体将启动自主性体温调节。通常行为性体温调节和自主性体温调节相互补充，以保持体温的相对稳定。

机体产生的体温调节行为是根据温热的舒适感决定的。**温热的舒适感**（thermal comfort）是指来自温度感受器的温度信息经高级神经中枢整合后所产生的主观的舒适或不适感觉。机体采取的体温调节行为主要是向着有利于产生温热舒适感的方向进行的。

复习思考题

1. 什么是基础代谢和基础代谢率？
2. 简述保持体温相对稳定的机制和生理意义。
3. 应用体温调定点学说解释机体发热和退热过程。

第八章

尿的生成与排出

机体将新陈代谢过程中产生的代谢终产物，以及进入体内多余的物质和异物经排泄器官排出体外的过程，称为**排泄**（excretion）。人体的排泄途径主要有：①呼吸器官排出 CO_2 和少量 H_2O。②消化道排出胆色素和一些无机盐。③皮肤由汗腺排出部分 H_2O、少量的 NaCl 和尿素等。④肾通过生成尿液的形式排出大部分代谢产物、H_2O 和各种无机盐等。由此可见，肾是机体最重要的排泄器官，可调节水、渗透压、电解质和酸碱平衡，维持内环境的稳态。

尿生成包括三个基本过程：①血浆在肾小球毛细血管处的滤过，形成超滤液。②超滤液在流经肾小管和集合管的过程中经过选择性重吸收。③肾小管和集合管的分泌，最后形成终尿。正常人每昼夜排出的尿量为 1000 ～ 2000mL，平均约为 1500mL。临床上，将每昼夜的尿量长期持续在 2500mL 以上时，称为**多尿**（polyuria）；每昼夜尿量在 100 ～ 400mL 范围内，称为**少尿**（oliguria）；每昼夜尿量不足 100mL，称为**无尿**（anuria）。

正常新鲜尿液呈透明淡黄色，其中水分占 95% ～ 97%，固体物仅占 3% ～ 5%。固体物可分为无机盐和有机物两大类。无机盐中主要是 NaCl，其余为硫酸盐、磷酸盐、钾盐和氨盐等；有机物中主要是尿素，其余为马尿酸、肌酐等。尿液的密度随尿量多少而变动，一般介于 1.015 ～ 1.025 之间，最大变动范围为 1.001 ～ 1.035。尿液的渗透压可在 50 ～ 1200 mOsm/（kg·H_2O）之间波动。正常人尿的 pH 值介于 5.0 ～ 7.0 之间，最大变动范围为 4.5 ～ 8.0。尿的 pH 值主要受食物性质的影响，习惯于荤素杂食的人，由于蛋白质分解后产生的硫酸盐、磷酸盐等随尿排出增多，使尿呈酸性；而素食者，由于植物中所含的酒石酸、苹果酸、枸橼酸等在体内氧化，产生酸性物质较少，故尿呈碱性。

肾有内分泌功能，可合成和释放肾素，参与动脉血压的调节；可合成和释放促红细胞生成素，调节骨髓红细胞的生成；肾的 1α– 羟化酶可使 25– 羟维生素 D_3 转化为 1,25– 二羟维生素 D_3，参与调节钙的吸收和血钙水平；肾还能生成激肽、前列腺素，参与局部或全身血管活动和机体多种功能的调节。此外，肾还是糖异生的场所之一。

《素问·逆调论》所述"肾者，水脏，主津液，主卧与喘也"，亦即肾脏有主持和调节人体水液的作用，其功能严重失调可以导致平卧时出现气喘、呼吸困难，提示肾脏在机体的水液调节方面起到了重要的生理作用。中医学认为，机体水液代谢调节除了肾的主导作用，还有肺、脾、三焦、膀胱共同参与。

中医学所说的"肾"，包含了肾脏、生殖、内分泌、中枢神经系统、呼吸系统的部分生理功能。所以，中医学所说的"肾"与现代医学的肾脏有较大区别。

第一节 肾的功能结构和血液循环

一、肾的功能结构特点

（一）肾单位

肾单位是尿生成的基本功能单位。人的每个肾约有 100 万个**肾单位**（nephron），它与集合管共同完成尿的生成过程。肾单位由**肾小体**（renal corpuscle）及与之相连接的**肾小管**（renal tubule）构成（图 8-1）。肾小体由肾小球和肾小囊组成。集合管不属于肾单位的组成部分，但功能上与肾小管的远端小管有许多相同之处。集合管与远端小管在尿液浓缩过程中起重要作用。每一条集合管收集多条远曲小管运输来的液体，最终汇入乳头管，经肾盏、肾盂、输尿管进入膀胱。

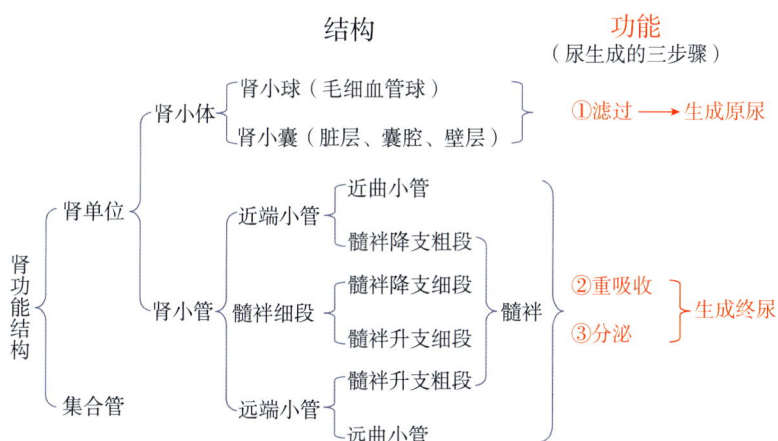

图 8-1 肾单位和集合管的结构和功能

（二）皮质肾单位和近髓肾单位

肾单位按其所在的部位可分为皮质肾单位和近髓肾单位两类（图 8-2）。其两者区别如表 8-1。

表 8-1 皮质肾单位和近髓肾单位的主要区别

区别要点	皮质肾单位	近髓肾单位
肾小体部位	外、中皮质层	近髓内皮质层
数量	占 85%～90%	占 10%～15%
肾小球体积	较小	较大
髓袢	较短，只达外髓质层	长，可达内髓质层
入球小动脉与出球小动脉口径比	约 2:1	1:1
出球小动脉分支	网状小血管	网状小血管，U 形直小血管
肾素分泌	较多	几乎没有
生理功能	尿的生成	尿的浓缩与稀释

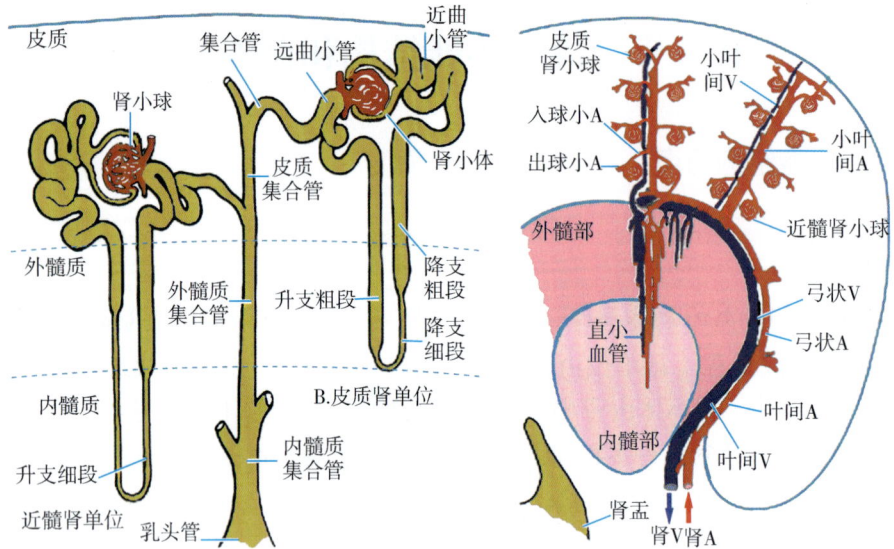

图 8-2 肾单位和肾血管示意图

左：近髓肾单位和皮质肾单位；右：肾单位的血流情况

（三）球旁器

球旁器（juxtaglomerular apparatus，JGA）主要分布在皮质肾单位，由球旁细胞（juxtaglomerular cell）、致密斑（macula densa）和球外系膜细胞组成（图 8-3）。

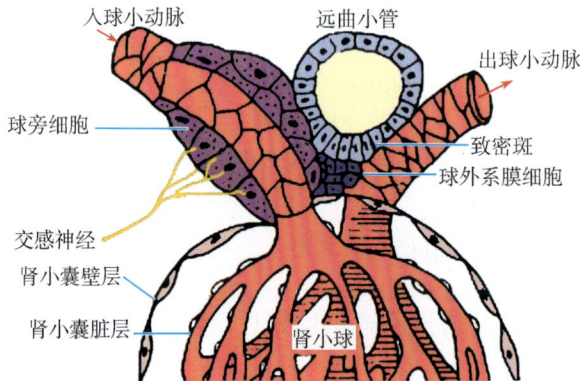

图 8-3 肾小球和球旁器结构示意图

球旁细胞是入球小动脉管壁中一些特殊分化的平滑肌细胞，细胞内含分泌颗粒，能合成、储存和释放肾素。该细胞受交感神经支配，兴奋时促进其分泌肾素。致密斑是远曲小管起始部的一小块高柱状上皮细胞，呈现斑状隆起，由于细胞核聚集且染色较深而命名。它能感受小管液中 NaCl 含量的变化，并通过某种形式的信息传递，调节球旁细胞分泌肾素和肾小球滤过率。球外系膜细胞是位于入球小动脉、出球小动脉和致密斑围成的三角区域内的一群细胞，其底面朝向致密斑。该细胞具有吞噬和收缩等功能。

（四）肾的神经支配及作用

支配肾的交感神经节前神经元胞体位于脊髓胸 12 至腰 2 节段的中间外侧核，其纤维进入腹腔神经节和位于主动脉、肾动脉部的神经节。节后纤维与肾动脉伴行，支配肾动脉（尤其是入球小动脉和出球小动脉的平滑肌）、肾小管和球旁细胞，其末梢释放去甲肾上腺素，调节肾血流量、肾小球滤过率、肾小管的重吸收和肾素的释放。一般认为，肾无副交感神经支配。

二、肾的血液循环特点及其调节

（一）肾血液供应特点

1. 肾血流量大，分布不均匀　正常成年人安静时每分钟约有 1200mL 血液流经两侧肾，相当于心输出量的 20% ～ 25%，而肾仅占体重的 0.5% 左右。因此，肾是机体供血量最丰富的器官之一。肾皮质血流量多，约占肾血流量的 94%；髓质血流量少，其中肾血流量的 5% ～ 6% 分布在外髓，到内髓的血液不到 1%。

2. 两次形成毛细血管网　肾动脉经叶间动脉、弓状动脉和小叶间动脉逐级分支形成入球小动脉，进入肾小球后又继续分支形成肾小球毛细血管网，后者汇集成出球小动脉离开肾小球，再次分支形成小管周围毛细血管网，缠绕于肾小管和集合管的周围，供应该部位的血液。由于皮质肾单位入球小动脉的口径比出球小动脉约大 1 倍，因此肾小球毛细血管血压较高，有助于血浆的滤过。而肾小管周围毛细血管的血压较低，但血浆胶体渗透压较高，有利于肾小管的重吸收。近髓肾单位的出球小动脉进一步分支形成两种小血管，一种为网状小血管，缠绕在邻近的近曲小管和远曲小管周围，另一种是细而长的呈 U 形的直小血管与髓袢并行。直小血管的血流对髓质高渗状态的维持起重要作用。

（二）肾血流量的调节

在安静状态下，肾动脉血压在 80 ～ 160 mmHg 范围内变动时，肾血流量和肾小球滤过率能够保持相对稳定。而在此压力范围之外，肾动脉血压升高或降低，肾血流量、肾小球滤过率则随着血压的升降而发生相应波动（图 8-4）。这种现象即使在去除神经或离体的肾中仍然存在，因此该调节是肾血流量的自身调节。肾血流量经自身调节保持相对稳定，使得肾小球滤过率也保持相对稳定，因此尿的生成不会因血压的波动发生较大的变化。肾血流量自身调节机制目前主要有肌源性和管–球反馈两种学说。

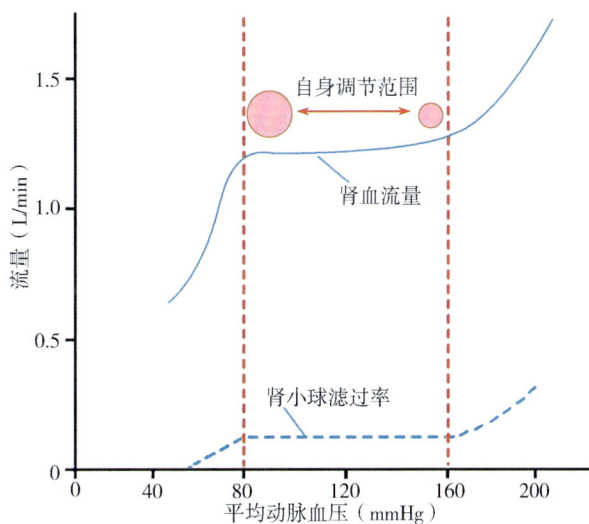

图 8-4　肾血流量和肾小球滤过率与动脉血压的关系

1. 肌源性学说 该学说认为，在一定范围内，当肾动脉的灌注压升高时，肾入球小动脉血管平滑肌因压力升高而受到牵张刺激，使平滑肌的紧张性增加，血管口径相应缩小，血流阻力加大，从而使肾血流量不会因血压升高而增加；反之亦然。当动脉血压低于 80mmHg 时或高于 160mmHg 时，平滑肌舒张或收缩达到极限，自身调节已不能发挥作用，此时肾血流量不能再维持相对稳定，而是随动脉血压的变化而变动。

2. 管 – 球反馈学说 当肾血流量和肾小球滤过率下降时，髓袢内小管液流速减慢，髓袢升支粗段 NaCl 重吸收增加，导致流经致密斑的 NaCl 浓度下降。致密斑处 NaCl 浓度下降通过某种信号转导机制产生两个效应：一是减少入球小动脉的血流阻力，提高肾小球毛细血管静水压，使肾小球滤过率恢复正常；二是促进球旁细胞释放肾素，激活血管紧张素系统，生成血管紧张素 II（Ang II），Ang II 选择性收缩出球小动脉，结果增加肾小球毛细血管静水压，有助于肾小球滤过率恢复正常。当动脉血压在一定范围内波动时，通过上述两种机制的反馈信号作用于入球和出球小动脉，使肾小球滤过率维持相对稳定。这种由小管液流量变化而影响肾小球滤过率和肾血流量的现象称为**管 – 球反馈**（tubuloglomerular feedback，TGF）。但目前有关管 – 球反馈的详细机制尚不十分清楚。

入球小动脉和出球小动脉的血管平滑肌受肾交感神经支配。安静时，肾交感神经的紧张性活动使血管平滑肌保持一定程度的收缩；应急情况下，交感神经兴奋可引起肾血管收缩，肾血流量减少。血液中的去甲肾上腺素、肾上腺素、血管升压素和血管紧张素等均使肾血管收缩，肾血流量减少；而肾组织中生成的前列腺素（PGI_2 和 PGE_2）、一氧化氮和缓激肽等则使肾血管舒张，肾血流量增加。

第二节　肾小球的滤过功能

肾小球滤过是尿生成的第一步。循环血液经过肾小球毛细血管网时，除了血细胞和血浆蛋白质外，其他物质均可以滤过进入肾小囊内形成原尿，故原尿也是血浆的超滤液。用微穿刺法从肾小囊中直接抽取原尿，经微量化学分析，结果如表 8-2，除了血浆蛋白质外，其他物质的成分和含量与血浆基本一致，由此证明肾小囊内液确是血浆的超滤液。

表 8-2　血浆、原尿与终尿的成分比较及每天的滤过量和排出量（g/L）

成分	血浆（g/L）	原尿（g/L）	终尿（g/L）	尿中浓缩（倍数）	滤过量（g/d）	排出量（g/d）	重吸收率（%）
蛋白质	80	0.3	0	—	微量	0	100（几乎）
葡萄糖	1.0	1.0	0	—	180.0	0	100（几乎）
Na^+	3.3	3.3	3.5	1.1	594	5.3	99
K^+	0.2	0.2	1.50	7.5	36.0	2.3	94
Cl^-	3.7	3.7	6.0	1.6	666.0	9.0	99
碳酸根	1.5	1.5	0.07	0.05	270.0	0.1	99
磷酸根	0.03	0.03	1.20	40.0	5.4	1.8	67
尿素	0.3	0.3	20.0	67.0	54.0	30.0	45

续表

成分	血浆（g/L）	原尿（g/L）	终尿（g/L）	尿中浓缩（倍数）	滤过量（g/d）	排出量（g/d）	重吸收率（%）
尿酸	0.02	0.02	0.5	25.0	3.6	0.75	79
肌酐	0.01	0.01	1.5	150.0	1.8	2.25	0
氨	0.001	0.001	0.4	400.0	0.18	0.6	0
水	900	980	960	1.1	180L	1.5L	99

单位时间内（每分钟）两肾生成的超滤液量称为**肾小球滤过率**（glomerular filtration rate, GFR）。肾小球滤过率是衡量肾脏滤过功能的客观指标之一，与体表面积呈相关性。体表面积为 1.73m² 的正常成年人，其肾小球滤过率为 125mL/min 左右。依此计算，每天两肾形成的超滤液总量高达 180L 左右。肾小球滤过率与**肾血浆流量**（renal plasma flow, RPF）的比值称**滤过分数**（filtration fraction, FF）。若肾血流量为 1200mL/min，血细胞比容为 45%，则肾血浆流量为 660mL/min，所以滤过分数为 19%。这表明流经肾脏的血浆约有 1/5 由肾小球滤过进入了肾小囊，形成超滤液。

一、滤过膜及其通透性

滤过膜（filtration membrane）是肾小球滤过的结构屏障。其由血管内向外依次为血管内皮细胞、基膜、肾小囊脏层上皮细胞（图 8-5），总厚度为 15 ～ 20nm。

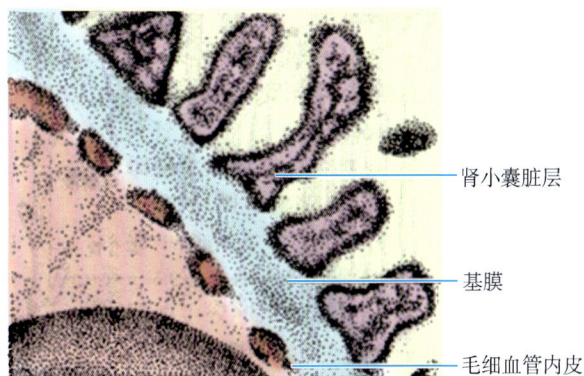

肾小囊脏层
基膜
毛细血管内皮

图 8-5　电镜下的滤过膜示意图

1. 机械屏障　在电镜下观察，血管内皮细胞上有许多直径为 70 ～ 90nm 的小孔，称为**窗孔**（fenestrae），可防止血细胞通过，而小分子溶质和小分子血浆蛋白质可自由通过。但内皮细胞有带负电荷的糖蛋白，可阻止带负电的蛋白质通过。基膜较厚，是由胶原蛋白和蛋白多糖构成的微纤维网，基膜上有直径为 2 ～ 8 nm 的多角形网孔和带负电荷的蛋白多糖，是超滤过的主要屏障。滤过膜的外层是肾小囊的脏层上皮细胞，该细胞具有足突，不连续地包裹在毛细血管外面，足突之间形成裂隙，裂隙表面附有一层**滤过裂隙膜**（filtration slit membrane），膜上有直径为 4 ～ 14nm 的小孔，裂隙膜也带有负电荷，阻止带负电的血浆蛋白质滤过。

2. 电学屏障　正常成年人两肾全部肾小球毛细血管总面积约在 1.5m² 左右，通常情况下肾小球的滤过面积是比较稳定的。肾小球滤过膜的通透性取决于所通过物质的分子质量大小及所带的电荷性质。分子质量的大小通常以其有效半径为标准。一般来说，滤液中有效半径小于 2.0nm 的中性物质可以自由滤过（如葡萄糖）；有效半径大于 4.2nm 的大分子物质则不能滤过；有效半径介于 2.0～4.2nm 之间的各种物质，随着有效半径的增加而滤过量逐渐降低。血浆中的物质通过滤过膜时，除了受滤过膜的机械屏障影响外，还受电学屏障状态的控制。对于电荷中性的物质来说，通透性主要取决于物质的有效半径大小；对于带电荷物质来说还取决于其带有的电荷性质。研究发现，有效半径相同的右旋糖酐，带正电荷的较容易被滤过，而带负电荷的则较难通过滤过膜（图 8-6）。因此，肾发生病变时，由于滤过膜上带有负电荷的糖蛋白减少，其电学屏障作用降低，故带负电荷的血浆蛋白质滤过增多而出现**蛋白尿**（proteinuria）。

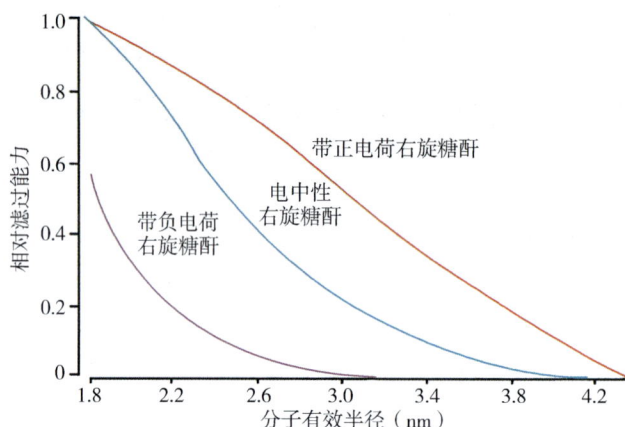

图 8-6 分子半径和所带电荷不同对右旋糖酐滤过能力的影响

纵坐标：1.0 表示自由滤过；0 表示滤过为 0

二、肾小球滤过作用的动力——有效滤过压

有效滤过压是肾小球滤过的动力（图 8-7），由肾小球毛细血管血压、血浆胶体渗透压、肾小囊内压和肾小囊胶体渗透压组成。其中肾小球毛细血管血压和肾小囊胶体渗透压是促进滤过的动力，血浆胶体渗透压和囊内压是对抗肾小球毛细血管内物质滤过的阻力。因肾小囊内超滤液中蛋白质浓度极低，故胶体渗透压可忽略不计。所以有效滤过压可计算如下：

有效滤过压 = 肾小球毛细血管血压 –（血浆胶体渗透压 + 肾小囊内压）

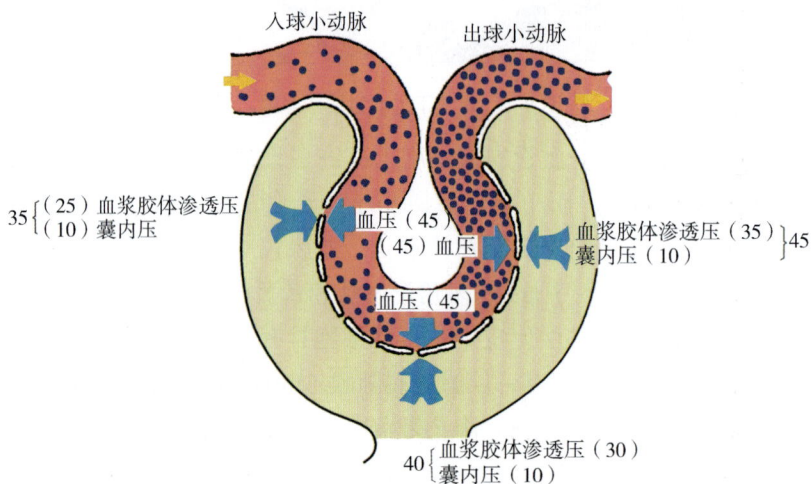

图 8-7 肾小球有效滤过压示意图

单位：mmHg

由于皮质肾单位的入球小动脉粗而短，血流阻力较小，血液流入肾小球较为容易；而出球小动脉细而长，口径小，阻力大，血液流出肾小球较为困难，所以肾小球毛细血管血压明显高于其他器官的毛细血管血压。用微穿刺法直接测得的大鼠肾小球毛细血管血压平均值约为 45mmHg，肾小球毛细血管始端血浆胶体渗透压为 25mmHg，肾小囊内压约为 10mmHg。根据以上数据，则肾小球毛细血管始端的有效滤过压可计算如下：

$$有效滤过压 = 45 - (25 + 10) = 10mmHg$$

肾小球毛细血管的入球端到出球端血压下降不多，血液从入球小动脉流向出球小动脉时，由于不断生成超滤液，而蛋白质几乎不能滤过，血浆蛋白质浓度会逐渐增加，胶体渗透压也随之升高，使滤过阻力逐渐增大，因而有效滤过压就逐渐减小。当滤过阻力等于滤过动力时，有效滤过压等于零，称为**滤过平衡**（filtration equilibrium），此时滤过便停止。

三、影响肾小球滤过的因素

（一）滤过膜的通透性和面积

1. 滤过膜的通透性　正常情况下，肾小球滤过膜有一定的通透性，且较稳定。当滤过膜状态发生改变，如肾小球肾炎时，滤过膜会增殖变厚，孔隙变小，机械屏障作用增加而滤过率下降，故超滤液生成减少。同时因为滤过膜各层的糖蛋白减少，电学屏障作用减弱，使原来不能滤过的大分子血浆蛋白质可以大量滤过，当超过了肾小管重吸收的限度时，将出现蛋白尿。

另有研究资料表明，在某些有肾脏疾患的动物体内观察到，其肾小球滤过膜上所带的负电荷基团并无减少，而是滤过膜的足突收缩，出现上皮完全缺失的局部区域，蛋白质也可能由这些部位滤入肾小囊。

2. 滤过膜的面积　滤过膜的面积指肾小球滤过膜的总面积，它与肾小球滤过率有密切关系。在生理情况下，人的两肾全部肾小球都在活动，足以保证肾小球持续而稳定滤过。但在急性肾小球肾炎时，由于肾小球毛细血管管腔变窄或完全阻塞，以致活动的肾小球数目减少，有效滤过面积减少，因而使肾小球滤过率降低，结果造成少尿，甚至无尿。

（二）有效滤过压

1. 肾小球毛细血管血压　肾血流具有自身调节机制，动脉血压在 80 ~ 160mmHg 范围内时，肾小球毛细血管血压和血流量维持相对稳定，从而使肾小球滤过率保持不变。当动脉血压降到 80mmHg 以下时，肾小球毛细血管血压将相应下降，于是有效滤过压则降低，肾小球滤过率也减少。当动脉血压降至 50mmHg 以下时，肾小球滤过率则降为零，尿生成停止。

2. 血浆胶体渗透压　正常情况下，血浆胶体渗透压比较稳定。当某些原因使全身血浆蛋白质的浓度明显降低时，血浆胶体渗透压则降低，此时有效滤过压升高，肾小球滤过率也随之增加。例如，经静脉快速注入大量生理盐水时尿量增多，其原因之一是血浆胶体渗透压下降，肾小球滤过率增加。

3. 囊内压　肾小囊通过肾小管、集合管与肾盂相连，当肾盂或输尿管结石、肿瘤压迫或其他原因引起的输尿管阻塞时，可使肾盂内压显著升高，囊内压也将升高，致使有效滤过压降低，肾小球滤过率因而减少。某些溶血性疾病，血红蛋白可堵塞肾小管，也会引起囊内压升高而影响肾小球滤过。

（三）肾血浆流量

肾血浆流量改变主要通过影响滤过平衡的位置而影响肾小球滤过率。如前所述，滤液的生成仅出现在滤过平衡之前，如果肾血浆流量增多，血浆胶体渗透压的上升速度减慢，滤过平衡则会靠近出球小动脉端，具有滤过作用的毛细血管段得以延长，肾小球滤过率将随之增加。在大鼠实验中观察到，如果肾小球的血浆流量比正常时增加 3 倍，则肾小球毛细血管的全长都有滤液生成；相反，肾血浆流量减少时，血浆胶体渗透压的上升速度加快，从而使滤过平衡的位置靠近入球小动脉端，具有滤过作用的毛细血管段缩短，肾小球滤过率将减少。在严重低氧、中毒性休克等病理状态下，由于交感神经兴奋致使血管收缩，肾血浆流量减少，肾小球滤过率也随之减少。

第三节　肾小管和集合管的重吸收与分泌功能

比较原尿和终尿的量和质可以发现，成年人每天生成的原尿量约有 180L，但每天终尿量只有 1.5L 左右，表明重吸收量约 99%，排出量只占原尿量的 1% 左右。

一、肾小管与集合管的重吸收方式和特点

超滤液进入肾小管后被称为**小管液**（tubular fluid）。小管液中的物质通过肾小管和集合管上皮细胞转运重新回到血液的过程称为**重吸收**（reabsorption）。

（一）重吸收方式与途径

重吸收的实质是物质跨膜转运过程，可分为被动转运和主动转运两种形式，其形式和特点已在第二章叙述。

重吸收分为跨细胞转运和细胞旁转运两条途径。跨细胞转运途径是指小管液中的物质经肾小管和集合管上皮细胞的管腔膜进入上皮细胞内，再跨过基底侧膜进入组织液，进而经过毛细血管返回血液；细胞旁转运途径是指小管液中的物质经上皮细胞间的紧密连接进入组织液，随后进入毛细血管。

（二）重吸收特点

1. 重吸收的选择性　原尿中葡萄糖和氨基酸浓度与血浆相同，但终尿中则几乎没有葡萄糖和氨基酸；水和电解质，如 Na^+、K^+、Cl^- 等大部分被重吸收，尿素只有小部分被重吸收，肌酐则完全不被重吸收（表 8-2）。可见肾小管和集合管对小管液的各种物质进行了**选择性重吸收**（selective reabsorption）。

2. 重吸收的差异性　由于肾小管各段及集合管的管壁上皮细胞在组织学上存在着差异性，因此其功能也不尽相同。近曲小管上皮细胞的管腔膜上有大量密集的微绒毛，形成**刷状缘**（brush border），这种结构大大增加了重吸收的面积。所以，与其他各段肾小管相比，近曲小管的重吸收能力最强，重吸收物质的量大、种类多。髓袢主要重吸收水和 NaCl。远曲小管和集合管也具有重吸收水和 Na^+ 等功能，尽管重吸收量比近曲小管少，但是此段的重吸收功能受血管升压素和**醛固酮**（aldosterone）等体液因素的调节，故在决定终尿的量和质方面起着十分重要的作用。

3. 重吸收的有限性　肾小管和集合管对不同物质的重吸收具有一定的限度。例如对葡萄糖的重吸收，当血液中葡萄糖浓度升高时，滤液中葡萄糖的含量随之增多，如果超过了肾小管的重吸

收能力，终尿中则出现葡萄糖。

二、几种主要物质的重吸收

（一）Na⁺、Cl⁻和水的重吸收

1. 近端小管 近端小管重吸收 Na^+、Cl^- 和水为滤过量的 65% ～ 70%。其中约 2/3 经跨细胞途径被重吸收，主要发生在近端小管的前半段；约 1/3 经细胞旁途径被重吸收，主要发生在近端小管的后半段。近端小管的前半段和后半段对 Na^+ 重吸收机制有所不同（图 8-8）。

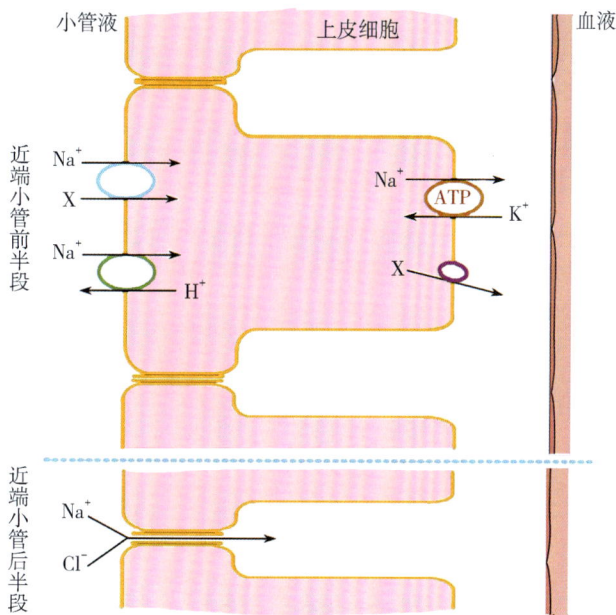

图 8-8 近端小管重吸收 Na^+ 和 Cl^- 示意图

X 代表葡萄糖、氨基酸、磷酸盐等

在近端小管前半段，小管液中的 Na^+ 进入上皮细胞的过程与葡萄糖、氨基酸同向转运以及与 H^+ 的分泌相耦联。通常细胞内的 Na^+ 首先被细胞基底侧膜上的钠泵泵入细胞间隙，使细胞内 Na^+ 的浓度降低，同时细胞内的负电荷增多，小管液中 Na^+ 分别通过管腔膜上 Na^+–葡萄糖、Na^+–氨基酸同向转运体和 Na^+–H^+ 交换体，顺着电化学梯度进入上皮细胞内，同时也将葡萄糖和氨基酸转运入细胞内，而 H^+ 则被分泌到小管液中。进入细胞内的 Na^+ 被上皮细胞基底侧膜上钠泵泵入细胞间隙，葡萄糖和氨基酸则以载体介导易化扩散方式进入细胞间隙。由于 Na^+、葡萄糖和氨基酸进入细胞间隙使组织液渗透压升高，在渗透压差的驱动下水随之进入细胞间隙，组织间隙的静水压升高后，促使 Na^+ 和水扩散进入毛细血管而被重吸收。在近端小管的前半段，由于 Na^+–H^+ 交换使 H^+ 进入小管液，HCO_3^- 则被重吸收，而 Cl^- 不被重吸收，但该部位水被重吸收，所以小管液中 Cl^- 的浓度高于管周组织间液。

在近端小管的后半段 NaCl 的重吸收，除了通过跨细胞转运外，主要是通过细胞旁途径进行。在近端小管后半段，葡萄糖、氨基酸的重吸收已经基本完成，同时该部位小管液中 Cl^- 的浓度高于管周组织间液，因此 Cl^- 顺着浓度梯度经细胞旁途径被重吸收入血。由于 Cl^- 的重吸收使管周组织间隙中负电荷增加，在管壁两侧电位差的作用下，Na^+ 顺着电位梯度经细胞旁途径而被动重吸收。

水的重吸收主要是靠渗透压差被动进行的。在近端小管由于 Na^+、HCO_3^-、Cl^-、葡萄糖、氨基酸等被大量重吸收，降低了小管液的渗透压，提高了细胞间隙的渗透压，于是水在渗透压差的驱动下通过细胞旁和跨细胞两条途径进入细胞间隙。因为水的重吸收造成细胞间隙的静水压升高，而管周毛细血管内静水压较低，胶体渗透压较高，水便通过组织间隙进入毛细血管。近端小管水的重吸收是一种等渗性重吸收，不受神经体液因素影响，与体内是否缺水无关，因此对尿量影响较小。

2. 髓袢　在髓袢，肾小球滤过的 NaCl 约 20% 被重吸收，水约 15% 被重吸收。髓袢降支细段上皮细胞基底侧膜上钠泵活性很低，管腔膜对 Na^+ 也不易通透，但对水通透性较高，在组织液高渗作用下水被重吸收。故小管液在流经髓袢降支细段时，渗透压逐渐升高。髓袢升支细段对水不通透，但对 Na^+ 和 Cl^- 易通透，NaCl 扩散进入组织间液。故小管液流经髓袢升支细段时，渗透压逐渐下降。升支粗段是 NaCl 在髓袢重吸收的主要部位，但对水不通透，故小管液在流经升支粗段时，渗透压逐渐降低。髓袢升支粗段的管腔膜上有电中性的 Na^+-$2Cl^-$-K^+ 同向转运体，该转运体可使小管液中 1 个 Na^+、1 个 K^+ 和 2 个 Cl^- 同向转运进入上皮细胞内（图 8-9）。Na^+ 进入细胞是顺电化学梯度的，进入细胞内的 Na^+ 通过细胞基底侧膜上的钠泵泵至组织间液，Cl^- 顺浓度梯度经管周膜上的 Cl^- 通道进入组织间液，而 K^+ 则顺浓度梯度经管腔膜返回小管液中，结果使小管液呈正电位。

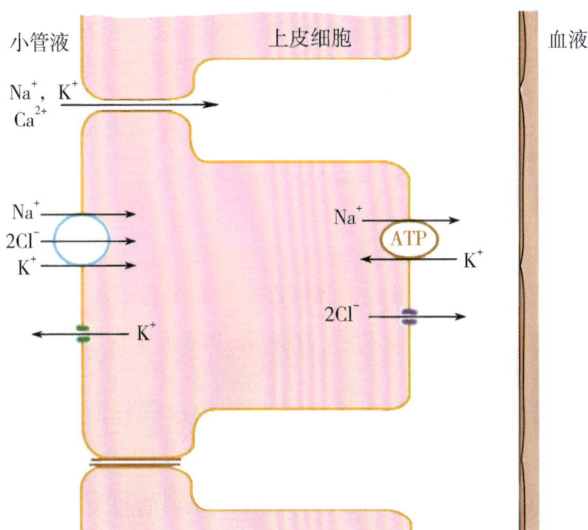

图 8-9　髓袢升支粗段重吸收 Na^+ 和 Cl^- 示意图

这一电位差又使小管液中的 Na^+、K^+ 和 Ca^{2+} 等正离子经细胞旁途径被重吸收，这一部分重吸收属于被动转运。**呋塞米**（furosemide）可抑制 Na^+-$2Cl^-$-K^+ 同向转运体，所以能抑制 Na^+ 和 Cl^- 的重吸收，从而产生强大的利尿效应。

3. 远端小管和集合管　肾小球滤过的 Na^+ 和 Cl^- 约 12% 在远曲小管和集合管被重吸收，同时有不等量的水被重吸收。在远曲小管始段，上皮细胞对水仍不通透，但仍能主动重吸收 NaCl，使小管液渗透压继续降低。小管液中的 Na^+ 和 Cl^- 经 Na^+-Cl^- 同向转运体进入细胞内，细胞内的 Na^+ 由钠泵泵出（图 8-10）。**噻嗪类**（thiazide）利尿剂可抑制此处的 Na^+-Cl^- 同向转运体，从而利尿。

远曲小管后段和集合管能主动重吸收 Na^+，分泌 K^+ 和 H^+（详见肾小管和集合管的分泌）。此处 Na^+ 的重吸收主要受醛固酮调节，水的重吸收取决于体内含水量，主要是通过跨细胞途径进行，受血管升压素调节。

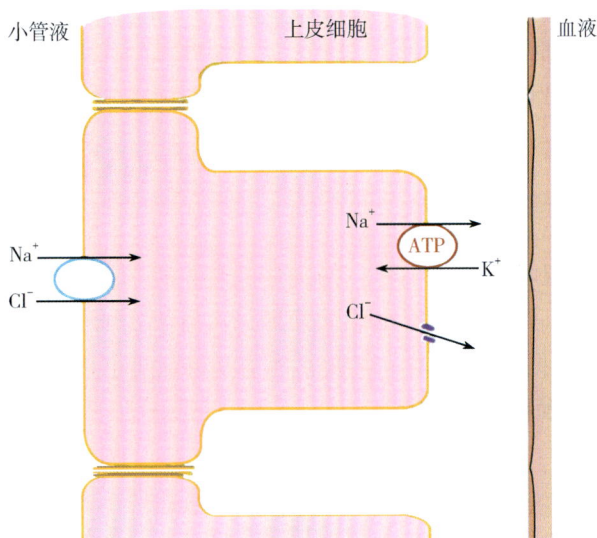

图 8–10　远曲小管和集合管重吸收 Na^+ 和 Cl^- 示意图

（二）HCO_3^- 的重吸收

从肾小球滤过的 HCO_3^-，80% ～ 90% 在近端小管被重吸收，约 10% 在髓袢升支粗段被重吸收，少量在远曲小管和集合管被重吸收。HCO_3^- 不易通过管腔膜被重吸收。近端小管上皮细胞通过 Na^+–H^+ 交换分泌 H^+ 进入小管液，小管液中的 HCO_3^- 与 H^+ 在碳酸酐酶的作用下结合成 H_2CO_3，并迅速被分解为 CO_2 和 H_2O。CO_2 以单纯扩散的形式通过管腔膜进入细胞内，在细胞内与 H_2O 又在碳酸酐酶的作用下再结合成 H_2CO_3，随后又解离为 H^+ 和 HCO_3^-。H^+ 通过管腔膜上的 Na^+–H^+ 交换被分泌入小管液，而 HCO_3^- 则通过基底侧膜上的转运体顺电化学梯度进入细胞间液（图 8–11）。由此可见，近端小管重吸收 HCO_3^- 是以 CO_2 的形式进行的，对维持体内酸碱平衡具有重要的意义。

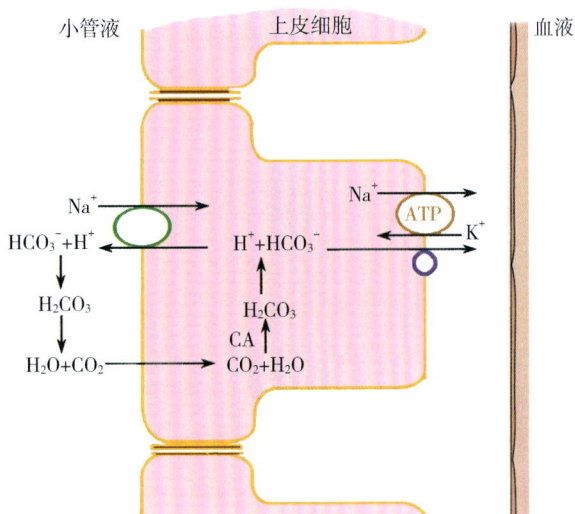

图 8–11　近端小管重吸收 HCO_3^- 示意图

（三）K^+ 的重吸收

肾小球滤过的 K^+ 中有 65% ～ 70% 在近端小管被重吸收，25% ～ 30% 在髓袢升支粗段被重吸收，K^+ 在这些部位重吸收的比例是相对稳定的。终尿中的 K^+ 主要是由远曲小管和集合管分泌的。肾小管对 K^+ 的重吸收是一个主动转运过程。近端小管的小管液中 K^+ 浓度低于细胞内 K^+ 浓度，同时管腔内电位较管周液低，所以近端小管对 K^+ 的重吸收是逆电化学梯度进行的主动转运过程，但机制尚不清楚。

（四）葡萄糖和氨基酸的重吸收

葡萄糖重吸收的部位仅限于近端小管，特别是近端小管的前半段。因此如果近端小管以后的小管液中仍含有葡萄糖，则终尿中将出现葡萄糖。小管液中的葡萄糖是通过近端小管上皮细胞管腔膜上的 Na^+– 葡萄糖同向转运体，以继发性主动转运方式被转入细胞。进入细胞内的葡萄糖则由基底侧膜上的**葡萄糖转运体 2**（glucose transporter 2）以易化扩散的方式进入细胞间液（图 8-8）。

近端小管对葡萄糖的重吸收有一定限度。当血糖浓度达到 180mg/100mL 时，部分肾小管对葡萄糖的重吸收已达到极限，尿中开始出现葡萄糖，此时的血糖浓度称为**肾糖阈**（renal glucose threshold）。每个肾单位的肾糖阈并不完全相同。若血糖浓度再继续升高，尿中葡萄糖含量也将随之增加，当全部肾小管对葡萄糖的重吸收均达到极限时，此时的血糖浓度为葡萄糖重吸收极限量，即为葡萄糖最大转运量。人肾的葡萄糖重吸收极限量，在体表面积为 $1.73m^2$ 的个体，男性平均为 375mg/min，女性平均为 300mg/min。肾之所以对葡萄糖重吸收有极限量，可能是由于上述转运体的数量有限。

与葡萄糖一样，肾小球滤过的氨基酸也主要在近端小管被重吸收，也是与 Na^+ 重吸收相耦联，为继发性主动转运，但有多种类型氨基酸转运体。正常时进入超滤液中的少量蛋白质，则是通过近端小管上皮细胞的吞饮作用而被重吸收。

三、肾小管和集合管的分泌功能

肾小管和集合管的分泌功能是指肾小管和集合管的上皮细胞将其本身新陈代谢所产生的物质分泌到小管液中的过程；排泄功能则指肾小管的上皮细胞将血液中原有的某些物质排入小管液中的过程。因为这两种过程有时难以严格区分，故常把两者统称为肾小管的分泌功能。从肾小管和集合管上皮细胞分泌的物质主要有 H^+、K^+ 和 NH_3 等。

（一）H^+ 的分泌

近端小管、髓袢升支粗段、远端小管和集合管都能分泌 H^+，但分泌 H^+ 能力最强的是近端小管，占 80% ～ 90%。近端小管、髓袢升支粗段和远端小管始段是通过 Na^+–H^+ 交换体继发性主动转运分泌 H^+。这些部位分泌 H^+ 与小管液中 HCO_3^- 重吸收密切相关（详细机制见 HCO_3^- 重吸收），每分泌 1 个 H^+ 入小管液，就可以从小管液中重吸收 1 个 Na^+ 和 1 个 HCO_3^- 入血，从而实现排酸保碱的目的，对维持体内酸碱平衡具有重要作用。

远端小管后半段和集合管的上皮细胞有两种类型，即**主细胞**（principal cell）和**闰细胞**（intercalated cell）（图 8-12），其中闰细胞分泌 H^+。上皮细胞内 CO_2 和 H_2O 在碳酸酐酶的催化下生成 H_2CO_3，然后解离成 H^+ 和 HCO_3^-，远曲小管和集合管的管腔膜上存在质子泵（H^+–ATP 酶），可将细胞内的 H^+ 泵入小管液中，而 HCO_3^- 经基底侧膜转运回血。

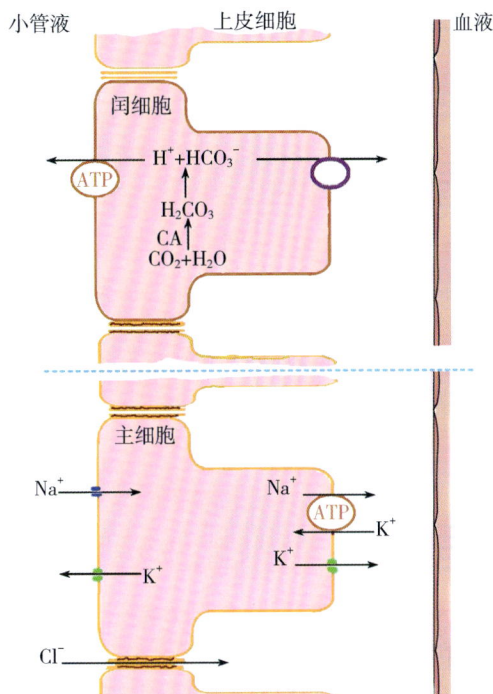

图 8-12 远曲小管和集合管分泌 H⁺ 和 K⁺ 示意图

（二）K⁺ 的分泌

由于原尿中的 K^+ 绝大部分已在近端小管部位被重吸收回血，所以尿中排出的 K^+ 主要是由远端小管和集合管被动分泌的。在远端小管后半段和集合管的上皮细胞中 90% 是主细胞，主细胞分泌 K^+ 与 Na^+ 主动重吸收密切联系（图 8-12）。一般认为，当有 Na^+ 的主动重吸收时，才会有 K^+ 的分泌。K^+ 分泌的动力，一方面来自基底侧膜上的钠泵将 Na^+ 泵出细胞的同时将组织间液中的 K^+ 泵入细胞，使上皮细胞内的 K^+ 浓度远高于小管液中的 K^+ 浓度；另一方面 Na^+ 主动重吸收使小管液呈负电位。这样细胞内的 K^+ 通过管腔膜上 K^+ 通道顺电化学梯度进入小管液。这种 K^+ 分泌与 Na^+ 主动重吸收的联系过程，称为 K^+- Na^+ 交换。

肾小管上皮细胞上有 H^+-Na^+ 和 K^+-Na^+ 交换，两者间有竞争性抑制作用。当 H^+-Na^+ 交换增多时，K^+-Na^+ 交换将减少；K^+-Na^+ 交换增多时，则 H^+-Na^+ 交换减少。如发生酸中毒时，小管细胞内碳酸酐酶活性增强，H^+ 生成量增加，于是 H^+-Na^+ 交换增加而 K^+-Na^+ 交换减少，从而导致血液中 K^+ 浓度增高。如果酸中毒得到纠正，或用乙酰唑胺抑制碳酸酐酶活性时，则 H^+ 生成量减少，于是 H^+-Na^+ 交换减少而 K^+-Na^+ 交换增加，这可能导致低血钾。

（三）NH₃ 的分泌

近端小管、髓袢升支粗段、远端小管和集合管上皮细胞内谷氨酰胺在谷氨酰胺酶脱氨基的作用下生成 NH_3。在近端小管上皮细胞内，NH_3 与 H^+ 结合生成 NH_4^+，通过管腔膜上的 Na^+-H^+（由 NH_4^+ 替代 H^+）交换体被分泌到小管液中；集合管对 NH_3 有很好的通透性，而对 NH_4^+ 的通透性较低，集合管上皮细胞通过 H^+-ATP 酶将 H^+ 分泌到小管腔内，与 NH_3 结合形成 NH_4^+。最后 NH_4^+ 与小管液中的 Cl^- 形成 NH_4Cl 随尿排出（图 8-13）。

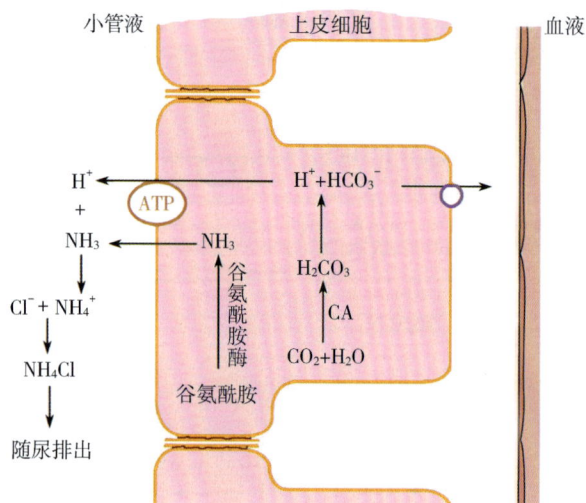

图 8-13 集合管分泌 NH_3 示意图

NH_3 的分泌与 H^+ 的分泌密切相关。如果集合管分泌 H^+ 被抑制，则尿中 NH_4^+ 的排出也减少。生理情况下，肾脏分泌的 H^+ 约有 50% 被 NH_3 缓冲。由此可见，NH_3 分泌对调节体内酸碱平衡也具有重要意义。

（四）尿酸及其他物质的分泌

尿酸是体内嘌呤代谢的产物，血中游离尿酸约 2/3 由肾脏排泄，1/3 由肠道排出。肾脏可通过肾小球滤过和肾小管分泌两种方式排泄尿酸。正常情况下，肾小球滤过的尿酸约有 98% 被肾小管重吸收，而肾小管分泌的尿酸只占滤过量的一半左右，其中大多数又被肾小管重吸收入血。因此，肾小球滤过和肾小管分泌的尿酸只有 6% ～ 10% 从尿中排出。**苯溴马隆**（benzbromarone）可抑制肾小管尿酸的重吸收，加速尿酸的排泄（图 8-14）。

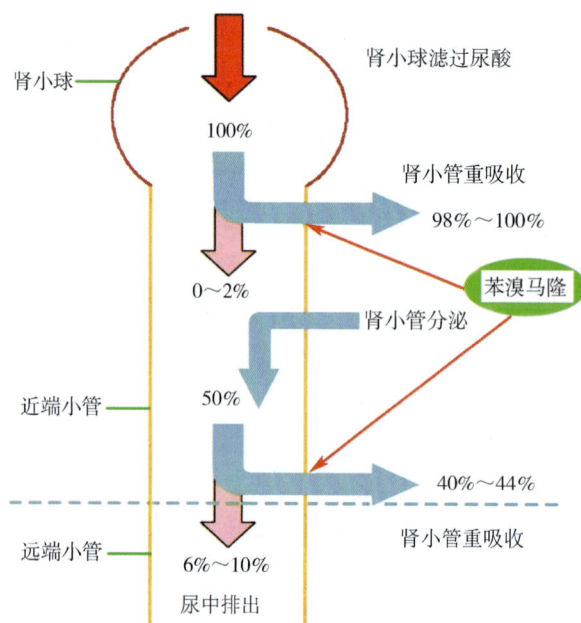

图 8-14 尿酸盐的分泌示意图

体内的其他代谢产物如肌酐既能从肾小球滤过，又可经肾小管和集合管分泌排入小管液。进入体内的酚红、青霉素、利尿药呋塞米等由于与血浆蛋白结合而不能被肾小球滤过，但可在近端小管被主动分泌到小管液中。

第四节　尿生成的调节

尿生成过程包括肾小球滤过、肾小管和集合管的重吸收以及分泌，机体通过影响这些环节实现对尿生成的调节。其中影响肾小球滤过的因素前已论述，以下重点介绍调节肾小管和集合管的重吸收及分泌的因素。

一、肾内自身调节

肾内自身调节是指小管液溶质的浓度以及球－管平衡对尿生成的影响。

（一）小管液中溶质浓度

小管液中溶质所形成的渗透压，是对抗肾小管重吸收水分的力量。如果小管液溶质浓度升高，渗透压增大，则可抑制肾小管对水的重吸收，使终尿量增多。由于渗透压升高而对抗肾小管重吸收水分所引起的尿量增多现象，称为**渗透性利尿**（osmotic diuresis）。例如，糖尿病患者的多尿，就是由于血糖浓度超过肾糖阈，肾小管不能将滤过的葡萄糖完全重吸收回血，小管液渗透压因而升高，妨碍了水的重吸收而引起多尿。临床上常利用渗透性利尿的原理，使用一些能被肾小球滤过，但又不被肾小管重吸收的物质，如甘露醇、山梨醇等，增加小管液中溶质的浓度，从而达到利尿和消除水肿的目的。

（二）球－管平衡

近端小管的重吸收率与肾小球滤过率两者之间有着紧密的联系。研究发现，不论肾小球滤过率增大或减小，近端小管是进行**定比重吸收**（constant fraction reabsorption）的，即近端小管对 Na^+ 和水的重吸收率始终占肾小球滤过率的 65%～70%，这种现象称为**球－管平衡**（glomerulotubular balance）。其生理意义在于使终尿量不致因肾小球滤过率的增减而出现大幅度的变动。

球－管平衡现象产生机制主要与肾小管周围毛细血管血压及血浆胶体渗透压变化相关。在肾血流量不变的前提下，当肾小球滤过率增加时，进入肾小管周围毛细血管的血量减少、血压下降，而血管内胶体渗透压升高，有利于组织间液进入毛细血管；如果肾小球滤过率减少，便发生相反的变化，使重吸收百分率仍能保持相对稳定。此外，近端小管重吸收量减少，可导致小管内压增加而使囊内压增加、有效滤过压降低，肾小球滤过率因之减少，这也是一种球－管平衡现象。

球－管平衡在某些情况下可被打破，如在充血性心力衰竭时，由于肾血流量减少而压力下降。但由于出球小动脉发生代偿性收缩，所以肾小球滤过率仍能保持原有水平，而滤过分数将变大。此时肾小管周围毛细血管血压仍然下降，血浆胶体渗透压升高，Na^+ 和水的重吸收百分率将超过 65%～70%，这可能是心力衰竭时引起体内钠盐潴留、细胞外液量增多、水肿加重的原因之一。

二、体液调节

（一）血管升压素

1. 生理作用　人类的**血管升压素**（vasopressin，VP），也称**抗利尿激素**（antidiuretic hormone，ADH），是一种九肽神经激素，大部分由下丘脑视上核的神经细胞合成，小部分由室旁核的神经细胞合成。胞体内合成的 VP 沿下丘脑 - 垂体束的轴突运输到神经垂体，并储存于神经末梢内。当视上核神经细胞受到刺激发生兴奋时，冲动沿下丘脑 - 垂体束传到末梢，使其释放进入血液循环。

VP 的主要作用是提高远曲小管和集合管上皮细胞对水的通透性，从而促进水的重吸收，使尿液浓缩，尿量减少。此外，VP 还可增加内髓部集合管对尿素的通透性，提高肾髓质组织间液的渗透压梯度，有利于尿的浓缩。

VP 有 V_1 和 V_2 两种受体。V_1 受体分布在血管平滑肌细胞膜表面，激活时引起平滑肌收缩，增加外周阻力，升高血压；V_2 受体分布在远曲小管和集合管上皮细胞管周膜上，属于 G 蛋白耦联受体，通过 Gs 蛋白激活膜内的腺苷酸环化酶，经 cAMP- 蛋白激酶 A 途径，使上皮细胞内含 AQP-2 小泡镶嵌到管腔膜上，形成水通道，从而提高管腔膜对水的通透性（图 8-15）。进入细胞内的水则通过上皮细胞基底侧膜上的 AQP-3、AQP-4 进入组织间隙，进而扩散入毛细血管。当 VP 缺乏时，管腔膜上的水通道蛋白在细胞膜的衣被凹陷处集中，后者形成吞饮小泡进入胞浆，称为**内化**（internalization）。

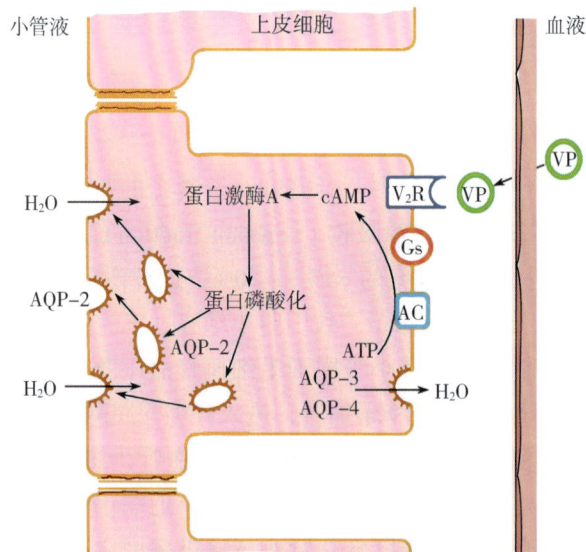

图 8-15　血管升压素的作用机制示意图

2. 分泌调节　调节 VP 释放的有效刺激主要是血浆晶体渗透压、循环血量以及动脉血压的改变。

（1）血浆晶体渗透压的改变　血浆晶体渗透压是在生理条件下调节 VP 释放的最重要因素。下丘脑视上核附近有**渗透压感受器**（osmoreceptor），它对血浆晶体渗透压的改变十分敏感，只要血浆晶体渗透压有 1% ～ 2% 的轻微改变，即会使其产生效应。

血浆中晶体物质对渗透压感受器刺激的强弱，与膜对该物质的通透性有关。NaCl 和蔗糖等不易透过细胞膜的溶液对渗透压感受器的刺激作用大，而易扩散入细胞的尿素溶液则作用较小。因此，渗透压感受器细胞是在其发生皱缩时产生兴奋的。

当机体大量出汗、剧烈呕吐或腹泻等造成体内水分丢失时，血浆晶体渗透压升高，对渗透压感受器的刺激增强，VP 释放增多，促进远曲小管和集合管对水的重吸收，使尿量减少。反之，当大量饮清水后，血浆被稀释，血浆晶体渗透压降低，VP 释放减少，远曲小管和集合管对水的重吸收减少，尿量增多。如果饮用等渗盐水，则血浆晶体渗透压基本不变，不出现饮清水后的尿量显著增多情况。这种大量饮清水后引起尿量增多的现象称为**水利尿**（water diuresis）（图 8-16）。它是临床上用于检测肾稀释功能的方法之一。

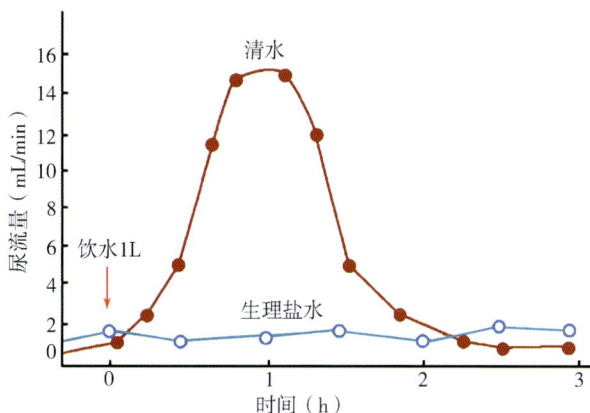

图 8-16　饮清水（红线）和饮等渗盐水（蓝线）的排尿量

（2）循环血量的改变　循环血量的改变可以反射性地影响 VP 释放。当循环血量增多时，存在于心房（主要是左心房）和胸腔内大静脉处的**容量感受器**（volume receptor）被扩张或牵拉刺激而发生兴奋，传入冲动沿迷走神经传入中枢，反射性抑制 VP 释放，从而引起尿量增多，使循环血量回到正常。当严重失血使循环血量减少时，对左心房和大静脉容量感受器的刺激减弱，VP 的释放增多。此时 VP 不但能促进远曲小管和集合管对水的重吸收，促进循环血量恢复，而且还可引起血管平滑肌收缩，使血管床容积减小，外周阻力增加，使血压上升，从而发挥升压 – 抗利尿作用。

动脉血压升高时，通过刺激颈动脉窦的压力感受器，也可以反射性抑制 VP 的释放。实验观察到，阻断颈总动脉血流时，VP 释放量增加，这种现象在切断窦神经后消失，说明颈动脉窦的传入冲动可抑制 VP 的释放。

另外，疼痛和情绪紧张等可促进 VP 释放，使尿量减少；乙醇和弱的冷刺激等可使其分泌量减少，尿量增多。如果 VP 缺乏或远曲小管和集合管缺乏 V_2 受体时，导致尿量显著增加，称为**尿崩症**（diabetes insipidus）。

综上所述，血浆晶体渗透压升高和循环血量的减少，都可反射性促进 VP 的合成和释放。这两方面的刺激既可独立起作用，也可同时起作用。如在机体缺水时，既提高了血浆晶体渗透压，同时又减少了循环血量；如果是大量失血时，只是循环血量减少，血浆晶体渗透压并无明显改变。上述两种情况都能引起 VP 的分泌和释放增多，尿量减少，而保留体内的水分，从而通过负反馈调节血浆晶体渗透压和循环血量。

（二）醛固酮

1. 醛固酮的生理作用　醛固酮是肾上腺皮质球状带分泌的盐皮质激素，可促进肾远曲小管和集合管对 Na^+ 的重吸收，同时促进 K^+ 的排出，即有保 Na^+ 排 K^+ 作用。

醛固酮进入远曲小管和集合管的上皮细胞后，与胞质受体结合，形成激素 – 受体复合物；后者通过核膜进入核内，通过基因调节，促进 mRNA 的合成，进而导致**醛固酮诱导蛋白**（aldosterone–induced protein）的合成。这些诱导蛋白可能是：①管腔膜的 Na^+ 通道，从而增加管腔膜的 Na^+ 通道数量。②线粒体中合成 ATP 的酶，为上皮细胞钠泵活动提供更多的能量。③基底侧膜的钠泵，加速将细胞内的 Na^+ 泵出和 K^+ 泵入细胞，提高细胞内 K^+ 浓度，有利于 K^+ 分泌（图 8-17）。由于 Na^+ 重吸收增加，造成了小管腔内的负电位，促进 K^+ 的分泌、Cl^- 和水的重吸收。

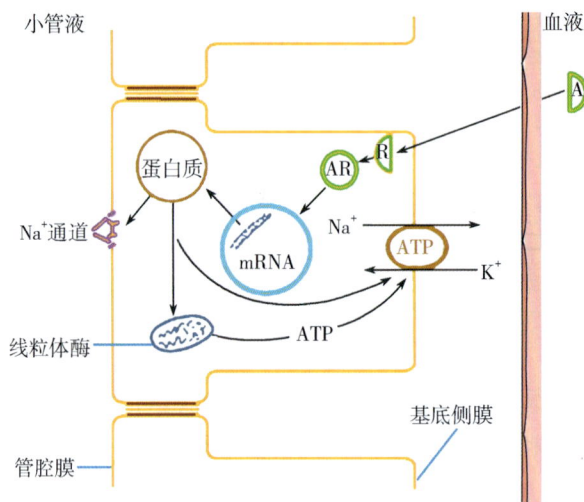

图 8-17　醛固酮作用机制示意图

2. 醛固酮分泌的调节　醛固酮的分泌主要受肾素 – 血管紧张素 – 醛固酮系统，以及血 K^+、血 Na^+ 浓度等因素的调节。

（1）肾素 – 血管紧张素 – 醛固酮系统　肾素主要由球旁细胞分泌，是一种蛋白水解酶，能催化血浆中的血管紧张素原转变成血管紧张素 I（十肽）。在血浆和组织中，特别是在肺组织中存在着丰富的血管紧张素转换酶，可使血管紧张素 I 降解，生成血管紧张素 II（八肽）。血管紧张素 II 的主要作用：一是直接使外周血管收缩，升高血压；二是刺激肾上腺皮质球状带，促进醛固酮合成和分泌。血管紧张素 II 可进一步被氨基肽酶 A 水解生成血管紧张素 III（七肽），血管紧张素 III 刺激肾上腺皮质球状带合成和分泌醛固酮的作用较强，但血中血管紧张素 III 浓度较低，因此，机体内刺激醛固酮合成和分泌的主要是血管紧张素 II。此外，血管紧张素 II 还能直接刺激近端小管对 NaCl 的重吸收，促进血管升压素的分泌，增强远曲小管和集合管对水的重吸收等作用。

肾素 – 血管紧张素 – 醛固酮系统对尿生成的调节作用主要取决于肾素的分泌。肾素释放量决定着血浆中血管紧张素的浓度。当血中血管紧张素的浓度升高或降低时，血中醛固酮的浓度也随之发生相应的变化。肾素、血管紧张素、醛固酮三者在血浆中的水平变动是保持一致的，因此将这三者看成是相互连接的功能系统，称为**肾素 – 血管紧张素 – 醛固酮系统**（renin–angiotensin–aldosterone system，RAAS）（图 8-18）。

　　肾素的分泌受多方面因素的调节。肾内有两种感受器与肾素分泌的调节有关：一是入球小动脉处的牵张感受器；另一是致密斑。当动脉血压降低时，肾入球小动脉的压力随之下降，于是对小动脉壁的牵张刺激减弱，从而激活牵张感受器，促使肾素释放量增加；同时，由于入球小动脉的压力降低和血流量减少，肾小球滤过率减少，通过致密斑的小管液内 Na^+ 含量减少，于是激活了致密斑，进而增加肾素释放量。

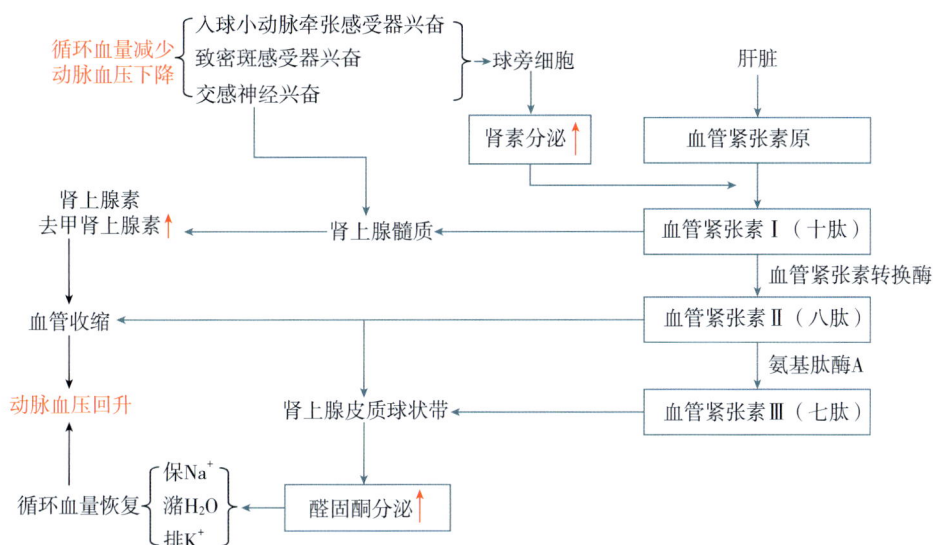

图 8-18　肾素 - 血管紧张素 - 醛固酮系统示意图

　　此外，肾交感神经兴奋时能够直接刺激球旁细胞释放肾素；血中肾上腺素和去甲肾上腺素也可直接刺激球旁细胞，促使肾素释放增加。血管升压素、血管紧张素 Ⅱ、心房钠尿肽、内皮素和 NO 等对肾素释放具有抑制作用。

　　（2）血浆中 K^+、Na^+ 的浓度　当血 K^+ 浓度升高或血 Na^+ 浓度降低时，可直接刺激肾上腺皮质球状带，使醛固酮的合成与分泌增加，从而促进肾脏保 Na^+ 排 K^+，以恢复血 Na^+ 和血 K^+ 的浓度；反之，血 K^+ 浓度降低或血 Na^+ 浓度升高时，则抑制醛固酮分泌，血中 Na^+ 和 K^+ 的水平得以恢复正常。实验证明，醛固酮的分泌调节对血 K^+ 浓度变化更为敏感。

（三）其他体液因素

　　心房钠尿肽（ANP）是心房肌合成和分泌的激素，促进 NaCl 和水的排出。当心房肌受到牵拉时可刺激心房肌细胞释放 ANP。ANP 是体内调节水盐代谢、维持血容量、保持内环境稳态的重要激素之一，其作用机制可能包括：①抑制集合管对 NaCl 的重吸收。ANP 与集合管上皮细胞基底侧膜上的心房钠尿肽受体结合，激活鸟苷酸环化酶，导致细胞内 cGMP 含量增加，后者使管腔膜上的 Na^+ 通道关闭，抑制 Na^+ 重吸收，增加 NaCl 的排出。②使入球小动脉舒张，增加肾血浆流量和肾小球滤过率。③抑制肾素、醛固酮和血管升压素的合成与分泌。还有许多体液因素，如肾内的局部活性物质（如缓激肽、内皮素、NO、前列腺素），以及肾外活性物质（如肾上腺素、NE、多巴胺、血管紧张素、甲状旁腺激素等），均参与尿生成的调节。

三、神经调节

　　肾交感神经不仅支配肾血管，还支配球旁细胞和肾小管上皮细胞。当肾交感神经兴奋，其末梢释放去甲肾上腺素，主要通过以下 3 种方式影响尿生成：①与肾血管平滑肌的 α 受体结合，使肾血管收缩，肾血浆流量减少。另外由于入球小动脉收缩较出球小动脉明显，肾小球毛细血管血压下降，肾小球滤过率降低。②通过激活 β 受体促进球旁细胞释放肾素，增强肾素 – 血管紧张素 – 醛固酮系统的活动，进而增强肾小管对 NaCl 和水的重吸收。③促进近端小管和髓袢对 Na^+、Cl^- 和水的重吸收。

第五节　尿液的浓缩和稀释

尿液的浓缩与稀释是指尿液的渗透浓度与血浆渗透浓度相比较而言。当体内缺水时，排出的尿液渗透浓度高于血浆渗透浓度，称为**高渗尿**（hyperosmotic urine），即尿被浓缩；当体内水过剩时，排出的尿液渗透浓度低于血浆渗透浓度，称为**低渗尿**（hypoosmotic urine），即尿被稀释。正常人血浆渗透浓度约 300mOsm/（kg·H_2O），终尿渗透浓度在 50 ～ 1200mOsm/（kg·H_2O）之间。所以根据尿的渗透浓度可以了解肾对尿液浓缩和稀释的能力。肾对尿的浓缩和稀释主要取决于近髓肾单位、集合管以及直小血管的结构与功能完整。

一、肾髓质渗透浓度梯度形成的机制

（一）肾髓质渗透浓度梯度现象

用冰点降低法测定大鼠肾组织渗透浓度，发现肾皮质组织液的渗透浓度与血浆相等，由髓质外层向乳头部渗透浓度不断升高，到达内髓部约为血浆的 4 倍（图 8–19）。采用微穿刺技术测定肾小管和集合管内小管液时发现，近端小管液为等渗液，但是由髓袢降支始段向乳头方向延伸过程中，小管液渗透浓度不断上升，至降支向升支折返处渗透浓度达到 1200 ～ 1400mOsm/（kg·H_2O）。在髓袢升支内，由乳头向外渗透浓度又逐渐下降，到髓袢升支粗段末端小管液已成为低渗。在不同动物的实验中观察发现，肾髓质越厚，内髓质部的渗透浓度也就越高，浓缩尿的能力就越强。如沙鼠肾髓质特别厚，可产生 20 倍于血浆渗透浓度的高渗尿；人肾最多只能产生 4 ～ 5 倍于血浆渗透浓度的高渗尿。以上实验结果表明，尿浓缩的部位在肾髓质，肾髓质渗透浓度梯度是尿浓缩的必要条件。

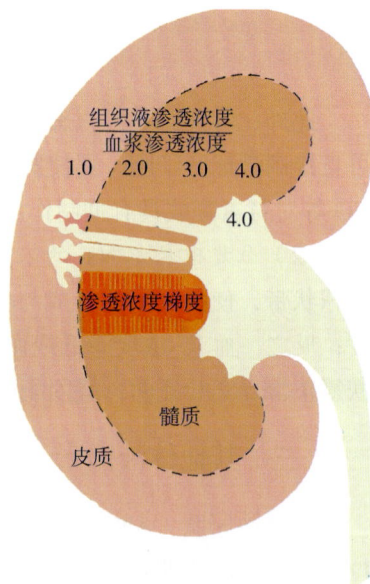

图 8–19　肾髓质渗透浓度梯度示意图

（二）肾髓质渗透浓度梯度的形成

髓袢的形态和功能特性是形成肾髓质渗透浓度梯度的重要条件，目前用各段肾小管对水和溶质的通透性不同以及**逆流倍增**（countercurrent multiplication）现象来解释。

物理学中逆流是指两个下端相连通而并列的 U 形管道，其中液体流动的方向相反（图 8–20A）。如果液体在 U 形管中流动时溶质可在两管间进行交换，构成逆流交换系统。逆流交换系统升支中溶质不断进入降支，使降支中液体浓度不断升高，升支中液体浓度逐渐降低，导致两管从顶端到底端形成明显的浓度梯度，这一现象成为逆流倍增。

逆流倍增现象可用图 8–20B 模型解释。模型中含有溶质的液体从甲管流进，通过甲、乙管的连接部折返经乙管反向流出，构成逆流系统。在液体流动的过程中，如果 M_1 膜能主动将乙管中溶质不断泵入甲管，而 M_1 膜对水又不通透，因此，甲管中液体在向下流动的过程中不断接受由乙管泵入的溶质，甲管液中的溶质浓度自上而下越来越高，至甲乙管连接的弯曲部达到最大值。当液体折返从乙管下部向上流动时，溶质浓度却越来越低。这样，不论是甲管还是乙管，从上而下溶质浓度逐渐升高而形成浓度梯度，即出现逆流倍增现象。如果乙管和丙管也构成一个逆流系统，当渗透浓度较低的溶液从丙管向下流动时，M_2 膜对水有通透性，而对溶质不通透，水可通过渗透作用不断进入乙管，这样，丙管中溶质浓度自上而下逐渐增加，从丙管下端流出的液体就变成了高渗溶液，其最大值取决于乙管中液体的渗透浓度和 M_2 膜对水的通透性大小。

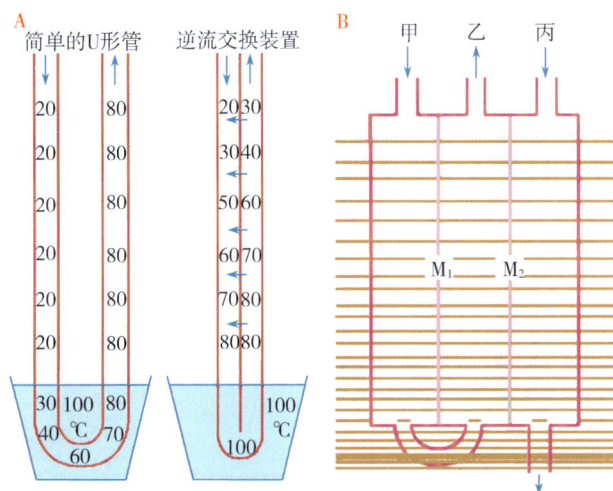

图 8-20　逆流交换与逆流倍增作用模式图

A 为逆流交换作用物理模型；B 为逆流倍增作用模型；

B 图中甲、乙、丙管内液体按箭头方向流动。M_1 膜能将

乙管内 Na^+ 泵入甲管，且对水不易通透，M_2 膜对水易通透

　　髓袢和集合管的结构排列与上述逆流倍增模型很相似。髓袢降支细段类似于甲管，髓袢升支类似于乙管，集合管类似于丙管，髓袢升支的通透性与 M_1 膜相似，集合管的通透性与 M_2 膜相似。所以，髓质渗透浓度梯度的形成就可以用逆流倍增现象来解释。

　　1. 外髓部渗透浓度梯度的形成　在外髓部，由于髓袢升支粗段能主动重吸收 NaCl，而对水不易通透，因此升支粗段内小管液向皮质方向流动时，管内 NaCl 浓度逐渐降低，小管液的渗透浓度逐渐下降，而升支粗段周围的组织间液由于 NaCl 增多，则变成高渗溶液（图 8-21），愈靠近内髓部，渗透浓度愈高。所以，外髓部的组织间液渗透浓度梯度主要是由升支粗段主动重吸收 NaCl 形成的。

　　2. 内髓部渗透浓度梯度的形成　内髓部渗透浓度梯度的形成，主要与 NaCl 的重吸收和尿素的再循环有密切关系（图 8-21）。①髓袢降支细段对水易通透，对 NaCl 却相对不通透。当等渗的小管液流入降支细段时，小管液中的水不断进入组织间液。同时，髓质组织间液中高浓度的尿素可通过尿素通道蛋白进入降支细段，使小管液自上而下形成一个逐渐升高的浓度梯度，至髓袢折返处，渗透浓度达峰值。②髓袢升支细段对水不通透，而对 NaCl 易通透。高渗的小管液折返，由内髓部向皮质方向流动时，小管液中较高浓度的 NaCl 顺浓度梯度不断向组织间液扩散，导致小管液中的 NaCl 浓度越来越低，而管腔外组织间液的渗透浓度升高。③内髓部集合管上皮对尿素高度通透。当小管液到达内髓部集合管时，小管液中的尿素迅速向外扩散，使内髓部组织间液

的尿素浓度升高，渗透浓度进一步增加。由于髓袢降支细段和升支细段对尿素都有一定通透性，且小管液中尿素浓度低于管外组织间液，故内髓部集合管中的尿素可扩散至组织间液，而后进入髓袢降支细段和升支细段，随小管液重新进入内髓部集合管，再扩散进入内髓部组织间液，形成**尿素再循环**（urea recycling）。所以，内髓部组织间液高渗是由 NaCl 和尿素共同形成的。

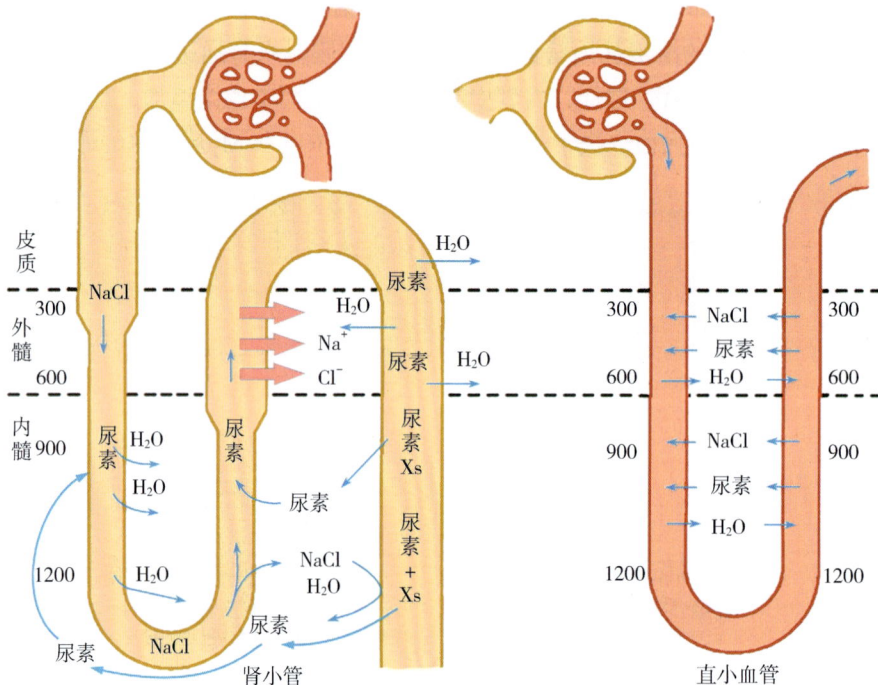

图 8-21　肾髓质渗透浓度梯度形成示意图

粗箭头表示升支粗段主动重吸收 Na^+ 和 Cl^-。Xs 表示未被重吸收的溶质。

单位为 mOsm/（kg·H_2O）

（三）直小血管在维持肾髓质渗透浓度梯度中的作用

肾髓质的直小血管也呈 U 形排列，形成逆流系统，由于血管壁对水和溶质都有高度通透性，当直小血管降支流经肾髓质时，其周围组织间液中的 NaCl 和尿素浓度高于同一平面的直小血管内血液浓度，所以 NaCl 和尿素依浓度差不断向血管降支扩散，而血管降支中的水则扩散到组织间液。所以越深入内髓部，直小血管降支中的 NaCl 和尿素浓度越高。当血液折返流入直小血管升支时，由于血管内 NaCl 和尿素的浓度比同一水平组织间液高，故 NaCl 和尿素又逐渐扩散到组织间液，而组织间液中的水则渗透入直小血管升支内，并随血流返回体循环。这一过程称为直小血管的逆流交换作用。通过直小血管的逆流交换作用仅将髓质中多余的溶质和水带回循环血液，从而使肾髓质的渗透梯度得以维持（见图 8-20 逆流交换）。

二、尿液浓缩和稀释的基本过程

（一）尿液的浓缩

实验证明，由髓袢升支粗段进入远曲小管的小管液总是低渗的。当低渗小管液从远曲小管进入集合管，穿过肾髓质高渗区流向肾乳头方向时，在血管升压素作用下，远曲小管和集合管管壁对水的通透性增高，水被重吸收，于是集合管内液的水分越来越少，渗透浓度越来越高，从而浓缩为高渗尿。在严重缺水时，尿的渗透浓度可高达 1200 ～ 1400mOsm/（kg·H_2O），尿量可能仅有几百毫升。

（二）尿液的稀释

当体内水过多造成血浆晶体渗透压降低，血管升压素的释放减少，远曲小管和集合管对水的通透性降低，小管液中水的重吸收减少，而 NaCl 继续被主动重吸收，于是小管液的渗透压进一步降低，最后形成大量的低渗尿。若血管升压素完全缺乏或远曲小管和集合管缺乏血管升压素受体，可出现尿崩症，每日可排出高达 20L 的低渗尿。

三、影响尿液浓缩和稀释的因素

尿液的浓缩和稀释实际上是取决于肾小管和集合管对小管液中水和溶质的重吸收比率。水的重吸收主要取决于两个基本条件：一是肾髓质渗透浓度梯度的形成和维持；二是远曲小管和集合管对水的通透性。

（一）影响肾髓质高渗形成的因素

肾髓质高渗导致小管内外渗透浓度梯度是水重吸收的动力。肾髓质高渗是髓袢逆流倍增所形成的，而逆流倍增的效率与髓袢长度、通透性和髓质的组织结构等有关。髓袢越长，则尿浓缩能力越强；反之则弱。婴幼儿由于髓袢尚未发育完全，所以尿的浓缩能力较弱。若肾髓质受损，如髓质钙化、萎缩或纤维化，均会不同程度损坏髓质的逆流倍增效率，从而降低浓缩尿液的能力。

Na^+ 和 Cl^- 的重吸收以及尿素的再循环是形成肾髓质高渗主要因素。髓袢升支粗段对 Na^+ 和 Cl^- 有主动重吸收功能，如果其功能被抑制，将影响尿液的浓缩。呋塞米等利尿药，因能抑制髓袢升支粗段 Na^+–$2Cl^-$–K^+ 同向转运体，阻碍外髓部组织间隙高渗的形成，故有强大的利尿作用。尿素进入肾髓质的数量取决于尿素的浓度和集合管对尿素的通透性。如果营养不良缺乏蛋白质时，由于尿素生成量减少而使尿浓缩能力减弱。对尿浓缩能力显著衰退的老年人，可以通过增加蛋白质食物的摄入量，以提高肾浓缩尿的能力。另外，血管升压素可增加内髓部集合管对尿素的通透性，有助于提高肾髓质高渗，增强肾的浓缩能力。

（二）影响远曲小管和集合管对水的通透性的因素

远曲小管和集合管对水的通透性依赖于血液中血管升压素的浓度。当血液中血管升压素浓度升高时，远曲小管和集合管对水的通透性增加，水的重吸收增多，尿液被浓缩；反之，尿液被稀释。

（三）直小血管血流量和血流速度对肾髓质高渗维持的影响

当直小血管的血流量增加和血流过快时，将会过多地带走肾髓质组织间液中的溶质，使肾髓质溶质浓度梯度下降。如果肾血流量明显减少，血流速度减慢，则导致肾小管供氧不足，使肾小管的转运功能发生障碍，特别是髓袢升支粗段对 Na^+ 和 Cl^- 的主动重吸收功能受损，从而影响肾髓质高渗的维持。

第六节　血浆清除率

血浆清除率（plasma clearance，C）指两侧肾脏在单位时间内将多少毫升血浆中所含的某物质完全清除出去，这个被完全清除了该物质的血浆毫升数，称为该物质的血浆清除率（mL/min）。血浆清除率能够反映肾脏对不同物质的清除能力，从而了解肾脏对各种物质的排泄功能。因此，它是一种常用的测量肾功能的重要方法。

一、血浆清除率的计算方法

计算血浆清除率的公式为：

$$C = \frac{U \times V}{P}$$

公式中，C 为某物质血浆清除率；U 为尿中某物质的浓度（mg/100mL）；V 为每分钟尿量（mL/min）；P 为血浆中某物质的浓度（mg/100mL）。

根据此公式可以计算出各种物质的血浆清除率。各种物质的清除率并不一样。这里需要指出，所谓每分钟被完全清除了某物质的血浆毫升数，仅是一个推算的数值，实际上，肾并不一定能把多少毫升血浆中的某物质完全清除掉，而可能仅仅清除其中的一部分。但是，肾清除该物质的量可以相当于多少毫升血浆中所含的该物质的量。所以说，清除率所表示的血浆毫升数是一个相对的数值。

二、测定血浆清除率的意义

测定血浆清除率不仅可以测定肾小球滤过率、肾血浆流量，还可以判断肾小管对各种物质的重吸收和分泌的情况。

（一）测定肾小球滤过率（GFR）

如果一种物质可自由地滤过，不被肾小管和集合管重吸收和分泌，那么排泄到尿中的该物质量（$U \times V$）等于该物质由肾脏的滤过量（GFR×P），即：

$$GFR \times P = U \times V$$

$$GFR = \frac{U \times V}{P} = C$$

1. 菊粉清除率　菊粉（inulin）是存在于植物根中的多糖，人和动物体内都不含有这种多糖，且对人体无毒性，进入体内不被分解，完全从肾小球滤过，但不被肾小管、集合管重吸收和分泌，因此它是符合上述测定肾小球滤过率（GFR）的理想物质，它的血浆清除率（C_{in}）就等于肾小球滤过率。

测定的方法是从静脉滴注一定量的菊粉以保持血浆浓度恒定为 1mg/100mL，然后分别测定每分钟尿量和尿中菊粉浓度，即可按血浆清除率的公式算出肾小球滤过率。实际测得每分钟尿量（V）为 1mL/min，尿中菊粉浓度（U_{in}）为 125mg/100mL，菊粉清除率为：

$$C_{in} = \frac{U_{in} \times V}{P_{in}} = \frac{125mg/100mL \times 1mL/min}{1mg/100mL} = 125mL/min$$

所以，肾小球滤过率为 125mL/min。

2. 内生肌酐清除率 由于菊粉清除率试验操作复杂，临床上改用较为简便的内生肌酐清除率试验，也能较准确地测得肾小球滤过率。所谓**内生肌酐**（endogenous creatinine）是由体内组织的磷酸肌酸转化而来。试验前禁食肉类和避免剧烈运动或体力劳动。按下列公式可计算出 24h 的肌酐清除率：

$$肌酐清除率 = \frac{尿肌酐浓度（mg/L）\times 尿量（L/24h）}{血浆肌酐浓度（mg/L）}$$

肌酐能自由通过肾小球滤过，在肾小管中很少被重吸收，但有少量是由近曲小管分泌的，可忽略不计。因此内生肌酐清除率与菊粉清除率相近，可以代表肾小球滤过率。我国成人内生肌酐清除率平均为 128L/24h。

（二）测定肾血浆流量

肾血浆流量也可用清除率进行测定，但所需的物质应是在经过肾循环一周后可以被完全清除的物质，亦即在肾动脉中该物质有一定浓度，但在肾静脉中其浓度接近于 0，则该物质每分钟的尿中排出量（$U \times V$），应等于每分钟流过肾的血浆中所含的量。设每分钟通过肾的血浆量为 X，血浆中该物质浓度为 P，即 $U \times V = X \times P$，则该物质的清除率即为每分钟通过肾的血浆量 $C = U \times V/P = X$。符合这一条件的有**碘锐特**（diodrast）和**对氨基马尿酸**（para-aminohippuric acid，PAH）的钠盐。

当从静脉滴注碘锐特或对氨基马尿酸的钠盐，维持血浆浓度较低时（1 ~ 3mg/100mL），当它流经肾脏时，一次就能被肾几乎全部清除掉，因此，肾静脉中的浓度将接近于 0。因此，碘锐特或对氨基马尿酸每分钟由尿中排出的量，就等于每分钟通过肾脏的血浆中所含的量，故其血浆清除率即为每分钟肾脏的血浆流量。用碘锐特或对氨基马尿酸测得肾血浆流量（RPF）为 660mL/min。

用测得的肾血浆流量，可算出滤过分数：

$$滤过分数（FF）= \frac{GFR}{RPF} = \frac{125mL/min}{660mL/min} \times 100\% = 19\%$$

如再测得血细胞比容，可利用以下公式算出肾血流量（RBF）：

已知人体在安静平卧时每分心输出量约为 5500mL，由此可见，肾的血流量约占心输出量的 1/5 ~ 1/4，是全身血液供应最丰富的器官之一。

$$RBF = \frac{肾血浆流量}{（1-血细胞比容）} \times 100 = \frac{660mL/min}{100-45} \times 100 = 1200mL/min$$

（三）判断肾小管对各种物质的重吸收和分泌

将各种物质的血浆清除率（C_X）与肾小球滤过率（C_{in}）进行比较，可判断肾小管各种物质的重吸收和分泌的情况。如某物质的血浆清除率比肾小球滤过率小，即 $C_X/C_{in} < 1$ 表明该物质滤过之后又被肾小管重吸收了；反之，$C_X/C_{in} > 1$，则表明肾小管分泌了该物质。

例如，可以自由通过滤过膜的物质，如尿素和葡萄糖，它们的清除率均小于 125mL/min（肾小球滤过率），尿素为 70mL/min，而葡萄糖为 0。这是因为该物质滤过之后被重吸收，其清除率才小于 125mL/min。但是，不能由此而推断该物质不会被分泌，因为只要重吸收量大于分泌量，其清除率仍可小于 125mL/min。

一种物质清除率大于 125mL/min（如肌酐的清除率可达 175mL/min），这表明肾小管能分泌该物质。但是，不能由此推断该物质不会被重吸收，因为只要分泌量大于重吸收量，其清除率仍可大于 125mL/min。

第七节　尿液的排放

尿液的生成是个连续不断的过程，生成的尿液由集合管流出，汇入乳头管，经肾盏到肾盂，再通过输尿管运送到膀胱贮存，当膀胱内贮存的尿液达到一定量时引起排尿反射，将尿液经尿道排出体外。因此，尿液的排出是间歇的。

《素问·灵兰秘典论》曰："膀胱者，州都之官，津液藏焉，气化则能出矣。"肾与膀胱相表里，在肾气化作用下生成的尿液，输入并储存于膀胱，通过气化作用，排出体外。膀胱的贮尿和排尿功能，有赖于肾的气化功能。

一、膀胱与尿道的神经支配

膀胱是一个中空的肌性器官，膀胱壁由逼尿肌构成，膀胱与尿道连接处为内括约肌，都属于平滑肌组织，受盆神经和腹下神经支配；尿道外部是外括约肌，为骨骼肌，受阴部神经支配。

盆神经起源于脊髓骶段 2～4 节的侧角，属副交感神经，当其兴奋时，可使膀胱逼尿肌收缩，尿道内括约肌松弛，促进排尿。腹下神经起源于脊髓胸 12～腰 2 段的侧角，属交感神经，当其兴奋时，可使膀胱逼尿肌松弛，尿道内括约肌收缩，从而阻止排尿。阴部神经起源于脊髓骶段 2～4 节的前角，属躯体神经，其活动受意识控制，当其兴奋时，使尿道外括约肌收缩，阻止排尿（图 8-22）。此外，在盆神经、腹下神经和阴部神经中都有传入神经纤维，可将下尿道感觉信号传入反射中枢。

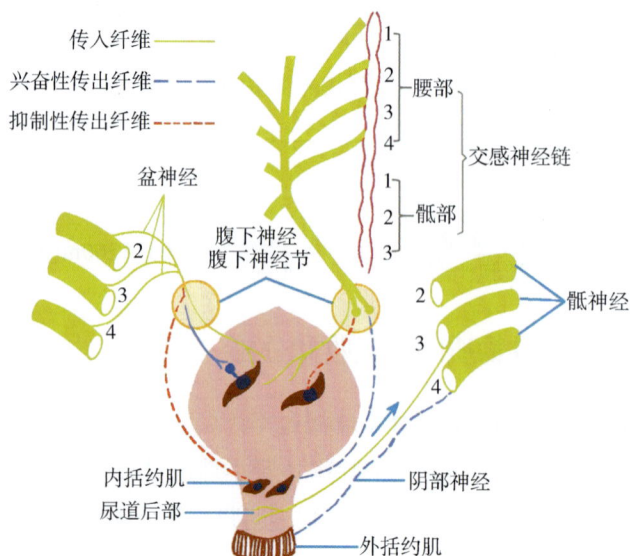

图 8-22　膀胱和尿道的神经支配示意图

二、排尿反射

排尿反射（micturition reflex）是自主神经和躯体神经共同参与完成的反射活动。当膀胱内尿量增多到 400 ～ 500mL，内压超过 10cm H_2O 时，膀胱壁牵张感受器受牵拉兴奋，冲动沿盆神经传入，在到达骶髓的初级排尿中枢的同时，冲动也上传到脑干和大脑皮层的高位排尿中枢，从而产生尿意。如果条件许可时，冲动便沿着盆神经传出，引起膀胱逼尿肌收缩，尿道内括约肌松弛，尿液便会进入尿道，此时尿液可以刺激尿道的感受器，冲动沿传入神经再次传到骶髓的初级排尿中枢，进一步加强其活动，并反射性抑制阴部神经的活动，使尿道外括约肌松弛，于是尿液就在膀胱内压的驱使下排出体外。这种由尿液刺激尿道感受器进一步反射性加强排尿中枢活动的过程是一种正反馈，它能促使排尿反射活动反复加强，直至尿液排完为止（图 8–23）。在排尿时，腹肌和膈肌的强力收缩，可以使腹内压增高，有协助排尿活动的作用。排尿后残留在尿道内的尿液，男性由尿道海绵体肌肉收缩将其排尽；而女性则依靠尿液的重力排尽。

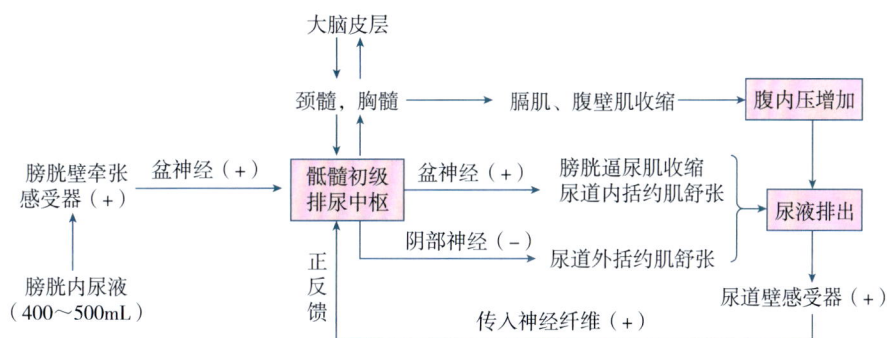

（＋）表示兴奋或收缩；（–）表示抑制或舒张

图 8–23 排尿反射的路径示意图

大脑皮层等高位排尿中枢对脊髓初级排尿中枢有易化和抑制性作用，控制着排尿反射活动。婴幼儿因大脑皮层发育尚未完善，对脊髓初级排尿中枢的控制能力较弱，故排尿次数多，且常有遗尿现象。

排尿是一个反射活动，反射弧的任意部位受损都会导致排尿异常。膀胱中尿液充盈过多而不能排出称为尿潴留。尿潴留多是由于腰骶部脊髓损伤使初级排尿反射中枢活动发生障碍所致。当脊髓受损，脊髓初级排尿中枢与大脑皮层失去功能联系时，排尿失去了意识控制，则出现尿失禁。膀胱或尿道发生炎症、结石时，常伴有尿频、尿急、尿痛等膀胱刺激症状，是临床诊断尿路感染的依据之一。5 岁以后睡眠中仍不能自控而将尿液排泄于床上的现象称为遗尿，可能是大脑皮层对初级排尿中枢的控制能力较弱所致。

复习思考题

1. 肾小球滤过受哪些因素影响？如何影响？
2. 大量出汗后，尿量会发生什么变化？为什么？
3. 肾小管和集合管的重吸收功能受哪些因素的影响和调节？
4. 给家兔静脉注射 20% 葡萄糖溶液 5mL 后，尿量、尿糖有何变化？为什么？
5. 肾脏在动脉血压的长期调节中发挥重要作用，为什么？

第九章

感觉器官

感觉是客观物质世界在人脑的主观反映。机体内外环境变化的信息首先通过感受器或感觉器官的换能作用转变为电信号，以神经冲动的形式由传入神经沿一定的神经传导通路到大脑皮层的特定部位，经大脑皮层的各种感觉中枢加以分析、处理后产生相应的感觉。各种感觉都是由感受器或感觉器官、神经传导通路和皮层中枢三部分共同活动完成。人体的主要感觉有视觉、听觉、平衡觉、嗅觉、味觉，以及躯体感觉和内脏感觉等。

中医学对感觉器的研究较早。据考证，我国最早的眼科书籍是《隋书·经籍志》中记载的《陶氏疗目方》和《疗耳目方》。《灵枢·脉度》曰"肺气通于鼻，肺和则鼻能知臭香矣"；"肝气通于目，肝和则目能辨五色矣"；"肾气通于耳，肾和则耳能闻五音矣"。唐代孙思邈《备急千金要方》论及服用羊肝和猪肝治疗夜盲症；王焘《外台秘要》介绍白内障的手术疗法和青光眼是由眼孔不通所致。

第一节 概 述

一、感受器与感觉器官

感受器（receptor）是指分布在体表或各种组织内部，专门能够感受机体内、外环境变化的特殊结构或装置。感受器的结构多种多样，分类方法有多种。例如，根据感受器所分布的部位，分为外感受器和内感受器；根据感受器所接受刺激的性质，分为温度感受器、机械感受器、电磁感受器、化学感受器。一些感受器是高度分化的感受细胞，如视网膜中的视锥细胞和视杆细胞，耳蜗中的毛细胞等，这些感受细胞连同它们的附属结构（如眼的折光系统、耳的集音与传音装置）构成**感觉器官**（sensation organ）。人类和高等动物最重要的感觉器官如眼、耳、嗅觉、味觉等都分布在头部，称为**特殊感觉器官**（special sense organ）。

二、感受器的一般生理特性

1. 适宜刺激 每一种感受器都只对一种特定能量形式的刺激最敏感，这种形式的刺激就称为**该感受器的适宜刺激**（adequate stimulus）。如一定频率的机械振动是内耳耳蜗毛细胞的适宜刺激，一定波长的电磁波是视网膜感光细胞的适宜刺激等。适宜刺激必须有一定的刺激强度才能引起感觉，生理学上把引起某种感觉所需的最小刺激强度称为**感觉阈**（sensory threshold）。

2. 换能作用 感受器能把作用于它们的各种形式的刺激能量最后转换为相应的传入纤维上的动作电位，这种作用称为**换能作用**（transduction）。换能作用可引起感受器细胞内或感觉神经末梢相应的电位变化，前者称为**感受器电位**（receptor potential），后者称为**启动电位**或**发生器电位**（generator potential）。其大小在一定范围内与刺激强度成正比，不具有"全或无"的性质，可以总和，并能以电紧张的形式沿所在的细胞膜做短距离的扩布，最终触发相应的传入神经纤维产生动作电位。

3. 编码作用 感受器在换能过程中，不仅发生了能量形式的转换，更重要的是把刺激所包含的环境变化的信息也转移到了动作电位的序列之中，这就是感受器的**编码**（coding）作用。感受器的编码作用表现在对外界刺激的性质和强度以及其他属性的编码，是一个非常复杂的过程。许多实验和临床经验都证明刺激强度的编码是通过改变每条传入神经纤维的动作电位频率和参与信息传递的神经纤维数目来决定的。不同种类感觉的引起，不但取决于刺激的性质和被刺激的感受器，还取决于传入冲动所到达大脑皮层的感觉特定部位。例如，给人手皮肤的触压感受器施加触压刺激时，随着触压力量的增大，传入纤维上的动作电位频率逐渐增高，产生动作电位的传入纤维的数目也逐渐增多。

4. 适应现象 当刺激强度和频率持续不变作用于同一感受器时，其感觉神经纤维上产生的动作电位频率将随着刺激作用时间的延长而逐渐减少，这种现象称为感受器的**适应现象**（adaptation）。适应是所有感受器的一个功能特点，但适应的程度可因感受器的类型不同而有很大的差别，通常可把它们分为快适应感受器和慢适应感受器两类。快适应感受器如皮肤触觉感受器，适应较快，在受刺激时，只在刺激作用后的极短时间内有传入神经冲动发放，以后虽然刺激继续存在，但神经冲动的频率迅速降低，甚至消失，以利于感受器再次接受新的刺激。慢适应感受器如颈动脉窦、主动脉弓、肌梭等，它们适应较慢，一般在刺激开始后不久传入冲动频率稍有下降，以后一直维持在这一水平，直到刺激消除为止。感受器产生适应的过程较复杂，它可发生在感觉信息转换的不同阶段。感受器的换能过程、离子通道的功能状态以及感受器细胞与感觉神经纤维之间的突触传递特性等，均可影响感受器的适应。

第二节 视觉器官

人的视觉器官是**眼**（eye），视觉功能是由视觉器官、视神经和视觉中枢的活动共同完成的。人眼的适宜刺激是波长为 370～740nm 的电磁波。在这个可见的光谱范围内，外界物体发出的光透过眼的折光系统，成像在视网膜上，视网膜感光细胞感受光的刺激，将光能转换成神经冲动，再通过视神经将冲动传入中枢，从而产生视觉。

一、眼的折光功能

（一）眼的折光成像

眼的折光系统是由角膜、房水、晶状体、玻璃体四部分折光体所构成的复合透镜。当光线由空气进入一个单球面的折光体时，入射光线的折射主要发生在角膜的前面。根据光学原理计算表明，正常人眼在安静而不进行调节时，它的折光系统后主焦点的位置恰好是视网膜所在的位置。对于人眼和一般光学系统来说，来自 6m 以外物体的光线都可以认为是近于平行的，因而光线可以在视网膜上形成清晰的物像。当然，人眼并非能无条件地看清远处的物体，如果离眼的距离过远或物体过小时，在视网膜上成像过小，当小于视网膜分辨能力时，不能被感知。

（二）简化眼

按几何光学原理计算，可以根据光线经眼内多个折光面行进的途径，确定由这些折光率不同的折光体所组成的复合透镜所决定的后主焦点的位置。因此，有人根据眼的实际光学特性设计了一种假想的人工模型，称为**简化眼**（reduced eye）。它的光学参数和其他特征与正常眼等值，可用来分析眼的成像原理及计算相关数据。该模型设想眼球为一单球面折光体，前后径为20mm，折光指数为1.333，外界光线只在空气进入球形界面时折射一次，该球面的曲率半径为5mm，节点在球形界面后5mm的位置，后主焦点正好在此折光体的后极，这个模型和正常人安静时的眼一样，正好能使平行光线聚焦在视网膜上（图9-1）。

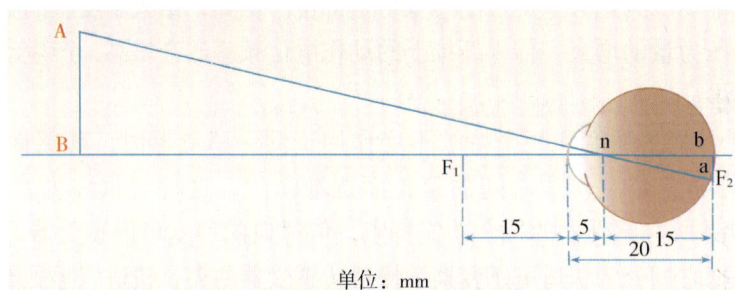

单位：mm

图9-1　简化眼及其成像情况

n为节点，三角形AnB和三角形anb是相似三角形，如果物距已知，就可以由物体的
大小（AB）计算出物像的大小（ab），也可算出两三角形对顶角（即视角）的大小

利用简化眼可以方便地计算出不同远近的物体在视网膜上成像的大小。如图9-1所示，三角形AnB和三角形anb是具有对顶角的两个相似三角形，用下列公式表示：

$$\frac{AB（物体的大小）}{Bn（物体至节点的距离）} = \frac{ab（物像的大小）}{nb（节点至视网膜的距离）}$$

式中nb固定不变，相当于15mm，根据物体的大小和它与眼睛的距离，即可算出物像的大小。此外，利用简化眼还可以算出正常人眼能看清物体在视网膜上成像的大小。正常人眼在光照良好的情况下，如果在视网膜上的像小于5μm，一般不能产生清晰的视觉，表明正常人的视力或视敏度有一个限度。这个限度只能用人眼所能看清的最小视网膜像的大小来表示，而不能用所能看清物体的大小来表示。因为视网膜上的物像的大小不仅与物体大小有关，也与物体和眼之间的距离有关。人眼所能看清的最小视网膜像的大小，约与视网膜中央凹处一个视锥细胞的平均直径相当。

（三）眼折光功能的调节

正常眼在安静时，正好能使6m以外（可代表无限远）的物体成像于视网膜上，这一距离称为**远点**。若看近物，由于物距小，像距就要加长，因此不可能在视网膜上形成清晰的物像，只有通过适当增加折光系统的折光力才能使物像落在视网膜上，这一过程是通过反射完成的，称为**眼的视近调节**。中脑是视近调节的中枢，当模糊的视觉形象信息传至视觉皮层，经额叶皮质下行至中脑进行整合，再经动眼神经传出到效应器实现视近调节，其调节途径有3种。

1. 晶状体的调节　晶状体由晶状体囊和晶状体纤维组成，是一个透明的双凸形透镜，富有弹性的半固体物。晶状体囊附着于悬韧带上，晶状体纤维通过睫状小带附着于睫状体上。当眼看远物时，睫状肌弛缓，睫状小带被拉紧，使晶状体被牵拉而呈扁平。当视近物时，可反射性地引起睫状肌收缩，睫状体向前移动，导致连于晶状体囊的悬韧带松弛，晶状体由于其自身的弹性而变凸，以其前表面的中央部分向前凸出最为显著（图9-2）。

晶状体的调节能力有限，且随着年龄的增加，晶状体的自身弹性下降，变形能力逐渐降低。一般来说，人到40～50岁时，由于晶状体弹性减弱，看近物时眼的调节能力下降，近点变远，称为**老视**（presbyopia），因此，在视近物时必须戴上适当屈光度的凸透镜。人眼能看清物体的最近距离，称为**近点**（nearpoint of vision），它代表晶状体曲率半径变化的最大能力。晶状体弹性越好，则近点越近，即它在悬韧带松弛时可以做较大程度的变凸，使距离更近的物体也能成像在视网膜上。

2. 瞳孔的调节 正常人眼瞳孔的直径可变动于1.5～8.0mm之间，瞳孔的大小可以调节进入眼的光线量。当视近物时，可反射性地引起双侧瞳孔缩小，称为**瞳孔调节反射或瞳孔近反射**（pupillary accommodation reflex）。其生理意义是减少进入眼内的光线量和减少近光系统的球面像差和色像差，使视网膜上成像更清晰。瞳孔为虹膜中间的开孔，虹膜内有两种平滑肌：①瞳孔括约肌：呈环形，收缩使瞳孔缩小，它由动眼神经中副交感神经纤维支配。②瞳孔散大肌：呈辐射状，收缩使瞳孔散大，它由交感神经支配。瞳孔的大小主要由环境中光线的亮度所决定，环境较亮时瞳孔缩小，当环境变暗时瞳孔散大。瞳孔大小随照射视网膜光线的强弱而出现的改变，称为**瞳孔对光反射**（pupillary light reflex）。瞳孔对光反射的感受器是视网膜，当强光照射视网膜时产生的电信号经神经传到中脑顶盖前区，更换神经元后与双侧的动眼神经缩瞳核联系，再沿双侧动眼神经中的副交感纤维传出，使瞳孔括约肌收缩，瞳孔缩小。可见，该反射的中枢位于中脑，引起的效应是双侧性的，即光照一侧眼时，双侧瞳孔同时缩小。临床上常检查该反射用于协助神经病变的定位诊断、判断麻醉的深度和病情的危重程度等。瞳孔对光反射与视近物无关。

3. 眼球会聚 当双眼视近物时，发生两眼的眼球内收及视轴同时向鼻侧聚拢的现象，称为**眼球会聚**（convergence）。眼球会聚是由于两眼内直肌反射性收缩所致，也称为**辐辏反射**（convergence reflex）。其目的是使双眼近处物像能落在两眼视网膜的相称点上（中央凹），产生单一清晰的视觉而避免复视。

（四）眼折光功能异常

正常眼的折光系统在无须进行调节的状态下，可使平行光线聚焦在视网膜上，因而可以看清远物；经过调节的眼，只要物体离眼的距离不小于近点，也能在视网膜上形成清晰的图像，称为正视眼。如果眼的折光能力异常，或眼球的形态异常，使平行光线不能在视网膜上形成清晰的像，则称为**非正视眼**，它包括近视、远视和散光（图9-3）。

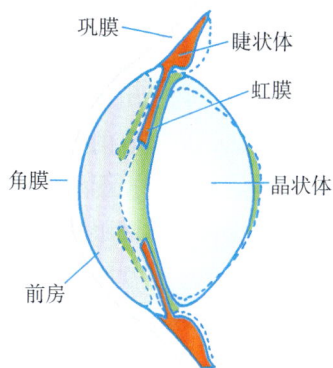

图9-2 眼调节前位置和晶状体形状的改变

实线为安静时情况，虚线为看近物经过调节后的情况

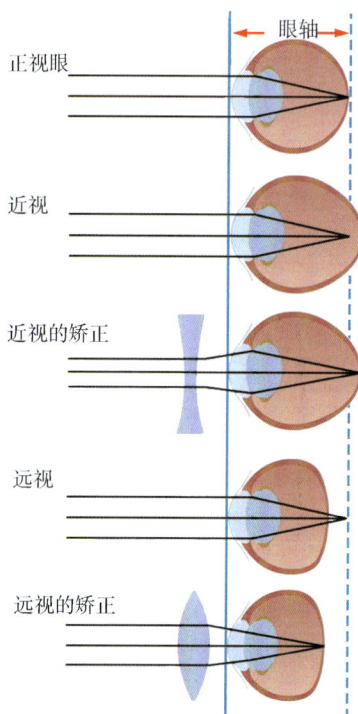

图9-3 眼的折光及折光异常与矫正

1. 近视　多数因眼球前后径过长或折光系统的折光力过强所致。由于远物发出的平行光线被聚焦成像在视网膜之前，而在视网膜上形成模糊的图像。近视眼看远物不清，但它看近处物体时，由于近物发出辐散光线，眼不需进行调节或只需较小程度的调节，就可使光线聚焦在视网膜上。因此，近视眼的近点比正视眼近。纠正近视可用凹透镜，使入眼的平行光线适当分散，焦点后移，使成像于视网膜上。

2. 远视　多因眼球前后径过短或折光系统的折光能力过弱，来自远物的平行光线聚焦在视网膜后方所致。远视眼看远物时，也需眼的调节才能使入眼的光线聚焦于视网膜上。当远视眼看近物时，则需要进行更大程度的调节才能看清近物。由于晶状体的调节有限，所以远视眼的近点较正视眼远。远视眼看近物或看远物都需进行调节，故易疲劳。纠正远视可用凸透镜，使远处平行光线不需晶状体调节就能在视网膜上形成清晰的图像。

3. 散光　由于眼的角膜表面不呈正球面，即角膜表面不同方位的曲率半径不相等，各点的平行光线不能同时聚焦于视网膜上，使视网膜上成像不清或产生物像变形。纠正散光可用圆柱形透镜，在曲率半径过大的方向上增加折光能力。

二、视网膜的感光功能

外界物体的光线，通过眼的折光系统在视网膜上形成清晰的物像，这是物理学范畴的物像，必须通过视网膜的感光作用，经过光 – 电换能机制，将光能转换为视神经上的动作电位，再传入视觉皮层才能成为人体主观意识上的"物像"。

（一）视网膜的结构特点

视网膜是一层透明的神经组织膜，由外向内分为4层：色素细胞层、感光细胞层、双极细胞层和神经节细胞层（图9-4）。

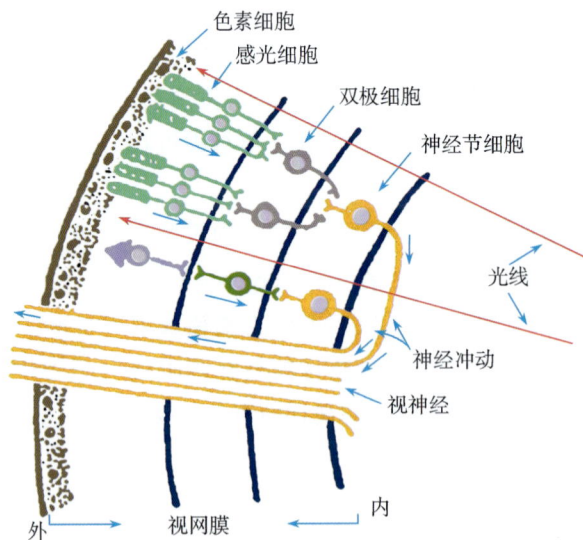

图 9-4　视网膜各层主要细胞联系模式图

色素细胞层含有黑色素颗粒和维生素 A，对感光细胞起营养和保护作用。感光细胞分为视杆细胞和视锥细胞，它们都含有特殊的感光色素。两种感光细胞通过终足和双极细胞发生突触联系，双极细胞再和神经节细胞发生突触联系。在双极细胞层和神经节细胞层之间存在无长突细胞，这些细胞的突起在两层细胞间横向延伸，在水平方向传递信号；有些无长突细胞还可以直接向神经节细胞传递信号。视网膜上视神经纤维汇集穿出眼球的部位称为视神经乳头。该处无感光细胞，故无视觉感受，在视野中形成**生理盲点**（blind spot）。

（二）视网膜的两种感光换能系统

研究表明，在人和多数哺乳动物的视网膜中存在着两种感光换能系统：一种是由视杆细胞和与其相联系的双极细胞和神经节细胞等构成的视杆系统，或称**晚光觉系统**（scotopic vision）。该系统对光的敏感度高，专司暗光觉，但对物体细微结构的分辨能力差，视物无色觉，而只能区分明暗。另一种是由视锥细胞和与其有关的传递细胞等组成的视锥系统，或称**昼光觉系统**（photopic vision）。该系统对光的敏感度低，专司昼光觉，视物时可以辨别颜色，且对物体细微结构具有高度的分辨能力。

1. 视杆细胞的感光换能机制　感光细胞接受光刺激后，能把光刺激转变成神经冲动，这种换能作用的物质基础就是视色素。视杆细胞中所含的视色素是**视紫红质**（rhodopsin），它是由视蛋白和 11- 顺视黄醛组成。在光照下，视紫红质迅速分解成视蛋白和全反视黄醛，视黄醛分子构型改变将导致视蛋白分子构型发生改变，经过复杂信息传递系统的活动，诱发视杆细胞兴奋，产生感受器电位。视紫红质的光化学反应是可逆的，它在光照下分解，在暗处又重新合成，这是暗视觉的基础（图 9-5）。人在暗处视物时，其合成过程超过分解过程，视网膜中处于合成状态的视紫红质也愈多，使视网膜对弱光愈敏感；反之，人在亮处视物时，视紫红质分解增强，合成减弱，这就使视网膜中处于分解状态的视紫红质多，使视杆细胞几乎失去感受光刺激的能力。视黄醛是由维生素 A（视黄醇）在酶的作用下氧化而成。在视紫红质的分解和合成过程中，有一部分视黄醛被消耗，必须靠血液中的维生素 A 补充。当机体缺乏维生素 A 时，将导致视紫红质合成障碍，影响暗视觉，引起**夜盲症**（nyctalopia）。

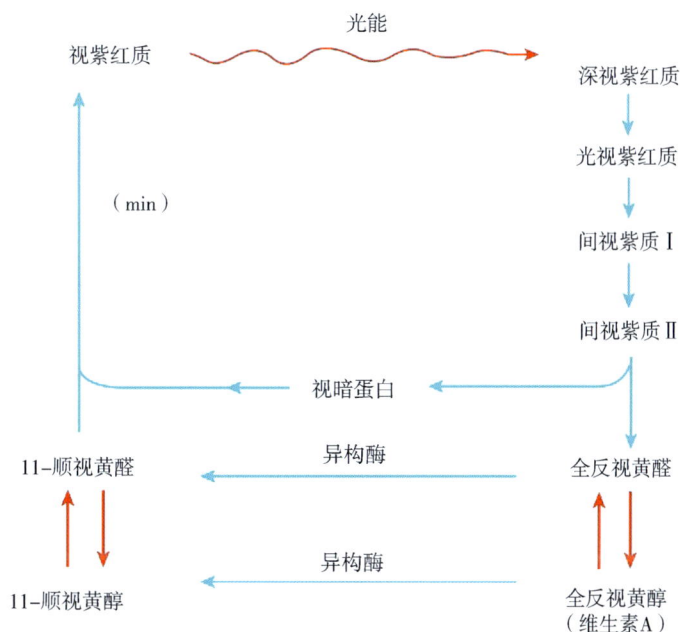

图 9-5　视紫红质的光化学反应示意图

超微结构和电生理学研究表明：感光细胞外段是光 – 电转换的关键部位。目前认为，当光照引起视紫红质分解时，视杆细胞外段膜对 Na^+ 通透性降低，导致整个外段膜出现超极化反应。其可能的机制是：在暗环境下，由于外段膜上 cGMP 分子的存在促进了膜的化学门控式 Na⁺ 通道的开放，引起 Na⁺ 内流，这些离子通道也被称为 **cGMP 门控式离子通道**（cGMP-gated ion channels）。当视紫红质吸收光量子后首先引起了视蛋白分子的变构，激活了视盘中传递蛋白 Gt 的中介物（G- 蛋白家族的一员），结果进一步激活了邻近的磷酸二酯酶，使外段部分胞浆中大量的 cGMP 分解，引起未受光刺激时结合于外段膜的 cGMP 与膜解离而被分解，当膜上 cGMP 减少时，cGMP 门控式 Na⁺ 通道开放也减少，于是出现了光照时的超极化型感受器电位。

视杆细胞外段和视杆细胞本身都没有产生动作电位的能力，故光刺激在外段膜上引起的超极化感受器电位，以电紧张形式扩布到终足部分，影响其递质释放，从而引起下一级细胞如双极细胞产生慢电位变化。只有当这种电变化传递到神经节细胞时，通过总和使神经节细胞膜去极化达到阈电位才产生动作电位，成为视网膜向视觉中枢传递的视觉信号。

2. 视锥细胞的感光换能和颜色视觉 视网膜上有 3 种不同的视锥细胞，分别含有对红、绿、蓝 3 种光敏感的感光色素，故有辨别颜色的能力。正常人眼的视网膜能分辨波长在 400 ~ 750nm 之间的颜色不少于 150 种。当某一波长的光线作用于视网膜时，会以一定的比例使 3 种不同的视锥细胞产生不同程度的兴奋，这样的信息经处理后转化为不同组合的神经冲动，传到大脑皮层就产生不同的色觉。例如，红、绿、蓝 3 种视锥细胞兴奋程度的比例为 4∶1∶0 时，产生红色色觉；比例为 2∶8∶1 时，产生绿色色觉。某些人因遗传因素，视网膜缺乏相应的视锥细胞，对三原色中某种颜色缺乏辨别能力，称为**色盲**（color blindness）。色盲可分为全色盲（不能分辨颜色）和红绿色盲（缺乏感受红光和绿光的视锥细胞）。某些人对三原色反应的能力降低，称为色弱。

（三）暗适应与明适应

当人从亮处进入黑暗的环境，最初任何物体都看不清楚，经过一段时间视力逐渐恢复，这一过程称为**暗适应**（dark adaptation）。相反，从黑暗处初来到强光下时，起初感到一片耀眼光亮，不能看清物体，稍待片刻后才恢复视觉，这一过程称为**明适应**（light adaptation）。

暗适应是人眼对光的敏感度在暗环境下逐渐提高的过程。视锥细胞的暗适应出现较早，仅仅持续几分钟，如光线由亮突然转暗，视锥细胞的暗适应从 1 ~ 2min 时开始，7 ~ 8min 时即完成；视杆细胞的暗适应出现较晚，可以持续约几十分钟。据分析，暗适应的第一个阶段主要与视锥细胞感光色素合成量的增加有关；第二阶段也就是暗适应的主要组成部分，则与视杆细胞中视紫红质的合成增加有关。

明适应出现较快，只需 1min 即可完成。由暗处到明处的耀眼光感，是由于在暗处蓄积起来的视紫红质在光亮下迅速分解的结果。只有视紫红质分解之后，视锥细胞才能恢复昼光觉作用。

三、双眼视觉和立体视觉

两眼同时看一物体时所产生的视觉，称为**双眼视觉**（binocular vision）。两眼视物只产生一个视觉形象，这是因为人的两眼位于面部前方，两眼的视野有相当一部分重叠。当物体成像在两眼视野互相重叠的范围内，而且来自物体同一部分的光线成像在两眼视网膜的对称点上，这样在主观视觉印象上就产生单一的物像，称为单视。两眼视网膜的中央凹是对称点，中央凹之外，一眼的颞侧视网膜和另一眼的鼻侧视网膜互相对称。若物像不落在视网膜的对称点上，则将产生复视。

双眼视觉的优点：①扩大单眼视觉的视野。②弥补单眼视野中的盲点缺陷。③增强判断物体大小和距离的准确性。④形成立体视觉。

用两眼视物时，能看到物体的高度、宽度和深度，这种感觉称为**立体视觉**（stereoscopic vision），它是由两眼的视差所形成的。同一物体在两眼视网膜上形成的像并不完全相同，右眼从右方看到物体的右侧面较多，左眼从左方看到物体的左侧面较多，经过中枢神经系统的综合，就能得到一个立体形象。

四、常用视觉功能的检测

1. 视力 眼能分辨两点间最小距离的能力，称为视力。检查视力或**视敏度**（visual acuity）使用视力表，它以两个光点形成的最小视角的倒数来表示。国际视力表就是根据这一原理设计的。视角是指两个光点的光线投射入眼中通过节点所成的夹角。在良好的光照条件下，不同的人眼所能辨别物体两点的最小视角不同，视角越大，表示两光点间距离越大，两个光点在视网膜上形成的像也越大。当人眼能看清5m远处视力表上第10行E字的缺口（两光点间距离为1.5mm）方向时，定为正常视力，以1.0表示，此时视角为1分角（图9-6）。若同样距离，只能看清视角为2分角的E字形缺口方向时，其视力为1/2=0.5。当视角为1分角时，两个光点在视网膜上所形成的两点间距离为4～5μm，恰好相当于一个视锥细胞的直径，这样两条光线分别刺激两个视锥细胞，而且中间至少隔一个未被刺激的视锥细胞。在视网膜的中央凹处，视锥细胞直径可小于2μm，因此该处的视力可超过1.0达到1.5或更高。

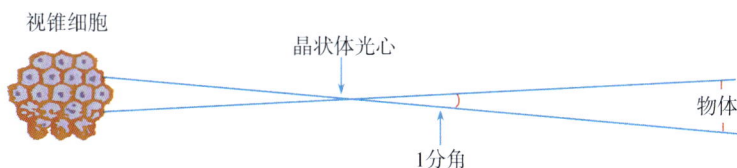

图9-6 视敏度原理示意图

2. 视野 单眼固定注视正前方一点时该眼所能看到的空间范围称为**视野**（visual field）。可用视野计测定，并以专用图纸记录成视野图（图9-7）。视野与视网膜上各点的对应位置是相反的，即视野图鼻侧部分成像在视网膜颞侧，视野图上侧部分成像在视网膜下侧。视野的大小取决于视网膜结构、感光细胞的分布和视线被面部结构的阻挡程度。在正常视野图中，颞侧视野大于鼻侧视野，下侧视野大于上侧。颜色视野以白色最大，其次是蓝色、红色、绿色。

3. 视网膜电图 将一记录电极置于角膜表面，另一参考电极放在额部皮肤，可记录到视网膜在光照时产生的综合电位变化，称为**视网膜电图**（electroretinogram，ERG），它可以反映全视网膜的功能。根据刺激方法的不同，视网膜电图可以分为闪光视网膜电图、图像视网膜电图、局部视网膜电图及多焦点视网膜电图。视网膜电图在临床上有一定应用价值，可用于跟踪眼病的进展和预后，其中视网膜电图中的某些波型在临床上可作为反映视网膜对光敏感性的指标。

4. 房水循环和眼内压 房水为充盈于眼前房和后房中的无色透明液体，是眼折光系统的一个组成部分。

房水不断生成，不断回流入静脉，两者保持动态平衡，沟通于后房、前房之间，形成房水循环，对维持眼内压的稳定起重要作用。房水的成分类似去蛋白血浆。但HCO_3^-和Na^+的含量超过血浆，所以房水的渗透压比血浆为高。房水对角膜和晶状体有营养作用，是维持眼内压的重要因素。**眼内压**（intraocular pressure）是指眼球内的眼内液的压力。眼内压相对稳定对保持眼球，特别是角膜的正常形状和眼的正常折光能力有重要意义。我国成人正常眼内压为 17～24mmHg，平均 20mmHg。如刺破角膜，房水丢失，眼内压下降，可引起眼球和角膜变形，从而影响眼的折光功能。若房水循环障碍，导致眼内压过高而可引起角膜、晶状体以及虹膜等结构的营养代谢障碍，严重时造成角膜混浊、视力丧失，称为青光眼。

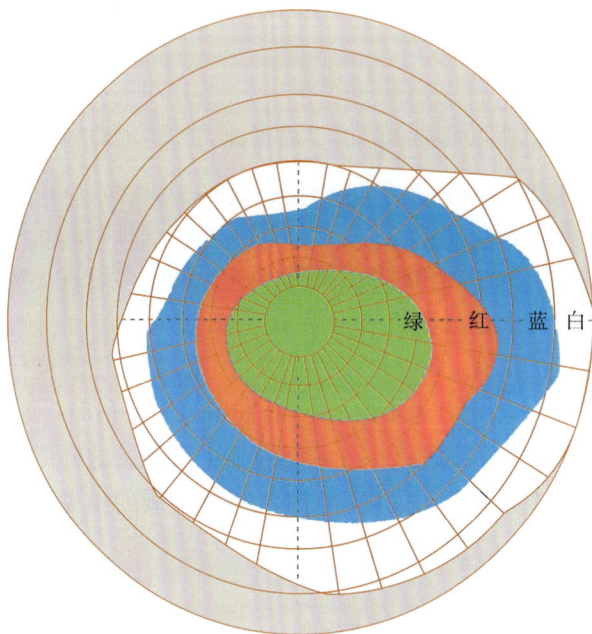

图 9-7　人右眼视野图

第三节　听觉器官

听觉（audition）的外周感受器官是耳，耳的适宜刺激是一定频率范围内的声波振动。耳由外耳、中耳和内耳迷路中的耳蜗部分组成。由声源振动引起空气产生疏密波，后者通过外耳道、鼓膜和听骨链的传递，引起耳蜗中淋巴液和基底膜的振动，使耳蜗螺旋器中的毛细胞产生兴奋。螺旋器中所含的毛细胞，是真正的声音感受装置，外耳和中耳等结构只是辅助振动波到达耳蜗的传音装置。听神经纤维就分布在毛细胞下方的基底膜中，振动波的机械能在这里转变为听神经纤维上的神经冲动，并以神经冲动的不同频率和组合形式对声音信息进行编码，传送到大脑皮层听觉中枢，产生听觉。

一、人耳的听阈

耳的适宜刺激是空气振动的疏密波，但振动的频率必须在一定范围内，并且达到一定强度，才能产生听觉。人耳能感受的振动频率的范围为 20～20000Hz，强度范围为 0.0002～1000dyn/cm^2。对于每一种频率的声波，都有一个刚能引起听觉的最小强度，称为**听阈**（auditory threshold）。当强度在听阈以上继续增加时，听觉的感受也相应增强，但当强度增加到某一限度时，它引起的将不单是听觉，可能因鼓膜过度振动而引起疼痛感觉，这个限度称为最大可听阈。人耳最敏感的声波频率在 1000～3000Hz 之间。

二、外耳和中耳的功能

（一）外耳的功能

外耳（external ear）包括耳郭和外耳道。耳郭的形状有利于接受外界的声波，有"集音"的作用，并有助于对声源方向的判断。外耳道是声波传导的通路，其一端开口于耳郭，另一端终止于鼓膜。它可作为一个共鸣腔，其最佳共振频率 3500Hz，此频率的声波由外耳口传到鼓膜时，其强度可以增强约 10 倍。

（二）中耳的功能

中耳（middle ear）由鼓膜、听小骨、鼓室和咽鼓管等结构组成。中耳的主要功能是将空气中声波振动的能量高效地传递到内耳淋巴液，其中鼓膜和听骨链在声音传递中起重要作用。鼓膜呈椭圆形，面积 $50 \sim 90mm^2$，厚度约 0.1mm，其形状如同一个浅漏斗，其顶点朝向中耳，内侧与锤骨柄相连。鼓膜是一个压力承受装置，具有较好的频率响应和较小的失真度。当频率在 2400Hz 以下的声波作用于鼓膜时，鼓膜可以复制外加振动的频率，其振动可与声波振动同始同终，没有余振。

听骨链由锤骨、砧骨及镫骨依次连接而形成固定角度的杠杆。锤骨柄附着于鼓膜，砧骨居中，镫骨脚板和前庭窗膜相接。锤骨柄为长臂，砧骨长突为短臂。杠杆的支点处于听骨链的重心上，因而在能量传递过程中惰性最小，效率最高。鼓膜振动时，如锤骨柄内移，则砧骨的长突和镫骨柄也做相同方向的内移（图 9-8）。声波由鼓膜经听骨链到达前庭窗膜时，其振动的压强增大，而振幅稍减小，这就是中耳增压效应。这种效应可使声波由外耳传到内耳时，得到放大增强，提高声音传导的效果。

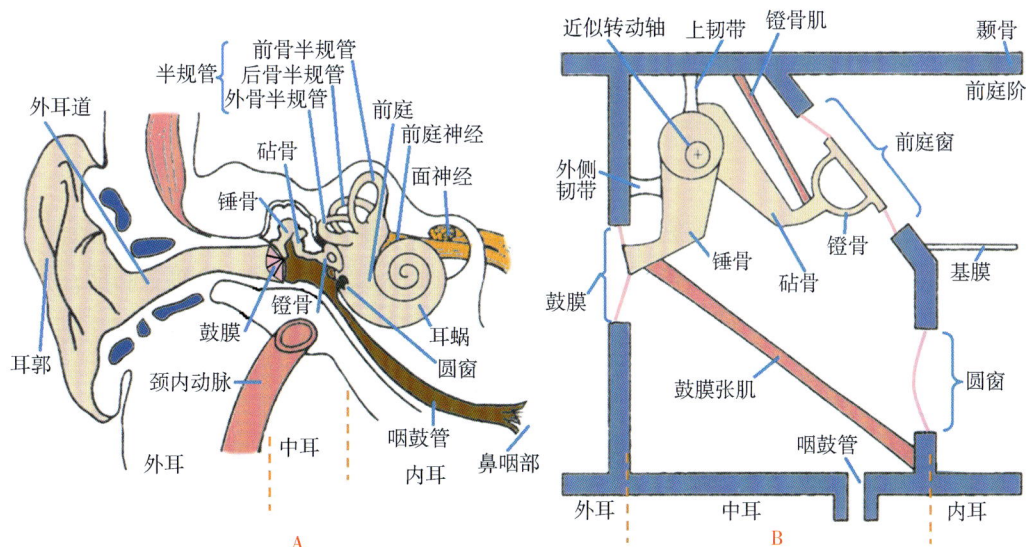

图 9-8 中耳和内耳的结构图（A）与模式图（B）

中耳的增压效应可通过力学原理计算：①鼓膜的振动面积约为 $55mm^2$，而前庭窗膜面积只有 $3.2mm^2$，二者之比为 17.2∶1，如果听骨链传递时总压力不变，则作用于前庭窗膜上的压强应为鼓膜的 17.2 倍。②听骨链杠杆的长臂与短臂之比为 1.3∶1，通过杠杆的作用在短臂一侧的压力将增大为原来的 1.3 倍。通过以上两方面的因素，在整个中耳增压效应中声波压强的倍数是 17.2×1.3，即 22.4 倍。

与中耳传音功能有关的，还有中耳内的两条小肌肉，其中鼓膜张肌收缩时，可使锤骨柄和鼓膜内向牵引，增加鼓膜紧张度；镫骨肌收缩时，使镫骨脚板向外后方移动。强烈的声响气流经过外耳道，以及角膜和鼻黏膜受到机械刺激时，都可以反射性地引起这两块小肌肉的收缩，其结果是使鼓膜紧张，使各听小骨之间的连接更为紧密，导致听骨链传递振动的幅度减小，阻力加大，总的效果是使中耳的传音效能有所减弱。据认为，这一反应可以阻止较强的振动传到耳蜗，对感音装置起到某种保护作用。但由于声音引起中耳肌的反射性收缩需经过十几个毫秒的潜伏期，故它们对突然发生的短暂爆炸声的保护作用不大。

咽鼓管是连接鼓室和鼻咽部之间的通道，其在鼻咽部的开口常处于闭合状态，只在吞咽、打哈欠时开放。咽鼓管的主要功能是调节鼓室内的压力，使之与外界大气压保持平衡，这对于维持鼓膜的正常位置、形状和振动性能有重要意义。咽鼓管因炎症阻塞后，鼓室内空气被吸收，可造成鼓膜内陷并影响听力。

（三）声波传入内耳的途径

声音可通过气传导与骨传导两种途径传入内耳，正常以气传导为主。

1. 气传导　声波经外耳道引起鼓膜振动，再经听骨链和前庭窗膜传入耳蜗的声音传导途径称为**气传导**（air conduction），是声波传导的主要途径。此外，鼓膜的振动也可引起鼓室内空气的振动，再经圆窗膜的振动传入耳蜗，这一传导途径也属于气传导，但在正常情况下并不重要，只有当听骨链运动障碍（如鼓膜穿孔）时才发挥作用，但其传音效果很差。

2. 骨传导　声波直接引起颅骨振动，再引起位于颞骨骨质中的耳蜗内淋巴振动，这一传导途径称为**骨传导**（bone conduction）。骨传导的敏感性比气传导低得多，故对于正常听觉作用甚微。当鼓膜或中耳病变引起传音性耳聋时，气传导受损，而骨传导不受影响，甚至相对增强；当耳蜗病变引起感音性耳聋时，气传导和骨传导将同样受损。因此，临床上把音叉或其他振动物体直接贴在颅骨上，检查患者骨传导情况，用以判断听觉异常的产生部位和原因。

三、内耳的功能

内耳又称迷路，包括耳蜗和前庭器官。前者为听觉感受器官，后者属平衡感觉器官。耳蜗的主要作用有两方面：①传音功能：将前庭窗所感受的声能传送到毛细胞。②感音功能：将螺旋器感受到的声能转化为听神经的冲动。

（一）耳蜗的结构

耳蜗是由一条骨质管腔围绕一锥形骨轴盘旋向上转 $2^1/2 \sim 2^3/4$ 周所构成。其形似蜗牛壳，故而得名。在耳蜗的横断面上有两个分界膜，一为斜行的前庭膜，二为横行的基底膜，此两膜将管道分为三个腔，分别称为前庭阶、蜗管和鼓阶（图 9-9）。

前庭阶在耳蜗底部与前庭窗膜相接，内充满外淋巴；鼓阶在耳蜗底部与圆窗膜相接，也充满外淋巴，鼓阶在耳蜗顶部与前庭阶中的外淋巴相交通；蜗管是一个充满内淋巴的盲管。基底膜上有声音感受器——**螺旋器（也称柯蒂器）**，它是由毛细胞及支持细胞等组成。毛细胞是听觉感受器，它与听神经纤维末梢之间有突触联系，分为内毛细胞和外毛细胞两类。每个毛细胞的顶部都有上百条排列整齐的听毛，外毛细胞中较长的一些听毛埋植于盖膜的胶冻状物质中。盖膜的内侧连耳蜗轴，外侧则游离在内淋巴中，毛细胞的底部有丰富的听神经末梢。

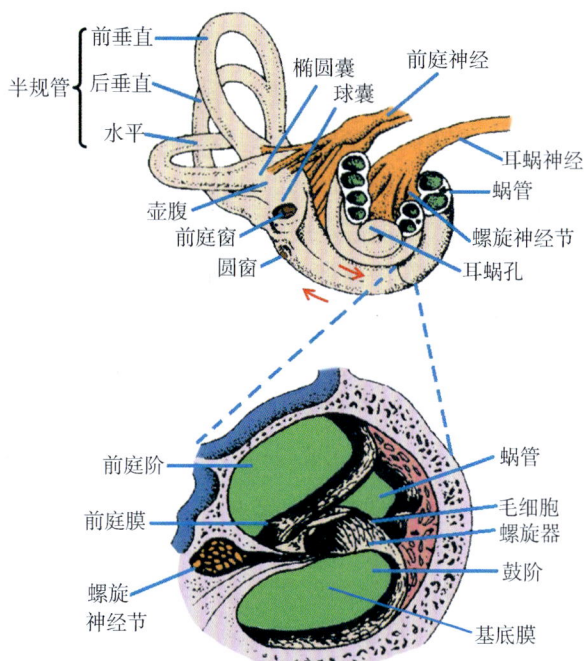

图 9-9 耳蜗管的横断面图

（二）耳蜗的感音换能作用

1. 基底膜的振动和行波理论 当声波振动通过听骨链到达前庭窗膜时，基底膜振动及压力变化可立即传给耳蜗内的液体和膜性结构。如果前庭窗膜内移，前庭膜和基底膜也将下移，由于鼓阶内的外淋巴压迫，使圆窗膜外移；相反，当前庭窗膜外移时，整个耳蜗内的液体和膜性结构又做反方向的移动，如此反复，形成振动。在正常气传导的过程中，圆窗膜起着缓冲耳蜗内压力变化的作用，是耳蜗内结构发生振动的必要条件。内淋巴振动从基底膜的底部开始，按照物理学中的行波原理，基底膜的振动以波动方式从耳蜗基底部向耳蜗孔的方向传播。基底膜振动的振幅，随着振动由前庭窗向前推进而逐渐增大，传播速度则逐渐减慢。不同频率的声波引起的行波都是从基底膜的底部开始，但声波频率不同，行波传播的远近和出现最大振幅的部位也不同。声波频率愈高，行波传播愈近，最大振幅出现的部位愈靠近前庭窗处；相反，声波频率愈低，行波传播的距离愈远，最大振幅出现的部位愈靠近基底膜顶部（图 9-10）。

由于每一种振动频率在基底膜上都有一个特定的行波传播范围和最大振幅区，因此该区域的毛细胞和听神经纤维就会受到最大的刺激。来自基底膜不同区域的听神经纤维的冲动传到听觉中枢的不同部位，就可引起不同音调的感觉，这就是耳蜗对声音频率初步分析的基本

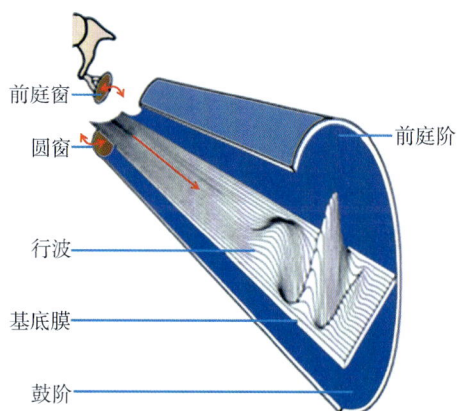

图 9-10 基底膜振动与行波学说

原理。由此可以理解，临床上耳蜗底部受损时主要影响对高频声波的听力，而耳蜗顶部受损则主要影响对低频声波的听力。

如图 9-11 所示，外毛细胞顶端的听毛有些埋植于盖膜的胶状物中，有的则与盖膜的下面相接触。由于基底膜与盖膜的附着点不在同一个轴上，故当行波引起基底膜振动时，盖膜与基底膜便各自沿着不同的轴而上下移动，于是两膜之间便发生交错的移行运动，使听毛受到剪切力的作用而弯曲，引起毛细胞兴奋，并将机械能转变为生物电变化。

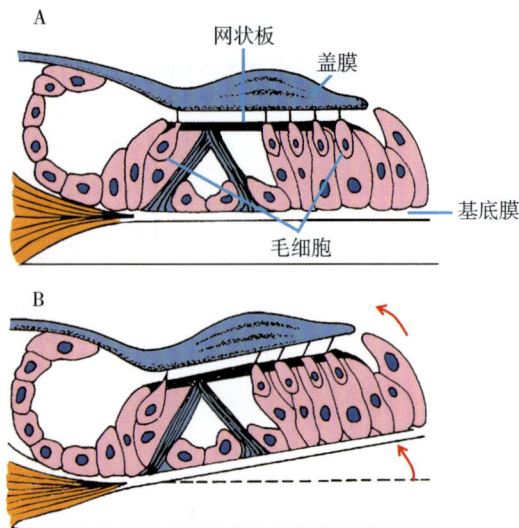

图 9-11　基底膜和盖膜振动时毛细胞顶部听毛受力情况示意图

A: 静止时的情况；B: 基底膜在振动中上移时，因与盖膜之间的切向运动，听毛弯向蜗管外侧

2. 耳蜗的生物电现象　如上所述，耳蜗将机械能转变为电信号，由此引起耳蜗内一系列过渡性的电变化，最后引起听神经纤维的动作电位，完成耳蜗的换能作用，最终将声音信息传递到听觉中枢。

（1）耳蜗内电位　在耳蜗未受刺激时，如果以鼓阶外淋巴为参考零电位，那么便可测出蜗管内淋巴中的电位为 +80mV 左右，称为**耳蜗内电位**（endocochlear potential，EP）。在静息情况下，毛细胞膜内电位为 -70 ～ -80mV，由于毛细胞顶端的浸浴液为内淋巴，因此该处毛细胞膜内外的电位差可达 160mV 左右。而毛细胞周围的浸浴液为外淋巴，该处膜内外的电位差只有 80mV 左右。这是毛细胞电位与一般细胞电位不同之处。

（2）耳蜗微音器电位　当耳蜗受到声音刺激时，在耳蜗及其附近结构还可记录到一种具交流性质的电变化，这种电变化的频率和幅度与作用于耳蜗的声波振动完全一致，称为**耳蜗微音器电位**（cochlear microphonic potential，CM）。微音器电位的特点是：无真正的阈值；潜伏期极短，小于 0.1ms；没有不应期。在一定范围内，微音器电位的振幅随声压的增大而增大，并且对缺氧和深麻醉相对不敏感。微音器电位不是听神经的动作电位，而是毛细胞活动产生的一种复合电位变化，即多个毛细胞在接受声音刺激时所产生的感受器电位的复合表现。毛细胞的静毛弯曲可使毛细胞的膜电阻发生变化，因而引起毛细胞出现感受器电位。

（3）听神经动作电位　是耳蜗对声音刺激所产生的一系列反应中最后出现的电变化，是耳蜗对声音刺激进行换能和编码的总结果。根据引导方法不同，可以记录听神经复合动作电位或单一听神经纤维动作电位。从整根听神经上记录的是复合动作电位，是听神经中所有纤维活动的综合反应。动作电位的振幅取决于声音的强度、发生兴奋的纤维数目及各纤维放电的同步化程度。

第四节　前庭器官

前庭器官（vestibular apparatus）由内耳中的三个半规管以及椭圆囊和球囊共同组成，是人体对自身运动状态和头部在空间位置的感受器，通过反射活动调节人体各部位肌肉的紧张度，以维持身体正常姿势和平衡，并引起眼的运动。

一、前庭器官的感受装置和适宜刺激

前庭器官的感受细胞为毛细胞，基底部有感觉神经纤维末梢分布，与毛细胞基底部形成突触。突触小泡中含有递质，完成化学传递。实验证明，毛细胞的适宜刺激是与纤毛的生长面平行的机械力的作用。当动毛和静毛都处于自然状态时，细胞膜的静息电位约为 –80mV，同时，与毛细胞相连的神经纤维上有一定频率的持续放电。当外力作用使静毛朝向动毛的方向弯曲，毛细胞膜去极化，达到阈电位（约 –60mV）时，连接毛细胞的传入神经冲动发放的频率增加，表现为兴奋效应；相反，当外力使动毛朝向静毛的方向弯曲时，细胞膜超极化，传入冲动减少，表现为抑制效应。

半规管的适宜刺激是身体旋转变速运动。人体两侧内耳各有三个相互垂直的半规管。它们分别代表空间的三个平面（见图 9-9 半规管）。当人体直立并在水平方向做旋转运动时，水平半规管的感受器受刺激最大。旋转开始时，由于管腔内淋巴的惯性，它的启动将晚于人体和半规管本身的运动。图 9-12 显示，当人体向左旋转，开始时左侧水平半规管中的内淋巴压向壶腹的方向，使该侧毛细胞兴奋而产生较多的神经冲动；与此同时，右侧水平半规管中的内淋巴压力作用的方向是由壶腹向半规管，于是由该侧壶腹传向中枢的冲动减少。当旋转达到匀速状态时，管腔中的内淋巴与整个管腔呈同步运动，因此两侧壶腹中的毛细胞都处于不受力状态，中枢获得的信息与不进行旋转时相同。当旋转停止时，由于内淋

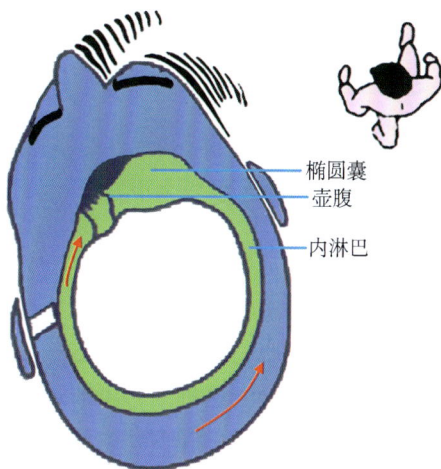

椭圆囊
壶腹
内淋巴

图 9-12 头部向左转动时，左侧水平半规管内淋巴流动方向示意图

巴的惯性，两侧壶腹中毛细胞的受力方向和冲动发放情况正好与旋转开始时相反。人脑正是根据来自两侧水平半规管传入信号的差别来判定直立时旋转的方向和旋转状态的。内耳迷路的其他两对半规管分别接受与它们所处平面方向一致的旋转变速运动的刺激。

椭圆囊和球囊的适宜刺激是直线加速度运动。当人体站立不动时，椭圆囊的囊斑呈水平位置，耳石膜在毛细胞纤毛的上方；球囊的囊斑与地面垂直，耳石膜悬在纤毛的一侧。当人体在水平方向做直线变速运动时，由于耳石的惯性作用，使毛细胞与耳石膜的相对位置发生改变，椭圆囊的囊斑上有一些毛细胞发生静纤毛向动纤毛一侧弯曲，使某些特定的传入神经纤维上冲动发放增加。神经冲动传到中枢后，产生特定的位置觉与变速感觉，同时反射性地引起肌张力改变，以保持身体的平衡。

二、前庭反应和眼震颤

来自前庭器官的传入冲动，除引起运动觉和位置觉外，还可引起各种姿势调节反射和自主神经功能的改变。例如，当人乘电梯启动上升时，会出现下肢伸肌紧张性降低而双腿屈曲；当电梯突然下降时，下肢伸肌收缩而双腿伸直。又如，当汽车突然加速时，会引起颈背肌紧张性增强而出现后仰的姿势；车突然停止时则出现相反的情况。这些都是前庭器官感受直线变速运动刺激而引起的姿势反射，意义在于维持机体一定的姿势和保持身体平衡。如果前庭器官受到过强或过长时间刺激或前庭器官过度敏感时，常会引起恶心、呕吐、眩晕、皮肤苍白等现象，称为前庭自主神经反应，严重时可导致晕船、晕车和航空病。前庭反应中最特殊的是，当躯体做旋转运动时引起的双侧眼球出现的同步往返运动，称为**眼震颤**（nystagmus）。眼震颤是因半规管受旋转运动刺激而引起的。

当人头部前倾 30° 而绕纵轴旋转时，两侧水平半规管受到刺激，而引起水平方向的眼震颤，

上后半规管受刺激时引起垂直方向的眼震颤。以水平半规管为例，当头和身体开始向左旋转时，由于内淋巴的惯性，使左右两侧半规管壶腹嵴受到不同刺激，反射性地引起某些眼外肌兴奋而另一些眼外肌抑制，于是出现两侧眼球缓慢向右移动，称为**眼震颤的慢动相**；当眼球移动到两眼裂右侧端时，又突然快速地向左侧移动，称为**眼震颤的快动相**；随后再出现新的慢动相和快动相，反复不已。当旋转变为匀速时，眼震颤停止。当旋转突然停止时，则出现与起初方向相反的眼震颤。

第五节　嗅觉和味觉感受器

一、嗅觉感受器和嗅觉

嗅觉感受器即**嗅细胞**（olfactory cell），位于上鼻道及鼻中隔后上部的嗅上皮中，是唯一的起源于中枢神经系统且能直接接受环境中化学性刺激的神经元。嗅觉感受器的适宜刺激是空气中有气味的化学物质，通过呼吸，这些分子被鼻腔中的黏液吸收，并扩散到嗅纤毛，与纤毛表面膜上的受体蛋白结合。这种结合可通过 G 蛋白引起第二信使类物质（例如 cAMP）产生，导致膜上门控 Na^+ 通道开放，引起 Na^+ 内流，在嗅细胞的胞体膜上产生去极化型的感受器电位。后者以电紧张方式触发轴突膜产生动作电位，动作电位沿轴突传向嗅球，进而传向更高级的嗅觉中枢，引起嗅觉。

自然界能够引起嗅觉的有气味物质达 2 万余种，而人类能明确辨别的气味为 2000 ～ 4000种。目前认为，嗅觉的多种感受是由樟脑味、麝香味、花草味、乙醚味、薄荷味、辛辣味和腐腥味 7 种基本气味组合而形成的。实验发现，每一个嗅细胞只对一种或两种特殊的气味起反应，而且嗅球中不同部位的细胞也只对某种特殊的气味起反应。嗅觉系统也和其他感觉系统类似，各种基本气味是由于它们在不同的传导通路上引起不同数量的神经冲动的组合，在中枢引起特有的主观嗅觉感受。嗅觉的一个特点是阈值很低，空气中只要含有极微量的某一种气味物质，即可引起相应的嗅觉。嗅觉的另一个明显特点是适应较快，即当某种气味突然出现时，可引起明显的嗅觉，如果这种气味的物质继续存在，感觉很快减弱，甚至消失。嗅觉还能引起情绪活动，有些气味可引起愉快的情绪，另一些气味则引起不愉快或厌恶的情绪。嗅觉还有明显的适应现象，但对某种气味适应后，对其他气味的嗅觉仍然不变。

二、味觉感受器和味觉

味觉的感受器是**味蕾**（taste bud），主要分布在舌背部表面和舌缘，口腔和咽部黏膜的表面也有散在的味蕾存在。人舌表面的不同部位对不同味刺激的敏感程度不一样，一般是舌尖部对甜味较敏感，舌两侧对酸味较敏感，而舌两侧的前部则对咸味较敏感，软腭和舌根部对苦味敏感。人类的味觉系统能够感受和区分多种味道。众多的味道都是由 4 种基本的味觉组合而形成的，这就是酸、甜、苦、咸。

实验证明：在动物的单一味觉细胞上记录到感受器电位，4 种基本味觉的换能或跨膜信号的转换机制并不完全一样。钠盐作用于舌表面的味毛时，Na^+ 通过特殊的化学门控 Na^+ 通道进入细胞内引起味细胞产生感受器电位。这种 Na^+ 通道的特点是对利尿剂氨氯吡咪非常敏感，如果将该药直接置于舌部，可阻断 Na^+ 通道而使咸味感觉消失。糖与细胞膜的特异性受体结合后，激活Gs 蛋白，进而激活腺苷酸环化酶，使细胞内 cAMP 增多，结果导致味细胞基底外侧膜的 K^+ 电导减小而产生感受器电位。酸的换能机制与钠盐类似。苦味则由于物质结构不同而通过上述两种形式换能。味觉感受器细胞没有轴突，它产生的感受器电位通过突触传递引起感觉神经末梢产生动作电位，传向味觉中枢，中枢可能通过来自传导 4 种基本味觉的专用线路上的神经信号的不同组合来认知各种味觉。

复习思考题

1. 感受器具有哪些一般的生理特征？

2. 远视眼是如何看清近物的？

3. 夜盲的常见原因是什么？

4. 中耳和内耳受损后可出现哪些功能障碍？为什么？

第十章

神经系统

　　神经系统（nervous system）是人体内起主导作用的调节系统，包括中枢和外周两部分。其主要功能是调节机体的反射活动和实现脑的高级活动。前者是通过直接或间接地调控体内各系统、器官、细胞的功能活动，使之相互联系与协调，以适应环境的变化和维持机体内环境的稳态；后者是通过大脑皮质，以实现学习与记忆、语言与思维以及觉醒与睡眠等高级神经功能活动。

　　两千多年以前，《灵枢·大惑论》有"故邪中于项，因逢其身之虚，其入深，则随眼系以入于脑"的记载。"眼系"便是指视神经，阐述了眼通过视神经与脑的密切联系。《灵枢·海论》曰："脑为髓之海。"《素问·五脏生成》曰："诸髓者，皆属于脑。"可见当时已有了脑的概念。明代李时珍《本草纲目》中有"脑为元神之府"的记载，清代王清任《医林改错》则有"灵机记性，不在心在脑""两耳通脑，所听之声归于脑""两目即脑汁所生，两目系如线，长于脑，所见之物归于脑""鼻通于脑，所闻香臭归于脑"等，可见古代医著对脑的认识与近代神经系统解剖学和生理学相符合。

第一节　神经系统的基本结构与功能

　　神经系统主要由神经细胞和神经胶质细胞两类细胞组成。**神经细胞**（neurocyte）又称**神经元**（neuron），是一种高度分化的细胞，是神经系统功能活动的主要承担者。**神经胶质细胞**（neurogliocyte）简称胶质细胞，主要对神经元起支持、保护和营养等辅助作用，并通过再生修复受损的神经组织。

一、神经元与神经纤维

（一）神经元的结构与功能

　　神经元是神经系统的基本结构与功能单位。典型的神经元可分为胞体与突起两部分。胞体是神经元功能活动的中心，其主要功能是合成物质、接受信息与整合信息。突起又分**树突**（dendrite）和**轴突**（axon）两种（图10-1）。树突较短，数量较多，反复分支并丛集在胞体的周围，主要功能是接受其他神经元传来的信息，传向胞体。轴突较长，一个神经元一般只有一根轴突，功能是传导神经冲动，轴浆流动还可实现物质运输。轴突由胞体的轴丘发出，此处膜的阈值最低，是神经冲动的起始部位。轴突和感觉神经元的长树突统称为轴索，轴索外面包有髓鞘或神经膜，形成**神经纤维**（nerve fiber）。习惯上把神经纤维分为**有髓纤维**（myelinated fiber）与**无髓**

纤维（unmyelinated fiber）两大类，实际上无髓纤维也有一薄层髓鞘，并非完全无髓鞘。

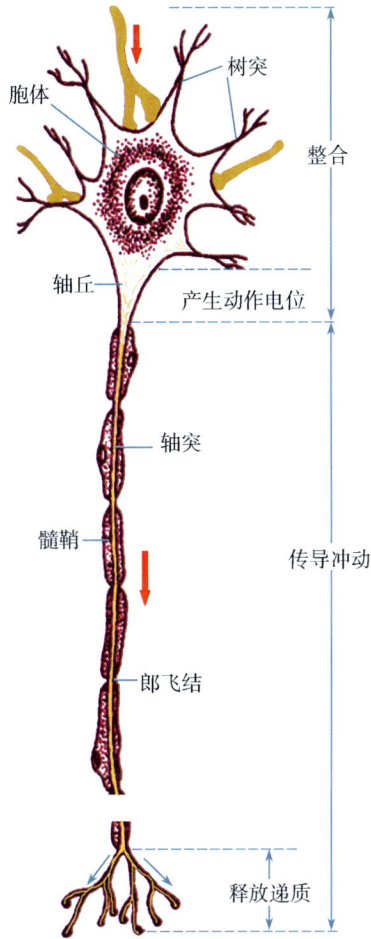

图 10-1 运动神经元模式示意图

（二）神经纤维的分类

生理学中常采用两种方法：一是根据电生理学特性将神经纤维分为 A、B、C 三类，这种方法常用于传出神经纤维；二是根据神经纤维的直径与来源的不同，将其分为 Ⅰ、Ⅱ、Ⅲ、Ⅳ四类，这种方法适用于传入神经纤维。两种分类法及其对应关系见表 10-1、表 10-2。

表 10-1　神经纤维的分类（一）

纤维分类	来源	纤维直径（μm）	传导速度（m/s）	锋电位时程（ms）	绝对不应期（ms）
A（有髓）					
A_α	初级肌梭传入纤维和支配梭外肌的传出纤维	13～22	70～120	0.4～0.5	0.4～1.0
A_β	皮肤的触-压觉传入纤维	8～13	30～70	0.4～0.5	0.4～1.0
A_γ	支配梭内肌的传出纤维	4～8	15～30	0.4～0.5	0.4～1.0
A_δ	皮肤痛、温觉传入纤维	1～4	12～30	0.4～0.5	0.4～1.0
B（有髓）	自主神经节前纤维	1～3	3～15	1.2	1.2

续表

纤维分类	来源	纤维直径（μm）	传导速度（m/s）	锋电位时程（ms）	绝对不应期（ms）
C（无髓）					
sC	自主神经节后纤维	0.3～1.3	0.7～2.3	2.0	2.0
drC	后根传导痛觉传入纤维	0.4～1.2	0.6～2.0	2.0	2.0

表 10-2　神经纤维的分类（二）

纤维分类	来源	直径（μm）	电生理分类
I_a	肌梭的传入纤维	12～22	A_α
I_b	腱器官的传入纤维	12 左右	A_α
II	皮肤的机械感受器传入纤维（触 - 压、振动觉）	5～12	A_β
III	皮肤痛觉、温度觉、肌肉的深部压觉传入纤维	2～5	A_β
IV	无髓的痛觉、温度觉、机械感受器的传入纤维	0.1～1.3	C

（三）神经纤维传导兴奋的特征

神经纤维的基本功能是传导神经冲动。在神经纤维上传导的兴奋或动作电位称为**神经冲动**（nerve impulse）。冲动的传导实际上是通过局部电流的作用，将动作电位沿细胞膜向周围扩布的过程。冲动在神经纤维的传导有下列特征。

1. 生理完整性　正常的神经传导不仅要求神经纤维保持结构完整，而且从功能上也要保持正常。如果神经纤维受损伤或被切断，则局部电流不能通过断口向前传导。若神经纤维的局部因受麻醉药、神经毒、冷冻或压迫等因素的作用，丧失了功能的完整性，不能产生动作电位，即便是在形态上是完整的，也不能传导冲动。

2. 绝缘性　一条神经干包含着许多条神经纤维，但各条神经纤维同时进行兴奋传导时互不干扰，表现为传导的绝缘性。其主要原因是细胞外液对电流的短路作用使局部电流主要在一条纤维上构成回路，从而保证了神经传导的精确性。

3. 双向传导性　在实验条件下，刺激神经纤维的任何一点引发兴奋时，动作电位可沿神经纤维同时向两端传导。但在整体条件下，由于冲动往往由树突或胞体向轴突方向传导，因此很少有双向传导的机会。

4. 相对不疲劳性　实验发现，用 5～100Hz 有效电刺激连续刺激神经纤维 9～12h，神经纤维仍然保持其传导兴奋的能力，原因是局部电流耗能极少。相对突触传递而言，神经纤维的兴奋传导不易产生疲劳。

（四）神经纤维的传导速度

神经纤维的传导速度可因纤维的粗细、髓鞘的厚薄和温度而异。一般地说，神经纤维越粗，其轴浆的纵向阻抗越小，局部电流强度越大，传导速度也越快。其大致关系为：传导速度（m/s）$\approx 6\times$ 直径（μm）。有髓纤维的直径是轴索与髓鞘相加的总直径，且以跳跃式传导兴奋，这种传导方式不仅大大加快了传导速度，而且是一种有效的节能方式，故传导速度比无髓纤维快。神经系统脱髓鞘疾病，如多发性硬化，可出现髓鞘脱失，引起神经传导速度的减慢，甚至发生传导阻滞。轴索直径与总直径的比例影响传导速度，比值 0.6 为最适宜比例，传导速度最快。电生理测定的结果还表明，不同直径神经纤维膜上的 Na^+ 通道密度不同，粗纤维的密度高，动作电位的形成与传导也快，这也是粗纤维传导快的原因。温度也是影响神经传导速度的因素之一。温度在一定范围内升高可使传导速度加快；相反，温度降低则传导速度减慢，当温度降至 0℃ 以下时，神经传导发生阻滞，这是临床上局部低温麻醉的机制。神经纤维的传导速度可用电生理方法准确地加以测定，对诊断神经纤维疾患和评估预后具有一定的临床价值。

（五）神经纤维的轴浆运输

物质在轴浆内的运输，称为**轴浆运输**（axoplasmic transport）。轴浆运输是双向的，有顺向与逆向两种。**顺向轴浆运输**（anterograde axoplasmic transport）是指由胞体向轴突末梢的转运。它是实现递质释放、神经内分泌、受体与离子通道等结构和功能物质代谢的生理基础，也是内源性神经营养物质的通道。**逆向轴浆运输**（retrograde axoplasmic transport）是指自末梢向胞体的转运。这种反向的轴浆流动可能起着反馈控制胞体合成蛋白质的作用，也可能与递质的回收有关。逆向运输还能转运末梢摄取的外源性物质，是外源性亲神经物质的通道。借助逆向运输，神经毒和病毒可进入神经元内，如破伤风毒素、狂犬病毒由外周侵犯中枢，就是通过逆向轴浆运输产生的结果。

实验证明，轴浆运输以顺向轴浆运输为主，且可分为快速与慢速两类。快速轴浆运输是指具有膜的细胞器，如线粒体、递质囊泡和分泌颗粒等囊泡结构的运输，其转运速度可达 300 ~ 400mm/d。慢速轴浆运输指的是由胞体合成的蛋白质所构成的微管、微丝等细胞骨架结构不断向前延伸，其他轴浆的可溶性成分也随之向前转运，其速度仅为 1 ~ 12mm/d。

（六）神经的营养性作用和神经营养性因子

1. 神经的营养性作用　神经对所支配的组织，除能通过神经冲动快速地调控其功能活动外，还能通过其末梢经常释放某些物质，持续调整被支配组织的内在代谢活动，对其组织的结构、生化与生理过程产生持久性影响，这种作用与神经冲动无关，称为神经的**营养性作用**（trophic action）。该作用在正常情况下不易被察觉，但在神经被切断、变性时就明显表现出来。实验切断运动神经后，被支配的肌肉内的糖原合成减慢，蛋白质分解加速，肌肉逐渐萎缩，如临床上周围神经损伤的患者肌肉发生明显萎缩，就是肌肉失去了神经的营养性作用的结果。

神经的营养性作用是由神经元胞体合成，并通过神经末梢经常释放某些营养性因子，作用于所支配的组织而完成的。

2. 神经营养性因子　神经纤维所支配的组织和星形胶质细胞也能持续产生**神经营养性因子**（neurotrophin，NT），这是一类对神经元起营养作用的多肽分子。它们产生后到达特定神经元，作用于神经末梢的特异性受体，然后被末梢摄取，经逆向轴浆转运抵达胞体，促使胞体合成有关蛋白质，从而维持神经元的生长、发育与功能的完整性。

目前已陆续发现并分离出多种神经营养性因子，主要分为神经生长因子家族、其他神经营养因子与神经营养活性物质三大类。其中，以神经生长因子家族较为重要。该家族的主要成员有**神经生长因子**（nerve growth factor，NGF）、**脑源性神经营养因子**（brain-derived neurotrophic factor，BDNF）、神经营养性因子 3（NT-3）、神经营养性因子 4/5（NT-4/5）；最近又发现该家族的一个新成员——神经营养性因子 6（NT-6）。

二、神经胶质细胞

神经系统中除神经元外，还有大量的神经胶质细胞，它们分布于神经元之间。从数量上看，神经胶质细胞为神经元的 10 ~ 50 倍。神经胶质细胞也具有突起，但无树突和轴突之分，与邻近细胞不形成突触样结构。过去认为，神经胶质细胞对神经元仅起类似结缔组织的作用。目前神经胶质细胞与神经元的交互作用越来越引起人们的关注，甚至有人把神经胶质细胞与神经元比喻成同等重要的功能伙伴。它对神经元形态、功能的完整性和维持神经系统微环境的稳定性等都很重要。

（一）支持、绝缘和屏障作用

神经胶质细胞充填于神经元及其突起间的空隙内，构成神经元的网架，对神经元起支持作用。神经胶质细胞还可分隔神经元，起绝缘作用。此外，神经胶质细胞尚可参与构成血 – 脑屏障。电镜观察发现，星形胶质细胞的部分突起末端膨大而形成血管周足，这些血管周足几乎包被脑毛细血管表面 85% 的面积，是构成血 – 脑屏障的重要组成部分。

（二）修复与再生作用

神经胶质细胞具有分裂的能力，特别是当神经元由于疾病、低氧或损伤而发生变性死亡时，胶质细胞特别是星形胶质细胞能通过有丝分裂进行增生，填补神经元死亡造成的缺损，从而起到修复和再生的作用。

（三）物质代谢和营养性作用

神经胶质细胞在联系和维持神经元生存的微环境中具有特别重要的意义。神经元几乎全被胶质细胞包围，这两种细胞之间的间隙十分狭窄，其中充满的细胞间液是神经元直接生存的微环境。由星形胶质细胞的少数长突起形成的血管周足终止在毛细血管壁上，其余的突起则穿行于神经元之间，贴附于神经元的胞体与树突上。神经胶质细胞的这种分布特点对神经元摄取营养物质与排出代谢产物起着十分重要的作用。此外，星形胶质细胞还能产生神经营养性因子，来维持神经元的生长、发育和生存，并保持其功能的完整性。

（四）维持神经元正常活动

当神经元活动时有 K^+ 从神经元释放，细胞外液中 K^+ 浓度随之升高。此时星形胶质细胞可通过加强自身膜上钠泵的活动，将细胞外液中积聚的 K^+ 泵入细胞内，并通过细胞之间的缝隙连接迅速扩散到其他神经胶质细胞，从而缓冲细胞外液 K^+ 的持续增多，避免细胞外高 K^+ 干扰神经元的正常活动。如果神经元损伤而造成胶质瘢痕，神经胶质细胞膜钠泵活动减弱，则 K^+ 的空间缓冲作用发生障碍，细胞外液 K^+ 持续增高，将导致神经元去极化，兴奋性增高，从而触发癫痫放电。这表明，胶质细胞对维持神经细胞外液 K^+ 浓度的稳态和神经元正常活动具有重要意义。

（五）参与神经递质及生物活性物质的代谢

脑内星形胶质细胞能摄取谷氨酸与 γ – 氨基丁酸两种递质，可消除两种递质对神经元的持续作用；同时又可通过星形胶质细胞的代谢，将两种递质再转变为两类神经元可重新利用的递质前体物质。此外，星形胶质细胞还能合成并分泌血管紧张素原、前列腺素、白细胞介素以及多种神经营养性因子等生物活性物质。神经胶质细胞通过对神经递质或生物活性物质的摄取、合成与分泌，从而发挥其对神经元功能活动的调节作用。

第二节　突触传递

在神经系统功能活动中，神经元与神经元之间、神经元与效应器细胞之间都是通过突触相联系的。神经元之间或神经元与效应器细胞之间传递信息的结构称为**突触**（synapse）。神经元与效应器细胞之间的突触也称为**接头**（junction）。

一、突触的结构及分类

根据突触间信息传递的媒介物质不同，突触可分为化学性突触和电突触两种类型。前者是以神经递质，后者以局部电流为信息传递媒介。化学性突触又根据递质释放后影响的范围和距离不同，分为**定向突触**（directed synapse）和**非定向突触**（non-directed synapse）两种模式。定向突触释放的递质仅作用于短距离的局限部位，如经典的突触和神经–骨骼肌接头；非定向突触释放的递质则可扩散较远、作用的空间比较广泛，如神经–心肌接头和神经–平滑肌接头。

（一）经典的突触

1. 突触的结构　经典的突触由**突触前膜**（presynaptic membrane）、**突触间隙**（synaptic cleft）和**突触后膜**（postsynaptic membrane）三部分组成（图 10-2）。突触前神经元的突起末梢分出许多小支，每个小支的末梢膨大呈球状，形成**突触小体**（synaptic knob），它贴附在另一个神经元的表面，构成突触。突触小体的末梢膜，称为突触前膜；与之相对的胞体膜或突起膜，称为突触后膜；两膜之间为突触间隙。在突触小体的轴浆内，含有大量的线粒体与囊泡（**突触小泡**，synaptic vesicle）等。一种突触可含一种或几种形态的囊泡，其内含有高浓度的神经递质。在突触后膜上，有丰富的特异性受体或化学门控式通道。

2. 突触的分类　可根据其接触部位与功能特点进行分类。按接触部位分，常见的有轴突–胞体、轴突–树突与轴突–轴突三种类型的突触（图 10-3）；按突触对后神经元功能活动的影响，可分为兴奋性突触与抑制性突触两种。

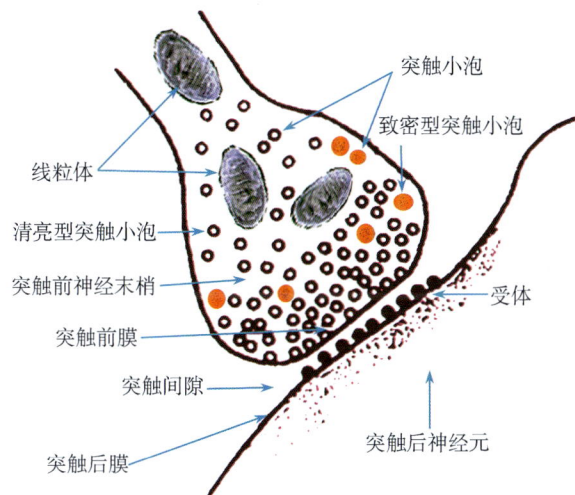

图 10-2　化学性突触结构示意图

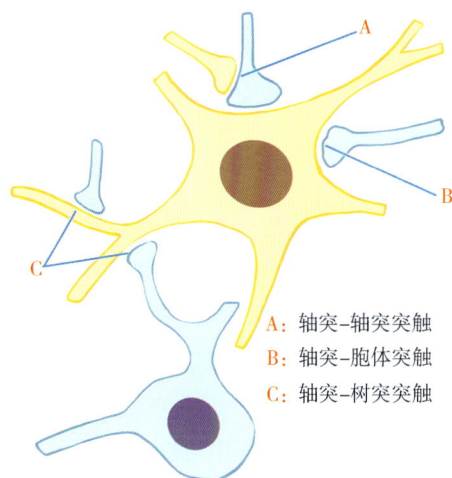

图 10-3　突触类型模式图

（二）电突触

电突触的结构基础为**缝隙连接**（gap junction），相邻的两个神经元之间的膜间距仅有2～3nm，连接处细胞膜不增厚，其邻近轴浆内无突触囊泡存在。两侧膜上有沟通两细胞胞质的水相通道，允许带电离子通过通道而传递电信息，所以称为电突触。电突触传递的特点是：低电阻性；兴奋传递快，几乎不存在潜伏期；双向性传递。电突触传递广泛存在于中枢神经系统和视网膜中，主要发生在同类神经元之间，具有促进同步化活动的功能。

（三）非定向突触

某些神经元之间的信息传递，不在前述的典型突触结构进行。该传递的前神经元轴突末梢有许多分支，分支上布满了呈念珠状的**曲张体**（varicosity），内含装有递质的囊泡。递质释放后，通过周围细胞外液弥散地作用于邻近或远隔部位的突触后成分，从而发挥生理效应。这种无特定突触结构的化学信息传递，也称为**非突触性化学传递**（non-synaptic chemical transmission）（图10-4）。

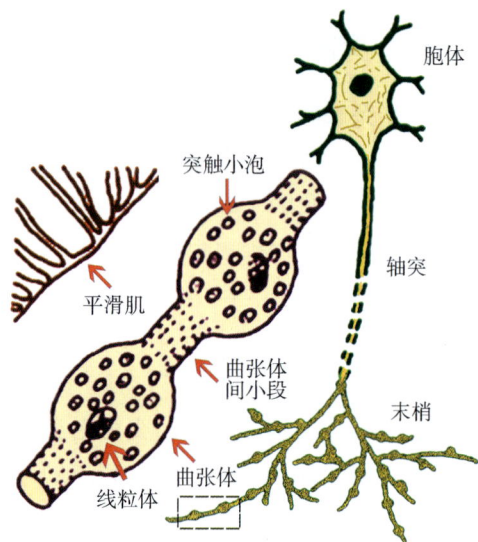

图10-4 交感肾上腺素能神经元通过非突触性化学传递作用于平滑肌的示意图

目前认为，在中枢神经内，单胺类神经纤维都能进行非定向突触传递。在外周神经中，以去甲肾上腺素为递质的自主神经-平滑肌接头传递也是通过这种方式进行的。

与经典的突触传递相比，非定向突触传递具有以下特点：①无特化的突触前膜和后膜结构。②递质扩散的距离较远，且远近不等，所以传递所需时间较长且长短不一。③一个曲张体释放的递质可作用于较多的突触后成分，且无特定的靶点。④传递效应的产生与否取决于突触后成分上有无相应的受体。

二、定向突触传递的过程

定向突触传递要经历复杂的突触前和突触后过程。由于突触后膜不具有电兴奋性，因此它的信息传递是通过前膜释放化学递质，在突触后过程中将化学信息（递质）转换为电信号（**突触后电位**，postsynaptic potential，PSP）而实现的。

（一）突触传递的基本过程

1.突触前过程 主要包括以下几个步骤：①突触前神经元兴奋、动作电位传导至轴突末梢，引起突触前膜去极化。②去极化使前膜结构中电压门控式 Ca^{2+} 通道开放，产生 Ca^{2+} 内流。③突触小泡前移与前膜接触、融合。④小泡内递质以胞裂外排方式释放入突触间隙。

在上述过程中，突触前膜的去极化是诱发递质释放的关键因素，Ca^{2+} 则是前膜兴奋与递质释放过程的耦联因子。进入末梢的 Ca^{2+} 量决定突触前膜递质的释放量。目前一般认为，Ca^{2+} 在触发囊泡递质释放过程中可能发挥两方面的作用：一是降低轴浆黏度，以利于囊泡前移；二是消除突触前膜上的负电位，促进囊泡与前膜接触、融合和胞裂外排。

2.突触后过程 其主要步骤：①从间隙扩散到达突触后膜的递质作用于后膜的特异性受体或

化学门控式通道。②突触后膜离子通道开放或关闭，引起跨膜离子活动改变。③突触后膜的膜电位发生变化，引起突触后神经元兴奋性的改变。

从以上全过程来看，定向突触传递是一个电 – 化学 – 电的过程，即突触前神经元的生物电活动，通过诱发突触前轴突末梢化学递质的释放，最终导致突触后神经元的电活动变化。

（二）突触后神经元的电活动

突触后神经元的电活动变化分别为兴奋性突触后电位与抑制性突触后电位，而根据其电位时程的长短，则又可分为快、慢突触后电位。以下仅介绍快突触后电位。

1. 兴奋性突触后电位 突触前膜释放的某种兴奋性递质，作用于突触后膜上的特异性受体，提高后膜对 Na^+ 和 K^+ 的通透性，特别是对 Na^+ 通透的化学门控离子通道开放，引起 Na^+ 内流，使突触后膜发生局部去极化。这种在兴奋性递质作用下发生在突触后膜的局部去极化，能使该突触后神经元的兴奋性提高，故称为**兴奋性突触后电位**（excitatory postsynaptic potential，EPSP）（图 10-5Ba）。

EPSP 是局部兴奋，它的大小取决于突触前膜释放的递质量。当突触前神经元活动增强或参与活动的突触数目增多时，递质释放量也多，由递质作用所形成的 EPSP 就可总和起来，使电位幅度增大，若增大达到阈电位水平时，便可引起突触后神经元兴奋。如果未能达阈电位水平，虽不能产生动作电位，但由于该局部兴奋电位能提高突触后神经元的兴奋性，使之容易发生兴奋，这种现象称为易化。

2. 抑制性突触后电位 突触前膜释放的某种抑制性递质，与突触后膜受体结合后，可提高后膜对 Cl^- 和 K^+ 的通透性，尤其是对 Cl^- 通透的化学门控离子通道开放；由于 Cl^- 的内流与 K^+ 的外流，突触后膜发生局部超极化。这种在抑制性递质作用下而出现在突触后膜的超极化，能降低突触后神经元的兴奋性，故称为**抑制性突触后电位**（inhibitory postsynaptic potential，IPSP）（图 10-5Bb）。IPSP 与 EPSP 的电位变化在时程上相似，但极性相反，故可降低突触后神经元的兴奋性，从而发挥其抑制效应。

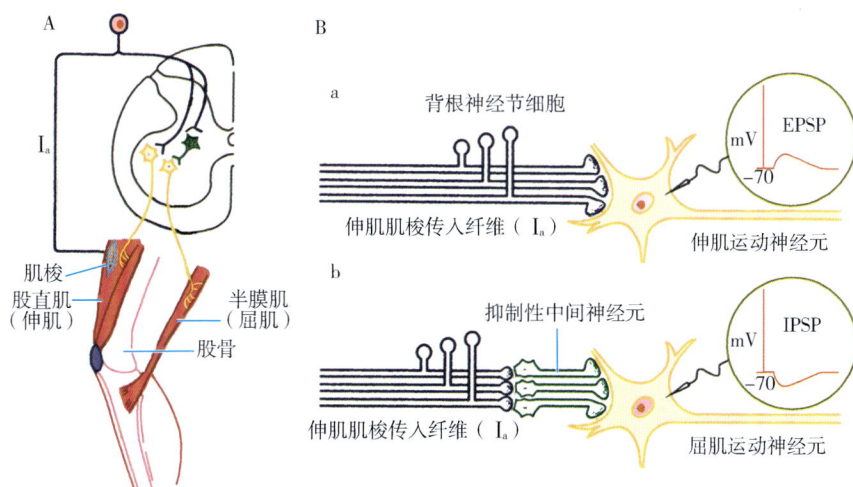

图 10-5 兴奋性突触后电位和抑制性突触后电位的产生示意图
A：图中示股直肌（伸肌）内肌梭的传入冲动沿 I_a 类纤维传入中枢（经后根进入脊髓）；在脊髓前角，一方面直接与支配该肌的运动神经元形成突触联系，产生兴奋性作用；另一方面通过一个抑制性中间神经元（图中的黑色神经元）间接作用于支配半膜肌（屈肌）的运动神经元，产生抑制性作用。B：a 和 b 分别表示伸肌肌梭传入冲动直接兴奋和间接抑制运动神经元的放大的示意图，前者引起运动神经元产生 EPSP，后者则引起运动神经元产生 IPSP

在中枢神经系统中，一个神经元常与其他多个神经末梢构成许多突触。在这些突触中，有的是兴奋性突触，有的是抑制性突触，它们分别产生的 EPSP 与 IPSP 可在突触后神经元的胞体进行整合，轴突始段则是神经元对两种电位进行整合的整合点。因此，突触后神经元的状态实际上取决于同时产生的 EPSP 与 IPSP 代数和的总和。当 EPSP 占优势并达阈电位水平时，突触后神经元产生兴奋；相反，若 IPSP 占优势，突触后神经元则呈现抑制状态。

除上述快 EPSP 与快 IPSP 外，在自主神经节和大脑皮层神经元的细胞内还可记录到发生缓慢、历时长久的慢突触后电位，包括慢 EPSP 和慢 IPSP。慢突触后电位是递质调制离子通道形成的，通常都有胞内第二信使参与，G 蛋白也可直接作用于离子通道。这种突触后电位不一定直接引起神经元的兴奋或抑制，但能影响神经元的兴奋性和重复放电频率，调节快突触后电位。

（三）神经 - 骨骼肌接头的兴奋传递

运动神经轴突末梢与骨骼肌之间形成的功能性联系部位，称为**神经 - 骨骼肌接头**（neuromuscular junction）。这种接头的信息传递过程，与上述兴奋性突触的传递十分相似。

1. 神经 - 骨骼肌接头的结构 运动神经轴突末梢在接近骨骼肌细胞处先失去髓鞘，以裸露的轴突末梢嵌入肌细胞膜的凹陷内，构成运动终板。轴突末梢的膜形成接头前膜，与之对应的肌细胞膜为接头后膜，又称终板膜，二者之间有 15 ～ 50nm 的接头间隙，其中充满细胞外液。终板膜上有 N_2 型乙酰胆碱（ACh）受体阳离子通道，能与 ACh 进行特异性结合，还有大量能分解 ACh 的胆碱酯酶。在轴突末梢的轴浆中，除有线粒体外，还含有大量无特殊结构的囊泡，内含 ACh（图 10-6）。一般认为，囊泡的释放是通过出胞作用以囊泡为单位倾囊而出的方式进行的，称为**量子式释放**（quantal release）。

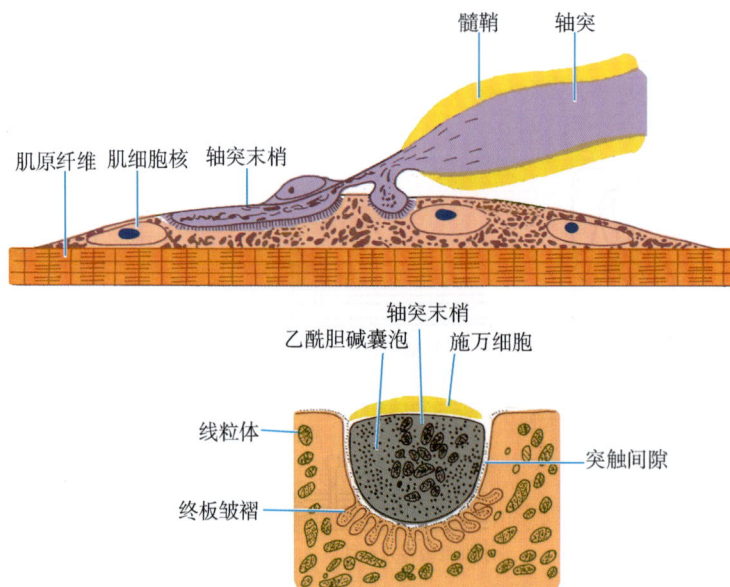

图 10-6 神经 - 骨骼肌接头处的超微结构示意图

2. 神经 - 骨骼肌接头的兴奋传递过程 在安静状态时，轴突末梢只有少数囊泡随机进行自发释放，通常不足以引起肌细胞的兴奋。当神经冲动到达时，轴突末梢即诱发量子式释放 ACh。诱发释放过程十分复杂，首先是接头前膜的去极化，引起该处特有的电压门控式 Ca^{2+} 通道开放，细胞外 Ca^{2+} 进入轴突末梢内，促使大量囊泡向前膜靠近，并与之融合，然后通过胞裂外排的方式将囊泡中的 ACh 分子全部释放入接头间隙。据测算，一次动作电位到达末梢，能使 200 ～ 300

个囊泡几乎同步释放近 10^7 个 ACh 分子进入接头间隙。当 ACh 通过间隙扩散至终板膜时，与膜上的 N_2 型 ACh 受体阳离子通道结合并使之激活开放，允许 Na^+、K^+，甚至少量 Ca^{2+} 同时通过，出现 Na^+ 内流与 K^+ 外流。由于 Na^+ 内流远远超过 K^+ 外流，结果使终板膜去极化，这种去极化电位称为**终板电位**（end-plate potential，EPP）。终板电位以电紧张扩布的形式影响其邻近的肌细胞膜，使之去极化。当邻近肌细胞膜去极化达阈电位水平时，引起肌细胞兴奋，从而完成一次神经与骨骼肌之间的兴奋传递。

3. 神经 – 骨骼肌接头兴奋传递的特点 接头处的兴奋传递与前述的兴奋性突触传递有多处相似。例如，在接头后膜产生的终板电位就与 EPSP 很类似。其表现在：①终板电位没有"全或无"的特性，其大小与接头前膜释放的 ACh 量成正比关系。②终板电位无不应期，有总和现象。③终板电位也以电紧张形式进行扩布。

上述两种传递过程也有区别，神经 – 骨骼肌接头兴奋传递是 1∶1 关系，即运动神经纤维每兴奋一次，它所支配的肌细胞也发生一次兴奋。但在兴奋性突触传递过程中，必须有多个神经冲动到达，使 EPSP 总和达阈电位水平，才能使突触后神经元兴奋。

许多因素均可影响神经 – 骨骼肌接头兴奋传递过程，有些因素可影响接头前过程，如肉毒杆菌毒素能阻滞神经末梢释放 ACh，可引起接头传导阻滞。近年来，从中药川楝皮中提出的川楝素，也被证明为接头前阻断剂。另一些因素则可影响接头后过程，如美洲箭毒和 α – 银环蛇毒可特异性地阻断终板膜上 N_2 型 ACh 受体阳离子通道，从而阻断接头传递，使肌肉松弛。临床上重症肌无力患者，是由于自身免疫性抗体破坏了终板膜上的 N_2 型 ACh 受体阳离子通道，从而导致神经肌肉传递障碍，出现肌肉收缩无力的症状；而新斯的明等胆碱酯酶抑制剂能够通过抑制胆碱酯酶的活性以增加接头处 ACh 的浓度，改善肌无力患者的症状。

三、神经递质与受体

（一）神经递质

神经递质（neurotransmitter）是指由突触前神经元合成、释放，能特异性作用于突触后膜受体，并产生突触后电位的信息传递物质。与神经递质不同，由神经元产生的另一类化学物质，其本身并不直接触发所支配细胞的效应，不起直接传递信息的作用，而是调节信息传递的效率，增强或削弱递质的效应，这类化学物质称为**神经调质**（neuromodulator），调质所发挥的作用称为**调制作用**（modulation）。

长期以来，一直认为一个神经元内只存在一种递质，其全部神经末梢只释放同一种递质，这一观点称为戴尔原则（Dale's principle）。近年来，发现有递质共存现象，即两种或两种以上的递质或调质可共存于同一神经元。递质共存的意义在于协调某些生理功能活动。

神经递质可根据其存在部位的不同，分为外周神经递质与中枢神经递质。

1. 外周神经递质 包括自主神经和躯体运动神经末梢所释放的递质，主要有乙酰胆碱、去甲肾上腺素和肽类递质三类。

（1）乙酰胆碱 在自主神经系统中，全部交感和副交感神经的节前纤维、绝大部分副交感神经的节后纤维（除少数释放肽类或嘌呤类递质的纤维外）以及交感神经的小部分节后纤维（如支配汗腺及骨骼肌的舒血管纤维）都释放 ACh。躯体运动神经末梢释放的递质也是 ACh。凡释放 ACh 作为递质的神经纤维称为**胆碱能纤维**（cholinergic fiber）。

（2）去甲肾上腺素 除上述交感胆碱能纤维外，大部分交感神经节后纤维释放的递质均为

NE。凡释放 NE 作为递质的神经纤维称为**肾上腺素能纤维**（adrenergic fiber）。

（3）肽类递质 自主神经的节后纤维除胆碱能与肾上腺素能纤维外，近年来还发现释放其他递质的第三种纤维。目前大量实验证实，这类神经纤维属**肽能纤维**（peptidergic fiber），其释放的递质为肽类化合物。肽能纤维广泛分布于外周神经组织、消化道、心血管、呼吸道、泌尿道和其他器官。

2. 中枢神经递质 在中枢神经系统内参与突触传递的化学递质称为中枢神经递质。它是中枢神经系统活动的关键环节。中枢神经递质比较复杂，种类很多，大致可归纳为以下五类。

（1）乙酰胆碱 胆碱能神经元在中枢神经系统中分布极为广泛，主要分布在脊髓前角运动神经元、脑干网状结构上行激动系统、丘脑后腹核内的特异性感觉投射系统、纹状体以及边缘系统的梨状区、杏仁核、海马等脑区。胆碱能神经元对中枢神经元的作用以兴奋为主。

（2）生物胺类 包括多巴胺、去甲肾上腺素、肾上腺素、5- 羟色胺和组胺，它们分别组成不同的递质系统。①**多巴胺**（dopamine，DA）：多巴胺能神经元胞体主要位于中脑黑质，其脑内多巴胺递质系统的神经元主要分布在黑质 – 纹状体、中脑边缘系统以及结节 – 漏斗部分。其主要功能分别与调节肌紧张、躯体运动、情绪、精神活动以及内分泌活动有密切关系。②去甲肾上腺素：NE 递质系统比较集中，其神经元绝大多数分布在低位脑干，尤其是中脑网状结构、脑桥的蓝斑以及延髓网状结构的腹外侧部。NE 递质系统对睡眠与觉醒、学习与记忆、体温、情绪、摄食行为以及躯体运动与心血管活动等多种功能均有影响。③肾上腺素（E）：在中枢神经系统内，以 E 为递质的神经元，称为 E 能神经元。其胞体主要位于延髓和下丘脑，主要功能是参与血压与呼吸的调控。④ **5- 羟色胺**（5-hydroxytryptamine，5-HT）：5-HT 递质系统也比较集中，其神经元胞体主要位于低位脑干的中缝核群内。中枢内的 5-HT 递质与睡眠、情绪、精神活动、内分泌活动、心血管活动以及体温调节有关。此外，它还是脑与脊髓内的一种痛觉调制递质。⑤**组胺**（histamine，H）：组胺能神经元胞体位于下丘脑后部结节乳头核区，其纤维分布到大脑皮层和脊髓等中枢系统广泛区域。该递质系统可能与觉醒、性行为、腺垂体分泌、饮水、痛觉调节等有关。

（3）氨基酸类 包括**谷氨酸**（glutamic acid）、**门冬氨酸**（aspartic acid）、**甘氨酸**（glycine）、**γ– 氨基丁酸**（γ-aminobutyric acid，GABA）。前两者为兴奋性氨基酸，后两者为抑制性氨基酸。①兴奋性氨基酸：谷氨酸在脑和脊髓中含量很高，谷氨酸对所有中枢神经元都表现出明显的兴奋作用，因此有人认为它是神经系统中最基本的一类传递信息的神经递质。此外，谷氨酸还具有神经毒或兴奋毒作用。②抑制性氨基酸：甘氨酸为低位中枢如脊髓、脑干的抑制性递质，它可能对感觉和运动反射进行抑制性调控。GABA 主要分布在大脑皮层浅层、小脑皮层浦肯野细胞层、黑质、纹状体与脊髓。它对中枢神经元具有普遍的抑制作用。

（4）肽类 神经元释放的具有神经活性的肽类化学物质，称为**神经肽**（neuropeptide）。迄今为止，在中枢神经系统内陆续发现的神经肽有 100 多种。目前，已肯定为中枢肽类递质的主要有速激肽、阿片肽、下丘脑调节肽和神经垂体肽、脑 – 肠肽等，它们与感觉兴奋的传递、痛觉调制以及心血管活动调节等生理过程有关。

（5）气体分子 一氧化氮（NO）在神经系统中也起递质作用，在不同脑区中，NO 可通过改变突触前神经末梢的递质释放，从而调节突触功能。新的资料表明，一氧化碳（CO）也是气体信使分子，它们也起神经递质作用。

3. 递质的代谢 包括递质的合成、贮存、释放与失活等步骤。在神经递质中，研究得较清楚的主要有以下几种。

（1）乙酰胆碱　ACh 是由胆碱与乙酰辅酶 A 经胆碱乙酰化酶（ChAT）催化作用下，在神经元的胞浆中合成的。ACh 合成后，被摄入突触小泡内贮存。关于 ACh 突触释放的机制，一般认为，ACh 从小泡中以胞裂外排、量子式释放的方式进行。释放到突触间隙的 ACh，与后膜相应受体结合发挥生理效应后，主要经胆碱酯酶（ChE）水解而失活。

（2）去甲肾上腺素　NE 的生物合成以酪氨酸为原料，在胞浆内经酪氨酸羟化酶的作用而生成多巴，再经多巴脱羧酶的作用转变为多巴胺。多巴胺进入小泡后在多巴胺 β - 羟化酶（DβH）的作用下合成 NE，而贮存在小泡中。NE 释放的方式，一般认为，也是通过胞裂外排进行量子式的释放。神经末梢释放的 NE 递质在与相应受体结合而产生效应后，大部分被突触前膜重新摄取并贮存于小泡内以备再用；小部分在效应细胞经单胺氧化酶（MAO）与儿茶酚胺氧位甲基转移酶（COMT）破坏失活；另一小部分进入血液循环，在肝、肾中灭活。

（3）多巴胺和 5- 羟色胺　多巴胺的生物合成与 NE 合成的前两步完全一致，只是由于多巴胺能神经元的小泡内不含 DβH，故只能合成到多巴胺为止。5-HT 的合成以色氨酸为原料，在色氨酸羟化酶作用下生成 5- 羟色胺酸，然后在 5- 羟色胺酸脱羧酶作用下脱羧合成 5-HT，并被小泡摄取贮存在小泡内。多巴胺和 5-HT 的失活方式与 NE 相似，也可被突触前膜重新摄取。

（二）受体

神经递质作为传递信息的第一信使，必须选择性地作用于突触后膜或效应器细胞膜上的**受体**（receptor）才能发挥作用。一些与递质相类似的物质也可以与受体结合。能与受体发生特异性结合并产生相应生理效应的化学物质称为受体激动剂。若只发生特异性结合，而不产生生理效应的化学物质则称为受体阻断剂。

1. 胆碱能受体　胆碱能受体（cholinergic receptor）可根据其药理特性分为两大类，即**毒蕈碱**（muscarine）受体（M 受体）和**烟碱**（nicotin）受体（N 受体）。它们除与 ACh 结合外，还可分别为毒蕈碱与烟碱所激动。这两种类型的受体还可进一步分为亚型。

（1）M 受体　M 受体广泛分布于绝大多数副交感节后纤维支配的效应器（少数肽能纤维支配的效应器除外）以及部分交感节后纤维支配的汗腺、骨骼肌的血管壁上。ACh 与 M 受体结合后，可产生一系列自主神经节后胆碱能纤维兴奋的效应，包括心脏活动的抑制、支气管与胃肠道平滑肌的收缩、膀胱逼尿肌和瞳孔括约肌的收缩、消化腺与汗腺的分泌，以及骨骼肌血管的舒张等，这种效应称为毒蕈碱样作用（M 样作用）。阿托品是 M 受体的阻断剂。近年来，运用分子克隆技术已阐明 M 受体的 5 种亚型，分别命名为 M_1、M_2、M_3、M_4 与 M_5 受体。M_1 受体在脑内含量颇丰，M_2 受体主要分布于心脏，M_3 和 M_4 受体存在于多种平滑肌上，M_4 受体存在于胰腺腺泡和胰岛组织中，介导胰酶和胰岛素的分泌，M_5 受体的情况不详。$M_1 \sim M_5$ 受体均为 G 蛋白耦联受体。

（2）N 受体　N 受体又分为 N_1 受体与 N_2 受体两种亚型，这两种受体实际上是一种 N 型 ACh 门控通道。为了区别上述两种离子通道或受体，现将 N_1 受体称为**神经元型 N 受体**（neuronal-type nicotinic receptor），它分布于中枢神经系统和自主神经节的突触后膜上，ACh 与之结合可引起节后神经元兴奋；而将 N_2 受体称为**肌肉型 N 受体**（muscle-type nicotinic receptor），其分布在神经 - 骨骼肌接头的终板膜上，ACh 与之结合可使骨骼肌兴奋。ACh 与这两种受体结合所产生的效应称为烟碱样作用（N 样作用）。六烃季铵主要阻断 N_1 受体的功能，十烃季铵主要阻断 N_2 受体的功能，而筒箭毒碱能同时阻断这两种受体的功能，从而拮抗 ACh 的 N 样作用。

2. 肾上腺素能受体　肾上腺素能受体（adrenergic receptor，adrenoceptor）是机体内能与儿茶

酚胺（catecholamine，CA）类物质（包括 E、NE、异丙肾上腺素等）相结合的受体，可分为 α 型与 β 型两种。α 受体又可分为 α_1 和 α_2 受体两个亚型，β 受体则能分为 β_1、β_2 和 β_3 受体三个亚型。存在于不同部位不同类型的肾上腺素能受体，它们产生的生物效应不同（表 10–3）。

表 10–3　肾上腺素能受体的分布及效应

	效应器	受体	效应
眼	虹膜辐射状肌	α_1	收缩（扩瞳）
	睫状体肌	β_2	舒张
心	窦房结	β_1	心率加快
	传导系统	β_1	传导加快
	心肌	α_1、β_1	收缩力加强
血管	冠状血管	α_1	收缩
		β_2（主要）	舒张
	皮肤黏膜血管	α_1	收缩
	骨骼肌血管	α_1	收缩
		β_2（主要）	舒张
	脑血管	α_1	收缩
	腹腔内脏血管	α_1（主要）	收缩
		β_2	舒张
	唾液腺血管	α_1	收缩
支气管平滑肌		β_2	舒张
胃肠	胃平滑肌	β_2	舒张
	小肠平滑肌	α_2	舒张（可能是胆碱纤维的突触前受体，调节乙酰胆碱的释放）
		β_2	舒张
	括约肌	α_1	收缩
膀胱	逼尿肌	β_2	舒张
	三角区和括约肌	α_1	收缩
子宫	平滑肌	α_1	收缩（有孕子宫）
子宫		β_2	舒张（无孕子宫）
竖毛肌		α_1	收缩
糖酵解代谢		β_2	增加
脂肪分解代谢		β_3	增加

（1）α 受体　一般认为 α_1 受体分布于肾上腺素能神经所支配的效应器细胞膜上。在外周组织中，α_1 受体主要分布于平滑肌，儿茶酚胺与之结合后产生的平滑肌效应主要是兴奋性的，包括血管收缩（尤其是皮肤、胃肠与肾脏等内脏血管）、子宫收缩和扩瞳肌收缩等。近年来发现心肌细胞膜也存在 α_1 受体，它可介导儿茶酚胺的缓慢正性变力作用。α_2 受体主要分布于肾上腺素能纤维末梢的突触前膜（见后述）。小肠也有 α_2 受体分布，儿茶酚胺与之结合后产生抑制效应，使小肠平滑肌舒张。**哌唑嗪**（prazosin）为选择性 α_1 受体阻断剂，它可阻断 α_1 受体的兴奋

效应，产生降压作用，也可用于慢性心功能不全的治疗；**育亨宾**（yohimbine）能选择性阻断 α_2 受体；而**酚妥拉明**（phentolamine）可阻断 α_1 与 α_2 两种受体的作用。

（2）β 受体　β_1 受体主要分布于心脏组织中，其作用是兴奋性的。在生理情况下，心脏的 β_1 受体作用占优势，以至于掩盖了心脏 α_1 受体的作用，只有在 β_1 受体功能抑制时，α_1 受体对心脏功能活动的调节才显示出重要地位。β_2 受体主要分布在平滑肌上，其效应是抑制性的，包括支气管、胃肠道、子宫以及血管（冠状动脉、骨骼肌血管等）等平滑肌的舒张。β_1 受体阻断剂已广泛应用于临床，**阿替洛尔**（Atenolol）为选择性 β_1 受体阻断剂，临床上可用于治疗高血压、缺血性心脏病及快速性心律失常等。**丁氧胺**（butoxamine）为选择性 β_2 受体阻断剂。**普萘洛尔**（propranlol）是临床上常用的非选择性 β 受体阻断剂，它对 β_1 和 β_2 两种受体均有阻断作用。心动过速或心绞痛等心脏病患者应用普萘洛尔可降低心肌代谢与活动，达到治疗目的；但对伴有呼吸系统疾病的患者，应用后可引发支气管痉挛，应避免使用。β_3 受体主要分布于脂肪组织，与脂肪分解有关。

应该明确的是，α 受体和 β 受体不仅对交感递质起反应，也可对血液中存在的儿茶酚胺类物质起反应，但它们对不同类型受体的结合能力有所不同。去甲肾上腺素对 α 受体作用强，对 β 受体作用弱；肾上腺素对 α 受体与 β 受体作用都强；异丙肾上腺素主要对 β 受体有强烈作用。

3. 突触前受体　受体不仅存在于突触后膜，也存在于突触前膜。分布在突触前膜上的受体称为**突触前受体**（presynaptic receptor），它的主要作用是调节突触前神经末梢递质的释放量。例如，肾上腺素能纤维末梢的突触前膜上存在 α_2 受体和 β_2 受体。当突触前 α_2 受体被激活后，能反馈性地抑制神经末梢释放 NE 递质；而当 β_2 受体激活时，则引起 NE 递质释放增多。通过这两种反馈，调节 NE 的释放，可维持递质释放的动态平衡。

突触前受体可能发生功能障碍，也可能被某些药物作用而产生治疗效果，因此它与许多疾病的发生以及治疗有关。例如，有人认为高血压的发病可由于肾上腺素能神经末梢上 α_2 受体的功能低下，使 α_2 受体对 NE 释放的负反馈作用减弱，NE 释放过多所致。故临床上使用 α_2 受体激动剂可乐定，可使肾上腺素能神经末梢释放的 NE 减少，从而达到治疗高血压的目的。

4. 中枢内递质的受体　中枢神经递质很多，其相应的受体也十分多。除胆碱能受体及肾上腺素能受体外，还有多巴胺受体、5-HT 受体、兴奋性氨基酸受体、抑制性氨基酸受体和阿片受体等。这些受体还可进一步分成许多亚型，各种受体也有其相应的阻断剂。中枢内受体系统的分布与效应十分复杂，许多问题尚待深入研究。

第三节　中枢活动的一般规律

中枢神经系统神经元数以亿计，联系极为复杂，但在进行某一生理功能时，还是通过神经元的联系，按一定的规律来完成的。神经系统对机体功能调节的基本方式是反射，反射的结构基础是反射弧。

一、反射中枢

反射中枢（reflex center）是中枢神经系统内调节某一特定生理功能的神经元群，即反射弧的中枢部分，是反射活动中最关键的环节。反射中枢在完成反射的过程中，起着特殊的、绝非单纯传递兴奋的作用，它可通过传入神经接受来自感受器的传入冲动，并对传入信息进行整合处理。

整合的结果若表现为中枢的兴奋过程，则兴奋经传出神经使效应器活动增强。如果表现为中枢的抑制过程，则中枢原有的传出冲动减少或停止，效应器的活动减弱或消失。

中枢内大量不同功能的神经元组成许多不同的反射中枢。它们分布在中枢神经系统的不同部位，大体上可分为脊髓水平、皮层下结构水平与大脑皮层水平。一般来说，反射越原始，反射中枢在中枢神经系统内的位置就越低；反射越高级，则在中枢神经系统内向上延伸的位置就越高。一个最简单的反射只通过一个突触，如膝反射，这种反射称为**单突触反射**（monosynaptic reflex），其反射时程最短。但大多数反射经过两个以上的突触，称**多突触反射**（polysynaptic reflex），其反射时程较长，反射也较复杂。

二、中枢神经元的联系方式

中枢神经系统由数以亿计、种类繁多的神经元所组成，它们之间通过突触接触，构成非常复杂而多样的联系方式，归纳起来有辐散式、聚合式、链锁式与环式四种最基本的方式（图10-7）。这些联系方式是实现神经中枢复杂生理功能的结构基础。

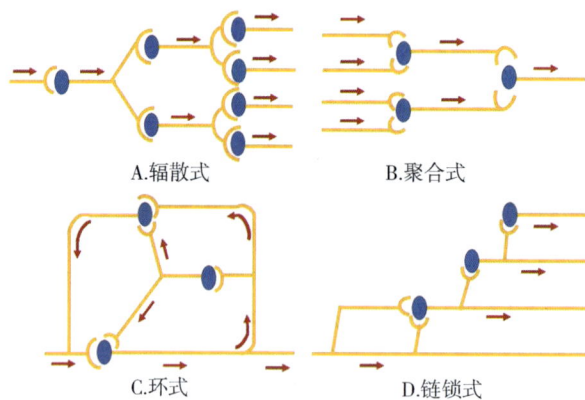

图 10-7　中枢神经元的联系方式
→表示兴奋传导方向

1.辐散式　一个神经元的轴突可以通过其分支分别与许多神经元建立突触联系，称为**辐散式**（divergence）联系。这种联系方式能使一个神经元的兴奋引发其他许多神经元同时兴奋或抑制，从而扩大了神经元活动的影响范围。辐散式联系在感觉传导途径上多见。

2.聚合式　许多神经元的轴突末梢共同与同一个神经元的胞体和树突建立突触联系，称为**聚合式**（convergence）联系。它使许多神经元的作用集中到同一神经元，从而发生总和或整合作用。聚合在运动传出途径中多见。

3.链锁式与环式　中间神经元之间的联系方式更是多种多样，有的形成**链锁式**（chain circuit），即神经元一个接一个依次连接；有的则呈**环式**（recurrent circuit），即多个神经元依次连接后又返回连接到原先的神经元。兴奋通过链锁式联系，可以在空间上加强或扩大作用范围。兴奋通过环式联系可引起正反馈或负反馈，相应地产生后发放或使兴奋及时终止。

三、反射中枢内兴奋传递的特征

兴奋在中枢内传递时，必须通过突触。兴奋通过突触的传递比在神经纤维上的兴奋传递要慢而复杂，具有显著的特征。

1.单向传递　冲动通过突触传递只能朝一个方向进行，即从突触前神经元传向突触后神经元，而不能逆向传递。通常情况下，突触后膜不能释放递质，起突触传递作用的神经递质只能由突触前膜释放来影响突触后膜。所以反射活动进行时，只能由传入神经元传向传出神经元。

2. 中枢延搁 兴奋通过中枢部分传递较慢、历时较长的现象，称为**中枢延搁**（central delay）。中枢延搁主要消耗在突触传递上，包括突触前膜递质的释放、递质的扩散以及递质对突触后膜的作用等多个环节，因而耗费的时间较长。据测定，兴奋通过一个突触所需要的时间为 $0.3 \sim 0.5ms$。因此，兴奋通过的突触数目愈多，反射时间愈长。

3. 总和 在反射活动中，由单根纤维传入的一次冲动到达中枢一般仅能引起突触后膜的局部兴奋，不能产生传出效应。如果在同一纤维上有多个神经冲动相继传入，或者许多传入纤维的神经冲动同时传至同一神经元，则每个冲动各自产生的局部兴奋就能叠加起来，使突触后神经元产生扩布性兴奋与传出效应。这一过程，称为兴奋的**总和**（summation），前者称为时间总和，后者称为空间总和。若上述传入纤维是抑制性的，也会发生抑制的总和。

4. 兴奋节律的改变 在反射活动中，传出神经元的兴奋节律与传入神经元发放冲动的频率不同。这是由于传出神经元的兴奋节律既受传入神经元冲动频率的影响，也与本身的功能状态相关，还与中间神经元的功能以及联系方式有关。因此，作为最后公路的传出神经元的兴奋节律，最终取决于各种因素总和后的突触后电位水平。

5. 后发放 在反射活动中，当传入刺激停止后，传出冲动仍可延续一段时间，这种现象称为**后发放**（after-discharge）。引起后发放的原因是多方面的，中间神经元的环状联系是产生后发放的结构基础。在效应器发生反射性反应时，效应器本身的某些感受器（如骨骼肌的肌梭）受到刺激，也可产生冲动传入中枢，使传出冲动的发放延长。

6. 对内环境变化的敏感性和易疲劳性 突触部位很容易受内环境理化因素变化的影响，低 O_2、酸中毒等均可改变突触部位的兴奋性与传递功能。此外，突触部位也是反射弧中最易发生疲劳的环节。突触易疲劳可能与突触递质耗竭等原因有关。突触疲劳的出现是防止中枢过度兴奋的一种保护性抑制。

四、中枢抑制

在任何反射活动中，神经中枢内既有兴奋过程，也有抑制过程，此抑制过程称为**中枢抑制**（central inhibition）。中枢抑制也表现在突触传递的过程中，所以也称为突触抑制。突触抑制可以发生在突触后膜，也可以发生在突触前膜，分别称为突触后抑制与突触前抑制。前者又称为超极化抑制，后者则称为去极化抑制。

（一）突触后抑制

突触后抑制（postsynaptic inhibition）是由于突触后膜的兴奋性降低，接受信息的能力减弱所造成的传递抑制。这种抑制效应是通过兴奋性神经元唤起抑制性中间神经元的活动，释放抑制性递质，使突触后膜超极化，产生 IPSP 而引起的。突触后抑制分为传入侧支性抑制与回返性抑制。

1. 传入侧支性抑制 传入神经兴奋某一中枢神经元的同时，经其轴突侧支兴奋另一抑制性中间神经元，转而抑制另一中枢神经元的活动，这种现象称为**传入侧支性抑制**（afferent collateral inhibition），又称**交互性抑制**（reciprocal inhibition）。例如，引起屈反射的传入神经冲动进入脊髓后，一方面可直接兴奋屈肌运动神经元，另外经侧支兴奋抑制性中间神经元，再通过突触后抑制作用抑制伸肌运动神经元（图 10-8）。这种抑制形式在脊髓和脑内皆有，其意义在于使互相拮抗的两个中枢的活动协调。

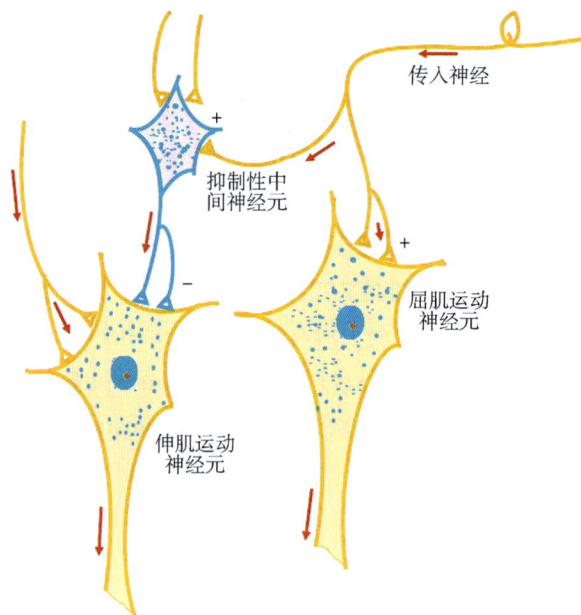

图 10-8 传入侧支性抑制模式图

图中蓝色神经元为抑制性中间神经元；＋表示兴奋；－表示抑制

2. 回返性抑制 一个中枢神经元的兴奋活动，可通过其轴突侧支兴奋另一抑制性中间神经元，后者经其轴突返回来抑制原先发动兴奋的神经元及同一中枢的其他神经元，称为**回返性抑制**（recurrent inhibition）。例如，脊髓前角运动神经元与闰绍细胞之间的功能联系，就是回返性抑制的典型。脊髓前角 α 运动神经元的轴突通常发出返回侧支，与闰绍细胞形成兴奋性突触，而闰绍细胞的轴突反过来与该运动神经元的胞体构成抑制性突触（图 10-9）。当前角运动神经元兴奋时，释放 ACh 递质激活闰绍细胞，后者是抑制性中间神经元，其释放抑制性递质甘氨酸，引起 α 运动神经元的突触后抑制。这是一种负反馈抑制，其意义在于防止神经元过度、过久兴奋，并促使同一中枢内许多神经元的活动步调一致。

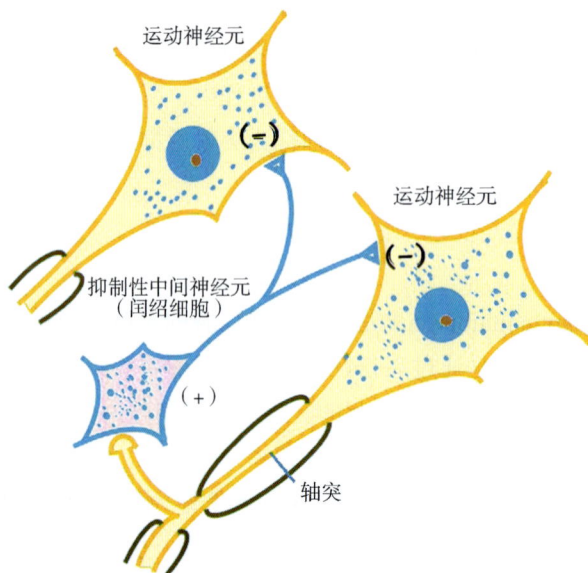

图 10-9 回返性抑制模式图

图中蓝色神经元为抑制性中间神经元（闰绍细胞）；

（＋）表示兴奋；（－）表示抑制

（二）突触前抑制

突触前抑制（presynaptic inhibition）的结构基础是具有轴突 – 轴突式突触与轴突 – 胞体式突触的联合存在。图 10-10 表示突触前抑制的发生过程。轴突$_1$分别与运动神经元的胞体$_3$、轴突$_2$（中间神经元）构成轴突 – 胞体式兴奋突触以及轴突 – 轴突式突触。当轴突$_1$单独兴奋时，可在神经元$_3$上产生 EPSP，触发该神经元的兴奋。如果先兴奋轴突$_2$，随后再兴奋轴突$_1$，则神经元$_3$上产生的 EPSP 幅度明显减小，使之不能产生兴奋而呈现抑制效应。

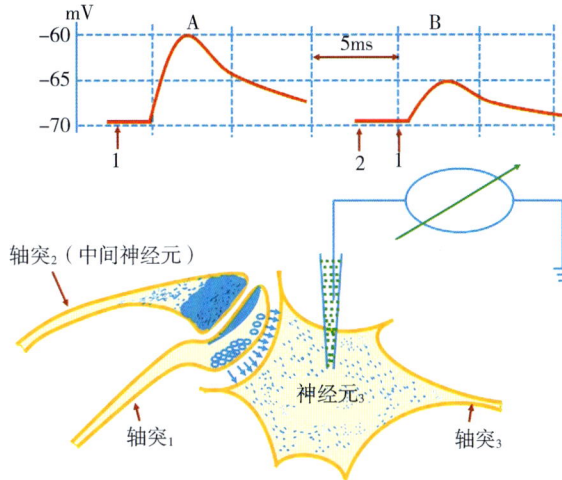

图 10-10　突触前抑制产生示意图

实验 A：刺激轴突$_1$时，胞$_3$产生 10mV 的 EPSP；

实验 B：先刺激轴突$_2$，再刺激轴突$_1$时，胞$_3$产生 5mV 的 EPSP

这种抑制形式产生的机制可能是轴突$_2$兴奋时其末梢释放某种递质（如 GABA），使轴突$_1$发生部分去极化，膜电位减小；当轴突$_1$发生兴奋时，由于此处的膜电位小，形成动作电位的幅度也小，所以轴突$_1$末梢释放的兴奋性递质减少，导致神经元$_3$形成的 EPSP 显著降低，处于阈电位水平以下，使之不能爆发动作电位而表现为抑制效应。由于这种抑制是通过中间神经元的活动，使突触前膜发生去极化所造成的传递抑制，故称为突触前抑制。又因为这种抑制发生时，后膜产生的不是超极化，而是去极化，形成的不是 IPSP，只是减小了的 EPSP，所以也称之为去极化抑制。

表 10-4　突触前抑制与突触后抑制的主要区别

	突触前抑制	突触后抑制
结构基础	轴突 – 轴突突触与轴突 – 胞体突触联合	轴突 – 胞体突触 轴突 – 树突突触
抑制产生部位	突触前轴突末梢	突触后膜
起作用递质	GABA	抑制性递质
作用机制	突触前轴突末梢去极化 →释放兴奋性递质减少 → EPSP 减小（不产生 IPSP）	突触后膜超极化，产生 IPSP
生理意义	调节感觉传入活动	通过交互抑制与负反馈作用协调中枢活动

第四节　神经系统的感觉分析功能

感觉是脑的重要功能。感受器将体内、外环境中的各种变化信息转换为生物电，并以神经冲动形式经各自的神经通路传向各级中枢。在中枢内逐级向上传递，并对传入信息不断地进行分析、整合，有的信息引起各种反射活动，有的则产生感觉或意识。

一、脊髓的感觉传导功能

脊髓负责头面部以下躯体和内脏感觉的传导。来自各种感受器的神经冲动，除通过脑神经传入中枢外，大部分经脊神经后根进入脊髓，由脊髓上传到高位中枢。其感觉传导路径分为两大类：一类为浅感觉传导通路，传导痛、温度觉与轻触觉（粗略触－压觉）；其传入纤维由后根的外侧部进入脊髓，在后角更换神经元后，再发出纤维在中央管前交叉到对侧，分别经脊髓－丘脑侧束（传导痛、温度觉）和脊髓－丘脑前束（传导轻触觉）上行抵达丘脑。另一类为深感觉传导通路，传导肌肉本体感觉和深部压觉（精细触－压觉）；其传入纤维由后根内侧部进入脊髓后，即在同侧后索上行，抵达延髓下部薄束核与楔束核，更换神经元后，其纤维交叉到对侧，经内侧丘系至丘脑。脊髓的感觉传导特点是浅感觉传导通路是先交叉后上行，而深感觉传导通路则是先上行后交叉。因此，当脊髓半离断时，在离断的对侧出现浅感觉障碍，而在离断的同侧发生深感觉障碍，同时有同侧的运动麻痹，临床上称为脊髓半切综合征。

二、丘脑及其感觉投射系统

除嗅觉以外的各种感觉传导通路都要在丘脑更换神经元，然后向大脑皮层投射。因此，丘脑是最重要的感觉接替站，同时也能对感觉传入信息进行粗糙的分析与综合。丘脑与大脑皮层之间的联系所构成的丘脑－皮层投射，决定大脑皮层的觉醒状态与感觉功能。

根据丘脑核团向大脑皮层投射途径与功能的不同，可将丘脑的**感觉投射系统**（sensory projection system）分为**特异性投射系统**（specific projection system）与**非特异性投射系统**（non-specific projection system）（图10-11）。

（一）特异性投射系统

特异性投射系统是指从丘脑感觉接替核发出的纤维投射到大脑皮层特定区域，具有点对点投射关系的感觉投射系统。丘脑的联络核在结构上大部分也与大脑皮层有特定的投射关系，投射到皮层的特定区域，所以也归属于这一系统。

一般来说，除特殊感觉（视、听）的传导较为复杂外，经典的感觉传导通路是由三级神经元的接

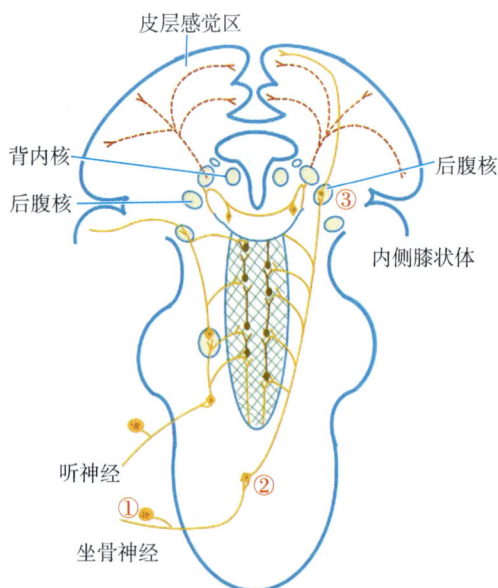

图 10-11　丘脑感觉投射系统示意图

网线区代表脑干网状结构；

实线代表特异性投射系统；

虚线代表非特异性投射系统；

数字代表传导通路的三级神经元所在部位

替完成的。第一级神经元位于脊神经节或有关的脑神经感觉神经节内；第二级神经元位于脊髓后角或脑干有关的神经核内；第三级神经元就在丘脑感觉接替核内。所以，一般经典感觉传导通路就是通过丘脑的特异性投射系统将感觉信息传导到大脑皮层的。每一种感觉的投射系统都是专一的，各有其专门的上行途径。特异性投射系统的上行纤维主要终止于大脑皮层的第四层细胞，通过若干中间神经元与大锥体细胞形成突触联系，诱发其兴奋。其功能是引起各种特定感觉，并激发大脑皮层发出传出神经冲动。

（二）非特异性投射系统

非特异性投射系统是指由丘脑的髓板内核群弥散地投射到大脑皮层广泛区域的非专一性感觉投射系统。上述经典感觉传导通路中第二级神经元的轴突在经过脑干时，发出侧支与脑干网状结构的神经元发生突触联系，在网状结构内反复换元，各种来源的兴奋互相会聚，形成共同的通路抵达丘脑髓板内核群，再一次反复换元后弥散地投射到大脑皮层广泛区域。因此，这一感觉投射系统失去了专一的特异性感觉传导功能，是各种不同感觉共同上行的通路。该投射系统的上行纤维进入皮层后分布在各层细胞，不能激发大脑皮层产生特定感觉。非特异性投射系统的功能是维持和改变大脑皮层的兴奋状态，保持皮层处于觉醒状态。

大量实验证实，在脑干网状结构内存在具有上行唤醒作用的功能系统，这一系统称为**网状结构上行激动系统**（ascending reticular activating system，ARAS）。目前认为，ARAS 主要是通过丘脑非特异性投射系统发挥作用的。丘脑非特异性投射系统可视为 ARAS 的丘脑部分，因此在功能上这两者是一个不可分割的统一系统。由于这一系统是一个多突触接替的上行系统，所以容易受药物的影响而产生传导阻滞。如巴比妥类催眠药的作用，可能就是阻断 ARAS 的传导，从而使大脑皮层进入抑制状态。

三、大脑皮层的感觉分析功能

各种感觉传入冲动最后到达大脑皮层，通过精细的分析、综合而产生相应的感觉。因此，大脑皮层是感觉分析的最高级中枢。皮层的不同区域在感觉功能上具有不同的分工，称为大脑皮层的功能定位。不同性质的感觉投射到大脑皮层的不同区域。

（一）体表感觉

1. 第一感觉区　大脑皮层中央后回为**第一感觉区**（somatic sensory area Ⅰ），该皮层感觉区产生的感觉定位明确，性质清晰。其感觉投射具有如下规律：①左右交叉：投射纤维左右交叉，即一侧的体表感觉投射到对侧大脑皮层的相应区域，但头面部感觉的投射是双侧性的。②上下倒置：投射区域的空间安排是倒置的，即下肢代表区在顶部，上肢代表区在中间部，头面部代表区在底部，但头面部代表区内部的安排是正立的（图 10-12A）。③精细正比：投射区的大小与体表感觉的灵敏度有关，感觉灵敏度高的拇指、示指、口唇的代表区大，而感觉灵敏度低的背部代表区小。

2. 第二感觉区　在人和高等动物的脑，还存在着**第二感觉区**（somatic sensory area Ⅱ）。它位于中央前回与脑岛之间，其面积较小，体表感觉在此区的投射是双侧性的，空间安排呈正立位。它对感觉仅有粗糙的分析作用，其感觉定位不明确，性质不清晰。在人脑切除第二感觉区后，并不产生显著的感觉障碍。

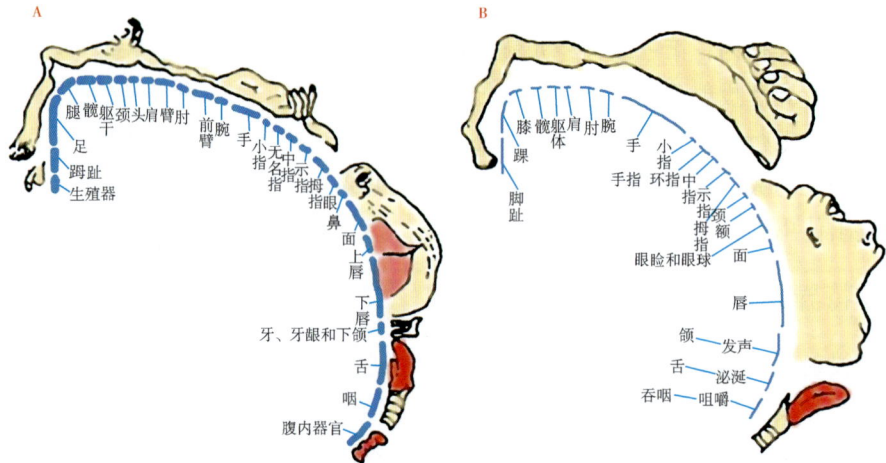

图 10-12 大脑皮层体表感觉与躯体运动功能代表区示意图

A：皮层体表感觉代表区；B：躯体运动功能代表区

（二）肌肉本体感觉

本体感觉（proprioception）是指肌肉、关节等的运动觉与位置觉。目前认为，中央前回（4区）既是运动区，也是肌肉本体感觉投射区。

（三）内脏感觉

内脏感觉投射的范围较弥散，内脏感觉投射区位于第一感觉区、第二感觉区、**运动辅助区**（supplementary motor area）、边缘系统等皮层部位。

（四）特殊感觉

1. 视觉　枕叶皮层的距状裂上、下缘是视觉的主要投射区。左眼颞侧和右眼鼻侧视网膜的传入纤维投射到左侧枕叶皮层；同样，右眼颞侧和左眼鼻侧视网膜的传入纤维投射到右侧枕叶皮层。此外，视网膜的上半部投射到距状裂的上缘，下半部投射到下缘，视网膜中央的黄斑区投射到距状裂的后部，周边区投射到距状裂的前部。

2. 听觉　人的听觉皮层投射区位于颞横回与颞上回。听觉投射是双侧性的，即一侧皮层代表区接受来自双侧耳蜗感受器的传入投射，故一侧代表区受损不会引起全聋。

3. 嗅觉与味觉　嗅觉的皮层投射区位于边缘皮层的前底部区域，包括梨状区皮层的前部、杏仁核的一部分。味觉投射区在中央后回头面部感觉投射区的底部。

四、痛觉

疼痛（pain）是最常见的临床症状。它是伤害性或潜在**伤害性刺激**（noxious stimulus）引起的不愉快的主观体验，常伴有自主神经活动、运动反射与情绪反应，是一种复杂的生理心理现象。疼痛可作为机体受损害时的一种报警系统，对机体起保护作用。但疼痛特别是慢性疼痛或剧痛，往往使患者深受折磨，导致机体功能失调，甚至发生休克。所以，研究疼痛产生的规律及其机制，对临床诊断与解除疼痛具有重要意义。

神经系统中，除具有传递伤害性信息并整合为疼痛感觉的痛觉传导系统外，近年来还发现存在对疼痛信息传递与整合进行调制的内源性痛觉调制系统（内源性镇痛系统）。随着这方面研究的不断深入，将为临床上减轻或解除疼痛做出重要贡献。

（一）伤害性感受器

伤害性感受器（nociceptor）是背根神经节和三叉神经节中感受和传递伤害性信息的初级感觉神经元的外周末梢部分。形态学上是无特化的游离神经末梢，广泛地分布于皮肤、肌肉、关节和内脏器官。

一般认为，伤害性感受器并无特殊的适宜刺激，任何形式的刺激只要达到一定强度而具有伤害机体的性质，都可作用于伤害性感受器而引起疼痛。近年来有研究认为，伤害性感受器实际上是一种化学感受器。在外伤、炎症、缺血、低氧等伤害性刺激的作用下，损伤组织局部释放或合成一些致痛的化学物质，主要包括 H^+、K^+、5- 羟色胺、组胺、缓激肽、P 物质、前列腺素、白三烯、血栓素与血小板激活因子等，它们在达到一定浓度时，或兴奋伤害性感受器，或使伤害性感受器致敏，后者可能是临床痛觉过敏的生理学基础。

（二）皮肤痛觉

伤害性刺激作用于皮肤时，可先后出现**快痛**（fast pain）与**慢痛**（slow pain）两种性质的痛觉。快痛是一种尖锐的刺痛，其特点是产生与消失迅速，感觉清楚，定位明确，常引起时相性快速的防卫反射。快痛一般属生理性疼痛。慢痛是一种定位不太明确、持续时间较长、强烈而难以忍受的烧灼痛，通常伴有情绪反应及心血管与呼吸等方面的反应，吗啡止痛效果明显。慢痛一般属病理性疼痛。

上述两种痛觉的传导途径不同。快痛由较粗的、传导速度较快的 A_δ 类纤维传导，其兴奋阈较低；慢痛由无髓鞘、传导速度较慢的 C 类纤维传导，其兴奋阈较高。一般认为，痛觉初级传入纤维经背根进入脊髓后，冲动主要沿两条途径上传：A_δ 纤维进入脊髓后，沿脊髓丘脑侧束的外侧部纤维上行，主要抵达丘脑后腹核，投射到大脑皮层第一体表感觉区，引起定位明确的快痛；C 类纤维进入脊髓后，在脊髓内弥散上行，沿脊髓网状束、脊髓中脑束与脊髓丘脑侧束内侧部纤维到达丘脑髓板内核群，换元后投射到大脑皮层第二体表感觉区和**边缘系统**（limbic system），引起定位不明确的慢痛。

（三）内脏痛与牵涉痛

1. 内脏痛 内脏痛是伤害性刺激作用于内脏器官引起的疼痛。内脏无本体感觉，温度觉与触觉也很少，主要是痛觉，但其感受器数量相对较少。内脏痛觉通过自主神经内的传入纤维传入脊髓，沿着躯体感觉的同一通路上行，也经感觉投射系统到达皮层。

内脏痛是临床上常见的症状，常为病理性疼痛。与皮肤痛相比，内脏痛有以下特征：①定位不明确，这是内脏痛最主要的特点。②疼痛发生缓慢、持久，常呈渐进性增强。③能引起皮肤痛的刺激如切割、烧灼等一般不引起中空内脏器官的疼痛，而机械性牵拉、缺血、痉挛、炎症与化学刺激作用于内脏，则易产生疼痛。④常伴有恶心、呕吐和心血管及呼吸活动等明显的自主神经活动变化，情绪反应强烈，有时更甚于疾病本身。

2. 牵涉痛 某些内脏疾病往往可引起体表一定部位发生疼痛或痛觉过敏，这种现象称为**牵涉痛**（referred pain）。不同内脏有特定牵涉痛区，如心肌缺血时，可出现左肩、左上臂内侧和心前区疼痛；胆囊炎、胆结石时，可出现右肩部疼痛；阑尾炎初期，常感上腹部或脐周疼痛；肾结石时可引起腹股沟区疼痛；输尿管结石则可引起睾丸疼痛等。目前认为，牵涉痛并非内脏痛所特有的现象，深部躯体痛、牙痛也可发生牵涉痛。由于牵涉痛的体表放射部位比较固定，了解牵涉痛部位对临床上诊断某些内脏疾病有重要参考价值。

产生牵涉痛的机制，有会聚学说与易化学说（图 10-13）。会聚学说认为，患病内脏的传入纤维与被牵涉部位的皮肤传入纤维，由同一背根进入脊髓同一区域，聚合于同一脊髓神经元，并由同一纤维上传入脑，由于大脑皮层习惯于识别来自皮肤的刺激，因而误将内脏痛当作皮肤痛，故产生了牵涉痛。易化学说认为，内脏痛觉传入冲动，可提高内脏 - 躯体会聚神经元的兴奋性，易化了相应皮肤区域的传入，可导致牵涉性痛觉过敏。

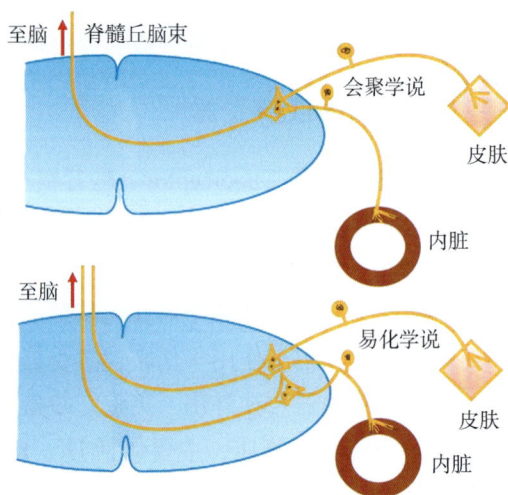

图 10-13　牵涉痛的会聚学说和易化学说示意图

（四）针刺镇痛的研究

针刺某些穴位能使疼痛减轻或消失，称为**针刺镇痛**（acupuncture analgesia）。中医学认为，各种痛症皆可归结为气血的病变，或因气血不通，或因气血不荣，即所谓"不通则痛""不荣则痛"。腧穴是人体经络、脏腑之气输注于体表的部位；经络沟通内外，运行气血，从而调节人体的平衡功能。针刺一定的腧穴，可发挥相应经络的作用，"通其经络，调其气血"，以达到镇痛的目的。现代医学认为，在中枢神经系统内存在内源性痛觉调制系统，针刺可激活该系统，从而产生镇痛作用。

1.针感的外周机制　针刺穴位往往引起局部组织的酸、胀、重、麻等复合感觉，称为"针感"，亦称"得气"，它与针刺镇痛的效果有密切关系。针刺可能作用于多种深部结构，包括肌梭、神经束、神经末梢，以及血管壁上的传入装置等。一般来说，刺激肌腱、骨膜多引起酸感，刺激肌肉多引起胀、重感，刺激神经干多引起麻感。实验表明，针刺可兴奋穴位内各类压力感受器和部分牵张感受器，不同的针感可能是由于刺激了不同的感受器所致。感受器被针刺激活后，可将针刺刺激转换为神经冲动，即为针刺信息。针刺信息主要由中等粗细的 Ⅱ、Ⅲ 类纤维传入。

2.针刺镇痛的中枢机制　针刺的传入信息沿脊神经与脑神经进入中枢后，可激活内源性痛觉调制系统的许多中枢结构及其递质或调质，在中枢神经系统的不同水平与伤害性传入信息相互作用，抑制伤害性信息的传递与感受，从而产生镇痛效应。其中，初级传入中枢背角与高级整合中枢丘脑在相互作用过程中起主要作用。

（1）痛觉调制的主要中枢结构　在中枢神经系统内有一个以脑干中线结构为中心，由许多脑区组成的调制痛觉的神经网络系统。这些痛觉调制结构主要表现为下行的抑制作用，同时也可能作用于丘脑及脑干水平，抑制各级神经的上行性伤害性信息的传递。主要包括：①脑干下行抑制系统：主要由中脑**导水管周围灰质**（peri-aqueductal grey matter，PAG）、延髓头端腹内侧核群（RVM，中缝大核及邻近的网状结构）和一部分脑桥背外侧网状结构（蓝斑核群和 KF 核）的神经元组成，其轴突经脊髓背外侧束下行抵达脊髓背角。针刺传入信息可激活 PAG，通过该下行系统对脊髓背角伤害性传入信息的传递产生抑制性调制，发挥镇痛效应。此外，在脑干水平，针刺信息也抑制三叉神经脊束核痛敏神经元的活动。②中脑边缘镇痛回路：PAG 有上行纤维抵达边缘系统，与边缘系统下行到 PAG 的神经通路，在 PAG →伏核→杏仁核→缰核→PAG 之间形成与镇痛相关的环路，称为**中脑边缘镇痛回路**（Meso-Limbic Loop of analgesia）。形态学证实，从伏核、杏仁核等边缘结构有大量纤维到达缰核，缰核的传出纤维则可抵达 PAG。功能上表明，伏核与杏仁核是痛觉调制结构，而缰核是痛觉感受结构；缰核的痛敏神经元可抑制 PAG 的镇痛作用，而伏核与杏仁核则可抑制缰核的痛放电活动。针刺可激活伏核与杏仁核等边缘结构，抑制缰核对 PAG 的抑制作用，从而参与镇痛过程。③前脑神经回路：丘脑髓板内的束旁核与中央中核，分别为痛觉感受与痛觉调制的重要中枢，针刺传入信息可激活有抑制性调控作用的中央中核，可能经前脑神经元（尾核、枕核、皮层和丘脑网状核）抑制束旁核痛敏神经元活动，产生镇痛作用。④中缝背核 - 束旁核直接通路：中缝背核是 PAG 内的一个痛觉调制结构，针刺可激活中缝背核，通过上行纤维直接抑制束旁核对伤害性信息的感受，而发挥镇痛效应。

（2）痛觉调制的递质／调质　系统众多的递质或调质参与介导针刺镇痛作用，其中主要的可归纳为阿片系统与单胺类系统。此外，尚有其他一些递质或调质也参与针刺效应。①内源性阿片肽：经典的**阿片肽**（opioid peptide）主要包括内啡肽、脑啡肽与强啡肽三大家族；目前又发现阿片肽家族的两个新成员，即**内吗啡肽**（endorphin）与**孤啡肽**（orphanin）。在这些阿片肽中，除孤啡肽外，其余的阿片肽均参与介导针刺镇痛作用。实验结果表明，针刺可引起下丘脑、尾核、PAG 和脊髓等部位阿片肽的释放。它们在针刺镇痛中可能通过三种途径发挥作用：其一，针刺传入信息激活下丘脑弓状核的 β - 内啡肽系统，通过 PAG 下行冲动抑制脊髓背角伤害性信息传递；其二，针刺传入信息直接激活脊髓背角的脑啡肽与强啡肽能神经元，抑制痛敏神经元的活动；其三，在与痛觉调制有关核团内的阿片肽和其他递质的相互作用下参与针刺镇痛过程。此外，在电针镇痛的研究中，还发现不同类型的阿片肽可介导不同频率的电针镇痛作用。其中低频（2Hz）电针激活脑啡肽、β - 内啡肽与内吗啡肽，作用于 μ 阿片受体和 δ 阿片受体而产生镇痛；高频（100Hz）电针激活强啡肽，作用于 κ 阿片受体而发挥镇痛效应。②单胺类递质：包括 5-HT、NE 与多巴胺。针刺传入信息可促进 5-HT 的合成与释放，脑内与脊髓内的 5-HT 均可加强针刺镇痛。去甲肾上腺素递质在针刺镇痛中有双向作用，在脊髓内加强针刺镇痛，而在脑内则对抗针刺镇痛。多巴胺也参与针刺镇痛。③其他：资料表明，ACh、GABA、缩宫素、神经降压素和 P 物质等也参与针刺镇痛效应。

第五节　神经系统对躯体运动的调节

运动是行为的基础。运动可分为反射运动、节律性运动以及随意运动，这些运动都是以骨骼肌的收缩作为基础。在运动过程中，骨骼肌的舒缩活动，不同肌群之间的相互配合，均有赖于神经系统的调节。调节躯体运动的神经结构从低级到高级，可分为脊髓、脑干下行系统和大脑皮层运动区三个水平。此外，躯体运动也接受小脑和基底神经节的调节。

一、脊髓对躯体运动的调节

脊髓是调节躯体运动的最基本反射中枢，通过脊髓能完成一些比较简单的躯体运动反射，包括牵张反射、屈肌反射和对侧伸肌反射等。脊髓反射的基本反射弧虽是简单的，但在整体内受高位中枢调节。

（一）脊髓前角运动神经元

在脊髓灰质前角以及脑干颅神经的运动核团中，存在大量的运动神经元，它们的轴突经前根离开脊髓后直达所支配的肌肉。这些神经元可分为 α 、β 与 γ 3 种类型，其中以 α 和 γ 运动神经元最为重要。

1. α 运动神经元与运动单位　　α 运动神经元发出 $A_α$ 传出纤维，其末梢在肌肉中分成许多小支，每一小支支配一根骨骼肌纤维（梭外肌纤维）。因此，当这一神经元兴奋时，可引起它所支配的所有肌纤维收缩。由一个 α 运动神经元及其所支配的全部肌纤维组成的功能单位，称为**运动单位**（motor unit）。一个运动单位所包含的肌纤维数目多少不一，参与粗大运动的肌肉的运动单位肌纤维数目较多；而参与精细运动的肌肉的运动单位所包含的肌纤维较少。α 运动神经元既接受从脑干到大脑皮层等高位运动中枢传出的信息，也接受来自皮肤、肌肉和关节等外周传入的信息，它将这些运动信息整合处理，最终发出运动指令支配骨骼肌。因此，α 运动神经元又被称为躯体运动反射的**最后公路**（final common path）。

2. γ 运动神经元　　γ 运动神经元的胞体较 α 运动神经元小，它发出较细的 $A_γ$ 传出纤维支配骨骼肌肌梭内的梭内肌纤维，可调节肌梭感受器的敏感性。

另外，β 运动神经元发出的传出纤维，可支配骨骼肌的梭内肌与梭外肌纤维，其功能尚不清楚。

（二）脊髓反射

1. 牵张反射　　有神经支配的骨骼肌，在受到外力牵拉而伸长时，能产生反射效应，引起受牵拉的同一肌肉收缩，称为骨骼肌的**牵张反射**（stretch reflex）。

（1）**牵张反射的类型**　　由于牵拉的形式与肌肉收缩的反射效应不同，牵张反射又可分为**腱反射**（tendon reflex）与**肌紧张**（muscle tonus）两种类型。①腱反射：又称位相性牵张反射，是指快速牵拉肌腱时发生的牵张反射，表现为被牵拉肌肉迅速而明显的缩短。例如，快速叩击股四头肌腱，可使股四头肌受到牵拉而发生一次快速收缩，引起膝关节伸直，称膝反射。腱反射的传入纤维较粗，传导速度较快，反射的潜伏期很短，其中枢延搁时间只相当于一个突触的传递时间，故认为腱反射是单突触反射。临床上常通过检查腱反射来了解神经系统的功能状态。如果腱反射减弱或消失，常提示反射弧的传入、传出通道或者脊髓反射中枢受损；而腱反射亢进，则说明控制脊髓的高级中枢作用减弱，提示高位中枢的病变，如大脑皮层运动区、锥体束受损等。②肌紧张：又称紧张性牵张反射，是指缓慢持续牵拉肌腱所引起的牵张反射，表现为受牵拉肌肉发生紧张性收缩，致使肌肉处于轻度的收缩状态。肌紧张反射弧的中枢为多突触接替，属于多突触反射；效应器主要是肌肉中的慢肌纤维成分。该反射引起肌肉收缩的力量不大，只是阻止肌肉被拉长，因此不表现明显的动作。肌紧张是维持躯体姿势最基本的反射活动，是姿势反射的基础，尤其在维持站立姿势方面。因为直立时，由于重力的影响，支持体重的关节趋向于被弯曲，弯曲的关节势必使伸肌肌腱受到牵拉，从而产生牵张反射使伸肌的肌紧张增强，以对抗关节的屈曲来维持站立姿势。

（2）**牵张反射的感受装置与反射途径**　　腱反射与肌紧张的感受器主要是**肌梭**（muscle spindle）。肌梭是一种感受机械牵拉刺激或肌肉长度变化的特殊感受装置（图 10-14），属本体感受器。肌梭呈梭形，其外层为一结缔组织囊，囊内含有 2 ～ 12 条特殊肌纤维，称为**梭内肌纤维**（intrafusal fiber）；而囊外一般的骨骼肌纤维，则称为**梭外肌纤维**（extrafusal fiber）。梭内肌纤维与梭外肌纤维平行排列，呈并联关系。梭内肌纤维的收缩成分位于纤维的两端。中间部是肌梭的感受装置，两者呈串联关系。因此，当梭外肌收缩时，梭内肌感受装置所受牵拉刺激减少；而当梭外肌被拉长或梭内肌收缩成分收缩时，均可使肌梭感受装置受到牵张刺激而兴奋。

梭内肌纤维分**核袋纤维**（nuclear bag fiber）和**核链纤维**（nuclear chain fiber）两种类型。肌梭的传入神经纤维有 I_a 和 II 类纤维两类。一类是 I_a 类传入纤维，直径较粗，末梢呈螺旋形缠绕于核袋纤维和核链纤维的感受装置部位；另一类是 II 类传入纤维，直径较细，末梢呈花枝状，主要分布于核链纤维的感受装置部位。两类传入纤维都终止于脊髓前角的 α 运动神经元。α 运动神经元发出 $A_α$ 传出纤维支配梭外肌纤维。γ 运动神经元发出的 $A_γ$ 传出纤维支配梭内肌纤维，其末梢分别为支配核袋纤维的板状末梢和支配核链纤维的蔓状末梢（图 10–14）。

当肌肉受到外力牵拉时，肌梭被拉长，使肌梭内的感受装置受到牵张刺激而发放传入冲动，肌梭的传入冲动沿 I_a 类纤维传至脊髓，引起支配同一肌肉的 α 运动神经元的活动，然后通过 $A_α$ 纤维传出引起梭外肌收缩，从而完成一次牵张反射。

（3）γ 运动神经元对牵张反射的调节　γ 运动神经元兴奋时，并不能直接引起肌肉的收缩，因为梭内肌收缩的强度不足以使整块肌肉收缩。但由 γ 运动神经元传出活动所引起的梭内肌收缩，能牵拉肌梭内感受装置，提高其敏感性，并通过 I_a 类纤维的传入活动，改变 α 运动神经元的兴奋状态，从而调节肌肉的收缩。这种由 γ 运动神经元→肌梭→I_a 类传入纤维→α 运动神经元→肌肉所形成的反馈环路，称为 γ 环路（γ-loop）。由此可见，γ 运动神经元的传出活动对调节肌梭感受装置的敏感性与反应性，进而调节牵张反射具有十分重要的作用。在正常情况下，高级中枢可通过 γ 环路调节牵张反射，如脑干网状结构对肌紧张的调节可能就是通过兴奋或抑制 γ 环路而实现的。

2. 屈肌反射与对侧伸肌反射　脊椎动物肢体皮肤受到伤害性刺激时，一般常引起受刺激侧肢体的屈肌收缩，使肢体屈曲，称为**屈肌反射**（flexor reflex）。如火烫、针刺皮肤时，该侧肢体立即缩回，其目的在于避开有害刺激，对机体有保护意义。当刺激加大达一定强度时，则对侧肢体的伸肌也开始激活，可在同侧肢体发生屈肌反射的基础上，出现对侧肢体伸直的反射活动，称为**对侧伸肌反射**（crossed extensor reflex）。该反射是一种姿势反射，当一侧肢体屈曲造成身体平衡失调时，对侧肢体伸直以支持体重，从而维持身体的姿势平衡（图 10–15）。

3. 节间反射　脊髓与高位中枢完全离断的动物

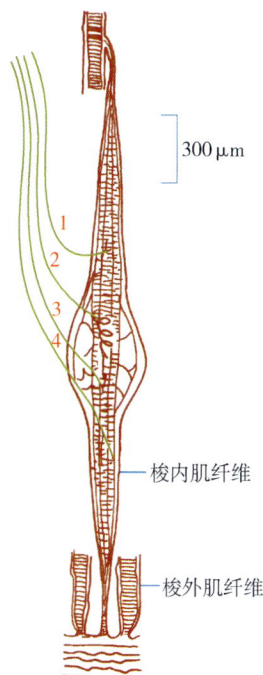

图 10–14　肌梭与神经联系示意图
1、4：传出纤维；2：I_a 类传入纤维；
3：II 类传入纤维

梭内肌纤维

梭外肌纤维

300 μm

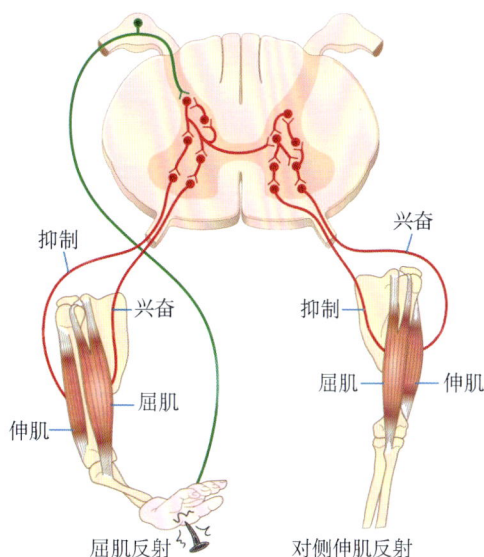

图 10–15　屈肌反射和对侧伸肌反射示意图

抑制　兴奋

兴奋　抑制

屈肌　伸肌

伸肌　屈肌

屈肌反射　对侧伸肌反射

称为脊动物。脊动物在反射恢复的后期，可出现复杂的节间反射。由于脊髓某节段神经元发出的轴突与邻近上下节段的神经元存在突触联系，故在与高位中枢失去联系后，脊髓通过上下节段之间神经元的协同活动也能完成一定的反射活动，称为**节间反射**（intersegmental reflex）。例如，刺激动物腰背皮肤，可引致后肢发生一系列节奏性搔爬动作，称为搔爬反射。搔爬反射依靠脊髓上下节段的协同活动，所以是节间反射的一种表现。

（三）脊休克

在脊动物造模时，通常在颈髓第五节段水平以下切断脊髓，以保持动物的呼吸功能。与高位中枢离断的脊髓暂时丧失一切反射活动的能力，进入无反应状态，这种现象称为**脊休克**（spinal shock）。脊休克的主要表现有：在横断面以下脊髓所整合的屈肌反射、对侧伸肌反射、腱反射与肌紧张均丧失；外周血管扩张，动脉血压下降；发汗、排便和排尿等自主神经反射均不能出现。这说明躯体与内脏反射活动均减弱或消失。随后，脊髓的反射功能可逐渐恢复。一般来说，低等动物恢复较快，动物越高等恢复越慢。如蛙在脊髓离断后数分钟内反射即恢复，犬需几天，人类则需数周乃至数月。在恢复过程中，首先恢复的是一些比较原始、简单的反射，如屈肌反射、腱反射，然后才是比较复杂的反射逐渐恢复，如对侧伸肌反射、搔爬反射等。在脊髓躯体反射恢复后，部分内脏反射活动也随之恢复，如血压逐渐回升达一定水平，并出现一定的排便、排尿反射。由此可见，脊髓本身可完成一些简单的反射，脊髓内存在着低级的躯体反射与内脏反射中枢。但脊髓横断后，由于脊髓内上行与下行的神经束均被中断，因此断面以下的各种感觉和随意运动很难恢复，甚至永远丧失，临床上称为截瘫。

目前认为，脊休克产生的原因是由于离断的脊髓突然失去高位中枢的调节，特别是失去了大脑皮层、脑干网状结构和前庭核的下行性易化作用。在正常情况下，上述神经结构通过其下行传导束对脊髓产生易化作用，从而保证脊髓的正常功能状态。此外，高位中枢对脊髓也有抑制性影响，避免脊髓反射过度。

二、脑干对肌紧张的调节

脑干是脊髓以上水平对躯体运动的控制中枢，它能完成一系列反射，通过调节肌紧张以保持一定的姿势，并参与躯体运动的协调。脑干对肌紧张的调节，主要是通过脑干网状结构易化区和抑制区的活动来实现的（图10-16）。

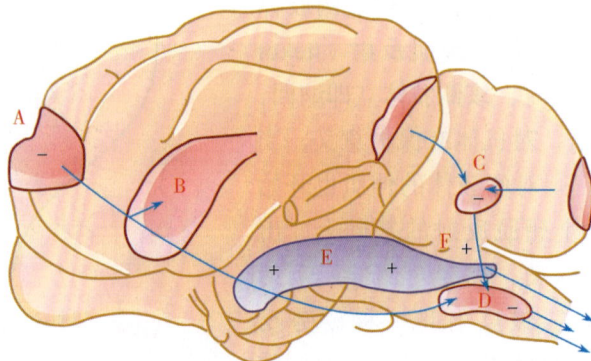

图 10-16　猫脑内与肌紧张调节有关的脑区及其下行路径示意图

A：运动皮质；B：基底神经节；C：小脑；

D：网状结构抑制区；E：网状结构易化区；F：延髓前庭核

（一）脑干网状结构易化区

脑干网状结构中存在加强肌紧张和肌肉运动的区域，称为**易化区**（facilitatory area）。易化区较大，包括延髓网状结构的背外侧部分、脑桥被盖、中脑的中央灰质与被盖等脑干中央区域。此外，下丘脑和丘脑中缝核群等部位也具有对肌紧张和肌肉运动的易化作用，因此也包括在易化区之中。易化区的作用主要是通过网状脊髓束的下行通路来完成的，其下行兴奋性纤维主要与脊髓 γ 运动神经元建立兴奋性突触联系，兴奋 γ 运动神经元，加强 γ 环路的活动，以增强肌紧张与肌肉运动。此外，易化区对 α 运动神经元也有一定的易化作用。

易化肌紧张的中枢部位除网状易化区外，还有脑干外神经结构，如前庭核、小脑前叶两侧部等部位，它们共同组成易化系统。脑干外神经结构的易化功能是通过网状结构易化区的活动来完成的。网状结构易化区一般具有持续的自发放电活动。

（二）脑干网状结构抑制区

脑干网状结构中还有抑制肌紧张和肌肉运动的区域，称为**抑制区**（inhibitory area）。该区较小，位于延髓网状结构的腹内侧部分。其作用主要是通过网状脊髓束的下行抑制性纤维与 γ 运动神经元形成抑制性突触，抑制 γ 运动神经元，削弱 γ 环路的活动来实现的。

抑制肌紧张的中枢部位除网状结构抑制区外，尚有大脑皮层运动区、纹状体与小脑前叶蚓部等脑干外神经结构，它们构成抑制系统。这些脑干外神经结构不仅可通过网状结构抑制区的活动抑制肌紧张，而且能控制网状结构易化区的活动，使其受到抑制。一般来说，网状结构抑制区本身无自发活动，它在接受上述各高位中枢传入的始动作用时，才能发挥下行抑制的作用。

在正常情况下，易化与抑制肌紧张的中枢部位，两者活动相互拮抗而取得相对平衡，以维持正常肌紧张。但从活动的强度来看，易化区的活动较抑制区强，因此在肌紧张的平衡调节中，易化区略占优势。

（三）去大脑僵直

在动物中脑上、下丘之间横断脑干时，动物会立即出现全身肌紧张，特别是伸肌肌紧张过度亢进，表现为四肢伸直、头尾昂起、脊柱挺硬的角弓反张现象，称为**去大脑僵直**（decerebrate rigidity）。

去大脑僵直的发生原因是切断了大脑皮层运动区和纹状体等神经结构与脑干网状结构的功能联系，使抑制区失去了高位中枢的始动作用，削弱了抑制区的活动；但易化区本身存在自发活动，而且前庭核的易化作用依然保留，所以易化区的活动仍继续存在，易化系统与抑制系统活动之间失去平衡，易化系统的活动占有显著优势，导致伸肌肌紧张加强，而出现去大脑僵直现象。

肌紧张亢进所出现的僵直有 γ 僵直与 α 僵直两种类型。目前认为，网状结构易化区的下行作用主要使 γ 运动神经元的活动增强，通过加强 γ 环路的活动转而增强 α 运动神经元的活动，使肌紧张增强，此为 γ 僵直。前庭核的下行作用主要是直接或间接通过脊髓中间神经元增强 α 运动神经元的活动，导致肌紧张增强而出现的僵直，为 α 僵直。

三、小脑对躯体运动的调节

小脑是中枢神经系统中最大的与运动有关的结构。小脑对于维持身体平衡、调节肌紧张、协调与形成随意运动均有重要作用。按小脑的传入、传出纤维联系可将其分为前庭小脑、脊髓小脑与皮层小脑三个功能部分（图10-17）。

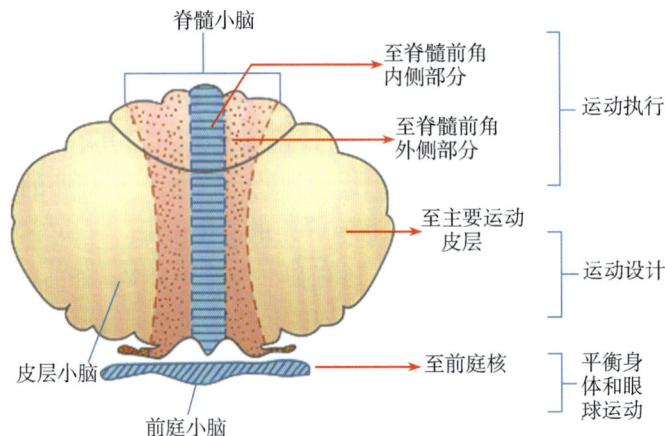

图10-17　小脑的分区与传出纤维联系示意图

→表示纤维走向；小脑的功能分区（前庭小脑、脊髓小脑和皮层小脑）及其不同的传出投射，
脊髓前角内侧部的运动神经元控制躯干和四肢近端的肌肉，与姿势的维持和粗大的运动有关，
而脊髓前角外侧部的运动神经元控制四肢远端的肌肉，与精细的、技巧性的运动有关

1. 前庭小脑　前庭小脑（vestibulocerebellum）主要由绒球小结叶构成，与身体平衡功能以及眼球运动有密切关系。由于绒球小结叶直接与前庭神经核发生联系，因此其平衡功能与前庭器官和前庭核的活动有密切关系。其反射的途径为：前庭器官→前庭核→绒球小结叶→前庭核→脊髓运动神经元→肌肉装置。绒球小结叶的病变或损伤可导致躯体平衡功能的障碍，但其随意运动的协调功能一般不受影响。切除绒球小结叶的猴不能保持身体的平衡，但随意运动仍能协调。此外，前庭小脑也接受经脑桥核中转的外侧膝状体、上丘和视皮层等处的视觉传入信息，通过对眼外肌的调节而控制眼球的运动，从而协调头部运动时眼的凝视运动。猫切除绒球小结叶后，可出现**位置性眼震颤**（positional nystagmus），即当头部固定于某一特定位置时出现的眼震颤。

2. 脊髓小脑　脊髓小脑（spinocerebellum）由小脑中间的蚓部与半球中间部构成，主要参与调节肌紧张以及协调随意运动。

（1）调节肌紧张　小脑前叶对肌紧张具有抑制和易化的双重调节作用。小脑前叶蚓部有抑制肌紧张的作用，而前叶两侧部则有易化肌紧张的作用。在生物进化过程中，前叶对肌紧张的抑制作用逐渐减弱，而易化肌紧张的作用逐渐占优势。此外，小脑后叶中间带也有易化肌紧张的功能，它对双侧肌紧张均有加强作用。这部分小脑损伤后，可出现肌张力减退或肌无力现象。

（2）协调随意运动　协调随意运动是小脑后叶中间带的重要功能。由于后叶中间带还接受脑桥纤维的投射，并与大脑皮层运动区有环路联系，因此在执行大脑皮层发动的随意运动方面起重要协调作用。当小脑后叶中间带受到损伤时，可出现随意运动协调的障碍，称为**小脑性共济失调**（cerebellar ataxia），表现为随意运动的力量、方向及限度等将发生很大的紊乱，动作摇摆不定，指物不准，不能进行快速的交替运动，患者还可出现动作性或**意向性震颤**（intention tremor）。由此说明，这部分小脑对肌肉在运动进行过程中起协调作用。

3. 皮层小脑　皮层小脑（corticocerebellum）指后叶的外侧部，它不接受外周感觉的传入信息，仅接受由大脑皮层广泛区域（感觉区、运动区、联络区）传来的信息。这些区域的下传纤维均经脑桥换元，转而投射到对侧的后叶外侧部，后叶外侧部的传出纤维经齿状核换元，再经丘脑外侧腹核换元，然后投射到皮层运动区。皮层小脑参与运动计划的形成和运动程序的编制。后叶外侧部损伤的患者不能完成诸如打字、乐器演奏等精巧运动。

四、基底神经节对躯体运动的调节

（一）基底神经节的组成与神经联系

大脑皮层下一些主要在运动调节中具有重要作用的神经核群，称为**基底神经节**（basal ganglia）。其主要包括尾核、壳核和苍白球，三者合称纹状体。其中尾核与壳核进化较新，称新纹状体；而苍白球则是较古老的部分，称旧纹状体。此外，丘脑底核、中脑的黑质与红核以及被盖网状结构等有关神经结构在功能上与纹状体密切相关，故也归属于基底神经节系统。

在大脑皮层与基底神经节之间存在两条通路，即直接通路与间接通路。直接通路是指大脑皮层（新皮层）→新纹状体→苍白球内侧部→丘脑（前腹核、外侧腹核）→大脑皮层（前额叶区与运动前区）抑制环路，该环路可能作为反馈系统而控制运动。间接通路与直接通路不同的地方在于，新纹状体并不是直接投射到苍白球内侧部，而是先投射到苍白球外侧部，苍白球外侧部接替后投射到丘脑底核，丘脑底核投射纤维再回到苍白球内侧部。直接通路加强了基底神经节的兴奋输出，易化了大脑皮层运动的发起。间接通路则相反，抑制了基底神经节的兴奋输出，抑制了大脑皮层运动的发起。在正常情况下，两条通路相互拮抗，但是平时以直接通路的活动为主，并保持平衡状态，一旦这两条通路出现异常，将会出现运动障碍（图10-18）。

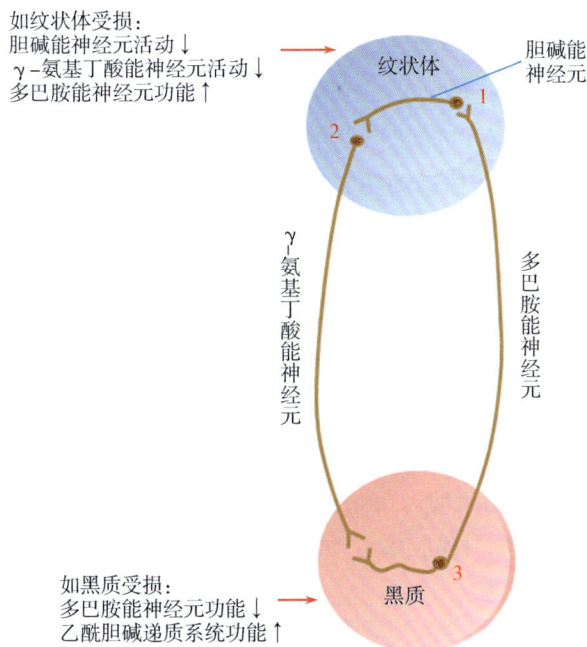

图 10-18　黑质 - 纹状体环路示意图

（二）基底神经节的功能及损伤临床表现

基底神经节的功能相当复杂，其主要作用是调节运动，参与运动的策划和运动程序的编制。它与随意运动的产生和稳定、肌紧张的控制及本体感觉传入冲动的处理等均有密切关系。在人类，基底神经节损伤可引起一系列运动功能障碍，其临床表现主要分两大类：一类是运动过少而肌紧张亢进的综合征，如**震颤麻痹**（paralysis agitans）等；另一类是运动过多而肌紧张低下的综合征，如**舞蹈病**（chorea）和**手足徐动症**（athetosis）等。

震颤麻痹又称**帕金森病**（Parkinson disease），其主要症状是全身肌紧张增强、肌肉强直、随意运动减少、动作迟缓、面部表情呆板。此外，患者常伴有**静止性震颤**（static tremor），多见于上肢。目前一般认为，震颤麻痹的病变主要在中脑黑质，脑内多巴胺递质的缺乏是引起震颤麻痹的主要原因。在黑质和纹状体之间存在着两种相互拮抗的递质系统：一种是黑质内的多巴胺上行递质系统，其抵达纹状体，对纹状体神经元起抑制作用；另一种为纹状体内的 ACh 递质系统，其对纹状体神经元产生易化作用。正常时这两个系统保持平衡，从而保证正常肌紧张和运动的协调性。当黑质病变时，多巴胺能神经元受损，使多巴胺递质系统的功能减退，导致 ACh 递质系统的功能亢进，从而产生震颤麻痹。临床上应用左旋多巴或 M 受体阻断剂东莨菪碱或苯海索能明显改善帕金森病患者的症状，但两者对静止性震颤均无明显疗效。静止性震颤可能与丘脑外侧腹核等结构的功能异常有关。

舞蹈病又称**亨廷顿病**（Huntington disease），患者的主要临床表现为不自主的上肢和头部的舞蹈样动作，并伴有肌张力降低等。病理变化主要在新纹状体。目前认为，舞蹈病的产生是由于纹状体中胆碱能神经元和 γ - 氨基丁酸能神经元功能减退，从而减弱了对黑质多巴胺能神经元的抑制，使多巴胺能神经元的功能相对亢进所致。临床表明，使用利血平（利舍平）耗竭多巴胺类递质，可缓解舞蹈病患者的症状。

五、大脑皮层对躯体运动的调节

（一）大脑皮层的运动区

高等动物，特别是人类的躯体运动受大脑皮层的控制。大脑皮层控制躯体运动的部位，称为大脑皮层运动区（见图 10-12B 躯体运动功能代表区）。主要运动区包括中央前回（4 区）和运动前区（6 区）。主要运动区具有下列功能特征：①交叉支配：即一侧皮层主要支配对侧躯体的运动，但头面部肌肉的运动是双侧支配。②精细的功能定位：即皮层的一定区域支配一定部位的肌肉，其定位安排呈倒置分布，即下肢代表区在顶部，上肢代表区在中间部，头面部肌肉代表区在底部，但头面部内部的排列呈正立位。③功能代表区的大小与运动的精细、复杂程度有关：即运动越精细、复杂，皮层相应运动区面积越大，如大拇指所占皮层面积几乎是大腿所占皮层面积的10 倍。主要运动区与运动的执行以及运动所产生的肌力大小有关。

此外，大脑皮层内还有辅助运动区与第二运动区。前者位于大脑皮层的内侧面，4 区之前，一般为双侧性支配，刺激该区可引起肢体运动与发声；后者位于中央前回与脑岛之间，其运动反应也是双侧的。

（二）皮质传导束及功能

大脑皮质运动区发出对躯体运动进行调节的主要传导通路有皮质脊髓束和皮质脑干束。由皮质发出，经内囊、脑干下行到达脊髓前角 α - 运动神经元和 γ - 运动神经元的传导束，称为皮质脊髓束；而由皮质发出，经内囊到达脑干的运动神经元的传导束，称为皮质脑干束。

1. 皮质脊髓束　分为皮质脊髓侧束和皮质脊髓前束。皮质脊髓束中约 80% 的纤维在延髓锥体跨过中线到达对侧，在脊髓外侧索下行，纵贯脊髓全长，形成皮质脊髓侧束；其余约 20% 的纤维不跨越中线，在脊髓同侧前索下行，形成皮质脊髓前束。前束只下降到胸段，大部分逐节段经白质前连合交叉，终止于对侧的前角运动神经元（图10-19）。在人类，皮质脊髓侧束在种系发生上较新，它们的纤维与脊髓前角外侧部分的运动神经元形成单突触联系。这些神经元控制四肢远端的肌肉，与精细的、技巧性的运动有关。皮质脊髓前束在种系发生上较古老，它们经中间神经元接替后，再与脊髓前角内侧部分的运动神经元形成突触联系。这部分神经元控制躯干和四肢近端的肌肉，尤其是屈肌，与姿势的维持和粗大的运动动作有关。

2. 皮质脑干束　该束是经皮质、内囊后到达脑干内各脑神经运动神经元，直接或间接止于脑神经核（Ⅲ、Ⅳ、Ⅵ、Ⅶ和Ⅻ等）组成的传导束。发出的纤维支配面部、口、舌和咽的肌肉，以调节咀嚼和眼肌等随意运动。

皮质脊髓束和皮质脑干束发出的侧支与一些直接起源于运动皮质的纤维，经脑干某些核团后构成顶盖脊髓束、网状脊髓束和前庭脊髓束下行与脊髓前角运动神经元形成突触，参与躯体近端肌肉的运动、维持姿势平衡。红核脊髓束下行纤维与脊髓前角运动神经元形成突触后，主要参与四肢远端肌肉的精细运动的调节。

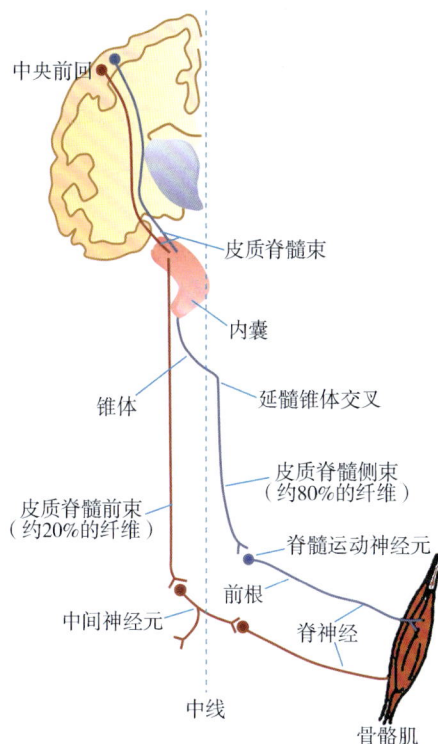

图 10-19　皮质脊髓束示意图

临床上常见运动传导通路损伤后，出现随意运动的丧失，有两种类型：①柔软性麻痹（软瘫）：为随意运动的丧失伴有牵张反射减退或消失。②痉挛性麻痹（硬瘫）：为随意运动的丧失伴有牵张反射亢进。

目前认为，单纯损伤皮质脊髓束和皮质脑干束时可能仅出现软瘫，在此基础上再合并损伤姿势调节通路后才出现硬瘫。在人类，若出现**巴宾斯基征**（Babinski sign）阳性，提示皮质脊髓侧束损伤。检查方法：以钝物划足跖外侧，出现踇趾背屈和其他四趾外展呈扇形散开则为阳性体征。婴儿因皮质脊髓束发育尚不完全，成人在深睡或麻醉状态下，都可出现巴宾斯基征阳性。临床上常用此体征来检查皮质脊髓侧束功能是否正常。

运动传导通路常分为**锥体系**（pyramidal system）和**锥体外系**（extrapyramidal system）两个系统。锥体系是指皮质脊髓束和皮质脑干束；锥体外系则为锥体系以外所有控制脊髓运动神经元活动的下行通路。但由于这两个系统在皮质起源的部位有重叠，且它们之间存在广泛的纤维联系，所以由皮质到脑干之间的通路损伤而引起的运动障碍往往分不清究竟是单纯的锥体系功能缺损，还是单纯的锥体外系功能缺损。临床上所谓的锥体束综合征，实际上是这两个系统合并损伤的结果。

第六节　神经系统对内脏活动的调节

在一般情况下，调节内脏活动的神经系统不受意识的控制，故称为**自主神经系统**（autonomic nervous system），又称为内脏神经系统。自主神经系统分为中枢和外周两部分。中枢部分包括从脊髓到大脑的有关神经结构。外周部分包括传入神经和传出神经，但习惯上仅指支配内脏器官的传出神经，并将其分为**交感神经**（sympathetic nerve）和**副交感神经**（parasympathetic nerve）两部分。近年来的研究表明，分布于消化道管壁神经丛内的神经元具有独立的自主反射功能，它们构成一种相对独立的肠神经系统，成为自主神经系统的第三大支系。因此可将自主神经系统分为交感、副交感与肠神经系统三个组成部分。下面仅介绍交感与副交感神经系统。

一、自主神经系统的功能特点

自主神经系统的功能在于调节心肌、平滑肌和腺体（消化腺、汗腺、部分内分泌腺）的活动，以维持内环境的相对稳定，并支持躯体行为方面的活动。其功能特点如下。

1. 双重支配　除皮肤和部分肌肉的血管、汗腺、竖毛肌、肾上腺髓质、肾等无副交感神经支配外，体内大多数组织器官都同时接受交感神经和副交感神经的双重支配，而且二者对内脏活动的调节作用往往是相互拮抗的（表 10-5）。在某些外周效应器上，交感神经和副交感神经也表现为协同作用。例如，支配唾液腺的交感神经和副交感神经对唾液分泌均有促进作用，仅在唾液性质方面有所差异，前者引起分泌的唾液是黏稠的，而后者引起分泌的唾液是稀薄的。

表 10-5　自主神经的主要功能

器官	交感神经	副交感神经
循环器官	心率加快、心肌收缩力加强 腹腔内脏、皮肤血管显著收缩，外生殖器、唾液腺的血管收缩，对骨骼肌血管则有的收缩（肾上腺素能作用于 α_1 受体），有的舒张（胆碱能或肾上腺素能作用于 β_2 受体）	心率减慢、心房收缩减弱 少数血管舒张，如外生殖器血管
呼吸器官	支气管平滑肌舒张	支气管平滑肌收缩 促进呼吸道黏膜腺体分泌
消化器官	抑制胃肠运动，促进括约肌收缩，促进唾液腺分泌黏稠的唾液	促进胃肠道平滑肌收缩及蠕动，促进胆囊运动，促使括约肌舒张，促进唾液腺分泌稀薄唾液，促使胃液、胰液、胆汁的分泌增多
泌尿生殖器官	促进尿道内括约肌收缩，逼尿肌舒张，抑制排尿，对未孕子宫平滑肌引起舒张，对已孕子宫平滑肌引起收缩	促进膀胱逼尿肌收缩，尿道内括约肌舒张，促进排尿
眼	促进虹膜辐射肌收缩，瞳孔扩大	促使虹膜环状肌收缩，瞳孔缩小；使睫状肌收缩，促进泪腺分泌
皮肤	汗腺分泌，竖毛肌收缩	
内分泌腺和新陈代谢	促进肾上腺髓质分泌激素，促进肝糖原分解	促进胰岛素分泌

2. 紧张性作用　平时自主神经经常向效应器发放低频率神经冲动，以维持效应器轻度的活动状态，称为紧张性作用。交感神经和副交感神经均有紧张性，它们对内脏功能活动的调节都是在紧张性活动的基础上进行的。例如，切断支配心脏的交感神经，交感紧张性消失，兴奋心脏的传出冲动减少，致使心率减慢；相反，若切断支配心脏的迷走神经，心率则加快。

3. 效应器所处功能状态的影响　自主神经的外周性作用与效应器本身的功能状态有关。例如，刺激交感神经可导致动物无孕子宫的运动受到抑制，而对有孕子宫却可加强其运动。又如小肠，副交感神经兴奋一般是加强其运动，但如果肠肌原来处于收缩状态，则刺激副交感神经可使之舒张。

4. 对整体生理功能调节的意义　交感神经系统的活动比较广泛，常以整个系统来参加反应。

当机体遇到各种紧急情况如剧烈运动、失血、紧张、窒息、恐惧、寒冷时，交感神经系统的活动明显增强，同时肾上腺髓质分泌也增加，表现为一系列的交感 – 肾上腺髓质系统活动亢进的现象。例如心率增快、心缩力增强，动脉血压升高；骨骼肌血管舒张，皮肤与腹腔内脏血管收缩，使血液重新分配；此外，还可出现瞳孔扩大、支气管扩张、胃肠道活动抑制、肝糖原分解加速、血糖浓度升高等反应。其主要作用是动员体内许多器官的潜在能力，以提高机体对环境急变的适应能力，帮助机体度过紧急时刻。

相比之下，副交感神经系统活动的范围比较局限，往往在安静时活动较强。它的活动常伴有胰岛素的分泌，故称之为迷走 – 胰岛素系统。其作用主要是保护机体，促进休整恢复，促进消化，积聚能量，以及加强排泄和生殖等方面的功能。

二、自主神经系统各级中枢的功能

（一）脊髓对内脏活动的调节

脊髓是交感神经和部分副交感神经的发源地，它是自主神经系统的低级中枢。通过脊髓能完成一些最基本的内脏反射，但反射活动的调节是初级的，其调节能力差，并不能适应正常生理功能的需要。例如，脊髓高位横断的患者，由平卧位到直立位时，会感到头晕。这是因为脊髓的交感中枢虽能完成血管张力反射，保持一定的外周阻力，但对心血管活动不能进行精细的调节，不能调节体位变换时的血压变化。此外，基本的排尿、排便反射虽能进行，但往往不能排空，更不能有意识地控制。由此可见，在整体内，脊髓的自主神经功能是在高级中枢调节下完成的。

（二）低位脑干对内脏活动的调节

低位脑干是很多内脏活动的基本中枢部位。特别是延髓网状结构中存在许多与心血管、呼吸和消化系统等内脏活动有关的神经元，其下行纤维支配脊髓，调节脊髓的自主神经功能。此外，延髓内还存在整合心血管活动的关键部位。因此，许多基本生命现象的反射性调节和自主神经的紧张性活动多在延髓内进行。一旦延髓受损，可立即致死，故延髓有"生命中枢"之称。脑桥有角膜反射中枢、呼吸调整中枢，还存在管理心血管、消化功能的一些中枢。中脑有瞳孔对光反射中枢。近年来的资料还表明，中脑是防御性心血管反应的主要中枢部位。

（三）下丘脑对内脏活动的调节

下丘脑是皮层下内脏活动的高级调节中枢。它把内脏活动与其他生理活动联系起来，成为自主性、躯体性和内分泌性功能活动的重要整合中枢，调节着内脏、体温、摄食、水平衡、内分泌、情绪行为反应、生物节律等重要生理过程。有关体温、垂体内分泌的调节已在其他有关章节论及，下面仅讨论对内脏、摄食、水平衡、情绪行为反应与生物节律等方面的调节。

1.调节摄食行为 下丘脑调节着机体的食欲状态。实验结果表明，下丘脑外侧区存在**摄食中枢**（feeding center），而腹内侧核则被确认为**饱中枢**（satiety center），前者发动摄食活动，后者则决定停止摄食活动。摄食中枢和饱中枢的神经元活动存在交互抑制的关系，并且这些神经元对血糖浓度变化敏感，血糖水平的高低可能调节摄食中枢和饱中枢的活动。机体血糖水平升高时，饱中枢活动增强，摄食中枢活动抑制，血糖水平下降则相反。近年来的研究还表明，中枢神经递质如去甲肾上腺素、乙酰胆碱、多巴胺、5-羟色胺以及内源性阿片肽等，也参与摄食活动的调节。

2. 调节水平衡 在正常情况下，机体对水的摄入与排出保持着动态平衡。机体通过渴感和饮水行为来管理水的摄入，而对于排水的调节则在很大程度上取决于肾脏的活动。下丘脑控制摄水的区域位于外侧区，靠近摄食中枢后方，称为饮水中枢（或称渴中枢）。下丘脑控制排水的功能是通过血管升压素的分泌和释放来调节的，这在第八章已详细论及。目前认为，下丘脑存在的渗透压感受器，既调节血管升压素的分泌，以控制肾脏排水，同时又控制渴感和饮水行为，以调节水的摄入。

3. 调节情绪变化和行为 情绪是一种心理活动，常伴随着自主神经、躯体运动和内分泌的功能变化，称为情绪的生理反应。下丘脑与情绪反应密切相关，正常情况下，下丘脑的情绪活动受大脑皮层的抑制而不易表现出来，一旦抑制被解除便可表现出来，如此时轻微刺激就能引发"假怒"反应。实验发现，在下丘脑近中线两旁的腹内侧区存在**防御反应区**（defence zone），电刺激清醒动物的防御反应区可出现防御性行为。在人类，下丘脑的疾病往往伴随着不正常的情绪反应，说明下丘脑参与调节一些情绪行为活动。情绪的生理反应，主要表现为自主神经的功能变化，尤以交感活动的相对亢进为多见。如果人长期处于烦闷、忧虑、悲哀、愤怒等不正常的情绪中，常可造成自主神经功能的紊乱，导致与情绪有关的身心疾病，如冠心病、高血压、神经症等的发生，甚至会影响人的行为，使人的意志消沉或丧失理智。

4. 控制生物节律 机体的各种生命活动常按一定时间顺序发生变化，这种变化的节律称为**生物节律**（biorhythm）。生命活动的节律性尤以昼夜节律最为突出，例如，体温和促肾上腺皮质激素分泌等在一天内均有一个波动周期。下丘脑视交叉上核可能是机体昼夜节律活动的重要中枢结构和控制中心。它可通过视网膜-视交叉上核束与视觉感受装置发生联系，来感受外界环境昼夜光暗信号的变化，使机体的昼夜节律与外环境的昼夜节律同步起来。

（四）大脑皮层对内脏活动的调节

1. 新皮层 用电刺激动物新皮层的运动区及其周围区域，除能引起躯体运动外，还可出现内脏活动的变化，如血管舒缩、汗腺分泌、呼吸运动、消化道活动等的变化。这表明新皮层与内脏活动密切相关，而且区域分布与躯体运动代表区的分布有一致的地方。新皮层是自主性功能的高级中枢与高级整合部位。

2. 边缘系统 边缘系统包括边缘叶以及与其密切相关的皮层和皮层下结构。边缘叶是指围绕着脑干的大脑内侧面的一些结构，它包括海马、穹隆、扣带回、海马回等，为古皮层、旧皮层。它们在结构和功能上与大脑皮层的岛叶、颞极、眶回，以及皮层下的杏仁核、隔区、下丘脑、丘脑前核和中脑的某些部分等密切相关，故将边缘叶连同这些结构称为边缘系统。边缘系统是调节内脏活动的高级中枢，它对内脏活动有广泛的影响，故有"内脏脑"之称。刺激边缘系统的不同部位，可引起复杂的内脏活动反应，例如可引起呼吸抑制或兴奋、瞳孔扩大或缩小、心率加快或减慢、血压上升或下降、胃蠕动加强等。由此可见，边缘系统对自主神经功能的影响复杂多变。边缘系统对机体的本能性行为与情绪反应也有明显的影响。它可能参与调控那些直接与个体生存和种族延续有关的功能，如进食、饮水与性行为等。它对情绪反应的影响，目前认为与杏仁核的活动密切相关。研究发现，由杏仁核→下丘脑→隔区→额前叶腹内侧部形成一个脑回路，对情绪反应具有重要影响，这个回路上任何一个结构的损伤都会导致情绪异常。

第七节 脑的高级功能

人的大脑皮层高度发达，是人体各种生理功能的最高级调节中枢。它除具有感觉和对躯体、内脏活动的调节功能外，还有更为复杂的整合功能，如觉醒与睡眠、学习与记忆以及语言与思维等，这些高级功能主要来自大脑皮层的活动。大脑皮层活动时，伴有相应的生物电变化，它是研究皮层功能活动的重要指标之一。

一、大脑皮层的生物电活动

大脑皮层神经元的电活动有两种形式，即**自发脑电活动**（spontaneous electric activity of the brain）和**皮层诱发电位**（evoked cortical potential）。前者是指大脑皮层的神经元在无特定外加刺激作用的情况下，产生的持续的节律性电位变化；后者是指刺激特定感受器或感觉传入系统时，在大脑皮层相应区域引出的电位变化。

如果在头皮上安置引导电极，通过脑电图仪可记录到自发脑电活动的图形，称为**脑电图**（electroencephalogram，EEG）。将引导电极直接放置于大脑皮层表面能记录到同样的自发脑电活动，称为**皮层电图**（electrocorticogram，ECoG）。皮层电图的振幅比脑电图大10倍，而节律、波形和相位则基本相同。临床上一般是描记脑电图。

（一）正常脑电图波形

人类的脑电图很不规则，根据其频率和振幅的不同，可分为 α、β、θ、δ 4 种基本波形（图10-20）。

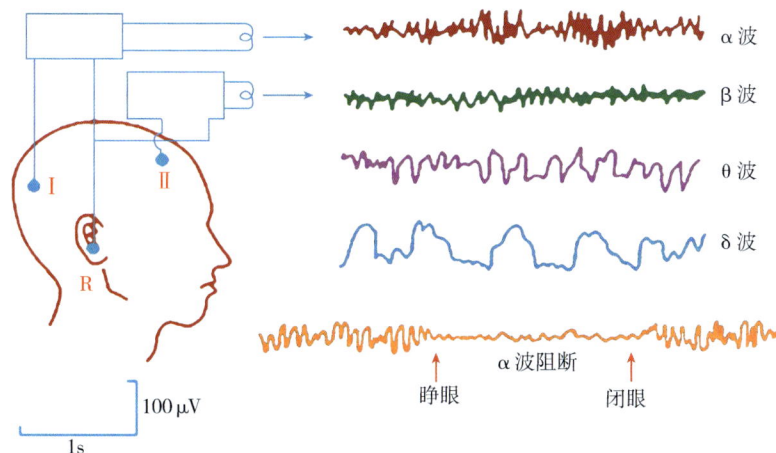

图 10-20 脑电图记录方法和 4 种基本脑电图波形

Ⅰ 和 Ⅱ 为引导电极分别放置在枕叶和额叶的部位，R 为无关电极放置在耳郭

1.α 波 频率为 8 ～ 13Hz，振幅为 20 ～ 100μV。该波于正常人在清醒、闭目、安静时出现，在枕叶较显著。α 波波幅常出现自小而大、自大而小的周期性变化，形成所谓的 α 节律的梭形波群。当受试者睁开眼睛或接受其他刺激时，α 波立即消失出现快波，这一现象称为 α 阻断（α–block）。如果受试者再安静闭目，α 波又重新出现。因此一般认为，α 波是大脑皮层在安静状态时电活动的主要表现。

2.β 波　频率为 14 ～ 30Hz，振幅为 5 ～ 20μV。该波在睁眼视物、思考问题或接受其他刺激时出现，在额叶区与顶叶区较显著。一般认为，β 波是新皮层处于紧张状态时的主要脑电活动表现。

3.θ 波　频率为 4 ～ 7Hz，振幅为 20 ～ 150μV。该波在枕叶和顶叶较明显，在成人困倦时出现。幼儿时期，脑电频率较成人慢，常见 θ 波，到 10 岁开始出现 α 波。

4.δ 波　频率为 0.5 ～ 3Hz，振幅为 20 ～ 200μV。正常成年人在清醒时几乎没有 δ 波，只有在睡眠时才出现。此外，在深度麻醉、智力发育不成熟的人，也可出现 δ 波。在婴儿时期，脑电频率较幼儿更慢，常可见到 δ 波。一般认为 δ 波或 θ 波可能是大脑皮层处于抑制状态时脑电活动的主要表现。

脑电图的波形随大脑皮层活动状态的不同而变化，当大脑皮层许多神经元的电活动趋于步调一致时，就出现高幅慢波，此现象称为同步化；相反，当皮层神经元的电活动不一致时，就出现低幅快波，称为去同步化。一般认为，脑电活动由同步化转变为去同步化时，表示皮层的兴奋活动增强；相反，由去同步化转变为同步化时，则表示皮层抑制过程的加深。

脑电图在临床上对某些颅脑疾患具有重要的诊断价值。如癫痫患者的脑电图可呈现棘波、尖波、棘 - 慢综合波等。颅内占位性疾病患者，即使在清醒状态下，也可引出 δ 波或 θ 波。

（二）脑电波形成的机制

大脑皮层表面的电位变化是大量神经元同步活动发生的突触后电位经总和后形成的。突触后电位总和的结构基础是锥体细胞在皮层排列整齐，其顶树突相互平行并垂直于皮层表面，因此其同步活动易总和而形成强大的电场。实验研究表明，α 节律来自丘脑非特异性投射系统一些神经核放电；脑干网状结构上行激活系统的上行冲动阻断安静时丘脑非特异性投射系统与皮层间的同步活动，出现去同步化，产生 β 节律；当脑干网状结构上行激活系统的活动降低，则大脑皮层处于抑制状态，于是脑电活动更加同步化，产生 θ 波与 δ 波。如给予丘脑非特异性核团以每秒 8 ～ 12 次的电刺激，皮层可出现类似 α 波的电活动。

（三）皮层诱发电位

皮层诱发电位（evoked cortical potential）是感觉传入系统受刺激时，在大脑皮层某一局限区域自发脑电的基础上叠加产生的电位变化。其由主反应和后放电两部分构成。主反应的潜伏期一般为 5 ～ 12ms，潜伏期的长短取决于感觉冲动的长短、传导速度的快慢和传入途径中突触数目的多少。主反应的极性，一般表现为皮层表面先正后负，它很可能是皮层大锥体细胞电活动的综合反应。在主反应之后常有一系列正相的周期性电位变化，即后放电。其节律一般为每秒 8 ～ 12 次，它是皮层与丘脑感觉接替核之间环路活动的结果。

诱发电位是在自发脑电的背景上产生的，其波形夹杂在自发脑电波之中，很难分辨。因此，目前采用电子计算机信号平均技术，使诱发电位的记录纯化清晰，用这种方法显示出的皮层诱发电位称为平均诱发电位。它为研究人类的感觉功能、行为和心理活动，诊断神经系统的某些疾病提供了一种无创伤性定位的电生理学检查方法。

二、觉醒与睡眠

觉醒与睡眠是两个必需的生理过程。机体在觉醒时，能以适当的行动来应答环境的各种变化，从事各种体力与脑力活动。睡眠可保护脑细胞的功能，促进精神和体力的恢复。成年人一般每天需睡眠 7～9h，儿童需要睡眠的时间较成年人长，而老年人比成年人需要的睡眠时间短。

（一）觉醒状态的维持

觉醒状态主要靠各种感觉传入冲动经脑干网状结构上行激动系统使大脑皮层保持兴奋来维持。觉醒状态包括脑电觉醒与行为觉醒两种状态。脑电觉醒指脑电波形由睡眠时的同步化慢波变为觉醒时的去同步化快波，而行为上不一定出现觉醒状态；行为觉醒指觉醒时的各种行为表现。目前认为，脑电觉醒状态可能与网状结构上行激动系统（乙酰胆碱递质系统）的功能以及蓝斑上部（去甲肾上腺素递质系统）的功能有关。行为觉醒状态的维持，可能是中脑多巴胺递质系统的功能。

（二）睡眠的时相

人类睡眠有两种不同的时相状态，它们的生理功能表现与脑电图的变化特点不同，分别称为慢波睡眠与快波睡眠。

1. 慢波睡眠　根据脑电波的特点，可将慢波睡眠分为四个时期，即入睡期（Ⅰ期）、浅睡期（Ⅱ期）、中度睡眠期（Ⅲ期）和深度睡眠期（Ⅳ期）。脑电波的变化特点是 α 波逐渐减少，θ 波、δ 波大量出现，深度睡眠期呈现连续的高幅 δ 波，数量超过 50%（图 10-21）。此时，人的意识暂时丧失，各种躯体感觉功能减退，骨骼肌反射活动和肌紧张减弱，并伴有血压下降、瞳孔缩小、体温下降、呼吸减慢、胃液分泌增加等一系列自主神经功能的改变。在慢波睡眠中机体耗氧量下降，但脑的耗氧量不变，同时，腺垂体分泌生长激素明显增多。慢波睡眠的意义在于促进生长和恢复体力。

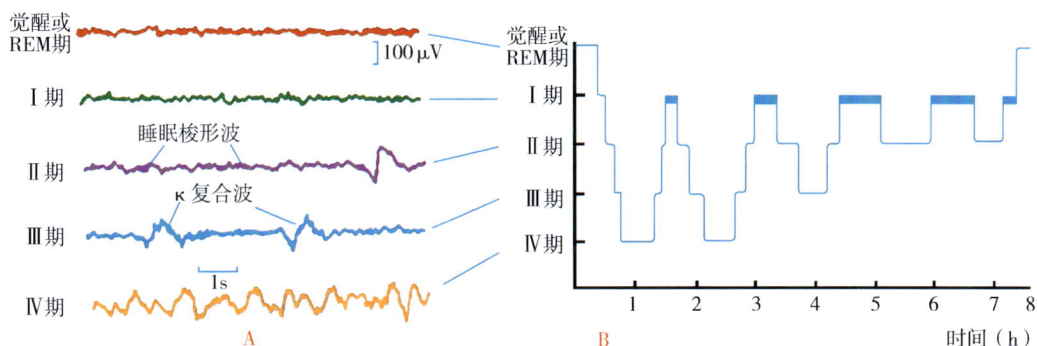

图 10-21　根据 EEG 划分的睡眠期及睡眠各期的顺序循环示意图

A：睡眠各期的脑电图记录。注意入睡期和快波睡眠期的脑电波均

表现为Ⅱ期的低幅快波形式，两者可辅以眼动图和肌电图加以鉴别；

B：一青年人一夜睡眠的典型形式。快波睡眠所花费的时间分别用直方图顶部涂黑的横杆表示。

注意首次快波睡眠通常较短，以后各次倾向于延长。在睡眠后期，慢波睡眠的深度大为减弱

2. 快波睡眠　脑电波呈不规则的 β 波，与觉醒时很难区别，故又称**异相睡眠**（paradoxical sleep，PS）。其表现与慢波睡眠相比，各种感觉进一步减退，唤醒阈提高。骨骼肌反射和肌紧张进一步减弱。另外，此阶段尚有间断的阵发性表现，如部分躯体抽动、心率加快、血压升高、呼吸加快而不规则等，这可能与某些疾病易于在夜间发作有关，如心绞痛、哮喘、阻塞性肺气肿缺氧发作等，特别是可出现眼球快速运动，所以又称为**快速眼球运动睡眠**（rapid eye movement sleep，REMS）。此外，做梦也是快波睡眠期间的特征之一。快波睡眠时脑血流量增多，脑内蛋

白质合成加快。快波睡眠的意义是有利于幼儿神经系统的发育成熟，有利于成年人建立新的突触联系，促进学习记忆和精力恢复。

慢波睡眠与快波睡眠是两个相互转化的时相。成年人睡眠期间，先进入慢波睡眠，持续80～120min后转入快波睡眠，20～30min后，再转入慢波睡眠。在整个睡眠过程中，如此反复转化4～5次。越接近睡眠后期，快波睡眠持续时间越长。在正常情况下，慢波睡眠与快波睡眠均可直接转入觉醒状态，但觉醒状态不能直接进入快波睡眠，而只能转入慢波睡眠。如果在快波睡眠期间将被试者唤醒，他往往讲述正在做梦，所以做梦是快波睡眠的特征之一。

（三）睡眠发生机制

目前认为，睡眠是中枢神经系统内发生的主动过程。脑干内存在上行诱导皮层转向睡眠的功能系统，称为脑干网状结构的**上行抑制系统**（ascending inhibitory system）。研究表明，脑干的睡眠诱导区主要包括中缝核、孤束核、蓝斑以及网状结构背内侧的一些神经元。睡眠的产生与中枢内某些递质有密切关系，慢波睡眠主要与脑干 5-HT 递质系统活动有关；快波睡眠主要与脑干内去甲肾上腺素、5-HT 以及乙酰胆碱递质系统的功能有关。此外，近年来还发现若干肽类的内源性睡眠因子也与睡眠有关。

三、学习与记忆

学习和记忆是两个相互联系的神经活动过程。学习是指新行为的获得或发展，即经验的获得；记忆则是指习得行为的保持与再现，即过去经验在大脑中的再现。

（一）学习的形式

学习主要有两种形式，即**非联合型学习**（nonassociative learning）和**联合型学习**（associative learning）。前者是一种简单的学习形式，它不需要刺激与反应之间形成某种明确的联系；后者是指刺激和反应之间存在明确的关系，它是两个事件重复发生，在时间上很靠近，最后在脑内逐渐形成关联。人的绝大多数学习是联合型学习，经典条件反射和操作式条件反射均属此种类型的学习。

（二）条件反射活动的基本规律

1.条件反射的建立　给狗喂食时引起唾液分泌，这是**非条件反射**（unconditioned reflex）。狗开始听到铃声时没有唾液分泌，因铃声与食物无关，故称此时的铃声为无关刺激。若在铃声之后给予食物，这样结合多次后，狗再听到铃声就会分泌唾液，此时铃声已变成了进食的信号，由无关刺激变为了条件刺激。由条件刺激（铃声）引起的反射（唾液分泌），称为**条件反射**（conditioned reflex），这就是经典的条件反射。它是在非条件反射的基础上，无关刺激与非条件刺激在时间上的结合形成的。这个过程称为**强化**（reinforcement）。这种经典的条件反射包含着条件刺激与非条件刺激之间形成的联系过程，一种刺激成为预示另一种刺激即将出现的信号，是一种学习的过程。

有些条件反射比较复杂，动物必须通过自己完成一定的动作或操作，才能得到强化，称为**操作式条件反射**（operant conditioning reflex），如训练动物走迷宫、表演各种动作等。这类条件反射是一种很复杂的行为，更能代表动物日常生活的习得性行为。

2.条件反射的泛化、分化和消退　当一种条件反射建立后，若给予和条件刺激相近似的刺激，也可获得条件刺激效果，引起同样条件反射，这种现象称为条件反射的泛化。它是由于条件刺激引起大脑皮层兴奋向周围扩散所致。如果这种近似刺激得不到非条件刺激的强化，该近似刺激就不再引起条件反射，这种现象称为条件反射的分化。而条件反射的消退是指在条件反射建立以后，如果仅使用条件刺激，而得不到非条件刺激的强化，条件反射的效应就会逐渐减弱，直至最后完全消退。条件反射的分化和消退都是大脑皮层发生抑制过程的表现。前者是分化抑制，后者为消退抑制，两者都是条件反射性抑制。

3. 两种信号系统　条件反射是大脑皮层活动的具体表现，引起条件反射的刺激是信号刺激。巴甫洛夫将一切信号区分为两大类：一类称为第一信号，是具体信号，如食物的性状、灯光与铃声等都是以本身的理化性质来发挥刺激作用的。由第一信号建立条件反射的大脑皮层功能系统，称为**第一信号系统**（first signal system）。另一类称为第二信号，是抽象信号，即语言、文字，它是以其所代表的含义来发挥刺激作用的。由第二信号产生条件反射的大脑皮层功能系统，称为**第二信号系统**（second signal system）。人类同时具有这两类系统，而动物仅有第一信号系统，这是人类与动物的主要区别。人类由于有第二信号系统活动，就能借助于语言与文字对一切事物进行抽象概括，表达思维活动，形成推理，总结经验，从而扩大人类的认识能力。

（三）记忆的过程

外界大量信息通过感觉器官进入大脑，但估计仅有1%左右的信息可被长时间贮存、记忆，而大部分被遗忘。被贮存的信息都是对机体有用的、反复作用的信息。根据信息贮存的长短，记忆可分为**短时记忆**（short term memory）和**长时记忆**（long term memory）。人类的记忆过程可分为感觉性记忆、第一级记忆、第二级记忆和第三级记忆四个连续阶段。前两个阶段相当于短时记忆，后两个阶段相当于长时记忆。在短时记忆中，信息贮存的时间很短，如不反复运用，即很快被遗忘。如果贮存的信息被反复运用加以巩固，就可转入牢固的长时记忆。可见，这两类记忆之间是相互联系的，短时记忆是学习与形成长时记忆的基础。

（四）记忆的障碍

临床上将疾病情况下发生的**遗忘**（amnesia），即部分或完全丧失回忆和再认识的能力，称为记忆障碍。其可分为顺行性与逆行性遗忘症。顺行性遗忘症主要表现为近期记忆障碍，不能保留新近获得的信息，但对发病前的记忆依然存在。本症多见于慢性酒精中毒的患者，其机制可能是第一级记忆发生障碍，不能将信息从第一级记忆转入第二级记忆所造成的。逆行性遗忘症主要表现为远期记忆障碍，不能回忆起发病以前的一切往事。其发生机制可能是由于第二级记忆发生紊乱，而第三级记忆不受影响所致。

（五）学习和记忆的机制

学习和记忆是通过神经系统突触部位的一系列生理、生化和组织学可塑性改变在脑内引起的神经活动过程。

1. 神经生理、生化机制　短期记忆主要是神经生理活动的功能表现。学习过程是由许多不同的神经元参加的。刺激停止后，活动仍能持续一段时间，即神经元有一定的后发放作用，这是短期记忆的最简单形式。此外，在脑的神经元网络中，回返环路的连续活动也可能是短期记忆的一种形式。近年来的研究表明，由海马→穹隆→下丘脑乳头体→丘脑前核→扣带回→海马所构成的环路，即海马环路，是与短期记忆功能密切相关的神经结构。研究还发现，当海马的神经纤维通路受到高频电脉冲的短暂刺激时，会引起海马神经元兴奋性突触后电位增强，称为突触传递的**长时程增强**（long term potentiation，LTP）。由此认为，长时程增强可能是学习记忆的神经细胞分子学基础。长时记忆可能与脑内物质代谢，特别是与脑内蛋白质的合成有关。动物实验证明，动物在每次学习训练后的 5min 内，接受麻醉、电击、低温处理或给予阻断蛋白质合成的药物，则长时程记忆将不能建立。如果将干预时间延长到 4h 一次，则不影响长时程记忆的建立。此外，中枢递质和神经肽也与学习记忆活动有关。如乙酰胆碱、去甲肾上腺素、谷氨酸、γ - 氨基丁酸、血管升压素等有促进学习和记忆作用，而催产素、阿片肽等则作用相反。

2. 神经解剖学机制 持久性记忆可能与建立新的突触联系及脑的形态学改变有关。实验表明，学习记忆活动多的大鼠，其大脑皮层发达，突触联系增多。此外，研究发现学习和记忆在脑内存在功能定位，如长期记忆最后贮存在大脑皮层联络区；短期记忆可能涉及多个脑区，其中额叶皮层的参与尤为重要，它涉及人类的高级学习记忆能力。

四、大脑皮层的语言中枢和一侧优势

1. 大脑皮层的语言中枢 人类大脑皮层的一定区域受到损伤时，可导致特定的语言功能障碍，说明大脑皮层有语言中枢（图 10-22）。

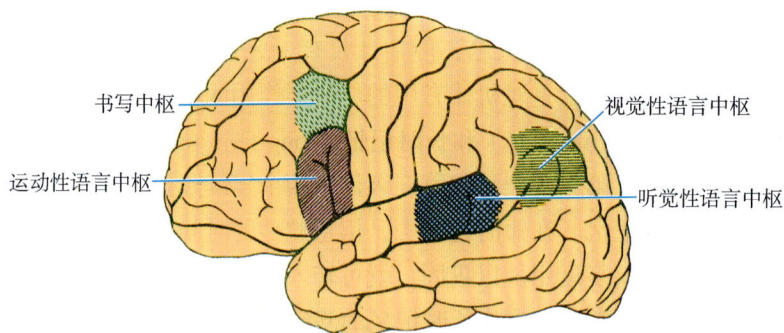

书写中枢　视觉性语言中枢　运动性语言中枢　听觉性语言中枢

图 10-22　大脑皮层与语言功能有关的主要区域

临床发现，损伤位于中央前回底部前方的 Broca 三角区处的语言运动区（说话中枢）时，会引起**运动失语症**（motor aphasia）。该症患者能看懂文字，听懂别人说的话，但自己却不会说话，不能用语言进行口头表达。如损伤颞上回后部的语言听觉区（听话中枢），会引起**感觉失语症**（sensory aphasia）。这类患者能讲话、书写、看懂文字，也能听见别人的发音，但听不懂说话的含义。若角回部位的语言视觉区（阅读中枢）受损，会导致**失读症**（alexia）。该症患者的视觉正常，其他的语言功能也健全，但无法看懂文字的含义。损伤额中回后部的语言书写区（书写中枢），会出现**失写症**（agraphia）。该症患者能听懂别人说话，看懂文字，会说话，手也能活动，但丧失了写字与绘画的能力。

大脑皮层语言功能虽具有一定的区域性，但各区的活动紧密相关，语言功能的完整有赖于广大皮层区域的共同活动。因此，当语言中枢受损时，常出现几种语言功能障碍同时存在。例如，角回损伤时，除出现失读症外，还可伴有失写症。

2. 大脑皮层功能的一侧优势 两侧大脑的功能并不是均等的，总是以一侧占优势。习惯用右手的人，若右侧大脑皮层损伤，不会出现上述失语症，而左侧大脑半球受到损伤时则会导致失语症。这说明语言活动功能在左侧大脑半球占优势，因此一般称左侧半球为**优势半球**（dominant hemisphere）。这种**一侧优势**（laterality cerebral dominance）的现象仅在人类中具有。在主要使用

左手的人中，则左右两侧的皮层有关区域都可能成为语言活动中枢。左侧半球除了有优势半球之称外，还称作主要半球，而右侧半球则称为次要半球，这并不意味着右侧半球不重要，只是功能上的分工不同，右侧半球在非语词性的认知功能上占优势，如对空间的辨认、深度知觉、触觉认识、音乐与美术欣赏及情感活动等。然而，这种优势也是相对而非绝对的，因为左侧半球也有一定的非语词性认识功能，右侧半球也有一定的简单语词活动功能。

复习思考题

1. 神经纤维有何生理功能？
2. 简述兴奋性突触和抑制性突触的传递过程。
3. 简述胆碱能受体的分类及其阻断剂。
4. 举例说明中枢神经元联系的方式和中枢兴奋或抑制的产生机制。
5. 基底神经节损伤时可能出现什么病症？是如何产生的？

第十一章

内分泌

内分泌系统是由机体各内分泌腺及散布于全身的**内分泌细胞**（endocrine cell）共同组成的信息传递系统。内分泌系统合成和分泌的各种高效生物活性物质称为激素。激素经血液运输或在组织液中扩散而作用于靶细胞（靶组织、靶器官）发挥调节作用。

内分泌系统与神经系统互相联系、紧密配合，共同调节全身各系统的功能，维持机体内环境的相对稳定。

第一节　概　述

激素作为细胞之间传递信息的化学物质，通过细胞信号转导途径，起到调节新陈代谢、维持生长发育、维持内环境稳态、调控生殖过程等功能的作用。

一、激素的分类

激素的种类繁多，来源复杂，按其化学结构可分为**含氮激素**（nitrogenous hormone）和**类固醇激素**（steroid hormone）两大类。

（一）含氮激素

1. 肽类和蛋白质激素　主要有下丘脑调节性多肽、神经垂体激素、腺垂体激素、胰岛素、甲状旁腺激素、降钙素以及消化道激素等。

2. 胺类激素　主要为酪氨酸的衍生物，包括肾上腺素、去甲肾上腺素和甲状腺激素等。

（二）类固醇激素

类固醇激素由肾上腺皮质和性腺分泌，如皮质醇、醛固酮、雌激素、孕激素以及雄激素等。在肾脏产生的 1,25- 二羟维生素 D_3 也被看作固醇类激素。

此外，前列腺素被列为第三类激素，为脂肪酸衍生的生物活性物质。

二、激素的传递方式

激素是在细胞之间传递信息的化学物质。激素的传递方式可分为：①远距分泌（telecrine）：大多数激素通过这种方式经血液循环运输至远距离的靶组织而发挥作用。②**旁分泌**（paracrine）：激素不经过血液运输，仅从组织液扩散至邻近的靶细胞而发挥作用。③**自分泌**（autocrine）：内分泌细胞所分泌的激素在局部扩散，又返回该内分泌细胞发挥反馈作用。④**神经分泌**（neurocrine）：

在下丘脑有既能产生和传导神经冲动，又能合成和释放激素的神经内分泌细胞，分泌**神经激素**（neurohormone）。此外，激素还可通过腔分泌和外分泌等形式发挥作用（图 11-1）。

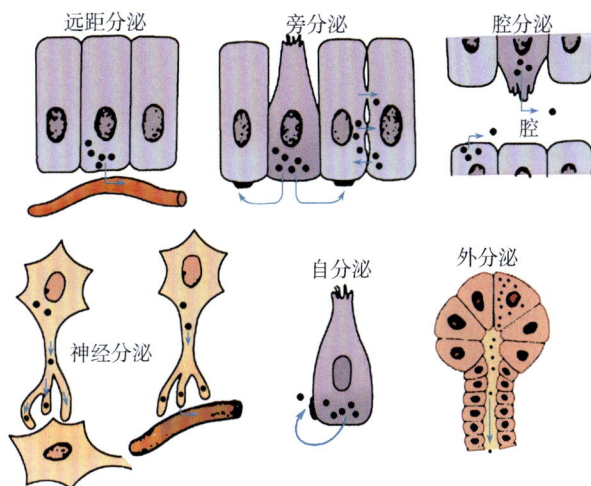

图 11-1 激素作用的传递方式示意图

三、激素的一般生理作用和特征

（一）激素的一般生理作用

激素的生理作用广泛而复杂，可归纳为：①调节新陈代谢，维持内环境稳态。②促进细胞的增殖与分化，保证机体正常生长、发育。③影响神经系统的发育和功能，与学习记忆行为有关。④促进生殖器官发育成熟，调节生殖功能。⑤与神经系统密切配合，增强机体适应能力。

（二）激素作用的特征

激素虽然种类很多，作用复杂，但它们在对靶组织发挥调节作用的过程中，具有某些共同的特点。

1. 激素作用的特异性 激素释放进入血液，被运送到全身各个部位，虽然与各处的组织细胞有广泛接触，但只选择性地作用于某些器官、组织和细胞，此种特性称为激素作用的特异性。激素特异性作用的器官、组织、细胞或腺体，分别称为靶器官、靶组织、靶细胞和靶腺。激素作用的特异性与靶细胞上存在能与该激素特异性结合的受体有关。

2. 高效放大作用 激素在血中的浓度都很低，一般在纳摩尔 / 升（nmol/L），甚至在皮摩尔 / 升（pmol/L）数量级。利用放射免疫测定法，可以测到纳克（ng，10^{-9}g），甚至皮克（pg，10^{-12}g）一级。虽然激素的含量甚微，但作用显著。激素与受体结合，使细胞内发生一系列酶促反应，逐级放大，形成一个高效的生物放大系统。

3. 激素间相互作用 多种激素共同参与某一生理活动的调节时，激素之间存在复杂的相互作用，这对维持其功能活动的相对稳定甚为重要。①协同作用：如生长激素、肾上腺素、糖皮质激素及胰高血糖素，均能升高血糖，在升糖效应上有互相加强的协同作用。②拮抗作用：胰岛素能降低血糖，与上述激素的升糖效应有拮抗作用。③允许作用：有些激素本身并不能直接对某些组织细胞产生生物效应，然而它的存在可使另一种激素的作用明显增强，即对另一种激素的效应起支持作用，这种现象称为**允许作用**（permissive action）。糖皮质激素的允许作用最为明显，它对心肌和血管平滑肌并无直接增强收缩的作用，但是有糖皮质激素的存在，儿茶酚胺才能很好地发挥对心血管的调节作用。

四、激素作用的机制

（一）含氮激素的作用机制——第二信使学说

第二信使学说（second messenger hypothesis）认为激素是第一信使，作用于靶细胞膜上的相应受体后，激活膜内的腺苷酸环化酶（AC），将 ATP 转变成 cAMP，而 cAMP 作为第二信使，激活依赖 cAMP 的蛋白激酶（PKA），进而催化细胞内各种底物的磷酸化反应，引起细胞各种生物效应。如腺细胞分泌、肌细胞收缩、细胞膜通透性改变等（图 11-2A）。

除了 cAMP 外，还有 cGMP、三磷酸肌醇（IP_3）、甘油二酯（DG）及 Ca^{2+} 等均可作为第二信使。而所激活的蛋白激酶，除了 PKA，还有蛋白激酶 C（PKC）及蛋白激酶 G（PKG）等。

细胞膜受体主要包括 G 蛋白耦联受体、酶耦联型受体等，详见第二章细胞。

（二）类固醇激素的作用机制——基因表达学说

细胞内受体是指位于细胞内的胞质受体和核受体。该学说认为类固醇激素为脂溶性的小分子物质，可透过胞膜进入细胞，先与胞质受体结合形成激素胞质受体复合物，获得通过核膜的能力，再进入胞核，与核受体结合，激发 DNA 的转录过程、生成新的 mRNA、诱导新的蛋白质合成，产生生物效应。有些类固醇激素可直接穿越胞膜和核膜，与核受体结合，调控基因表达（图 11-2B）。

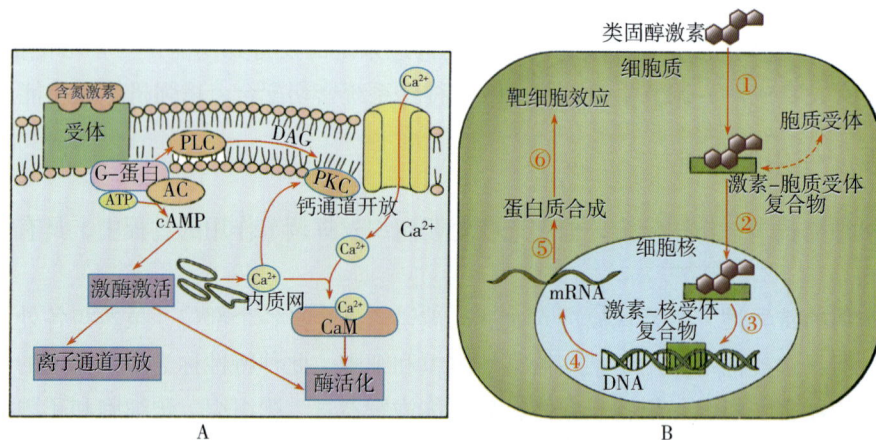

图 11-2　激素的作用机制示意图
A：含氮激素的作用机制；B：类固醇激素的作用机制

一般认为，糖皮质激素和盐皮质激素受体为胞质受体，而性激素、1,25-（OH）$_2$-D_3 受体为核受体。甲状腺激素虽不属于类固醇激素，但其受体为核受体，可通过调节基因发挥效应。

实验表明，有些激素可通过不同细胞信号转导机制发挥多种作用。例如，糖皮质激素既可通过基因调节发挥作用（数小时或数天），也可迅速调节神经细胞的兴奋性（数秒或数分钟），而且不被基因转录和翻译抑制剂抑制，显然这是通过膜受体以及离子通道发挥效应的。

含氮激素的作用主要是通过第二信使传递机制，类固醇激素则主要是通过调控基因表达而发挥作用的。有些肽类和蛋白质激素介导的表面受体细胞内化，可转位于核内调节基因表达。相反，有些类固醇激素也可作用于细胞膜上，引起一些非基因效应。

第二节　下丘脑与垂体

下丘脑与垂体的联系非常密切，形成下丘脑垂体功能单位，包括下丘脑 – 神经垂体和下丘脑 – 腺垂体两部分（图 11–3）。

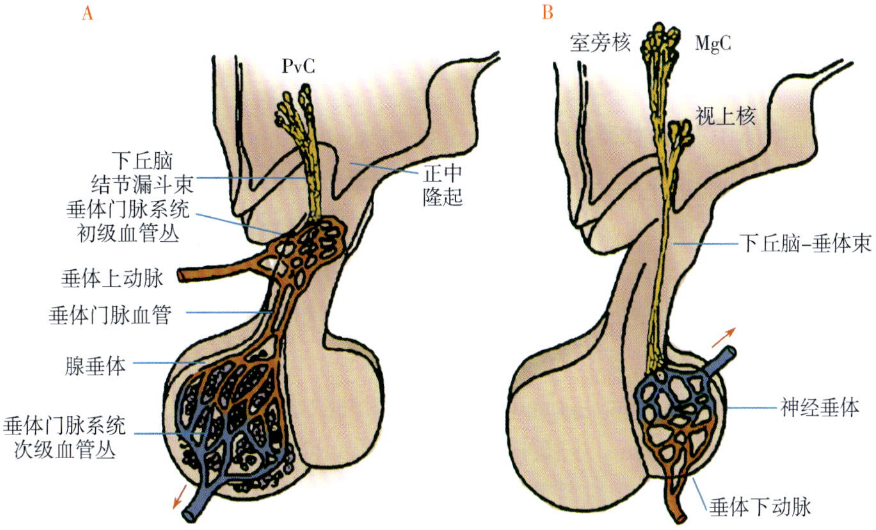

图 11–3　下丘脑 – 垂体功能单位示意图

A：下丘脑垂体门脉系统；　B：下丘脑垂体束系统

PvC：下丘脑小细胞神经元；MgC：下丘脑大细胞神经元

一、下丘脑 – 腺垂体系统

（一）下丘脑调节肽

下丘脑内侧基底部的正中隆起、弓状核、腹内侧核、视上核和室旁核等神经核团内有神经内分泌细胞可分泌肽类激素，组成促垂体区。促垂体区肽能神经元的细胞体较小，主要产生调节腺垂体激素释放的激素（下丘脑调节肽）。**下丘脑调节肽**（hypothalamic regulatory peptide，HRP）由下丘脑促垂体区肽能神经元分泌，主要调节腺垂体的活动。下丘脑调节肽主要有 7 种，这些激素的主要作用如表 11–1。

表 11–1　下丘脑调节肽的主要作用

下丘脑调节肽	英文缩写	主要生物学作用
促甲状腺激素释放激素	TRH	促进 TSH 释放，也能刺激 PRL 释放
促性腺激素释放激素	GnRH	促进 LH 和 FSH 释放（以 LH 为主）
促肾上腺皮质激素释放激素	CRH	促进 ACTH 释放
生长激素释放激素	GHRH	促进 GH 释放
生长抑素	GHIH（SS）	抑制 GH（及腺垂体其他激素）释放
催乳素释放因子	PRF	促进 PRL 释放
催乳素释放抑制因子	PIF	抑制 PRL 释放

调节下丘脑肽能神经元的物质可分为两大类：一类递质是肽类物质，如脑啡肽、β–内啡肽、神经降压素、P物质、血管活性肠肽及缩胆囊素等。阿片肽类物质对下丘脑调节肽的释放有明显影响。如脑啡肽或β–内啡肽可通过刺激下丘脑TRH和GHRH的释放，使腺垂体的TSH与GH分泌增加，对下丘脑的GnRH释放则有明显的抑制作用。另一类递质是单胺类物质，主要有多巴胺（DA）、去甲肾上腺素（NE）、5–羟色胺（5–HT）。单胺能神经元通过释放单胺类递质调节肽能神经元的活动。

（二）腺垂体分泌的激素

腺垂体分泌的激素有**促甲状腺激素**（thyroid–stimulating hormone，TSH）、**促肾上腺皮质激素**（adrenocorticotropin hormone，ACTH）、**促卵泡激素**（follicle stimulating hormone，FSH）与**黄体生成素**（luteinizing hormone，LH）、**生长激素**（growth hormone，GH）、**催乳素**（prolactin，PRL）和**促黑激素**（melanophore stimulating hormone，MSH）。其中TSH、ACTH、FSH与LH均有各自的靶腺，形成三个调节轴：①**下丘脑–垂体–甲状腺轴**（hypothalamic–pituitary–thyroid axis）。②**下丘脑–垂体–肾上腺皮质轴**（hypothalamic–pituitary–adrenal axis）。③**下丘脑–垂体–性腺轴**（hypothalamic–pituitary–gonad axis）。这四种激素是通过促进靶腺细胞分泌激素进而发挥作用的，所以也称为促激素。另三种激素，即GH、PRL与MSH直接作用于靶组织或靶细胞，调节物质代谢和个体生长，影响乳腺发育与泌乳，以及体内黑色素的代谢等（图11-4A）。

1. 生长激素　生长激素含有191个氨基酸，分子质量为22kD，化学结构与催乳素近似，其作用有交叉。

（1）生长激素的作用　促进物质代谢与生长发育，对机体各个器官和各组织均有影响，对骨骼、肌肉及内脏器官的作用尤为显著。

1）促进生长发育　机体生长发育受多种因素影响，而GH是起关键作用的调节因素。幼年动物摘除垂体后，生长立即停止，如给摘除垂体的动物及时补充GH，仍可正常生长。人幼年时期如缺乏GH，则生长发育停滞，身材矮小，称为**侏儒症**（dwarfism）；如果GH过多则患**巨人症**（gigantism）。成年后GH过多，因长骨不能再生长，只有肢端短骨、下颌骨及其他软组织增生，以致出现手足粗大、下颌突出、内脏器官如肝和肾等增大，称为**肢端肥大症**（acromegaly）。

2）调节代谢　GH促进蛋白质合成，增强钠、钾、钙、磷、硫等重要元素的摄取与利用，抑制糖的消耗，加速脂肪分解，使机体的能量来源由糖代谢向脂肪代谢转移，有利于生长发育和组织修复。具体表现为以下三方面：①蛋白质代谢：GH促进氨基酸进入细胞，加速蛋白质合成，因而尿氮减少，呈正氮平衡。②脂肪代谢：GH促进脂肪分解，组织脂肪量减少，特别是肢体中脂肪量减少；促进脂肪进入肝脏，增强氧化，提供能量。③糖代谢：由于GH能抑制外周组织对葡萄糖的利用，减少葡萄糖的消耗，故GH有使血糖趋于升高的作用。GH分泌过多，血糖过高，可出现糖尿，称为垂体性糖尿病。

3）调节免疫功能　几乎对所有免疫细胞，GH都可促使其分化，调节其功能。

（2）生长激素分泌的调节

1）下丘脑对GH分泌的双重调节　腺垂体GH的分泌受下丘脑GHRH与GHIH的双重调控。GHRH促进GH分泌，而GHIH则抑制其分泌。一般认为，GHRH是GH分泌的经常性调节者，而GHIH则是在应激刺激GH分泌过多时，才显著地发挥对GH分泌的抑制作用。GHRH与GHIH相互配合，共同调节腺垂体GH的分泌。

2）反馈调节　GH可对下丘脑和腺垂体产生负反馈调节作用：①GH作用于下丘脑，刺激

GHIH 分泌，抑制 GH 分泌。②GH 刺激肝细胞分泌胰岛素样生长因子（IGF）增加，则抑制下丘脑和腺垂体分泌 GH。③GH 直接抑制腺垂体分泌 GH。

3）影响 GH 分泌的其他因素　①睡眠：人在觉醒状态下，GH 分泌较少，进入慢波睡眠后，GH 分泌明显增加，约 60min，血中 GH 达到高峰。转入异相睡眠后，GH 分泌又减少。②代谢因素：血中糖、氨基酸与脂肪酸均能影响 GH 的分泌，其中以低血糖对 GH 分泌的刺激作用最强。当静脉注射胰岛素使血糖降至 500mg/L 以下时，经 30～60min，血中 GH 浓度增加 2～10 倍，这可能与血糖降低兴奋下丘脑 GHRH 神经元，使其释放 GHRH 增多有关。相反，血糖升高可使 GH 浓度降低。血中氨基酸与脂肪酸增多可引起 GH 分泌增加，有利于机体对这些物质的代谢与利用。③运动、应激刺激、甲状腺激素、雌激素与睾酮：均能促进 GH 分泌。

2. 催乳素　催乳素是含有 199 个氨基酸残基，分子质量为 22kD 的蛋白质。成人血浆中 PRL 浓度低于 20μg/L。它的化学结构与生长激素类似，故二者作用有所交叉。

（1）催乳素的生物学作用

1）对乳腺的作用　该激素引起并维持乳腺泌乳，故名催乳素。在女性青春期乳腺的发育中，雌激素、孕激素、生长激素、皮质醇、胰岛素、甲状腺激素及 PRL 均有促进作用。在妊娠期，PRL、雌激素与孕激素的分泌增多，使乳腺进一步发育，具备了泌乳能力但并不泌乳。由于妊娠期血液中雌激素与孕激素浓度非常高，抑制了 PRL 对乳腺的催乳作用。分娩后，血中的雌激素和孕激素浓度大大降低，PRL 才能发挥其催乳（始动）和维持泌乳的作用。

2）对性腺的作用　在女性，PRL 与 LH 配合，促进黄体形成并维持雌激素和孕激素的分泌。在男性，有睾酮存在的条件下，PRL 可促进前列腺及精囊的生长，还可增强 LH 对间质细胞的作用，使睾酮合成增加。

3）在应激反应中的作用　应激状态下如麻醉、外科手术、电休克以及剧烈运动等，PRL 在血中的浓度都有不同程度的升高，而且往往与 ACTH 和 GH 的增加一同出现，应激刺激停止后才逐渐恢复正常。因此，PRL、ACTH 和 GH 是应激反应的三种激素。

4）调节免疫功能　PRL 与 GH 对免疫的调节作用相似，在某些免疫调控中，二者作用相辅相成。PRL 可促进 B 淋巴细胞进入乳腺，分泌免疫球蛋白进入乳汁，以增强婴儿免疫功能。

（2）催乳素分泌的调节　腺垂体 PRL 的分泌受下丘脑 PRF 与 PIF 的双重调控，前者促进 PRL 分泌，而后者则抑制其分泌，平时以 PIF 的抑制作用为主。TRH 对 PRL 分泌也有促进作用。

在妊娠期 PRL 分泌显著增加，可能与雌激素刺激腺垂体催乳素细胞的分泌活动有关。授乳时，婴儿吸吮乳头能反射性引起 PRL 大量分泌。

3. 促黑激素　促黑激素是在低等脊椎动物的垂体中间部产生的一种肽类激素。人类垂体中间部退化，只留有痕迹，产生 MSH 的细胞分散于腺垂体远侧部，MSH 有 α-MSH（十三肽）、β-MSH（十八肽）和 γ-MSH（十二肽）。

体内有黑素细胞分布于皮肤、毛发、眼球、虹膜及视网膜色素层等部位。MSH 主要作用于黑素细胞，生成黑色素。MSH 对哺乳动物和人的作用是促进黑色素的合成，使皮肤与毛发的颜色加深。

二、下丘脑 – 神经垂体系统

下丘脑与神经垂体通过下丘脑 – 垂体束直接相连，视上核和室旁核处的神经内分泌细胞，体积大，胞质丰富，合成**血管升压素**（vasopressin，VP）与**缩宫素**（oxytocin，OT）沿下丘脑 – 垂体束纤维的轴质流运输到神经垂体贮存，机体需要时释放，经血液循环运送到靶器官发挥作用（图 11-4B）。

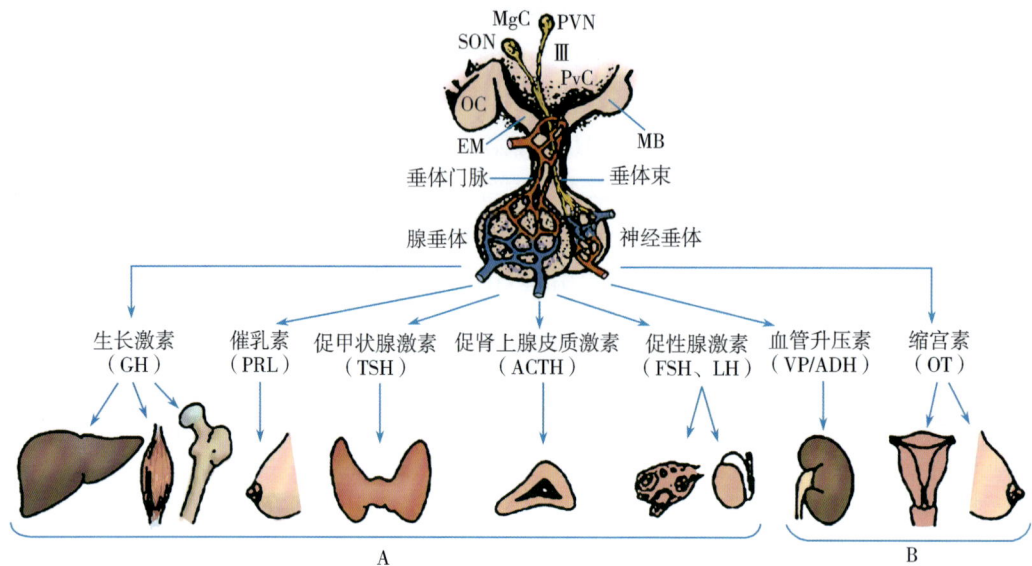

图 11-4 下丘脑–垂体系统与外周内分泌腺及器官组织的功能联系

A：下丘脑–腺垂体系统；B：下丘脑–神经垂体系统；Ⅲ：第三脑室；EM：正中隆起；MB：乳头体；

MgC：大细胞神经元；OC：视交叉；PvC：小细胞神经元；PVN：室旁核；SON：视上核

（一）血管升压素的作用及调节

在正常饮水情况下，血浆中的 VP 浓度很低（10～15ng/L），几乎没有升高血压的作用。血管升压素能促进肾远曲小管和集合管对水的重吸收，即具有抗利尿作用。大剂量的血管升压素能收缩血管，在脱水或失血情况下，由于血管升压素释放较多，对维持血压有一定作用。调节详见泌尿一章。

（二）缩宫素的作用及调节

1. 缩宫素的作用　缩宫素的主要靶器官是子宫、乳腺，具有促进乳汁排出和刺激子宫收缩的作用。

（1）对乳腺的作用　哺乳期的乳腺不断分泌乳汁，贮存于腺泡中，当腺泡周围具有收缩性的肌上皮细胞收缩时，腺泡压力增高，使乳汁从腺泡经导管由乳头射出，称为射乳。射乳是典型的神经内分泌反射。吸吮乳头的感觉信息沿传入神经传至下丘脑，使分泌缩宫素的神经元发生兴奋，释放缩宫素入血，缩宫素使乳腺中的肌上皮细胞收缩，将乳汁排出。缩宫素还有维持哺乳期乳腺继续泌乳不致萎缩的作用。

（2）对子宫的作用　缩宫素促进子宫收缩，但对非孕子宫的作用较弱，而对妊娠子宫的作用比较强。缩宫素虽然能刺激子宫收缩，但它并不是引起分娩子宫收缩的决定因素。在分娩过程中，胎儿刺激子宫颈可引起缩宫素的释放，有助于子宫的进一步收缩。

2. 缩宫素的分泌调节　缩宫素的分泌调节属于神经–内分泌调节。乳头含有丰富的感觉神经末梢，吸吮和触摸等刺激均可反射性引起 OT 分泌。

第三节　甲状腺

甲状腺（thyroid gland）是人体内最大的内分泌腺，平均重量为 20 ～ 25g。甲状腺内含有许多大小不等的圆形或椭圆形腺泡（或称滤泡）。腺泡由单层上皮细胞围成，腺泡腔内充满胶质。胶质是腺泡上皮细胞的分泌物，主要成分为含有**甲状腺激素**（thyroid hormones，TH）的**甲状腺球蛋白**（thyroglobulin，TG）。腺泡上皮细胞是甲状腺激素合成与释放的部位，而腺泡腔的胶质是激素的贮存形式。腺泡上皮细胞的形态特征及胶质的量随甲状腺功能的不同而发生相应的变化。腺泡上皮细胞通常为立方体，当甲状腺受到刺激而功能活跃时，细胞变高，呈柱状，胶质减少；反之，细胞变低，呈扁平形，而胶质增多。

一、甲状腺激素的合成与代谢

甲状腺激素主要有四碘甲腺原氨酸（T_4，或称甲状腺素）和三碘甲腺原氨酸（T_3）两种，此外还能分泌少量的**逆 T_3**（reverse T_3，rT_3），它们都是酪氨酸（Tyr）的碘化物。其中 T_3 的生物活性是 T_4 的 5 倍，rT_3 无生物活性。

碘是合成 TH 不可缺少的原料。人每天从食物中摄取碘 100 ～ 200μg，约有 1/3 进入甲状腺，甲状腺含碘量为 8000μg 左右，占全身总碘量的 90%。各种原因引起的碘缺乏，都会导致 TH 合成减少。TG 由滤泡上皮细胞合成，然后转运至滤泡腔内贮存。TG 上的酪氨酸残基碘化后可合成 TH。

（一）甲状腺激素的合成过程

TH 的合成过程可大致归纳为三个基本环节（图 11-5）。

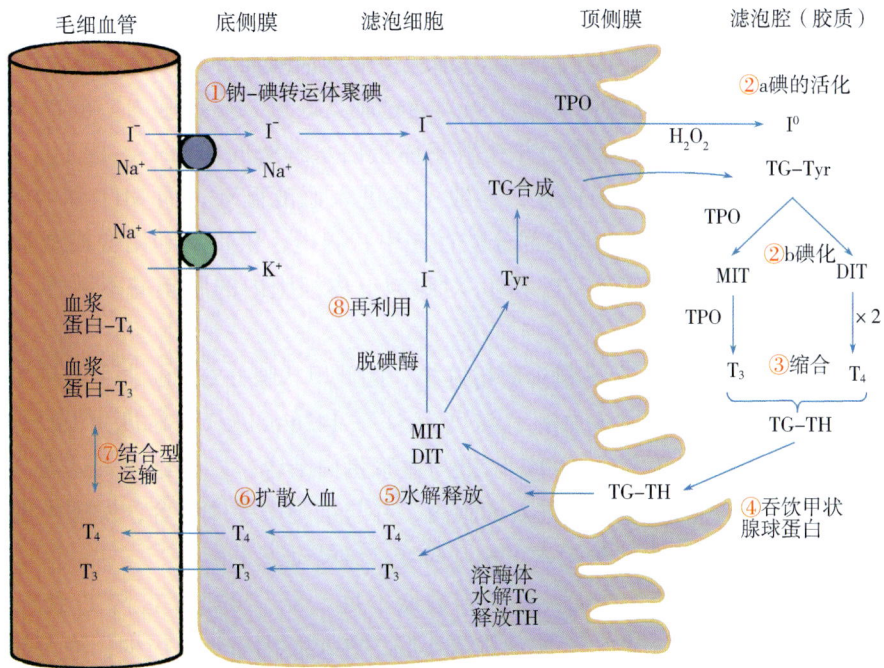

图 11-5　甲状腺激素合成及代谢示意图
TPO：过氧化物酶；TG：甲状腺球蛋白

1. 甲状腺滤泡聚碘　聚碘是将细胞外液中的碘转运至甲状腺滤泡上皮细胞内。正常甲状腺滤泡上皮细胞内，碘的浓度比血浆高 25～50 倍，故聚碘是一种主动转运。在滤泡上皮细胞基底膜侧有钠-碘同向转运体，其和膜上的 Na^+-K^+ 泵协同转运可实现 I^- 的继发性主动转运。聚碘能力大小是判断甲状腺功能的一个重要指标。临床上常用放射性同位素 [131]I 示踪法来检查和判断甲状腺聚碘能力。

2. 碘的活化　摄入滤泡上皮细胞顶端膜内的 I^- 在 H_2O_2 存在的条件下，由**甲状腺过氧化酶**（thyroperoxidase，TPO）的催化转变为活化的碘（可能是 I^0，碘原子）。活化过程在滤泡上皮细胞顶端膜微绒毛与滤泡腔交界处完成。

3. 酪氨酸碘化与碘化酪氨酸的耦联　酪氨酸碘化是由活化碘在 TPO 的作用下取代 TG 上的酪氨酸残基上的氢，生成一碘酪氨酸残基（MIT）和二碘酪氨酸残基（DIT）。两个分子的 DIT 耦联生成 T_4，一分子的 MIT 与一分子的 DIT 耦联则生成 T_3。TPO 由滤泡上皮细胞合成，其作用是促进碘的活化、酪氨酸碘化以及碘化酪氨酸的耦联。TPO 的活性受 TSH 的调控。临床上，硫氧嘧啶类与硫脲类药物可抑制 TPO 的活性，从而抑制甲状腺激素的合成，可用于治疗甲状腺功能亢进。

在一个甲状腺球蛋白分子上 T_4 与 T_3 之比为 20∶1，这种比值常受碘含量的影响，当甲状腺内碘化活动增强时，DIT 含量增加，T_4 含量也相应增加；在缺碘时，MIT 增多，则 T_3 含量明显增加。

（二）甲状腺激素的贮存、释放、运输与代谢

1. 贮存　在甲状腺球蛋白上形成的甲状腺激素在腺泡腔内以胶质的形式贮存。甲状腺激素的贮存有两个特点：一是贮存于细胞外（腺泡腔内）；二是贮存量很大，可供机体利用长达 50～120 天之久，在激素的贮存量中居首位。

2. 释放　当甲状腺受到 TSH 刺激后，腺泡细胞顶端即活跃而伸出伪足，将含有 T_3、T_4 及其他种碘化酪氨酸残基的甲状腺球蛋白胶质小滴，通过胞饮，进入腺细胞内。被吞入的甲状腺球蛋白随即与溶酶体融合而形成吞噬体，并在溶酶体蛋白水解酶的作用下，将 T_3、T_4 及 MIT 和 DIT 水解下来。甲状腺球蛋白分子较大，一般不易进入血液循环，而 MIT 和 DIT 分子较小，很快受脱碘酶作用而脱碘，脱下的碘大部分贮存在甲状腺内，供重新利用合成激素；另一小部分从腺泡上皮细胞释出，进入血液。T_4 和 T_3 对腺泡上皮细胞内的脱碘酶不敏感，故可迅速进入血液。

由于甲状腺球蛋白分子上的 T_4 数量远远超过 T_3，因此甲状腺分泌的激素主要是 T_4，占总量的 90% 以上，T_3 的分泌量较少。正常人血清 T_4 浓度为 51～142nmol/L，T_3 浓度为 1.2～3.4nmol/L。

3. 运输　T_4 和 T_3 释放入血之后，99% 以上与血浆蛋白结合，以结合形式运输，游离状态的不到 1%。但只有游离形式的激素才能进入细胞内，并与细胞中受体结合，发挥生理作用。正常情况，结合形式的激素与游离形式的激素可相互转变，维持动态平衡。

4. 代谢　血浆 T_4 的半衰期为 7 天，T_3 的半衰期不足 1 天。20% 的 T_4 与 T_3 在肝脏降解，形成葡萄糖醛酸或硫酸盐的代谢产物，经胆汁排入小肠，在小肠内重吸收极少，绝大部分由小肠液进一步分解，随粪便排出。约 80% 的 T_4 在外周组织脱碘酶的作用下变为 T_3，是 T_3 的主要来源。血液中的 T_3 约 75% 来自 T_4，其余来自甲状腺。肾亦能降解少量的 T_4 与 T_3，降解产物随尿排出体外。

二、甲状腺激素的生理作用

甲状腺激素的主要作用是促进能量代谢、物质代谢与促进生长和发育。甲状腺激素可与核受体结合，影响转录过程而发挥作用。在细胞膜、核糖体以及线粒体上也存在甲状腺激素的结合位点，因此，甲状腺激素对转录后膜的转运功能、线粒体的生物氧化作用均有影响。

（一）促进能量与物质代谢

1. 促进能量代谢 甲状腺激素可使绝大多数组织的耗氧率和产热量增加，基础代谢率提高，尤其以心、肝、骨骼肌和肾等组织最显著。实验表明，1mg T_4 可使机体增加产热约4200kJ，提高基础代谢率28%。T_3 的产热作用是 T_4 的 3 ～ 5 倍，但持续时间较短。用哇巴因抑制组织中的 Na^+，K^+-ATP 酶活性，则甲状腺激素的产热效应可完全被消除，可见，甲状腺激素的产热效应与其诱导 Na^+，K^+-ATP 酶活性密切相关。此外，甲状腺激素也能促进脂肪酸氧化，产生大量热能。

2. 对蛋白质、糖类和脂肪等物质代谢的影响

（1）蛋白质代谢 T_4 或 T_3 作用于核受体，激活 DNA 转录过程，促进 mRNA 形成，加速蛋白质及各种酶的生成。肌肉、肝与肾的蛋白质合成明显增加，细胞数量增多，体积增大，尿氮减少，表现为正氮平衡。

T_4 与 T_3 分泌不足时，蛋白质合成减少，肌肉无力，但组织间的黏蛋白增多，可结合大量的正离子和水分子，引起**黏液性水肿**（myxedema）。T_4 与 T_3 分泌过多时，则加速蛋白质分解，特别是加速骨骼肌的蛋白质分解，使肌酐含量降低，肌肉无力，尿酸含量增加，并可促进骨的蛋白质分解，进而导致血钙升高、尿钙的排出增加和骨质疏松。

（2）糖代谢 甲状腺激素促进小肠黏膜对糖类的吸收，增强糖原分解，抑制糖原合成，并加强肾上腺素、胰高血糖素、皮质醇和生长激素的升高血糖作用；同时，由于 T_4 与 T_3 还可加强外周组织对糖类的利用，也有降低血糖的作用。通常甲状腺功能亢进时，血糖常常升高，有时出现尿糖。

（3）脂肪代谢 甲状腺激素促进脂肪酸氧化，增强儿茶酚胺与胰高血糖素对脂肪的分解作用。T_4 与 T_3 既能促进胆固醇的合成，又可通过肝加速胆固醇的降解，但分解的速度超过合成的速度，所以甲状腺功能亢进患者血中胆固醇含量低于正常水平。

甲状腺功能亢进时，对糖类、蛋白质和脂肪的分解代谢增强，所以患者常感饥饿，食欲旺盛，身体明显消瘦。

（二）促进生长和发育

甲状腺激素具有促进组织分化、生长与发育成熟的作用。在人类和哺乳动物，甲状腺激素是维持正常生长与发育不可缺少的激素，特别是对骨和脑的发育尤为重要。甲状腺功能低下的儿童，表现为以智力迟钝和身材矮小为特征的**呆小症**（cretinism）。

胚胎期缺碘造成甲状腺激素合成不足或出生后甲状腺功能低下，脑的发育明显障碍，脑各部位的神经细胞变小，轴突、树突与髓鞘均减少，胶质细胞数量减少，神经组织的蛋白质、磷脂，以及各种重要的酶和递质的含量也都降低。甲状腺激素刺激骨化中心发育、软骨骨化，促进长骨和牙齿的生长。在胚胎期胎儿骨的生长并不必需甲状腺激素，所以患先天性甲状腺发育不全的胎儿，出生时身高可以基本正常，但脑的发育已经受到不同程度的影响，在出生后数周至 3 ～ 4 个月后就会表现出明显的智力迟钝和长骨生长停滞。所以在缺碘地区，为预防呆小症的发生，应在妊娠期注意补充碘。而治疗呆小症应在出生后 3 个月以前及时补充甲状腺激素。

（三）对神经系统的影响

甲状腺激素不但影响中枢神经系统的发育，对已分化成熟的神经系统也有提高兴奋性的作用，还有兴奋交感神经系统的作用。

甲状腺激素对心血管系统的活动有明显的影响。T_4 与 T_3 可使心率增快，心缩力增强，心输出量与心脏做功增加。

三、甲状腺功能的调节

甲状腺功能主要受下丘脑－垂体－甲状腺轴的调节，此外，还接受自主神经的调节，并可进行一定程度的自身调节。

（一）下丘脑－垂体－甲状腺轴的调节

1. 下丘脑－腺垂体系统的调节

（1）腺垂体促甲状腺激素的调节　TSH 是调节甲状腺功能的主要激素，其作用是促进甲状腺激素的合成与释放。它是一种分子质量为 26kD 的糖蛋白。作用机制：①加强碘泵活动，促进甲状腺细胞合成（可作用到合成的每个环节），促进 T_3、T_4 释放等。②刺激甲状腺细胞内核酸和蛋白质合成，使腺细胞增殖，腺体增大。

（2）下丘脑对腺垂体 TSH 分泌的调节　腺垂体 TSH 分泌受下丘脑 TRH 的调控。下丘脑 TRH 神经元接受神经系统其他部位传来的信息，然后释放 TRH，通过下丘脑－垂体门脉系统运送到腺垂体，促进腺垂体 TSH 的释放。例如，寒冷刺激的信息到达中枢神经系统，在传入下丘脑体温调节中枢的同时，还与其附近的 TRH 神经元发生联系，促使 TRH 释放增加，进而促进腺垂体释放 TSH。在这一过程中，去甲肾上腺素能增强 TRH 的释放。下丘脑还可释放较多的生长抑素，抑制 TRH 的合成与释放，进而使腺垂体 TSH 的释放减少。此外，情绪反应也可影响 TRH 及 TSH 分泌。

2. 甲状腺激素的反馈调节　血中游离的 T_4 与 T_3 浓度的升降，对腺垂体 TSH 的分泌起着经常性反馈调节作用。当血中 T_4 与 T_3 浓度增高时，抑制 TSH 分泌（图 11-6）。实验表明，甲状腺激素抑制 TSH 分泌的作用，是由于甲状腺激素刺激腺垂体促甲状腺激素细胞产生一种抑制性蛋白，它使 TSH 的合成与释放减少，并降低腺垂体对 TRH 的反应性。

另外，有些激素也可影响腺垂体分泌 TSH，如雌激素可增强腺垂体对 TRH 的反应，从而使 TSH 分泌增加，而生长激素与糖皮质激素则对 TSH 的分泌有抑制作用。

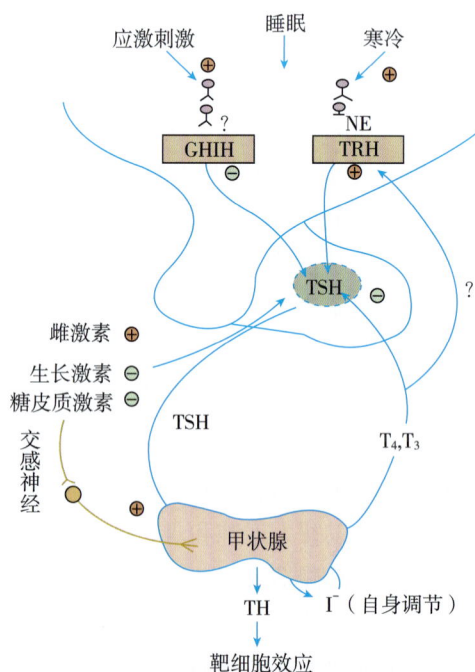

图 11-6　甲状腺激素分泌的调节示意图
⊕表示促进或刺激；⊖表示抑制

（二）自主神经对甲状腺功能的调节

甲状腺腺泡受交感神经肾上腺素能纤维及副交感神经胆碱能纤维双重支配，在甲状腺细胞的膜上存在 α 受体、β 受体和 M 受体。肾上腺素能纤维兴奋可促进甲状腺激素的合成与释放，而胆碱能纤维兴奋则抑制甲状腺激素的分泌。

（三）甲状腺的自身调节

甲状腺具有适应碘的供应变化而调节自身对碘的摄取与合成甲状腺激素的能力。在缺乏 TSH 或血液 TSH 浓度不变的情况下，这种调节仍能发生，故称为甲状腺的自身调节。它是一个有限度的缓慢调节机制。当血碘浓度增加时，最初甲状腺激素的合成有所增加，但碘量超过一定限度后，甲状腺激素的合成在维持一段高水平之后，随即明显下降。这种过量的碘产生的抗甲状腺聚碘作用，称为 Wolff-Chaikoff 效应。如果再持续加大碘量，则摄碘抑制作用就会消失，激素的合成再次增加，出现对高碘的适应。相反，当血碘含量不足时，甲状腺可增强摄碘作用，并加强甲状腺激素的合成。

第四节　甲状旁腺和甲状腺 C 细胞

甲状旁腺分泌的甲状旁腺激素与甲状腺 C 细胞分泌的降钙素，以及 1,25- 二羟维生素 D_3 三者共同调节机体钙磷代谢，控制血浆中钙和磷的水平（图 11-7）。

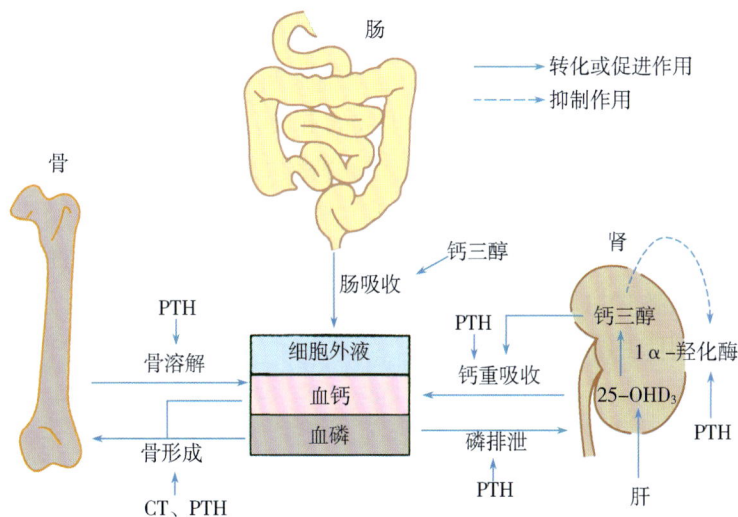

图 11-7　调节钙磷代谢部分激素的主要作用环节

25-OHD$_3$：25- 羟维生素 D_3；CT：降钙素；

钙三醇：1,25- 二羟维生素 D_3；PTH：甲状旁腺激素

一、甲状旁腺激素

甲状旁腺激素（parathyroid hormone，PTH）是甲状旁腺主细胞分泌的含有 84 个氨基酸的直链肽，分子质量为 9.5kD。正常人血浆 PTH 浓度呈现日节律波动，清晨 6 时最高，以后逐渐降

低，到下午 4 时达最低，以后又逐渐升高，范围为 10 ~ 50ng/L。其血浆半衰期为 20 ~ 30min，主要在肝脏和肾脏内水解灭活。

（一）甲状旁腺激素的作用

甲状旁腺激素是调节血钙与血磷水平、维持血钙稳态最重要的激素。它有升高血钙和降低血磷的作用。PTH 主要作用途径有：①促进肾远端小管对钙的重吸收，使尿钙减少，血钙升高；抑制近端小管对磷的重吸收，促进尿磷排出，血磷降低。②促进骨钙入血，使血 Ca^{2+} 升高。其包括快速效应与延缓效应两个时相。快速效应在 PTH 作用后数分钟发生，使骨液中钙转运至血液中。延缓效应在 PTH 作用后 12 ~ 14h 出现，通常要在几天或几周后方达高峰，这是由于 PTH 通过刺激破骨细胞，使其活动增强而实现的。③激活肾 1α - 羟化酶，促进 25–OH–D_3 转变为有活性的 1,25-（OH）$_2$-D_3，进而促进小肠对钙、磷的吸收。

PTH 对肾的作用是通过 cAMP-PKA 信息传递途径而发挥作用的。PTH 与肾小管细胞膜上特异性受体结合，通过 G 蛋白介导，激活腺苷酸环化酶，催化 ATP 生成 cAMP，cAMP 再激活 PKA，催化蛋白质与酶的磷酸化，进而促进肾对钙的重吸收和磷的排出。

（二）甲状旁腺激素分泌的调节

1. 血钙水平对 PTH 分泌的调节 PTH 的分泌主要受血浆钙浓度变化的负反馈调节。血浆钙浓度轻微下降时，1min 内就可使甲状旁腺分泌 PTH 迅速增加，这是由于血钙降低，直接刺激甲状旁腺主细胞释放 PTH，在 PTH 作用下，促使骨钙释放，并促进肾小管重吸收钙，结果使已降低了的血钙浓度迅速回升。相反，血浆钙浓度升高时，PTH 分泌减少。长时间的高血钙，可使甲状旁腺发生萎缩；而长时间的低血钙，则可使甲状旁腺增生。血钙浓度对甲状旁腺分泌的调节，是通过细胞膜**钙受体**（calcium receptor）实现的，钙受体是 G 蛋白耦联受体，广泛分布在甲状旁腺、甲状腺 C 细胞、肾脏、肠、骨等器官中。当细胞外 Ca^{2+} 水平升高时，Ca^{2+} 与钙受体结合，通过 Gq 蛋白激活磷脂酰肌醇信号转导系统，生成的 IP_3 可使内质网中 Ca^{2+} 的释放增加，胞质中 Ca^{2+} 浓度升高，随后通过细胞膜上的 Ca^{2+} 通道引起持续的 Ca^{2+} 内流。这种迅速升高的胞质 Ca^{2+} 水平则抑制 PTH 的分泌。

2. 其他影响因素 1,25-（OH）$_2$-D_3 可直接作用于甲状旁腺，抑制 PTH 的分泌。血磷升高可使血钙降低，从而刺激 PTH 的分泌，血镁浓度降至较低时，可使 PTH 分泌减少。PGF_2 促进 PTH 分泌，而 $PGF_{2\alpha}$ 则使 PTH 分泌减少。

二、降钙素

降钙素（calcitonin，CT）是由甲状腺 C 细胞分泌的肽类激素。C 细胞位于甲状腺腺泡之间和腺泡上皮细胞之间，故又称甲状腺腺泡旁细胞。

降钙素是含有一个二硫键的三十二肽，分子质量为 3.4kD。正常人血清中降钙素浓度为 10 ~ 20ng/L，血浆半衰期小于 1h，主要在肾降解后排出。

（一）降钙素的作用

降钙素的主要作用是降低血钙和血磷，其主要靶器官是骨，对肾也有一定的作用。

1. 对骨的作用 CT 抑制破骨细胞活动，减弱溶骨过程，增强成骨过程，使骨组织释放钙、磷减少，钙、磷沉积增加，因而血钙与血磷下降。

2. 对肾的作用 CT 能抑制肾小管对钙、磷、钠及氯的重吸收，使这些离子从尿中排出增多。

（二）降钙素分泌的调节

CT 的分泌主要受血钙浓度的调节。当血钙浓度升高时，CT 的分泌亦随之增加。CT 与 PTH 对血钙的作用相反，共同调节血钙浓度的相对稳定。比较 CT 与 PTH 对血钙的调节作用，有两个主要差别：① CT 的分泌启动较快，在 1h 内即可达到高峰，而 PTH 分泌高峰的出现则需几个小时。② CT 只对血钙水平产生短期调节作用，其效应很快被有力的 PTH 作用所克服，PTH 对血钙浓度发挥长期调节作用。由于 CT 的作用快速而短暂，它对高钙饮食引起的血钙升高回复到正常水平起重要作用。

进食可刺激 CT 的分泌，这可能与几种胃肠激素如促胃液素、促胰液素及胰高血糖素的分泌有关，它们均有促进 CT 分泌的作用，其中以促胃液素的作用最强。

三、1,25- 二羟维生素 D_3

维生素 D_3（VD_3）是胆固醇的衍生物，其活性形式有 25- 羟维生素 D_3（$25-OH-D_3$）、1,25- 二羟维生素 D_3［$1,25-(OH)_2-D_3$］及 24,25- 二羟维生素 D_3［$24,25-(OH)_2-D_3$］。其中以 $1,25-(OH)_2-D_3$ 为主要的活性形式，它又称为**1,25- 二羟胆钙化醇**（1,25-dihydroxycholecalciferol），也有简称为"钙三醇"，通过作用于小肠、骨和肾来调节钙、磷代谢，升高血钙和血磷。

体内的 VD_3 主要由皮肤中 7- 脱氢胆固醇经日光中紫外线照射转化而来，也可由动物性食物中获取。VD_3 无生物活性，它首先需在肝脏经 25- 羟化酶作用转化为 $25-OH-D_3$，这是 VD_3 在血液循环中存在的主要形式，它在肾 1α- 羟化酶的催化下进一步变成 $1,25-(OH)_2-D_3$。$1,25-(OH)_2-D_3$ 的活性比 $25-OH-D_3$ 高 $500 \sim 1000$ 倍。

血中各种形式的 VD_3 都是与维生素 D 结合蛋白结合后进行运输的。血浆中 $25-OH-D_3$ 的浓度为 $40 \sim 90nmol/L$，而 $1,25-(OH)_2-D_3$ 的含量为 100pmol/L。

（一）1,25- 二羟维生素 D_3 的作用

1. 促进小肠黏膜对钙的吸收 1,25- 二羟维生素 D_3 进入小肠黏膜的细胞内，与细胞核特异性受体结合，促进转录过程，生成一种与钙有很强亲和力的**钙结合蛋白**（calcium-binding protein, CaBP）。CaBP 被分泌至小肠黏膜细胞的刷状缘膜侧，在这里它与 Ca^{2+} 结合（1 个分子 CaBP 可结合 4 个 Ca^{2+}），然后进入胞浆，转运至细胞的底侧膜，把结合的钙释放入血。1,25- 二羟维生素 D_3 也促进小肠黏膜细胞对磷的吸收，所以它既能增加血钙，也能增加血磷。

2. 调节骨钙的沉积和释放 1,25- 二羟维生素 D_3 一方面促进肠对钙、磷的吸收，增加血钙、血磷含量，并能刺激成骨细胞的活动，促进骨钙沉积和骨的形成；另一方面，当血钙降低时，又能提高破骨细胞的活动，增强骨的溶解，释放骨钙入血，使血钙升高。1,25- 二羟维生素 D_3 能增强 PTH 对骨的作用，在缺乏 1,25- 二羟维生素 D_3 时，PTH 的作用明显减弱。

近年的研究证明，在骨质中存在一种由 49 个氨基酸组成的多肽，它能与钙结合，称为**骨钙素**（osteocalcin），主要由成骨细胞合成并分泌至骨基质中，是骨基质中含量最丰富的非胶原蛋白，占骨蛋白含量的 $1\% \sim 2\%$。骨钙素对调节与维持骨钙起着重要作用。骨钙素的分泌受 1,25- 二羟维生素 D_3 的调节。

3. 其他 促进肾小管对钙、磷的重吸收，使尿钙、磷排出量减少。

（二）1,25- 二羟维生素 D_3 生成的调节

1. 血钙和血磷水平 $25-OH-D_3$ 在肾组织中转变为 $1,25-(OH)_2-D_3$ 的过程受血钙浓度的调节。低血钙时，肾 24- 羟化酶活性降低，而 $1\alpha-$ 羟化酶活性占优势，从而使 $25-OH-D_3$ 转变为 $1,25-(OH)_2-D_3$ 增加；而在高血钙状态时，肾 24- 羟化酶活性增强，使 $25-OH-D_3$ 转变为 $24,25-(OH)_2-D_3$ 增多，则 $1,25-(OH)_2-D_3$ 的生成减少。

血磷水平对 $1,25-(OH)_2-D_3$ 的生成也有调节作用，低血磷可促进 $1,25-(OH)_2-D_3$ 的生成，而高血磷则使其生成减少。

2. PTH 与肾羟化酶 PTH 能增强肾 $1\alpha-$ 羟化酶的活性，使 $1,25-(OH)_2-D_3$ 生成增多。$1,25-(OH)_2-D_3$ 对其本身的生成具有反馈作用，即 $1,25-(OH)_2-D_3$ 增多时，可抑制 $1\alpha-$ 羟化酶的活性，从而导致 $1,25-(OH)_2-D_3$ 的生成减少。

3. 其他影响因素 催乳素与生长激素能促进 $1,25-(OH)_2-D_3$ 的生成，而糖皮质激素可抑制其生成。

第五节　肾上腺

肾上腺（adrenal gland）由中央部的**肾上腺髓质**（adrenal medulla）和周围部的**肾上腺皮质**（adrenal cortex）组成。两个部分是两种内分泌腺，二者在发生、结构和功能上均不相同。

一、肾上腺皮质激素

（一）肾上腺皮质激素的合成与代谢

肾上腺皮质分泌的激素是维持生命所必需的，可分为三类，即盐皮质激素、糖皮质激素和性激素。其中肾上腺皮质球状带细胞分泌盐皮质激素，主要是**醛固酮**（aldosterone）；束状带细胞分泌糖皮质激素，主要是**皮质醇**（cortisol）；网状带细胞主要分泌性激素，如**脱氢表雄酮**（dehydroepiandrosterone）和**雌二醇**（estradiol），也能分泌少量的糖皮质激素。胆固醇是合成肾上腺皮质激素的原料，主要来自血液。

皮质醇进入血液后，75%～80% 与血中皮质**类固醇结合球蛋白**（corticosteroid-binding globulin，CBG）结合，15% 与血浆白蛋白结合，5%～10% 呈游离状态。结合型与游离型皮质醇可以相互转化，维持动态平衡。只有游离的皮质醇才能进入靶细胞发挥其作用，也以游离状态存在和运输。

成人清晨血清皮质醇浓度为 110～520nmol/L，醛固酮的浓度为 220～430pmol/L。血浆皮质醇的半衰期约为 70min，醛固酮为 20min。它们都在肝中被降解，降解产物随尿排出体外。

四氢皮质醇是皮质醇的主要代谢产物，占尿排出量的 45%～50%。四氢皮质醇也可进一步将 C20 酮基变为羟基，生成皮五醇，约占尿中排出量的 20%。由于四氢皮质醇和皮五醇在 C17 上均有羟基，故称为 17- 羟类固醇。另外，在 C17 上脱去侧链，产生 17- 氧类固醇，约占尿中排出量的 10%。

肾上腺皮质网状带分泌的性激素主要是脱氢表雄酮和雄烯二酮，也分泌少量的雌二醇和糖皮质激素。脱氢表雄酮是一种 17- 氧类固醇，睾酮的代谢产物也是 17- 氧类固醇。它们的雄激素作用较弱，只及睾酮的 20%。

（二）肾上腺皮质激素的作用

1. 糖皮质激素的作用 人体血浆中糖皮质激素主要为皮质醇，其次为皮质酮，皮质酮的含量仅为皮质醇的 1/20 ～ 1/10。

（1）对物质代谢的影响 糖皮质激素对糖类、蛋白质和脂肪代谢均有作用：①糖代谢：糖皮质激素是调节机体糖代谢的重要激素之一，它能对抗胰岛素降血糖作用，促进糖异生，升高血糖。如果糖皮质激素分泌过多（或服用此类激素药物过多），可使血糖升高，甚至出现糖尿；相反，肾上腺皮质功能低下患者（如艾迪森病），则可出现低血糖。②蛋白质代谢：糖皮质激素促进肝外组织，特别是肌肉组织蛋白质分解，加速氨基酸转移至肝，生成肝糖原。糖皮质激素分泌过多时，由于蛋白质分解增强，合成减少，将出现肌肉消瘦、骨质疏松、皮肤变薄、淋巴组织萎缩等。③脂肪代谢：糖皮质激素促进脂肪分解，增强脂肪酸在肝内的氧化过程，有利于糖异生作用。肾上腺皮质功能亢进时，糖皮质激素能提高四肢部位脂肪酶的活性，脂肪分解增强，而腹、面、肩及背的脂肪合成增加，以致呈现出面圆、背厚、躯干部发胖而四肢消瘦的向心性肥胖的特殊体型。

（2）对水盐代谢的影响 皮质醇有较弱的贮钠排钾的作用，即对肾远曲小管和集合管重吸收 Na^+ 和排出 K^+ 有轻微的促进作用。另外，皮质醇还可降低肾小球入球血管阻力，增加肾小球血浆流量而使肾小球滤过率增加，有利于水的排出。肾上腺皮质功能不全患者，排水能力明显降低，严重时可出现"水中毒"。

（3）对心血管的影响 糖皮质激素能增强血管平滑肌对儿茶酚胺的敏感性（即允许作用），有利于提高血管的张力和维持血压。另外，糖皮质激素可降低毛细血管壁的通透性，减少血浆的滤出，有利于维持血容量。离体实验表明，糖皮质激素可增强心肌的收缩力。

（4）在应激反应中的作用 当机体遭遇内、外环境和社会、心理等伤害刺激时，如低氧、创伤、感染、手术、饥饿、疼痛、寒冷以及精神紧张和焦虑不安等，血中 ACTH 和糖皮质激素分泌增加，出现的非特异性的适应反应，称为**应激**（stress）反应。一般将能引起 ACTH 与糖皮质激素分泌增加的各种刺激，称为应激刺激。在这一反应中，除垂体 – 肾上腺皮质系统参加外，交感 – 肾上腺髓质系统也参加，所以在应激反应中，血中儿茶酚胺含量也相应增加。实验研究表明，切除肾上腺髓质的动物，可以抵抗应激刺激而不产生严重后果。而当去掉肾上腺皮质时，机体应激反应减弱，对有害刺激的抵抗力大大降低，若不适当处理，1 ～ 2 周内即可死亡。如及时补给糖皮质激素，则可生存较长时间。这说明在应激反应中，血中 ACTH 和糖皮质激素浓度增加有重要意义。在应激反应中，除了 ACTH、糖皮质激素与儿茶酚胺的分泌增加外，β – 内啡肽、生长激素、催乳素、胰高血糖素、血管升压素、醛固酮等均增加，说明应激反应是以 ACTH 和糖皮质激素分泌增加为主，多种激素参与的使机体抵抗力增强的非特异性反应。

（5）抑制炎症反应和免疫反应 糖皮质激素对炎症反应的全过程均有抑制作用，还可抑制 T 淋巴细胞分化、减少细胞因子的产生，抑制 B 细胞抗体的生成，在临床上使用大剂量的糖皮质激素进行抗炎、抗过敏、抗中毒和抗休克等的治疗，通常称为糖皮质激素的四抗作用。

（6）对血细胞的影响 糖皮质激素可使红细胞、血小板和中性粒细胞的数量增加，而使淋巴细胞和嗜酸性粒细胞减少。糖皮质激素可抑制胸腺与淋巴组织的细胞分裂，减弱淋巴细胞的 DNA 合成过程，从而使淋巴细胞生成减少。此外，糖皮质激素还能促进淋巴细胞与嗜酸性粒细胞的破坏。

糖皮质激素尚可提高中枢神经系统的兴奋性。过量使用糖皮质激素可引起欣快感、躁动、幻觉和失眠等不良反应。糖皮质激素还可促进消化道各种消化液和消化酶的分泌。另外，它能增强骨骼肌收缩力，抑制成骨，促进溶骨等。

2. 盐皮质激素的作用 盐皮质激素以醛固酮为代表，醛固酮对水盐代谢的作用最强，其次为去氧皮质酮。

醛固酮是调节机体水盐代谢的重要激素，它促进肾远曲小管及集合管重吸收钠、水和排出钾，即保钠、保水和排钾作用。当醛固酮分泌过多时，将使钠和水潴留，引起高血钠、高血压和血钾降低。相反，如醛固酮缺乏则钠与水排出过多，血钠减少，血压降低，而尿钾排出减少，血钾升高。关于醛固酮对肾脏的作用及其机制可参阅第八章。另外，盐皮质激素与糖皮质激素一样，能增强血管平滑肌对儿茶酚胺敏感性，其作用比糖皮质激素更强。

（三）肾上腺皮质激素分泌的调节

1. 糖皮质激素分泌的调节 主要是下丘脑 - 垂体 - 肾上腺皮质轴调节系统，它维持正常糖皮质激素浓度稳态和在不同状态下糖皮质激素分泌的适应性变化。

（1）下丘脑 - 腺垂体系统的调节 腺垂体分泌的 ACTH 是调节糖皮质激素合成、释放的最重要因素。肾上腺皮质的束状带及网状带处于腺垂体 ACTH 的经常性控制之下，无论是糖皮质激素的基础分泌，还是应激状态下的分泌，都受 ACTH 的调控。ACTH 是一个含 39 个氨基酸的多肽，分子质量 4.5kD。

ACTH 分子上的 1 ～ 24 位氨基酸为生物活性所必需，25 ～ 39 位氨基酸可保护激素，减慢降解，延长作用时间。各种动物的 ACTH 前 24 位氨基酸均相同，因此从动物（牛、羊、猪）腺垂体提取的 ACTH 对人有效。

ACTH 也可以刺激束状带与网状带细胞生长发育，增强糖皮质激素的合成与分泌。

ACTH 的分泌呈现日节律波动，入睡后 ACTH 分泌逐渐减少，0 点最低，随后又逐渐增多，至觉醒前进入分泌高峰，白天维持在较低水平，入睡时再减少。由于 ACTH 分泌的日节律波动，使糖皮质激素的分泌也呈现相应的波动。ACTH 分泌的这种日节律波动是由下丘脑促肾上腺皮质激素释放激素（CRH）节律性释放所决定的。

（2）促肾上腺皮质激素释放激素（CRH）分泌的调节 ACTH 的分泌受下丘脑 CRH、血管升压素的控制与糖皮质激素的反馈调节。糖皮质激素的负反馈调节主要作用于腺垂体，也可作用于下丘脑，这种反馈称为长反馈。因此，临床上长期使用糖皮质激素的患者可因其反馈抑制 ACTH 的分泌而使肾上腺皮质萎缩。如果此时突然停药，可引起急性肾上腺皮质功能低下的严重后果。因此，必须逐渐减量停药或治疗期间间断给予 ACTH，防止肾上腺皮质功能衰竭和萎缩。ACTH 还可反馈抑制 CRH 神经元，称为短反馈。也可能还存在 CRH 对 CRH 神经元的超短反馈（图 11-8）。

2. 盐皮质激素分泌的调节 醛固酮的分泌主要受肾素 - 血管紧张素系统的调节。血 K^+、血 Na^+ 浓度变化可

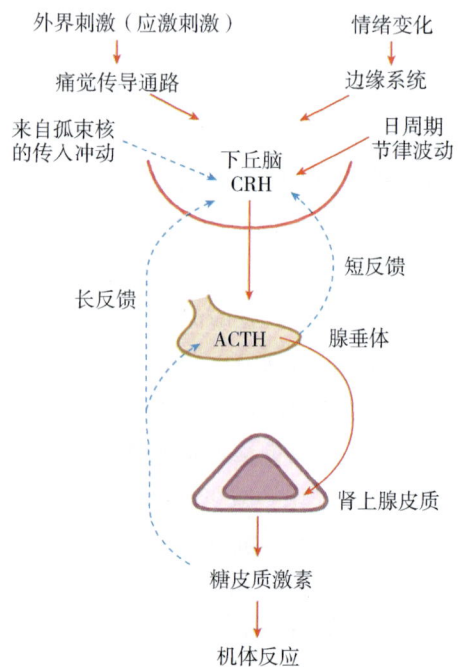

图 11-8　糖皮质激素分泌调节示意图
——实线表示促进；- - - 点线表示抑制

以直接作用于肾上腺皮质球状带细胞，影响醛固酮的分泌。

在正常情况下，ACTH 对醛固酮的分泌并无调节作用，但当机体受到应激刺激时，ACTH 分泌增加，可对醛固酮的分泌起一定的支持作用。

二、肾上腺髓质激素

肾上腺髓质嗜铬细胞分泌肾上腺素和去甲肾上腺素，它们是儿茶酚胺类激素。

（一）肾上腺髓质激素的合成与代谢

肾上腺髓质激素的合成与交感神经节后纤维合成去甲肾上腺素的过程基本一致，不同的是嗜铬细胞胞浆中存在大量**苯乙醇胺 –N– 甲基移位酶**（phenylethanolamine–N–methyltransferase，PNMT），可使去甲肾上腺素甲基化而成肾上腺素（图 11-9）。

肾上腺素与去甲肾上腺素一起贮存在髓质细胞的囊泡内，以等待释放。髓质中肾上腺素与去甲肾上腺素的比例大约为 4：1，以肾上腺素为主。血液中的去甲肾上腺素，除由髓质分泌外，还来自肾上腺素能神经纤维末梢，而血中的肾上腺素则主要来自肾上腺髓质。

在体内的肾上腺素和去甲肾上腺素通过**单胺氧化酶**（monoamine oxidase，MAO）及**儿茶酚 –O– 位甲基转换酶**（catechol–O–methyltransferase，COMT）的作用灭活。

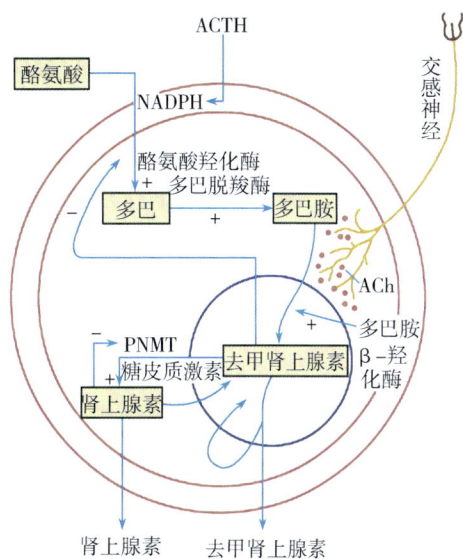

图 11-9　肾上腺髓质激素生物合成示意图

NADPH：还原型辅酶Ⅱ（烟酰胺腺嘌呤二核苷酸）；
PNMT：苯乙醇胺氮位甲基移位酶；＋表示促进；
－表示抑制

（二）肾上腺髓质激素的作用

肾上腺髓质与交感神经系统组成交感 – 肾上腺髓质系统，髓质激素的作用与交感神经的活动紧密联系。Cannon 最早全面研究了交感 – 肾上腺髓质系统的作用，曾提出**应急学说**（emergency hypothesis），认为机体遭遇特殊紧急情况时，如恐惧、焦虑、剧痛、失血、脱水、低氧、暴冷暴热以及剧烈运动等，这一系统将立即被调动起来，肾上腺素与去甲肾上腺素的分泌大大增加，其作用为：①提高中枢神经系统的兴奋性，使机体处于警觉状态，反应灵敏。②加强呼吸功能，增加肺通气量。③心血管活动加强，心输出量增加，血压升高，血液循环加快，内脏血管收缩，骨骼肌血管舒张，血流量增多，全身血液重新分配以利于应急时重要器官得到更多的血液供应。④加强能量代谢、增加供能，肝糖原分解增强使血糖升高，脂肪分解加速使血中游离脂肪酸增多，葡萄糖与脂肪酸氧化过程增强，以适应在应急情况下对能量的需要。上述一切变化都是在紧急情况下，通过交感 – 肾上腺髓质系统发生的适应性反应，故称之为**应急反应**（emergency reaction）。实际上，引起应急反应的各种刺激，也是引起应激反应的刺激，当机体受到应激刺激时，同时引起应急反应与应激反应，两者相辅相成，共同维持机体的适应能力。

（三）肾上腺髓质激素分泌的调节

1. 交感神经 肾上腺髓质受交感神经胆碱能节前纤维支配，交感神经兴奋时，节前纤维末梢释放乙酰胆碱，作用于髓质嗜铬细胞上的 N_1 型受体，引起肾上腺素与去甲肾上腺素的释放。若交感神经兴奋时间较长，则合成儿茶酚胺所需要的酪氨酸羟化酶、多巴胺 β-羟化酶等活性均增加，故可促进儿茶酚胺的合成。

2. ACTH 与糖皮质激素 动物摘除垂体后，肾上腺髓质酪氨酸羟化酶、多巴胺 β-羟化酶与 PNMT 的活性降低，而补充 ACTH 则使这些酶的活性恢复；如给予糖皮质激素，可使多巴胺 β-羟化酶与 PNMT 活性恢复，而对酪氨酸羟化酶则未见明显影响。实验提示，ACTH 促进髓质合成儿茶酚胺的作用可能直接通过糖皮质激素或间接提高肾上腺髓质细胞中多巴胺 β-羟化酶和 PNMT 活性来实现。

3. 自身反馈调节 去甲肾上腺素或多巴胺在细胞内的量增加到一定程度时，可抑制酪氨酸羟化酶。同样，肾上腺素合成增多时，也能抑制 PNMT 的作用。当肾上腺素与去甲肾上腺素由细胞释放入血液后，胞浆内含量减少，解除了上述的负反馈抑制，儿茶酚胺的合成随即增加。

第六节　胰　岛

胰腺是人体重要的腺体，可分为外分泌腺和内分泌腺两部分。外分泌腺分泌消化液胰液；内分泌腺是散在分布的 100 万～200 万个**胰岛**（pancreatic islet）。胰岛细胞依其形态和染色特点，至少可分为 5 种类型，分别称为 A（α）细胞、B（β）细胞、D（δ）细胞、PP 细胞及 D1（H）细胞。A 细胞约占胰岛细胞的 25%，分泌**胰高血糖素**（glucagon）；B 细胞的数量最多，占胰岛细胞的 60%～70%，分泌**胰岛素**（insulin）；D 细胞占胰岛细胞的 10% 左右，分泌生长抑素（GHIH）；PP 细胞的数量很少，分泌**胰多肽**（pancreatic polypeptide，PP）；D1 细胞可能分泌**血管活性肠肽**（vasoactive intestinal peptide，VIP）。

一、胰岛素

胰岛素是含有 51 个氨基酸残基的小分子蛋白质，分子质量为 5.8kD。B 细胞先合成一个大分子的前胰岛素原，以后加工成八十六肽的胰岛素原，再经水解成为胰岛素与连接肽（C 肽）。胰岛素与 C 肽共同释放入血中，也有少量的胰岛素原进入血液，但其生物活性只有胰岛素的 3%～5%。而 C 肽无胰岛素活性。C 肽是在胰岛素合成过程中产生的，其数量与胰岛素的分泌量有平行关系，因此测定血中 C 肽含量可反映 B 细胞的分泌功能。正常人空腹状态下血清胰岛素浓度为 35～145pmol/L，胰岛素在血中的半衰期只有 5min，主要在肝灭活，肾与肌肉组织也能使胰岛素失活。

（一）胰岛素的作用

胰岛素是促进合成代谢的激素，是体内唯一降低血糖浓度的激素。

1. 调节物质代谢

（1）调节糖代谢　胰岛素促进组织细胞对葡萄糖的摄取和利用，加速葡萄糖合成为糖原，贮存于肝和肌肉中，抑制糖原分解并抑制糖异生，促进葡萄糖转变为脂肪酸，贮存于脂肪组织，结果使血糖水平下降，此外，胰岛素还可通过促进磷酸戊糖旁路和三羧酸循环途径参与糖的代谢。

胰岛素缺乏时，血糖浓度升高，如超过肾糖阈，尿中将出现糖，引起糖尿病。

（2）调节脂肪代谢 胰岛素促进肝脏合成脂肪酸，然后转运到脂肪细胞贮存。胰岛素促进葡萄糖进入脂肪细胞，除了合成脂肪酸外，还可转化为 α-磷酸甘油，脂肪酸与 α-磷酸甘油形成甘油三酯，贮存于脂肪细胞中。同时，胰岛素还能抑制脂肪酶的活性，减少脂肪的分解。

胰岛素缺乏时，出现脂肪代谢紊乱，脂肪分解增强，血脂升高，加速脂肪酸在肝内氧化，生成大量酮体。由于糖氧化过程发生障碍，不能很好地处理酮体，可引起酮血症与酸中毒。

（3）调节蛋白质代谢 胰岛素促进蛋白质的合成过程，抑制蛋白质分解。其作用体现在蛋白质合成的各个环节上：①促进氨基酸通过膜的转运进入细胞。②加快细胞核的复制和转录过程，增加 DNA 和 RNA 的生成。③作用于核糖体，加速翻译过程，促进蛋白质合成。

另外，胰岛素还可抑制蛋白质分解和肝糖异生。由于胰岛素能增强蛋白质的合成过程，所以它对机体的生长也有促进作用，但胰岛素单独作用时，对生长的促进作用并不很强，只有与生长激素共同作用时，才能发挥明显的作用。

2. 对生长及其他方面的影响 胰岛素能够促进机体的生长。胰岛素是重要的促生长因子。其促进生长是通过直接作用和间接作用来实现的，前者通过胰岛素受体实现，后者通过其他促生长因子如生长激素的作用实现。此外，胰岛素具有类似瘦素的作用，在整体水平参与机体摄食行为的调节。当机体的脂肪组织增加时，胰岛素分泌增加，通过提高交感神经系统的活动水平，增加能量消耗，提高代谢率；同时抑制下丘脑弓状核的神经肽 Y 神经元表达神经肽 Y，抑制摄食活动。

（二）胰岛素的作用机制

胰岛素调节代谢的过程主要通过胰岛素与分布在各种组织细胞上的胰岛素受体相结合进而发挥作用（图 11-10）。

1. 胰岛素受体 几乎体内所有的细胞膜上都有胰岛素受体。但是，在各类细胞上的受体数差异很大，如红细胞每个细胞上约有 40 个受体，而在肝和脂肪组织，每个细胞可有 20 万个以上的受体。胰岛素受体具有高度特异性，它仅能识别胰岛素并与之结合。受体对胰岛素有很高的亲和力，受体的亲和力与胰岛素的生物活性成平行关系。例如，受体对胰岛素原的亲和力只有胰岛素的 5% 左右，因此，胰岛素原的生物活性也只相当于胰岛素的 5% 左右。

胰岛素受体是一种跨膜糖蛋白，由两个 α 亚单位和两个 β 亚单位构成四聚体（图 11-10）。胰岛素与受体结合可激活酪氨酸蛋白激酶，使受体内的酪氨

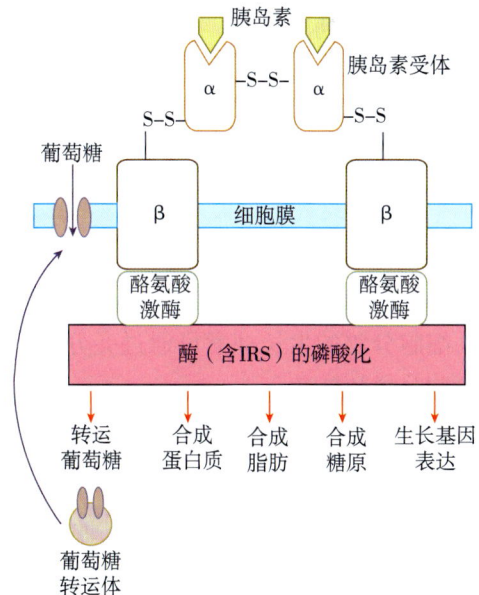

图 11-10 胰岛素作用机制示意图

酸残基磷酸化，这对跨膜信息传递、调节细胞的功能起着十分重要的作用。当胰岛素受体与胰岛素结合后，激活 β 亚单位上的酪氨酸蛋白激酶，并使酪氨酸残基磷酸化，从而导致 β 亚单位活化，并与近膜区的**胰岛素受体底物**（insulin receptor substrate，IRS）结合（IRS 广泛存在于胰岛素敏感组织细胞内，是介导胰岛素生物学作用的关键信号蛋白），进而引起多个酪氨酸残基磷酸化，启动细胞内 IRS 等多种信号蛋白的活化和相互作用，如激活多种蛋白激酶以及与糖类、脂肪

和蛋白质代谢有关的酶系，通过级联反应调节细胞的代谢与生长。

2. 胰岛素抵抗　胰岛素抵抗是指胰岛素的外周组织及靶器官（主要是肝脏、脂肪组织、骨骼肌）对胰岛素的敏感性和反应性降低，致使正常量的胰岛素产生的生物学效应低于正常水平的现象。胰岛素抵抗与多种代谢性相关疾病的发生、发展密切相关。患者可出现高胰岛素血症，胰岛素抵抗也是 2 型糖尿病发生的主要原因。

（三）胰岛素分泌的调节

1. 血糖的作用　血糖浓度是调节胰岛素分泌的最重要因素。当血糖浓度升高时，胰岛素分泌明显增加，从而促使血糖降低；当血糖浓度下降至正常水平时，胰岛素分泌也迅速回到基础水平。在持续高血糖刺激下，胰岛素的分泌可分为三个阶段：血糖升高 5min 内，胰岛素的分泌可增加 10 倍，主要来源于 B 细胞内贮存的激素释放，因此持续时间不长，5 ～ 10min 后胰岛素的分泌便下降 50%；血糖升高 15min 后，出现胰岛素分泌的第二次增多，在 2 ～ 3h 达高峰，并持续较长的时间，分泌速率也远大于第一阶段，这主要是激活了 B 细胞的胰岛素合成酶系，促进合成与释放；倘若高血糖持续 1 周左右，胰岛素的分泌可进一步增加，这是由于长时间的高血糖刺激 B 细胞增殖而引起的。

2. 氨基酸和脂肪酸的作用　许多氨基酸都有刺激胰岛素分泌的作用，以精氨酸和赖氨酸的作用为最强。在血糖正常时，氨基酸只能使胰岛素分泌少量增加，但如果血糖也升高，过量的氨基酸则可使由血糖引起的胰岛素分泌量加倍。氨基酸刺激胰岛素分泌的生理意义，在于使餐后吸收的氨基酸可在胰岛素的作用下迅速被肌肉或其他组织摄取并合成蛋白质，同时使体内的蛋白质分解减慢。氨基酸的这种作用，儿童比成人强。利用口服氨基酸检查血中胰岛素水平，可以作为胰岛 B 细胞的功能试验。此外，血中游离的脂肪酸和酮体明显增多时也可促进胰岛素的分泌。

3. 其他激素的影响　影响胰岛素分泌的激素主要有：①胃肠激素中以糖依赖性胰岛素释放肽（GIP）和胰高血糖素样肽（GLP-1）的促胰岛素分泌作用最为明显，具有生理意义。实验证明，GIP 刺激胰岛素分泌的作用具有依赖葡萄糖的特性。口服葡萄糖引起的高血糖和 GIP 的分泌增加是平行的，这种平行关系的维持导致胰岛素迅速而明显的分泌，可超过静脉注射葡萄糖所引起的胰岛素分泌反应。②生长激素、皮质醇、甲状腺激素以及胰高血糖素等可通过升高血糖浓度而间接刺激胰岛素分泌，因此长期大剂量应用这些激素，可能使 B 细胞衰竭而导致糖尿病。③胰岛 D 细胞分泌的生长抑素可通过旁分泌作用，抑制胰岛素的分泌，而胰高血糖素也可直接刺激 B 细胞分泌胰岛素。

4. 自主神经调节　胰岛受迷走神经与交感神经双重支配。刺激迷走神经，可通过乙酰胆碱作用于 M 受体，直接促进胰岛素的分泌；迷走神经还可通过刺激胃肠激素的释放，间接促进胰岛素的分泌。交感神经兴奋时，则通过去甲肾上腺素作用于 α 受体，抑制胰岛素的分泌。

二、胰高血糖素

人胰高血糖素是由 29 个氨基酸组成的直链多肽，分子质量 3.5kD，它也是由一个大分子前体裂解而来。胰高血糖素在血清中浓度为 50 ～ 100ng/L，在血液循环中的半衰期为 5 ～ 10min，主要在肝脏失活，肾脏也有降解作用。

（一）胰高血糖素的主要作用

与胰岛素的作用相反，胰高血糖素是一种促进分解代谢的激素。胰高血糖素具有很强的促进糖原分解和糖异生的作用，使血糖明显升高，1mol/L 的激素可使糖原分解，释出 3×10^6mol/L 的葡萄糖。胰高血糖素通过 cAMP-PKA 系统，激活肝细胞的磷酸化酶，加速糖原分解。糖异生增强是因为激素加快氨基酸进入肝细胞，并激活与糖异生过程有关的酶系。胰高血糖素还激活脂肪酶，促进脂肪分解，同时又可加强脂肪酸氧化，使酮体生成增多。胰高血糖素产生上述代谢效应的靶器官是肝，因此切除肝脏或阻断肝血流，这些作用便消失。

另外，胰高血糖素可促进胰岛素和胰岛生长抑素的分泌。药理剂量的胰高血糖素可使心肌细胞内 cAMP 增加，能增强心肌的收缩力。

（二）胰高血糖素分泌的调节

影响胰高血糖素分泌的因素很多，血糖浓度是重要的因素。血糖降低时，胰高血糖素分泌增加；血糖升高时，胰高血糖素分泌减少。氨基酸的作用与葡萄糖相反，能促进胰高血糖素的分泌。蛋白餐或静脉注入各种氨基酸均可使胰高血糖素分泌增多。血中氨基酸增多，一方面可促进胰岛素释放，使血糖降低，另一方面还能同时刺激胰高血糖素分泌，这对防止低血糖有一定的生理意义。

胰岛素可以通过降低血糖间接刺激胰高血糖素的分泌，但 B 细胞分泌的胰岛素和 D 细胞分泌的生长抑素可直接作用于邻近的 A 细胞，抑制胰高血糖素的分泌。

第七节 其他激素

一、前列腺素

前列腺素（prostaglandin，PG）是广泛存在于人和动物体内的一组组织激素。其由花生四烯酸转化成多种形式的 PG。其化学结构一般是具有五碳环和两条侧链的二十碳不饱和脂肪酸。根据分子结构的不同，可把 PG 分为 A、B、D、E、F、G、H、I 等型。

细胞膜的磷脂在磷脂酶 A_2 的作用下，生成 PG 的前体——花生四烯酸，后者在环氧化酶的催化下，形成不稳定的环内过氧化物——PGG_2，随后又转变为 PGH_2。PGH_2 在异构酶或还原酶的作用下，分别形成 PGE_2 或 PGF_2。PGH_2 又可在前列腺环素合成酶的作用下，转变为前列腺环素（PGI_2），并在血栓素合成酶的作用下变为血栓素 A_2（TXA_2）。

PG 在体内代谢极快，除 PGI_2 外，经过肺和肝被迅速降解灭活，在血浆中的半衰期为 $1 \sim 2$min。一般认为，PG 不属于循环激素，而是在组织局部产生和释放，并对局部功能进行调节的组织激素。

PG 的生物学作用极为广泛而复杂，几乎对机体各个系统的功能活动均有影响。

二、褪黑素

褪黑素（melatonin，MT）的化学结构为 N- 乙酰 -5- 甲氧基色胺，是色氨酸的衍生物。松果体分泌 MT 呈现明显的昼夜节律变化，白天分泌减少，黑夜分泌增加。实验证明，昼夜的明 - 暗光线对松果体活动的影响，与视觉和交感神经有关，因为摘除动物的眼球或切断支配松果体的交感神经，则 MT 分泌的昼夜节律不再出现；如毁损视交叉上核，MT 分泌的昼夜节律也会消失。所以视交叉上核被认为是控制 MT 分泌的昼夜节律中枢。MT 对下丘脑 - 垂体 - 性腺轴的功能活动有明显的抑制作用。切除松果体的幼年动物，出现性早熟，性腺的重量增加，功能活动增强。

MT 可抑制下丘脑 GnRH 的释放和腺垂体 FSH 与 LH 的分泌，同时也可直接抑制性腺的活动。

在人和哺乳动物，生理剂量的 MT 具有促进睡眠的作用，而且 MT 的昼夜分泌节律与睡眠的昼夜时相完全一致，因此认为 MT 是睡眠的促发因子，并参与昼夜睡眠节律的调控。

MT 对机体具有广泛的作用：① MT 能加强中枢抑制过程，促进睡眠。②对腺垂体分泌的其他激素也有调节作用，如促进催乳素和生长激素的分泌；可增强机体的免疫能力。③抗肿瘤、抗衰老的作用。因此，MT 的作用正受到极大的关注，临床应用也正在深入研究之中。

三、瘦素

人类循环血液中的**瘦素**（leptin）为一百四十六肽，分子质量为 16kD。瘦素是一种**由肥胖基因**（obgene）表达的蛋白质，主要由白色脂肪组织合成与分泌，褐色脂肪组织、肌肉、胃黏膜等也有少量合成。体内脂肪储量是影响瘦素分泌的主要因素。其分泌具有昼夜节律，夜间分泌水平较高。

瘦素的作用主要在于调节体内脂肪储存量并维持机体的能量平衡。其主要作用于下丘脑弓状核，通过抑制神经肽 Y 神经元的活动，减少摄食量。瘦素还可以影响下丘脑 – 垂体 – 性腺轴、下丘脑 – 垂体 – 甲状腺轴及下丘脑 – 垂体 – 肾上腺轴的活动。

复习思考题

1. 试述下丘脑与垂体之间的功能联系。
2. 叙述甲状腺激素是如何维持稳定的。
3. 长期使用糖皮质激素类药物的患者，会引起什么不良反应？能否突然停药？为什么？

第十二章
生　殖

扫一扫，查阅本章数字资源，含 PPT、音视频、图片等

　　生殖（reproduction）是生物界普遍存在的一种生命现象，是指生物体产生与自己相似的子代个体的过程。生物个体发展的自然规律一般都是从出生、成长、壮盛到衰老、死亡，因此生殖活动对延续种系具有重要意义。人类的子代个体要通过两性生殖器官的活动才能产生，生殖活动主要受下丘脑－垂体－性腺（轴）的调控。性腺是指男性的睾丸、女性的卵巢，两者既是生殖器官，又是内分泌腺，它们是男女性别的主要性器官（又称主性器官），是生殖细胞（精子、卵子）产生、发育、成熟的场所，还是性激素分泌的地方；其他生殖器官如男性的附睾、输精管、射精管、前列腺、精囊腺、阴茎等，女性的输卵管、子宫、阴道等，统称为附属生殖器官（又称附性器官），它们为生殖细胞的输送、排出提供条件。

　　中医学对人体的生殖功能有较早的认识。《素问·上古天真论》曰：女子"二七，天癸至，任脉通，太冲脉盛，月事以时下"；男子"二八，天癸至，精气溢泻，阴阳和故能有子"。中医学认为，男精女血属于人体的精微物质，天癸是先天之精，具有生化精血的功能，从而使男女具有生殖能力。

第一节　男性生殖

　　男性的主性器官是**睾丸**（testis），睾丸实质主要由 200 ～ 300 个睾丸小叶组成，睾丸小叶内有**曲细精管**（seminiferous tubule）与**间质细胞**（interstitial cell，Leydig cell），前者主要是生成精子，后者则具有内分泌功能，可分泌**雄激素**（androgen）。

一、睾丸的功能

（一）睾丸的生精功能

　　睾丸小叶主要由曲细精管和间质细胞构成。曲细精管是精子发生和发育成熟的场所，其上皮由**生精细胞**（spermatogenic cell）和**支持细胞**（sertoli cell）构成。原始的生精细胞即精原细胞经过一系列分裂，发育为成熟精子的过程称为生精。支持细胞在精子的发育过程中起到辅助作用，支持细胞基底膜间的紧密连接形成了**血睾屏障**（blood-testis barrier），对各级生精细胞起着保护与支持作用。

（二）睾丸的内分泌功能

　　睾丸的支持细胞与间质细胞具有内分泌功能。间质细胞分泌雄激素，包括**睾酮**（testosterone，

T)、**脱氢表雄酮**（dehydroepiandrosterone，DHEA）、**雄烯二酮**（androstenedione）和**雄酮**（androsterone）等，其中睾酮的分泌量最多，生物活性也最强；支持细胞分泌**抑制素**（inhibin）。

1. 睾酮　睾酮是含 19 个碳原子的类固醇激素，进入靶器官后可被 5α- 还原酶转变为活性更强的**双氢睾酮**（dihydrotestosterone，DHT）而发挥作用。20～50 岁的正常男子每天分泌 4～9mg 睾酮，入血后 98% 的睾酮与血浆蛋白结合，只有 2% 的睾酮以游离形式存在，游离的睾酮才有生物学活性。睾酮主要在肝脏灭活，以 17- 酮类固醇形式由尿排出，少量经粪便排出。血浆中少量的睾酮在外周组织如脑、皮肤、脂肪组织和肝脏还可被转变为雌激素。

睾酮的生理作用如下。

（1）促进男性生殖器官的生长发育，促进男性第二性征的出现并维持其正常状态。

（2）维持生精。游离型的睾酮或双氢睾酮与生精细胞的睾酮受体结合，促进精子的生成。

（3）维持性欲。睾酮或双氢睾酮作用于大脑和下丘脑，引起促性腺激素和性行为的改变。

（4）对代谢的影响。促进蛋白质合成，尤其是促进肌肉及生殖器官的蛋白质合成；刺激肾脏合成促红细胞生成素，促进红细胞生成；类似肾上腺皮质激素作用，使水钠潴留；促进骨骼生长，使钙、磷沉积增加。

2. 抑制素　抑制素是睾丸支持细胞分泌的肽类激素，由 α 和 β 两个亚单位组成，分子质量为 31000～32000。抑制素对腺垂体 FSH 的合成与分泌有很强的抑制作用，而生理剂量的抑制素对 LH 的分泌却无明显的影响。

二、睾丸功能的调节

睾丸的功能受下丘脑 - 腺垂体 - 睾丸轴的调节。下丘脑、腺垂体分泌的激素可调节睾丸的功能。睾丸产生的雄激素和抑制素又通过负反馈影响下丘脑、腺垂体相关激素的分泌。

1. 下丘脑 - 腺垂体对睾丸活动的调节　从青春期开始，下丘脑以脉冲方式分泌促性腺激素释放激素（GnRH），经垂体门脉系统到达腺垂体，GnRH 与靶细胞膜受体结合，经细胞内第二信使介导，使腺垂体分泌卵泡刺激素（FSH）和黄体生成素（LH）。FSH 与支持细胞的相应受体结合，使其分泌促精子生成的各种物质；同时，LH 通过睾丸间质细胞上的 LH 受体，促进睾酮的合成，进而维持精子的生成。睾酮的分泌量与 LH 的浓度成正比。

持续不间断的 GnRH 分泌，可导致其受体数量下调，使腺垂体细胞对 GnRH 的敏感性下降，促性腺激素分泌减少。

2. 睾丸激素对下丘脑 - 腺垂体的反馈调节　临床上发现，当曲细精管无精子生成时，血中 FSH 水平升高；精子生成加速时，FSH 水平下降。这是抑制素对腺垂体 FSH 分泌的负反馈作用。血中游离睾酮作用于下丘脑和腺垂体，影响 GnRH 和 LH 的分泌，对 FSH 的分泌无抑制作用。通过睾酮的负反馈作用，使血中睾酮的含量维持相对稳定。睾丸曲细精管的支持细胞存在芳香化酶，可将睾酮转化为雌二醇，其与间质细胞中的雌二醇受体结合，抑制 DNA 合成，使睾酮的合成减少，因此支持细胞通过影响睾酮分泌，实现了对下丘脑 - 腺垂体的反馈调节作用。

抑制素对腺垂体 FSH 分泌的负反馈调节和睾酮对下丘脑和腺垂体的负反馈调节同时进行，保证了精子的正常生成。

FSH 和 LH 对生精过程均有调节作用。LH 的作用是通过睾酮来实现。目前认为 FSH 可启动生精过程，睾酮则维持生精过程（图 12-1）。

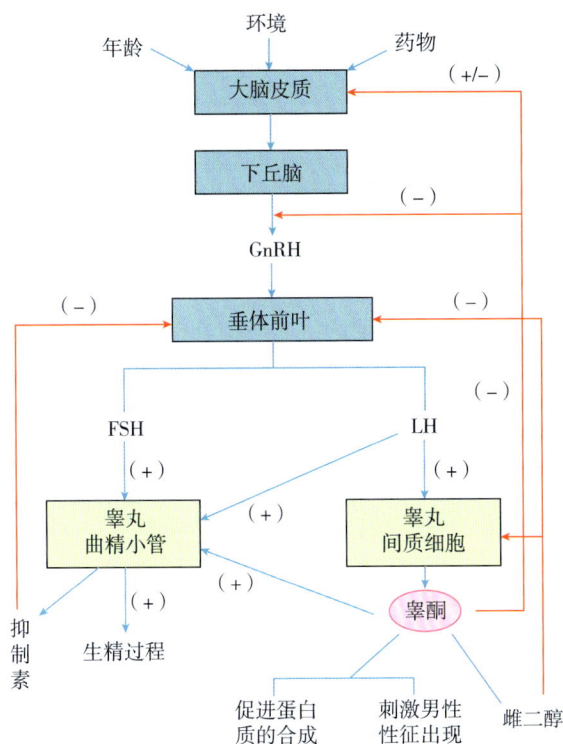

图 12-1 下丘脑 – 腺垂体 – 睾丸轴功能调节示意图

（＋）表示促进；（－）表示抑制

第二节 女性生殖

卵巢是女性的主性器官，可产生和排出卵子，同时分泌**雌激素**（estrogen，E）、**孕激素**（progesterone）及少量雄激素。下丘脑 – 腺垂体 – 卵巢轴是女性生殖系统的主要调节机制。

一、卵巢的功能

（一）卵巢的生卵功能

女性进入青春期时两侧卵巢有 30 万～ 40 万个原始卵泡，原始卵泡由一个初级卵母细胞及其周围的单层卵泡细胞构成。进入青春期后，下丘脑分泌 GnRH 增多，使腺垂体 FSH 和 LH 的分泌也增多，在 FSH 的作用下，原始卵泡开始生长发育，颗粒细胞（卵泡细胞）由单层变成复层，同时分泌黏多糖包绕在卵母细胞周围形成透明带，形成初级卵泡；紧贴透明带的颗粒细胞继续发育成柱状，在卵母细胞周围呈放射状排列，形成放射冠。颗粒细胞分泌的卵泡液逐渐增多，将颗粒细胞和卵细胞推向一侧，形成卵丘。此时，初级卵母细胞发育成为次级卵母细胞（成熟卵子），经历次级卵泡阶段，卵泡逐渐发育成熟。

（二）卵巢的内分泌功能

卵巢主要分泌雌激素和孕激素，也分泌抑制素和少量雄激素。卵巢分泌的雌激素包括**雌二醇**（estradiol，E₂）和**雌酮**（estrone），两者可相互转化。雌二醇的活性最强，它由卵泡的内膜细胞和颗粒细胞共同产生，黄体细胞也能少量分泌。孕激素在卵巢内主要由黄体生成，妊娠期胎盘也大量分泌孕激素，由于对妊娠特别重要，故称孕激素。孕激素主要为孕酮，作用于子宫内膜及子宫平滑肌，使之适应受精卵着床和维持妊娠。

1. 雌激素的生理作用

（1）对生殖器官的作用 促进女性生殖器官生长发育，并维持其正常功能：①促进子宫生长发育，使子宫呈现增生期改变，分娩前可提高子宫平滑肌对缩宫素的敏感性。②协同 FSH 促进卵泡发育，诱导排卵前 LH 峰出现，促进排卵。③促进输卵管运动，利于卵子向子宫腔排送。④促进阴道上皮增生、角化。⑤在月经期和妊娠期内，与孕激素配合，维持正常月经与妊娠的发展。

（2）对第二性征的影响 促进女性副性器官的发育和第二性征的出现，并使其维持成熟状态。

（3）对代谢的影响 主要包括：①促进成骨细胞活动，抑制破骨细胞活动，促进钙盐沉积，加速骨生长，促进骨骺闭合。②降低血浆胆固醇水平。③高浓度的雌激素可引起水钠潴留，可能是由于雌激素促进醛固酮分泌所致。④促进蛋白质合成，尤其促进生殖器官细胞增殖、分化，促进生长发育。

在每一个月经周期中，雌激素的分泌量呈现两次规律性升高：第一次是在卵泡期，在排卵前 1 周开始明显上升，到排卵前 1 天达到顶点，排卵后立即降低；第二次是在黄体期，排卵后 4 ～ 5 天起逐步升高，到月经期前下降（图 12-2）。

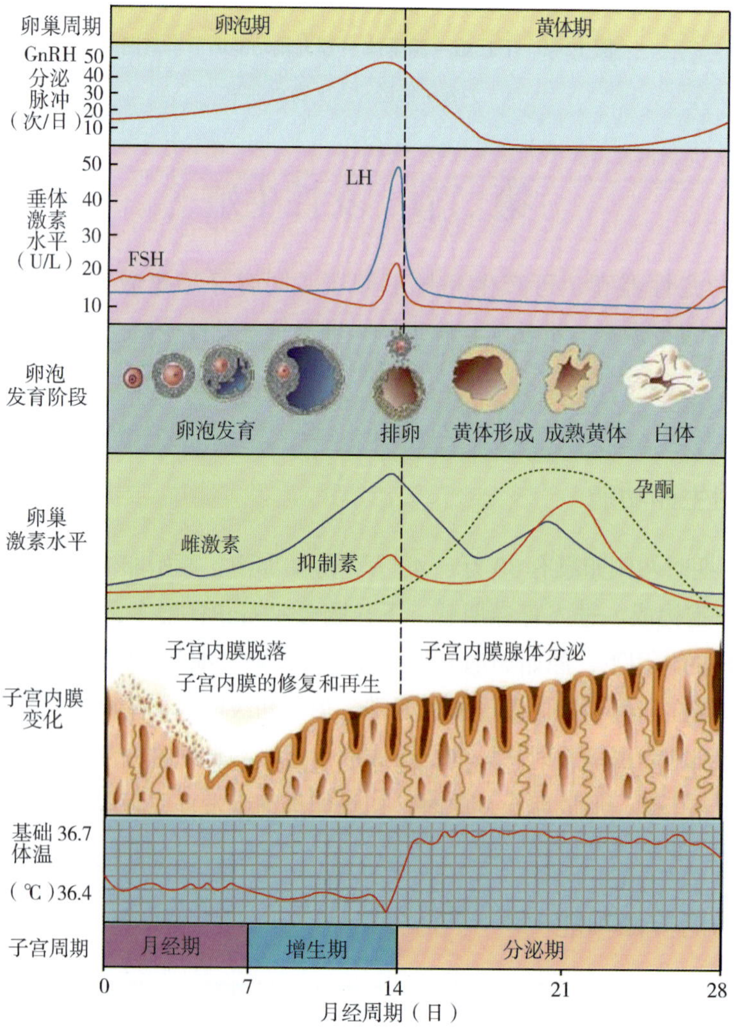

图 12-2 月经周期激素变化

2. 孕激素的生理作用

（1）对子宫的作用　①在雌激素作用基础上，孕酮使子宫内膜进一步增厚，为受精卵着床做好准备。②在妊娠期，使子宫平滑肌细胞膜超极化，降低细胞兴奋性，抑制平滑肌收缩，保证胚胎的"安静"环境。③降低母体对胎儿的免疫排斥反应。如果缺乏孕酮，可导致先兆流产。

（2）对乳腺的作用　促进乳腺腺泡发育，为泌乳做准备。

（3）产热作用　使基础体温在排卵后升高 0.5℃左右，黄体期维持此水平。由于体温在排卵前先表现为短暂降低，排卵后升高，故临床上常将这一基础体温的双相变化作为判定有否排卵的标志之一。

（4）对平滑肌的作用　使血管和消化道平滑肌紧张性降低。有人认为这是孕妇容易发生便秘和痔疮的原因之一。

在排卵期，血浆中孕酮浓度很低，在黄体期的头 2～3 天内则明显升高，至排卵后 7～8 天达到高峰（见图 12-2，孕酮曲线）。

3. 雄激素的生理作用　女性体内雄激素主要来自卵泡内膜细胞及肾上腺皮质网状带。女性如果雄激素过多，可引起男性化与多毛症。适量的雄激素可刺激阴毛、腋毛的生长。

二、卵巢功能的调节

卵巢的周期性活动受下丘脑-腺垂体的调节，而卵巢分泌激素的周期性变化又对下丘脑-腺垂体进行正、负反馈调节，形成**下丘脑-腺垂体-卵巢轴**（hypothalamus–adenohypophysis–ovaries axis）（图 12-3）。

女性进入青春期，下丘脑分泌的 GnRH 最多，腺垂体分泌的 FSH 和 LH 也相应增多，使卵巢出现周期性变化，同时雌、孕激素分泌增多（详见月经周期）。雌、孕激素水平升高对下丘脑和腺垂体的功能具有反馈调节作用。一般认为，孕激素对下丘脑和腺垂体呈负反馈调节，即孕激素分泌增多时，腺垂体 FSH 和 LH 的分泌相应减少。雌激素的作用则比较复杂，在黄体期，雌激素水平增高时，主要以负反馈方式抑制腺垂体 LH 的分泌；但在卵泡成熟期，高浓度的雌激素以正反馈的方式促进下丘脑 GnRH 和腺垂体 LH 的释放。

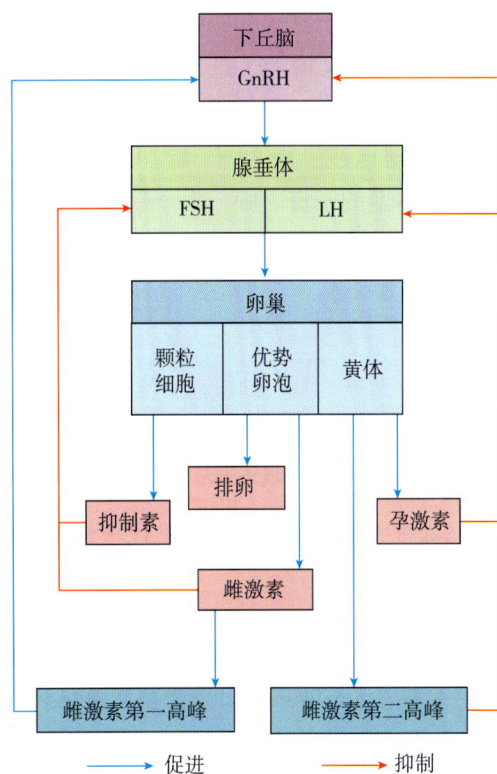

图 12-3　下丘脑-腺垂体对卵巢活动的调节

三、月经周期

月经周期（menstrual cycle）是指成年女性周期性的子宫内膜剥脱流血的现象。人类的月经周期为 28 天左右，月经期持续 3～5 天，第 6～14 天为增生期，第 14 天为排卵日，第 15～28 天为分泌期。月经的周期性是在下丘脑-腺垂体-卵巢轴的控制下出现的，并与血液中 FSH、LH、雌激素、孕激素的浓度变化密切相关。月经期和增生期处于卵巢周期的卵泡期，分泌期与黄体期相对应。为方便起见，一般以阴道出血的第一天作为月经周期的开始。

1. 卵泡期　从卵泡开始生长发育到卵泡成熟的过程。卵泡期开始时，由于黄体退化，血液中雌、孕激素水平降低，子宫内膜的螺旋动脉收缩痉挛导致内膜剥脱流血，即为月经；同时，低浓度的雌、孕激素对腺垂体的负反馈作用较弱，使血液中 FSH 和 LH 浓度逐渐升高，卵泡生成雌激素增多。在卵泡期中段，即排卵前 1 周，血中雌激素水平明显升高，FSH 受反馈抑制分泌减少，而 LH 仍稳步上升。这一时期，虽然 FSH 处于低水平，但由于雌激素可加强 FSH 对卵泡的刺激作用，卵泡继续增长，颗粒细胞数量增多，雌激素合成和分泌进一步增加。雌激素的这种局部正反馈作用，使血液中雌激素浓度持续升高。在排卵前 1 天左右，雌激素的浓度达到峰值，在其作用下，下丘脑促性腺激素释放激素（GnRH）的分泌增加，GnRH 刺激腺垂体分泌 FSH 和 LH 增加，其中以 LH 分泌增加最为明显，形成血中 **LH 峰**（LH surge）（见图 12-2，LH 曲线）。雌激素促进 LH 大量分泌的这种作用，称为雌激素的正反馈效应。

在大量 LH 的作用下（可能 FSH 也参与），成熟的卵泡排出卵子。

2. 黄体期　黄体期指排卵后由残存卵泡形成黄体及黄体退化的过程，相当于子宫内膜的分泌期。卵泡排出卵子后，形成黄体，进入黄体期。在 LH 的作用下，黄体细胞分泌大量的雌激素和孕激素，使血液中二者浓度明显升高。这是雌激素的第二个分泌高峰，但程度稍低于卵泡期。雌激素和孕激素水平的升高，对下丘脑和腺垂体产生负反馈作用，GnRH 释放减少，进而 FSH 和 LH 明显减少。卵子若不受精，排卵后 10 天左右黄体退化，孕激素和雌激素血中浓度明显下降，致使子宫内膜剥脱，发生流血，成为月经。孕激素和雌激素明显减少后，腺垂体的 FSH 和 LH 的分泌又增加，进入下一个卵巢周期。如若受孕，胎盘分泌**人绒毛膜促性腺激素**（human chorionic gonadotropin，HCG），刺激卵巢黄体转变为妊娠黄体，继续分泌孕激素和雌激素，使妊娠顺利进行。

黄体期的子宫内膜，由于受到孕激素和雌激素的刺激，发生了分泌期的相应变化，为接受受精卵和妊娠做好了准备。

第三节　妊娠与分娩

妊娠（pregnancy）是指母体承受子代新个体在其体内发育成长的过程，包括受精、着床、妊娠的维持及胎儿的生长。**分娩**（parturition）是成熟胎儿及其附属物从母体子宫产出的过程。

一、妊娠

（一）受精

受精（fertilization）是指精子穿入卵子并与卵子融合为一个合子的过程，是有性生殖的基本特征。卵细胞由卵巢排出后，进入输卵管，精子到达输卵管壶腹部后与卵子相遇，使各带 23 条染色体的雄性原核与雌性原核相结合，组成含有 23 对染色体、携带双亲遗传特征的受精卵。

1. 精子的运行　精液呈碱性，pH 值 7.2～7.8，内含较多果糖，提供精子活动所需的能量。精子需要通过宫颈、宫腔及输卵管三处才能到达受精部位。排卵前在雌激素的作用下，宫颈松弛，宫颈黏液稀薄量多，pH 值增高，有利于精子运行。射精时进入阴道的精子可达（2～5）×10^8 个，到达输卵管时不足 4 万，只有 200 个左右活动力强的精子接近卵子，而其中一般只有一个精子可使卵子受精。精子的运行也受到激素的调节，排卵前期的雌激素、精液中的前列腺素均有利于精子的运行，而黄体期的孕酮则可阻止精子运行。

2. 精子获能　精液进入阴道内，精子虽有运动能力，但因其头部存在阻止顶体酶释放的糖蛋白，使其丧失穿过卵子放射冠和透明带的能力。精子在子宫和输卵管内运行过程中，糖蛋白被女性生殖道分泌物中的酶降解，精子获得受精能力，这种现象称为**精子获能**（capacitation of spermatozoa），是精子在受精前必须经历的一个阶段。

3. 顶体反应　精子与卵子接触后，在相互靠近的瞬间，精子顶体释放出顶体酶，使卵子的放射冠及透明带溶蚀，这一过程称为**顶体反应**（acrosomal reaction）。同时，进入卵细胞的精子尾部退化，细胞核膨大，形成雄性原核，与雌性原核融合，形成一个具有 23 对染色体的受精卵。一个精子进入卵子后，卵子即产生抑制顶体素的物质，封锁透明带，阻止其他精子再进入卵子。

受精后 3～4 天，受精卵分裂为似桑椹状的实心细胞团，称为桑椹胚，并逐渐进入子宫腔，继续分裂为胚泡。胚泡在子宫腔内停留 2～3 天，外面的透明带变薄消失，使胚泡可直接从子宫内膜分泌的液体中吸收营养。

（二）着床

着床（implantation）是指胚泡植入子宫内膜的过程，包括定位、黏着和穿透三个阶段。其开始于受精后 5～6 天，至第 11～12 天完成。首先胚泡的滋养层细胞黏附在子宫壁上，与子宫内膜同步发育并相互配合，最终胚泡埋入子宫内膜，着床部位常在子宫体后壁。子宫仅在一个极短的关键时期才允许胚泡着床，这个时期称为子宫的敏感期或接受期。在子宫处于接受期时，子宫内膜发生多种变化，母体的雌激素和孕激素及绒毛膜促性腺激素、蛋白水解酶等均参与着床反应。

（三）妊娠的维持及激素调节

正常妊娠的维持主要依赖于垂体、卵巢及胎盘分泌的各种激素的相互配合。受精与着床之前，在腺垂体分泌的促性腺激素的作用下，卵巢黄体分泌大量雌、孕激素，使子宫内膜发生分泌期的变化。如未受孕，黄体按时退化，孕激素与雌激素分泌减少，引起子宫内膜剥脱流血；如果受孕，则在受精后第 6 天左右，胚泡滋养层细胞开始分泌人绒毛膜促性腺激素，并刺激卵巢黄体转化为妊娠黄体，继续分泌孕激素和雌激素，维持妊娠。胎盘形成后，胎盘则成为妊娠期一个重要的内分泌器官，可分泌大量的蛋白质激素、肽类激素和类固醇激素，调节母体与胎儿的代谢活动（图 12-4）。

1. 人绒毛膜促性腺激素　人绒毛膜促性腺激素（HCG）是妊娠早期胎盘绒毛膜滋养层细胞分泌的一种糖蛋白，其分子结构与黄体生成素（LH）极为相似，故相互间能发生交叉反应。HCG 生理作用是在妊娠早期维持卵巢黄体继续发育形成妊娠黄体，使雌、孕激素由黄体合成顺利过渡到由胎盘合成，以维持胎儿的生长发育。受精后 8～10 天的母血中就能检测到 HCG 的存在，妊娠第 60 天左右达到高峰，然后逐渐下降，于妊娠 160 天左右降至最低水平，一直持续到妊娠结束。由于 HCG 经尿排出，临床上可利用孕妇尿液进行早期妊娠的诊断。

2. 类固醇激素　胎盘本身不能独立产生雌激素和孕激素，需从母体或胎儿得到前体物质，再加工合成雌激素和孕激素。

1）雌激素　胎盘分泌的雌激素主要为雌三醇。胎盘合成雌激素的原料来自胎儿肾上腺形成的脱氢表雄酮硫酸盐，在胎盘滋养层细胞内形成。雌三醇是胎儿与胎盘共同参与合成的。因此，检测母体血中雌三醇含量的多少，可以用来判断胎儿是否存活。

2）孕激素　胎盘分泌的孕激素主要是孕酮，由滋养层细胞合成。胎盘能将来自母体的胆固醇转变为孕烯醇酮，在胎盘 3β- 羟脱氢酶的作用下，孕烯醇酮转变为孕酮。血中孕酮含量不足，易造成流产。

胎盘于妊娠第 6 周开始分泌雌激素和孕激素，随妊娠时间延长水平不断升高，至分娩前达到最高峰。

3. 人绒毛膜生长素 人绒毛膜生长素（human chorionic somatomammotropin，HCS）是滋养层细胞分泌的一种单链多肽激素，含 191 个氨基酸残基，其化学组成及某些生物活性与生长激素相似。主要生理作用包括以下两方面。

1）促进胎儿生长 它可降低母体对葡萄糖的利用，将葡萄糖转移给胎儿，作为能量来源；同时母体游离脂肪酸增多，有利于胎儿摄取更多营养以利于生长，故又称为妊娠期的生长素。

2）对乳腺的作用 最初动物实验显示其有催乳作用，但人体试验其催乳作用不明显。孕妇血中 HCS 的含量从妊娠 2 个月后开始增加，直至分娩前停止（图 12-4）。

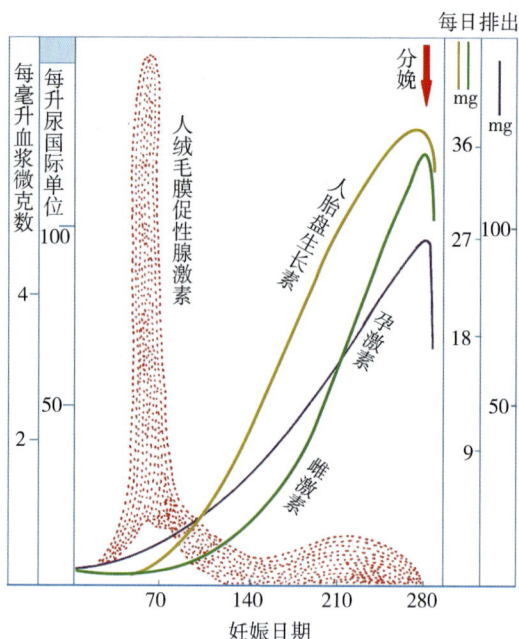

图 12-4　人类正常妊娠期内的激素浓度变化

二、分娩

分娩（parturition）是指成熟胎儿及其附属物从母体子宫产出的过程。临产是分娩的开始。从规律性宫缩开始到胎儿胎盘娩出分为三个阶段：第一阶段是子宫颈口扩张期，从规律子宫收缩开始，到宫颈口扩张 10cm，初产妇需 12 ～ 16h，经产妇需 6 ～ 8h；第二阶段是胎儿娩出期，指从宫颈口开全至胎儿娩出，初产妇需 1 ～ 2h，经产妇仅需数分钟到 1h；第三阶段为胎盘娩出期，指从胎儿娩出到胎盘娩出，此时子宫肌剧烈收缩，压迫血管以防止过量失血，需 5 ～ 15min。在分娩过程中，胎儿对子宫颈部的刺激可引起缩宫素的释放使子宫肌肉收缩增强，迫使胎儿对子宫颈的刺激更强，从而引起更多的缩宫素释放及子宫的进一步收缩，直至胎儿完全娩出为止。因此，分娩过程属于正反馈。

分娩是一个极其复杂的生理过程，子宫节律性收缩是分娩的主要动力，但临产发动的原因及确切机制尚不清楚。实验表明，糖皮质激素、雌激素、孕激素、缩宫素、前列腺素及儿茶酚胺等多种激素均参与分娩的启动和过程。

第四节　性生理学

性是人类的一种本能，是生命延续的手段，性使人类完成种族的繁衍。性生理学是生殖医学的基础学科之一，主要研究人体从性不成熟到性成熟的发展过程，以及性成熟后人体相关的性活动和生理、心理变化机制。性活动与下丘脑 - 腺垂体 - 性腺轴的活动及其他内分泌腺激素的作用直接相关。性生理学可以从性别、性欲、性行为、性心理障碍、性功能障碍等多方面来进行研究。

一、性成熟

（一）性成熟及其特征

性成熟过程主要发生在青春发育期，这个时期，机体在生长、发育、代谢、内分泌功能及心理状态诸方面均发生显著变化。女孩的青春期通常开始于 9～11 岁，比男孩约早 2 年。

进入青春期后，身高增长的速度明显加快，出现自出生后的第二次生长"突增期"。青春期男孩身高每年可增长 7～9cm，最多可达 10～12cm，整个青春期平均增长 28cm；青春期女孩身高每年可增长 5～7cm，最多可达 9～10cm，整个青春期平均增长 25cm。促进青春期生长的激素，在女性以雌二醇为主，男性则以睾酮的作用最为重要。

男孩进入青春期开始出现的变化主要是睾丸体积增大，睾丸间质细胞分泌睾酮增加，阴茎、阴囊、前列腺等附属性器官快速生长。女孩进入青春期后，卵巢体积增大，并有卵泡发育，卵巢开始分泌雌激素；在雌激素的作用下，子宫体增大，阴道长度也由青春前期的 8cm 增加到月经初潮时的 11cm，大、小阴唇及阴蒂均开始发育。月经初潮时一般为无排卵性月经，经半年至一年半后开始有排卵，但黄体期常很短。

在青春期，男孩、女孩在性激素作用下出现与性别有关的第二性征。男性表现为长出胡须、腋毛和阴毛，喉结突出，骨骼粗大，声音低沉等；女性表现为乳房开始发育，乳晕开始增大，骨盆宽大，皮下脂肪丰富，嗓音尖细，腋毛和阴毛相继长出等。在生理状态下，女性在 1.5～6 年内完成第二性征发育，平均 4.2 年；男性为 2～4.5 年，平均 3.5 年。

（二）性成熟的调节

进入青春期后，中枢神经系统逐渐成熟，下丘脑 – 腺垂体的功能被激活，GnRH、FSH 和 LH 释放增加，引起青春期的一系列变化，因此，下丘脑 – 腺垂体的分泌活动增强对青春期的生理变化起着启动的作用。青春期的生长发育与甲状腺、肾上腺、性腺和松果体等内分泌腺也密切相关。

在青春期前，下丘脑 – 腺垂体的分泌功能对性腺激素的敏感性较高，低水平的性腺激素即可抑制下丘脑 GnRH 的分泌。进入青春期后，下丘脑 – 腺垂体对性激素的敏感性降低，GnRH、FSH 和 LH 的分泌增多，在下丘脑 – 垂体 – 性腺轴调控下，促进性腺的发育和性激素的分泌；同时，血浆中雌二醇和睾酮的浓度逐渐升高，刺激男女生殖器官的发育和第二性征的出现。此外，肾上腺皮质的功能也与性成熟有关，肾上腺皮质可分泌活性较低的雄激素，其代表物是脱氢表雄酮，能促进蛋白质合成和胡须、阴毛、腋毛等的生长；女性若肾上腺分泌异常增多时，将导致多毛症和男性化，男性由于自身性腺分泌雄激素的量大，受此影响不大。

二、性兴奋与性行为

性兴奋（sexual excitation），也称性冲动，是精神或肉体上受到有关性的刺激时，性器官和其他一些有关部位会出现一系列生理变化，它是在大脑支配下的一种复杂的条件反射和非条件反射活动，主要生理意义是为性的结合做好准备。**性行为**（sexual behavior）主要是指在性兴奋的基础上，为满足性欲和获得性快感而出现的动作和行为，包括**性交**（sexual intercourse）等男女两性发生性器官的接触或交媾的过程，也包括虽无两性性器官的接触，但与性器官有联系的行为，如性自慰和同性恋等。在人类，性行为除保证种族的繁衍外，还有满足人类性生理和性心理的本能需要。

　　Masters 和 Johnson 把性兴奋的过程分为四个阶段：兴奋期、平台期、高潮期和消退期。这种划分是人为的，在不同个体之间或即使同一个体在不同时间、不同情况下，各个阶段的反应均有较大差异。兴奋期是指性欲发动，性器官及全身都进入兴奋阶段；平台期是指性兴奋不断积累，并逐渐导向性高潮的持续阶段；高潮期是指在平台期的基础上，产生极度快感及射精的阶段；而消退期则为身体紧张松弛，性能量得到释放，血管充血得到逐渐消退和恢复的过程。

（一）男性的性兴奋与性行为

　　男性性兴奋的反应除心理性活动外，主要表现为阴茎勃起和射精。

　　1. 阴茎勃起　阴茎勃起（erection）是指受到性刺激时，阴茎海绵体充血，阴茎迅速胀大、变硬并挺伸的现象，阴茎勃起习惯上被视作男性性生理活动好坏的一个重要征象。阴茎勃起的形成与消退是由血液流入和流出阴茎的动力学引起的。动脉血流量明显增加是勃起的主导因素，静脉回流受阻对勃起的维持有重要作用，血管内的特殊结构决定勃起时的血流分布；勃起时阴茎血容量可达 80 ～ 200mL，阴茎海绵体内的压强可达 75mmHg；在充分勃起后，为保持这种状态，尤其是保持阴茎一定的硬度，仍须有一定的血流进入阴茎海绵体内。

　　勃起是一种反射活动，对阴茎的直接刺激、来自其他感受器的刺激以及精神活动等都可引起这一反射。勃起受自主神经系统的支配和调节，脊髓是勃起反射的初级中枢。

　　雄激素可激发男性性欲，通过其受体介导对阴茎勃起起调节作用。在受到性刺激时，通过神经的调节，血管内皮细胞在**一氧化氮合成酶**（nitric oxide synthase，NOS）的作用下释放一氧化氮，通过激活 cGMP，同时在雄激素受体的介导下，阴茎海绵体内的平滑肌细胞发生松弛而使阴茎海绵体的血液充盈，使阴茎勃起。

　　2. 射精　射精（ejaculation）是男性性高潮时精液经尿道射出体外的过程。射精的过程分为移精和排射两个阶段。移精是由交感神经传出冲动引起输精管和精囊腺平滑肌收缩，从而将输精管和精囊腺中的精液移送至尿道；排射是指借助于阴部神经的传出冲动，使阴茎海绵体根部横纹肌收缩，从而将尿道内精液射出。射精的同时伴有强烈快感，即性兴奋达到**性高潮**（orgasm）。在男性射精后的一段时间内，一般不能再次发生阴茎勃起和射精，称为不应期。不应期的长短与年龄和身体状况等多种因素有关。

　　射精是一种反射活动，冲动来源于阴茎头部，由阴部神经传入，基本中枢位于脊髓腰骶段；由脊髓传出的冲动，经腹下神经和膀胱神经丛的交感神经纤维传至附属性器官处平滑肌上的肾上腺素能 α 受体，引起精液溢出尿道球部。然后，中枢传出的冲动经阴部神经的传出纤维，达到尿道周围及会阴部肌肉群，引起它们的节律性收缩而发生射精。高位中枢可通过儿茶酚胺和 5-羟色胺系统对脊髓中枢的活动进行调节，前者起激活作用，而后者则起抑制作用。

（二）女性的性兴奋与性行为

　　女性的性兴奋主要包括阴道润滑、阴蒂勃起及性高潮。

　　1. 阴道润滑　女性在受到性刺激后 10 ～ 30s，阴道就开始渗出一种稀薄的黏性液体，它是由于性兴奋时，阴道壁的血管充血，导致液体的滤出。阴道的湿润起到润滑作用，有利于性交进行。阴道外 1/3 的充血，使阴道口缩窄，可在性交时对阴茎起到"紧握"作用，以加强性交动作的效果，并提高性刺激的强度；阴道内 2/3 扩张，宫颈与宫体抬高，有延长阴道宽度和深度的作用，以利于接纳阴茎和储精。

2. 阴蒂勃起　阴蒂头部有丰富的感觉神经末梢分布，对性刺激非常敏感，是女性的性感受器之一。性兴奋时，阴蒂充血、膨胀、敏感性升高，可使女性获得性快感并达到性高潮。

3. 性高潮　当外阴和阴道（主要是外 1/3）受到刺激达到一定程度后，女性的阴道、会阴以及骨盆部的肌肉出现不自主的节律性收缩，同时伴有全身性的反应，会出现类似男性射精时的极度兴奋状态，即女性性高潮。性高潮的神经调节机制尚不清楚。

性欲是性兴奋和性行为的基础，随着青春期性成熟，体内的性激素到达一定水平。与男性不同，女性没有一种像雄激素那样对其性行为起主导作用的单一激素，雌激素可刺激女性性欲，目前认为女性体内的睾酮有激发性欲的作用。女性的性行为更易受到生理状况、社会、心理因素等的影响，且有较大个体差异。

三、性功能障碍

性功能障碍（sexual dysfunction）是指不能进行正常的性行为，或在正常的性行为中不能获得满足。性功能障碍大致分为四种：一是性欲抑制，是有性能力没有性欲望的一种现象；二是性兴奋的抑制，表现为以男性射精和女性阴道润滑作用障碍为特征，如阳痿、性冷淡等；三是性高潮抑制，表现为男性能勃起和女性能出现正常的性兴奋期，但性高潮障碍反复发生并持续存在，或者不适当地推迟，如早泄、射精延迟、女性性高潮缺乏；四是其他性功能障碍，如性交疼痛、阴道痉挛等。性功能障碍可按发病原因分为器质性性功能障碍与功能性性功能障碍两大类。性功能障碍大多属于功能性性功能障碍类型，功能性性功能障碍多数是由于缺乏性知识、精神心理紊乱及环境不适当引起的，对这种类型的患者应在分析清楚病因的基础上进行心理治疗；对有器质性病变的患者应在治疗器质病变的同时，积极进行心理治疗。

复习思考题

1. 简述睾酮的生理作用。
2. 卵巢的主要功能是什么？主要分泌何种激素？
3. 简述雌激素和孕激素的生理作用。
4. 试述月经周期中子宫内膜的周期性变化及其与激素的关系。

全国中医药行业高等教育"十四五"规划教材

全国高等中医药院校规划教材（第十一版）

教材目录（第一批）

注：凡标☆号者为"核心示范教材"。

（一）中医学类专业

序号	书　名	主　编		主编所在单位	
1	中国医学史	郭宏伟	徐江雁	黑龙江中医药大学	河南中医药大学
2	医古文	王育林	李亚军	北京中医药大学	陕西中医药大学
3	大学语文	黄作阵		北京中医药大学	
4	中医基础理论☆	郑洪新		辽宁中医药大学	
5	中医诊断学☆	李灿东	方朝义	福建中医药大学	河北中医学院
6	中药学☆	钟赣生	杨柏灿	北京中医药大学	上海中医药大学
7	方剂学☆	李　冀	左铮云	黑龙江中医药大学	江西中医药大学
8	内经选读☆	翟双庆	黎敬波	北京中医药大学	广州中医药大学
9	伤寒论选读☆	王庆国	周春祥	北京中医药大学	南京中医药大学
10	金匮要略☆	范永升	姜德友	浙江中医药大学	黑龙江中医药大学
11	温病学☆	谷晓红	马　健	北京中医药大学	南京中医药大学
12	中医内科学☆	吴勉华	石　岩	南京中医药大学	辽宁中医药大学
13	中医外科学☆	陈红风		上海中医药大学	
14	中医妇科学☆	冯晓玲	张婷婷	黑龙江中医药大学	上海中医药大学
15	中医儿科学☆	赵　霞	李新民	南京中医药大学	天津中医药大学
16	中医骨伤科学☆	黄桂成	王拥军	南京中医药大学	上海中医药大学
17	中医眼科学	彭清华		湖南中医药大学	
18	中医耳鼻咽喉科学	刘　蓬		广州中医药大学	
19	中医急诊学☆	刘清泉	方邦江	首都医科大学	上海中医药大学
20	中医各家学说☆	尚　力	戴　铭	上海中医药大学	广西中医药大学
21	针灸学☆	梁繁荣	王　华	成都中医药大学	湖北中医药大学
22	推拿学☆	房　敏	王金贵	上海中医药大学	天津中医药大学
23	中医养生学	马烈光	章德林	成都中医药大学	江西中医药大学
24	中医药膳学	谢梦洲	朱天民	湖南中医药大学	成都中医药大学
25	中医食疗学	施洪飞	方　泓	南京中医药大学	上海中医药大学
26	中医气功学	章文春	魏玉龙	江西中医药大学	北京中医药大学
27	细胞生物学	赵宗江	高碧珍	北京中医药大学	福建中医药大学

序号	书　名	主　编		主编所在单位	
28	人体解剖学	邵水金		上海中医药大学	
29	组织学与胚胎学	周忠光	汪　涛	黑龙江中医药大学	天津中医药大学
30	生物化学	唐炳华		北京中医药大学	
31	生理学	赵铁建	朱大诚	广西中医药大学	江西中医药大学
32	病理学	刘春英	高维娟	辽宁中医药大学	河北中医学院
33	免疫学基础与病原生物学	袁嘉丽	刘永琦	云南中医药大学	甘肃中医药大学
34	预防医学	史周华		山东中医药大学	
35	药理学	张硕峰	方晓艳	北京中医药大学	河南中医药大学
36	诊断学	詹华奎		成都中医药大学	
37	医学影像学	侯　键	许茂盛	成都中医药大学	浙江中医药大学
38	内科学	潘　涛	戴爱国	南京中医药大学	湖南中医药大学
39	外科学	谢建兴		广州中医药大学	
40	中西医文献检索	林丹红	孙　玲	福建中医药大学	湖北中医药大学
41	中医疫病学	张伯礼	吕文亮	天津中医药大学	湖北中医药大学
42	中医文化学	张其成	臧守虎	北京中医药大学	山东中医药大学

（二）针灸推拿学专业

序号	书　名	主　编		主编所在单位	
43	局部解剖学	姜国华	李义凯	黑龙江中医药大学	南方医科大学
44	经络腧穴学☆	沈雪勇	刘存志	上海中医药大学	北京中医药大学
45	刺法灸法学☆	王富春	岳增辉	长春中医药大学	湖南中医药大学
46	针灸治疗学☆	高树中	冀来喜	山东中医药大学	山西中医药大学
47	各家针灸学说	高希言	王　威	河南中医药大学	辽宁中医药大学
48	针灸医籍选读	常小荣	张建斌	湖南中医药大学	南京中医药大学
49	实验针灸学	郭　义		天津中医药大学	
50	推拿手法学☆	周运峰		河南中医药大学	
51	推拿功法学☆	吕立江		浙江中医药大学	
52	推拿治疗学☆	井夫杰	杨永刚	山东中医药大学	长春中医药大学
53	小儿推拿学	刘明军	邰先桃	长春中医药大学	云南中医药大学

（三）中西医临床医学专业

序号	书　名	主　编		主编所在单位	
54	中外医学史	王振国	徐建云	山东中医药大学	南京中医药大学
55	中西医结合内科学	陈志强	杨文明	河北中医学院	安徽中医药大学
56	中西医结合外科学	何清湖		湖南中医药大学	
57	中西医结合妇产科学	杜惠兰		河北中医学院	
58	中西医结合儿科学	王雪峰	郑　健	辽宁中医药大学	福建中医药大学
59	中西医结合骨伤科学	詹红生	刘　军	上海中医药大学	广州中医药大学
60	中西医结合眼科学	段俊国	毕宏生	成都中医药大学	山东中医药大学
61	中西医结合耳鼻咽喉科学	张勤修	陈文勇	成都中医药大学	广州中医药大学
62	中西医结合口腔科学	谭　劲		湖南中医药大学	

（四）中药学类专业

序号	书　名	主　编		主编所在单位	
63	中医学基础	陈　晶	程海波	黑龙江中医药大学	南京中医药大学
64	高等数学	李秀昌	邵建华	长春中医药大学	上海中医药大学
65	中医药统计学	何　雁		江西中医药大学	
66	物理学	章新友	侯俊玲	江西中医药大学	北京中医药大学
67	无机化学	杨怀霞	吴培云	河南中医药大学	安徽中医药大学
68	有机化学	林　辉		广州中医药大学	
69	分析化学（上）（化学分析）	张　凌		江西中医药大学	
70	分析化学（下）（仪器分析）	王淑美		广东药科大学	
71	物理化学	刘　雄	王颖莉	甘肃中医药大学	山西中医药大学
72	临床中药学☆	周祯祥	唐德才	湖北中医药大学	南京中医药大学
73	方剂学	贾　波	许二平	成都中医药大学	河南中医药大学
74	中药药剂学☆	杨　明		江西中医药大学	
75	中药鉴定学☆	康廷国	闫永红	辽宁中医药大学	北京中医药大学
76	中药药理学☆	彭　成		成都中医药大学	
77	中药拉丁语	李　峰	马　琳	山东中医药大学	天津中医药大学
78	药用植物学☆	刘春生	谷　巍	北京中医药大学	南京中医药大学
79	中药炮制学☆	钟凌云		江西中医药大学	
80	中药分析学☆	梁生旺	张　彤	广东药科大学	上海中医药大学
81	中药化学☆	匡海学	冯卫生	黑龙江中医药大学	河南中医药大学
82	中药制药工程原理与设备	周长征		山东中医药大学	
83	药事管理学☆	刘红宁		江西中医药大学	
84	本草典籍选读	彭代银	陈仁寿	安徽中医药大学	南京中医药大学
85	中药制药分离工程	朱卫丰		江西中医药大学	
86	中药制药设备与车间设计	李　正		天津中医药大学	
87	药用植物栽培学	张永清		山东中医药大学	
88	中药资源学	马云桐		成都中医药大学	
89	中药产品与开发	孟宪生		辽宁中医药大学	
90	中药加工与炮制学	王秋红		广东药科大学	
91	人体形态学	武煜明	游言文	云南中医药大学	河南中医药大学
92	生理学基础	于远望		陕西中医药大学	
93	病理学基础	王　谦		北京中医药大学	

（五）护理学专业

序号	书　名	主　编		主编所在单位	
94	中医护理学基础	徐桂华	胡　慧	南京中医药大学	湖北中医药大学
95	护理学导论	穆　欣	马小琴	黑龙江中医药大学	浙江中医药大学
96	护理学基础	杨巧菊		河南中医药大学	
97	护理专业英语	刘红霞	刘　娅	北京中医药大学	湖北中医药大学
98	护理美学	余雨枫		成都中医药大学	
99	健康评估	阚丽君	张玉芳	黑龙江中医药大学	山东中医药大学

序号	书　名	主　编		主编所在单位	
100	护理心理学	郝玉芳		北京中医药大学	
101	护理伦理学	崔瑞兰		山东中医药大学	
102	内科护理学	陈　燕	孙志岭	湖南中医药大学	南京中医药大学
103	外科护理学	陆静波	蔡恩丽	上海中医药大学	云南中医药大学
104	妇产科护理学	冯　进	王丽芹	湖南中医药大学	黑龙江中医药大学
105	儿科护理学	肖洪玲	陈偶英	安徽中医药大学	湖南中医药大学
106	五官科护理学	喻京生		湖南中医药大学	
107	老年护理学	王　燕	高　静	天津中医药大学	成都中医药大学
108	急救护理学	吕　静	卢根娣	长春中医药大学	上海中医药大学
109	康复护理学	陈锦秀	汤继芹	福建中医药大学	山东中医药大学
110	社区护理学	沈翠珍	王诗源	浙江中医药大学	山东中医药大学
111	中医临床护理学	裘秀月	刘建军	浙江中医药大学	江西中医药大学
112	护理管理学	全小明	柏亚妹	广州中医药大学	南京中医药大学
113	医学营养学	聂　宏	李艳玲	黑龙江中医药大学	天津中医药大学

（六）公共课

序号	书　名	主　编		主编所在单位	
114	中医学概论	储全根	胡志希	安徽中医药大学	湖南中医药大学
115	传统体育	吴志坤	邵玉萍	上海中医药大学	湖北中医药大学
116	科研思路与方法	刘　涛	商洪才	南京中医药大学	北京中医药大学

（七）中医骨伤科学专业

序号	书　名	主　编		主编所在单位	
117	中医骨伤科学基础	李　楠	李　刚	福建中医药大学	山东中医药大学
118	骨伤解剖学	侯德才	姜国华	辽宁中医药大学	黑龙江中医药大学
119	骨伤影像学	栾金红	郭会利	黑龙江中医药大学	河南中医药大学洛阳平乐正骨学院
120	中医正骨学	冷向阳	马　勇	长春中医药大学	南京中医药大学
121	中医筋伤学	周红海	于　栋	广西中医药大学	北京中医药大学
122	中医骨病学	徐展望	郑福增	山东中医药大学	河南中医药大学
123	创伤急救学	毕荣修	李无阴	山东中医药大学	河南中医药大学洛阳平乐正骨学院
124	骨伤手术学	童培建	曾意荣	浙江中医药大学	广州中医药大学

（八）中医养生学专业

序号	书　名	主　编		主编所在单位	
125	中医养生文献学	蒋力生	王　平	江西中医药大学	湖北中医药大学
126	中医治未病学概论	陈涤平		南京中医药大学	